护理专业教辅系列丛书

新编
儿科护理学
考题解析

主　编　陆群峰　黄　勤
副主编　牟红安　马从莎
主　审　张静芬
编委会主任　陈淑英
编　者（以姓氏笔画为序）

马从莎　上海中侨职业技术大学
王双宇　复旦大学附属儿科医院
王佳丽　复旦大学附属儿科医院
孔梅婧　复旦大学附属儿科医院
叶丽钦　上海交通大学附属儿童医院
刘　芳　复旦大学附属儿科医院
江　艳　上海交通大学附属儿童医院
牟红安　上海城建职业学院
杨玉亭　上海震旦职业学院
杨晓亚　上海交通大学附属儿童医院
李　丹　上海交通大学附属儿童医院
张　凯　上海交通大学附属儿童医院
张　燕　上海思博职业技术学院
陆春梅　复旦大学附属儿科医院
陆群峰　上海交通大学附属儿童医院
陈　光　上海思博职业技术学院
陈碧华　上海市龙华社区卫生服务中心
陈嘉玲　上海交通大学附属儿童医院
范　琴　上海交通大学附属儿童医院
胡禕静　上海交通大学附属儿童医院
唐文娟　上海交通大学附属儿童医院
黄　勤　复旦大学附属儿科医院

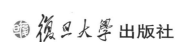
复旦大学出版社

总 序

近年来，我国以高职率先改革来引领整个职业教育的发展取得了较大的成果，职业教育的认可度在不断提升；护理专业教学模式和课程体系改革呈现新的亮点；以"以人为本"的护理理念为依据，以知识、能力、素质综合发展和高等技术应用型护理人才的培养目标为导向，以高职高专护理职业技能的培养为根本的培养特色颇有彰显。为适应《高等职业教育创新发展行动计划(2015—2018年)》的精神；为更好地帮助考生全面、系统、准确地掌握护理学的教学内容和要求；为让护生能较好地通过护士执业资格考试，严格地进行护士执业注册，帮助他们做好考前复习工作，由上海地区为主的护理高校教学骨干和临床护理一线的护理专家共同编写了"护理专业教辅系列丛书"。

本套丛书包括《新编内科护理学考题解析》《新编外科护理学考题解析》《新编妇产科护理学考题解析》《新编儿科护理学考题解析》《新编急危重症护理学考题解析》《新编基础护理学考题解析》《新编老年护理学考题解析》和《新编健康评估考题解析》。丛书内容涵盖了各专科、各岗位需具备的基础理论、专业知识、技能技巧和护理服务实践等知识要点，不仅凸显高职高专护理教育的特色，体现最新护士执业资格考试大纲的精神要求，也同时满足了护理学科需要、教学需要和社会需要。

本套丛书在编写过程中得到了上海健康医学院、上海思博职业技术学院、上海立达学院、上海济光职业技术学院、上海中侨职业技术大学、上海震旦职业学院、上海城建职业学院、上海东海职业技术学院，以及同济大学附属同济医院和上海市肺科医院、复旦大学附属华东医院和儿科医院、上海交通大学附属儿童医院和医学院附属国际和平妇幼保健院等学校及医院有关护理骨干教师、专家的大力支持和帮助，在此一并表示衷心的感谢！

希望我们的护士们能不断学习、更新知识、提升技能，为提高护士整体素质和护理专业服务水平做出自己的贡献。

张玉侠
复旦大学附属中山医院护理部主任
复旦大学护理学院副院长
美国护理科学院院士(FAAN)
2019年9月10日

前 言

为贯彻国家《关于加强卫生专业技术职务评聘工作的通知》等相关文件精神,围绕临床护理工作岗位需要和教学大纲要求,对标全国护士执业资格考试要求,以提高教学质量为宗旨,以现代护理观为指导,以培养符合21世纪大健康背景下的护理人才为目标,我们组织有关专家编写了本书。本书以21世纪本科及高职高专儿科护理学教材为蓝本,精心构思、编撰而成,编写的基本思路是结合护理专业高技能创新人才培养目标,紧扣全国护士执业资格考试大纲要求;坚持"以人为本"的整体护理理念,突出护理学专业特色;以注重掌握"三基"内容为主,满足学生职业发展的需要;贴近临床,按照医院实际工作突出护理岗位目标,以典型案例题为载体,加深学生印象;创新考题解析的结构体例,保持整套丛书的体例规范和编写风格一致,力求在定位和内容选择上符合当今护理专业的培养目标。

全书共分为22章,每章后有答案,部分题目附有解析,便于读者参考。本书的命题范围广,强调科学性、实用性和创新性,题型全面,题量大,质量较高,针对性强,重点突出,便于掌握和记忆,是考生复习、强化课程知识的必备用书,也是护士执业资格考试和护师、主管护师资格考试的参考书,可满足各层次护生和护士读者的需求。

本书在编写过程中得到了相关学校和护理工作者的大力支持和帮助,在此表示真诚的感谢!限于编者学识水平和时间有限,书中难免会有疏漏或不足之处,恳请广大师生和读者不吝指正,以不断完善。

陆群峰
2021年5月

题型与解题说明

本书采用的题型共有选择题、名词解释题、简述问答题和综合应用题四大类。题目的内容侧重于认知领域，包括记忆、理解、应用、分析、综合和评价6个层次能力的训练。

一、选择题

1. A1型单项选择题：即单句型最佳选择题，由1个题干和5个备选答案组成，答题时只能选择其中1个符合题意要求的最佳答案，其余4个为干扰选项。A1型单项选择题主要考核对知识的记忆、理解、应用及初步分析、综合应用能力。

2. A2型单项选择题：即病历摘要型最佳选择题，由1个叙述性题干（即1个小病例）和5个备选答案组成，经答题者运用所学的知识对题目进行分析、综合、判断后选择1个最佳答案。A2型单项选择题主要考核对知识的分析、综合应用能力。

3. A3型单项选择题：即病历组型最佳选择题。此种题型有共用题干，题干为1个病情案例，然后提出几个相关的问题。每个问题均与案例有关，但测试点不同，问题之间相互独立。每个问题有5个备选答案，要求选择出最佳答案。A3型单项选择题主要考核判断能力和应用能力。

4. A4型单项选择题：即病历串型最佳选择题。此种题型也有共用题干，与A3型相似，题干部分叙述一案例，然后提出3个以上问题。当病情展开时，可以增加新的信息，问题也随之变化。每个问题由5个备选答案组成，只有1个是最佳答案。A4型单项选择题主要考核综合分析和综合应用能力。

选择题中有"＊"号者附有解析。

二、名词解释题

名词解释题需简要答出定义、基本原理和临床意义，主要考核对知识的记忆和理解能力。

三、简述问答题

简述问答题要求答题围绕问题中心，扼要阐明，主要考核对知识的应用、分析和综合应用能力。

四、综合应用题

综合应用题的资料来自于临床真实病例,具有全面性、系统性,可供推理和综合分析,主要考核理论联系实际的逻辑思维能力、用书本知识解决复杂而抽象问题的能力,以及在新情况下提出独特见解(评价)的能力。

目 录

第一章　绪论 ··· 1
　　选择题 ··· 1
　　名词解释题 ··· 5
　　简述问答题 ··· 5
　　综合应用题 ··· 5
　　答案与解析 ··· 6

第二章　儿童生长发育 ·· 9
　　选择题 ··· 9
　　名词解释题 ··· 17
　　简述问答题 ··· 18
　　综合应用题 ··· 18
　　答案与解析 ··· 19

第三章　儿童保健 ·· 27
　　选择题 ··· 27
　　名词解释题 ··· 44
　　简述问答题 ··· 45
　　综合应用题 ··· 45
　　答案与解析 ··· 45

第四章　青春期保健与疾病 ·· 52
　　选择题 ··· 52
　　名词解释题 ··· 55
　　简述问答题 ··· 55
　　综合应用题 ··· 55
　　答案与解析 ··· 56

第五章 儿童营养 ... 59
- 选择题 ... 59
- 名词解释题 ... 76
- 简述问答题 ... 76
- 综合应用题 ... 77
- 答案与解析 ... 77

第六章 患儿护理及其家庭支持 ... 84
- 选择题 ... 84
- 名词解释题 ... 93
- 简述问答题 ... 93
- 综合应用题 ... 93
- 答案与解析 ... 94

第七章 儿科常用护理技术 ... 98
- 选择题 ... 98
- 名词解释题 ... 107
- 简述问答题 ... 107
- 综合应用题 ... 107
- 答案与解析 ... 108

第八章 新生儿与新生儿疾病患儿的护理 ... 113
- 选择题 ... 113
- 名词解释题 ... 141
- 简述问答题 ... 142
- 综合应用题 ... 142
- 答案与解析 ... 143

第九章 营养障碍疾病患儿的护理 ... 153
- 选择题 ... 153
- 名词解释题 ... 164
- 简述问答题 ... 164
- 综合应用题 ... 164
- 答案与解析 ... 165

第十章 消化系统疾病患儿的护理 ... 170
- 选择题 ... 170
- 名词解释题 ... 180

　　　　简述问答题 …………………………………………………………………… 181
　　　　综合应用题 …………………………………………………………………… 181
　　　　答案与解析 …………………………………………………………………… 182

第十一章　呼吸系统疾病患儿的护理 ……………………………………………… 191
　　　　选择题 ………………………………………………………………………… 191
　　　　名词解释题 …………………………………………………………………… 200
　　　　简述问答题 …………………………………………………………………… 201
　　　　综合应用题 …………………………………………………………………… 201
　　　　答案与解析 …………………………………………………………………… 202

第十二章　循环系统疾病患儿的护理 ……………………………………………… 211
　　　　选择题 ………………………………………………………………………… 211
　　　　名词解释题 …………………………………………………………………… 219
　　　　简述问答题 …………………………………………………………………… 219
　　　　综合应用题 …………………………………………………………………… 220
　　　　答案与解析 …………………………………………………………………… 220

第十三章　泌尿系统疾病患儿的护理 ……………………………………………… 230
　　　　选择题 ………………………………………………………………………… 230
　　　　名词解释题 …………………………………………………………………… 237
　　　　简述问答题 …………………………………………………………………… 237
　　　　综合应用题 …………………………………………………………………… 237
　　　　答案与解析 …………………………………………………………………… 238

第十四章　血液系统疾病患儿的护理 ……………………………………………… 245
　　　　选择题 ………………………………………………………………………… 245
　　　　名词解释题 …………………………………………………………………… 251
　　　　简述问答题 …………………………………………………………………… 251
　　　　综合应用题 …………………………………………………………………… 251
　　　　答案与解析 …………………………………………………………………… 252

第十五章　神经肌肉系统疾病患儿的护理 ………………………………………… 257
　　　　选择题 ………………………………………………………………………… 257
　　　　名词解释题 …………………………………………………………………… 263
　　　　简述问答题 …………………………………………………………………… 263
　　　　综合应用题 …………………………………………………………………… 263
　　　　答案与解析 …………………………………………………………………… 264

第十六章 内分泌疾病患儿的护理 ·········· 270
　　选择题 ·········· 270
　　名词解释题 ·········· 273
　　简述问答题 ·········· 273
　　综合应用题 ·········· 273
　　答案与解析 ·········· 274

第十七章 免疫性疾病患儿的护理 ·········· 277
　　选择题 ·········· 277
　　名词解释题 ·········· 280
　　简述问答题 ·········· 280
　　综合应用题 ·········· 281
　　答案与解析 ·········· 281

第十八章 遗传代谢性疾病患儿的护理 ·········· 284
　　选择题 ·········· 284
　　名词解释题 ·········· 287
　　简述问答题 ·········· 287
　　综合应用题 ·········· 287
　　答案与解析 ·········· 287

第十九章 运动系统畸形患儿的护理 ·········· 291
　　选择题 ·········· 291
　　名词解释题 ·········· 295
　　简述问答题 ·········· 295
　　综合应用题 ·········· 295
　　答案与解析 ·········· 296

第二十章 感染性疾病患儿的护理 ·········· 299
　　选择题 ·········· 299
　　名词解释题 ·········· 313
　　简述问答题 ·········· 313
　　综合应用题 ·········· 314
　　答案与解析 ·········· 315

第二十一章 危重症患儿的护理 ·········· 322
　　选择题 ·········· 322
　　名词解释题 ·········· 330

　　　　　简述问答题 …………………………………………………………………… 330
　　　　　综合应用题 …………………………………………………………………… 331
　　　　　答案与解析 …………………………………………………………………… 332

第二十二章　常见肿瘤患儿的护理 ……………………………………………………… 338
　　　　　选择题 ………………………………………………………………………… 338
　　　　　名词解释题 …………………………………………………………………… 341
　　　　　简述问答题 …………………………………………………………………… 341
　　　　　综合应用题 …………………………………………………………………… 341
　　　　　答案与解析 …………………………………………………………………… 341

主要参考文献 ……………………………………………………………………………… 344

第一章

绪论

选择题(1-1~1-48)

A1型单项选择题(1-1~1-21)

1-1 下列不属于儿科护理学范围的是
A. 儿童早期教育
B. 儿科临床护理工作
C. 儿童期卫生保健工作
D. 儿科护理科学研究
E. 保证儿童安全

1-2 下列哪项是儿童最基本的特点
A. 器官功能不成熟　B. 免疫力弱
C. 生活护理内容多　D. 生长发育迅速
E. 年龄越小,能量需求越多

1-3* 下列哪项不是儿科护士应当承担的角色
A. 医疗诊治者　　　B. 护理计划者
C. 健康教育者　　　D. 护理研究者
E. 护理活动执行者

1-4 下列哪项是儿童与成人根本的区别
A. 儿科护理项目内容繁多
B. 病理变化常因年龄而异
C. 基础代谢较成人旺盛
D. 婴儿头长为身长的1/4
E. 不断地生长发育

1-5 下列儿童的特点中不正确的是
A. 病理变化常因年龄而异
B. 基础代谢较成人旺盛
C. 儿科护理项目内容繁多
D. 婴儿头长为身长的1/4
E. 新生儿易患革兰阳性细菌感染

1-6 儿童易发生感染性疾病的原因是
A. 消化功能差
B. 肾功能不完善
C. 肝功能不完善
D. 免疫功能不完善
E. 生长发育迅速

1-7 儿童易发生营养性疾病的原因是
A. 儿童外观和身体各部分比例都在不断变化
B. 年龄越小,生长越快,所需营养物质较成人相对更多
C. 不同年龄儿童有不同的生理生化正常值
D. 儿童各脏器功能发育不成熟
E. 儿童体液免疫和细胞免疫功能不健全

1-8* 下列哪项不属于儿科重点防治的疾病
A. 儿童腹泻
B. 营养性巨幼细胞性贫血
C. 儿童佝偻病
D. 营养性缺铁性贫血
E. 儿童肺炎

1-9 婴幼儿易患呼吸道和消化道感染的主要原因是
A. 免疫功能不完善　B. 消化功能差
C. 生长发育迅速　　D. 肝功能不完善
E. 肾功能不完善

1-10 根据儿童解剖生理特点将儿童年龄分期划分为
A. 7个年龄期　　　B. 5个年龄期
C. 6个年龄期　　　D. 8个年龄期

E. 9个年龄期

1-11 我国围生期的概念是
A. 妊娠20周至出生后1周
B. 妊娠20周至出生后28天
C. 妊娠28周至出生后1年
D. 妊娠28周至出生后1周
E. 妊娠28周至出生后28天

1-12 以下各期中儿童死亡率最高的是
A. 婴儿期　　B. 围生期
C. 幼儿期　　D. 青春期
E. 学龄期

1-13 新生儿期是指
A. 妊娠20周至出生后1周
B. 出生至1周岁
C. 出生至28天
D. 1岁至1周岁
E. 妊娠28周至出生后1周

1-14 婴儿期是指
A. 出生至28天
B. 出生至2周岁
C. 出生至1周岁之前
D. 1～2周岁
E. 1～3周岁

1-15 儿童最易发生意外的年龄期是
A. 新生儿期　　B. 幼儿期
C. 婴儿期　　　D. 青春期
E. 学龄期

1-16 我国目前生长发育监测的对象是
A. 新生儿至6周岁儿童
B. 新生儿至1周岁儿童
C. 新生儿至2周岁儿童
D. 新生儿至3周岁儿童
E. 新生儿至12周岁儿童

1-17* 某护士从医院其他科室调入儿科病房工作。除完成治疗工作外,她倾听患儿及家长的倾诉,给予他们健康指导,提供相关的治疗信息,很快地胜任了儿科护理工作。说明该护士能胜任下列哪种角色

A. 健康咨询者
B. 专业照护者
C. 儿童及家庭代言人
D. 护理研究者
E. 疾病诊断人员

1-18 婴儿死亡率是指每1 000名活产婴儿中在1岁以内的死亡人数。婴儿死亡率是反映一个国家和民族的居民健康水平和社会经济发展的重要指标,特别是反映妇幼保健工作水平的重要指标。我国2016年的婴儿死亡率是　　　,实现了与国际儿童健康同步发展。
A. 7.5‰　　　　B. 8.5‰
C. 7.6‰　　　　D. 7.9‰
E. 4.5‰

1-19 某护士,23岁,刚入职,在儿科病房工作。今天当班时遇到一患儿家长在病房里哭泣,该护士与家长交流时,下列方法中不正确的是
A. 待该家长平静下来,主动聆听
B. 安慰并阻止该家长哭泣
C. 鼓励该家长将哭泣的原因说出来
D. 不能训斥、评论该家长
E. 陪伴该家长

1-20* 医院某护士入职儿科1周,向同事请教儿科护士应具备的专业素质。关于儿科护士的专业素质,下列哪项说法完整、正确
A. 规范的实践操作能力
B. 扎实的专业理论知识
C. 敏锐的洞察力
D. 机智灵活的应变能力
E. 以上均是

1-21* 某医院儿童保健科护士向前来进行体格检查的儿童家长介绍儿童"四病"的防治。下列儿童"四病"的种类哪项正确
A. 腹泻、肺炎、过敏、哮喘
B. 贫血、腹泻、哮喘、自闭症

C. 腹泻、哮喘、贫血、肺炎

D. 维生素 D 缺乏性佝偻病、肺炎、腹泻、缺铁性贫血

E. 过敏、哮喘、肺炎、贫血

A2型单项选择题(1-22~1-29)

1-22* 儿童,男性,10日龄,足月顺产,出生体重3 300 g,身长52.6 cm。经访视,该儿童体格发育正常。该儿童处于下列哪个年龄期
A. 幼儿期　　　B. 学龄前期
C. 新生儿期　　D. 婴儿期
E. 学龄期

1-23 婴儿,女性,6月龄,体重7.5 kg。家人带其来门诊健康体格检查。母乳喂养,已添加鱼肝油、米糊等辅食,能短暂独坐,对名字有反应。该婴儿所处的年龄期易患下列哪种疾病
A. 骨折
B. 神经系统疾病
C. 营养障碍和消化系统疾病
D. 意外伤害
E. 心血管系统疾病

1-24* 新生儿,女性,10日龄,出生体重3 600 g,身长53.4 cm。经访视,该新生儿体格发育正常。关于新生儿期的特点,下列叙述中不正确的是
A. 死亡率高
B. 发病率高
C. 各器官功能发育完善
D. 适应能力较差
E. 生活能力较差

1-25 患儿,男性,6岁。患支气管炎,近日因受凉咳嗽、咳痰加重。体温38.5℃,脉搏80次/分,呼吸25次/分。为控制该患儿的病情,护士应采取的护理措施中不包括下列哪项
A. 给予抗生素治疗
B. 给予氧气吸入

C. 患儿取平卧位休息
D. 做好心理护理
E. 保持室内空气新鲜,同时防止患儿受凉而加重病情

1-26* 儿童,女性,7月龄,母乳加辅食喂养。近日来医院做儿童保健体格检查,儿童保健护士向儿童家长做健康宣教。该儿童的年龄分期及生长发育特点是
A. 新生儿期,发病率和死亡率均高
B. 幼儿期,生长发育速度减慢
C. 婴儿期,理解能力强
D. 幼儿期,消化功能不完善
E. 婴儿期,生长发育最迅速

1-27* 患儿,男性,6岁。患支气管哮喘,不能平卧,口唇发绀。护士将床头抬高,使该患儿呈端坐位,并给予氧气吸入。此时护士的角色是
A. 健康协调者　　B. 健康咨询者
C. 护理计划者　　D. 提供照顾者
E. 健康教育者

1-28 患儿,男性,12岁。因1型糖尿病住院治疗后,病情好转,即将出院。护士与其家长共同研究、讨论该患儿出院后的饮食及生活安排。此时护士的主要角色是
A. 健康协调者　　B. 健康咨询者
C. 护理计划者　　D. 提供照顾者
E. 健康教育者

1-29* 患儿,女性,5月龄。最近1个月出现2次上呼吸道感染,在儿童保健科门诊求治。护士向家长做介绍,该期儿童的生理特点有
A. 发病率和死亡率较高
B. 生长发育速度减慢
C. 加强肢体功能锻炼
D. 智能发育成熟,可接受科学教育
E. 从母体获得的IgG在出生后3~5个月逐渐消失,易患感染性疾病和传染性疾病

A3型单项选择题(1-30~1-41)

(1-30~1-32共用题干)

儿童,女性,1月龄,足月顺产,出生体重3 200 g。每逢哭闹即喂母乳,每次哺乳后都会吐出少许乳汁。儿童母亲前来咨询,想停止哺乳。

1-30 儿童按年龄可分几期
  A. 1期   B. 3期
  C. 5期   D. 8期
  E. 7期

1-31* 该儿童目前体重3 700 g,身长52.8 cm,排除了器质性病变引起的哭闹。该儿童处于下列哪个时期
  A. 新生儿期   B. 婴儿期
  C. 幼儿期   D. 学龄前期
  E. 婴幼儿期

1-32 这个时期儿童的特点是
  A. 刚脱离母体转为独立生活
  B. 智能发育加快
  C. 体格稳步增长
  D. 生长发育最迅速
  E. 生殖系统发育加速

(1-33~1-35共用题干)

患儿,男性,2.5岁。因腹泻住院治疗3天。今天尿量增加、大便次数减少。护士查房,测体温,检查一般情况,告知患儿家长饮食注意事项及住院期间照看要点等,并与家长交流住院期间的感受,给予健康指导。

1-33 目前该患儿处于儿童哪个年龄期
  A. 新生儿期   B. 婴儿期
  C. 幼儿期   D. 学龄前期
  E. 婴幼儿期

1-34 护士在对患儿及其家长提供心理支持时的角色是
  A. 专业照护者   B. 家庭代言人
  C. 教育者   D. 健康协调者
  E. 健康咨询者

1-35 护士在做健康指导时的角色是
  A. 专业照护者   B. 健康咨询者
  C. 理疗师   D. 儿童代言人
  E. 护理计划者

(1-36~1-38共用题干)

儿童,女性,足月顺产,出生体重3 500 g,身长53 cm。纯母乳喂养,按需哺乳。经访视,该儿童体格发育正常。

1-36 该儿童属于下列哪个年龄期
  A. 胎儿期   B. 新生儿期
  C. 婴儿期   D. 婴幼儿期
  E. 小婴儿期

1-37 家长应重点注意
  A. 合理喂养   B. 清洁卫生
  C. 加强保暖   D. 消毒隔离
  E. 以上均是

1-38 新生儿期为
  A. 胎儿娩出、脐带结扎至出生后30天
  B. 胎儿娩出、脐带结扎至出生后29天
  C. 胎儿娩出、脐带结扎至出生后27天
  D. 胎儿娩出、脐带结扎至出生后28天
  E. 胎儿娩出、脐带结扎至出生后31天

(1-39~1-41共用题干)

足月新生儿,女性,6日龄,出生体重3 200 g,身长51 cm。母乳喂养。

1-39 新生儿对某些传染病有一定的免疫力,主要是通过胎盘从母体获得了
  A. IgA   B. IgG
  C. IgD   D. IgE
  E. IgM

1-40 下列哪项常在新生儿期发生
  A. 生长发育速度减慢
  B. 发热
  C. 分娩过程中的损伤、感染
  D. 免疫性疾病
  E. 智能问题

1-41 出生不满多少天称为新生儿早期
  A. 10天   B. 8天
  C. 6天   D. 7天
  E. 15天

A4型单项选择题(1-42~1-48)

(1-42~1-45共用题干)

儿童,男性,2.5岁。配方奶粉加辅食喂养,身长98 cm,体重15 kg。其父母带该儿童来儿童保健科门诊咨询,护士对其父母进行保健指导。

1-42 该儿童属于下列哪个年龄期
 A. 婴儿期   B. 婴幼儿期
 C. 学龄前期 D. 幼儿园期
 E. 幼儿期

1-43* 此期儿童的生长发育特点是什么
 A. 社会接触面大
 B. 生殖系统发育加速
 C. 不能使用免疫抑制剂
 D. 发病率和死亡率高
 E. 体格生长速度较前减慢,智能发育加快

1-44* 该儿童目前的饮食有什么特点
 A. 从乳汁逐渐过渡到成人饮食
 B. 成人饮食
 C. 以配方奶为主
 D. 以母乳为主
 E. 以辅食为主

1-45 下列哪项是此期的保健重点
 A. 逐渐过渡到成人饮食
 B. 加强保暖、合理喂养
 C. 预防传染病和意外事故
 D. 加强性知识教育
 E. 合理喂养,培养良好的饮食习惯

(1-46~1-48共用题干)

儿童,女性,2岁。2岁前在农村长大,来到城市后饮食习惯、生活环境发生改变,对周围环境很好奇,由家人照看。

1-46 该儿童属于下列哪个年龄期
 A. 婴儿期   B. 婴幼儿期
 C. 学龄前期 D. 小婴儿期
 E. 幼儿期

1-47 此期儿童的生理特点是
 A. 发病率和死亡率均高
 B. 生长发育最迅速
 C. 智能发育较成熟
 D. 好奇多问,好模仿
 E. 体格生长减慢,智能发育加快

1-48 此期儿童的饮食特点是
 A. 从乳汁逐渐过渡到成人饮食
 B. 纯母乳喂养
 C. 成人饮食
 D. 以纯牛奶为主
 E. 母乳加辅食

名词解释题(1-49~1-56)

1-49 健康咨询者
1-50 专业照护者
1-51 儿科护理学
1-52 儿科护理学的范围
1-53 新生儿期
1-54 婴儿期
1-55 幼儿期
1-56 学龄前期

简述问答题(1-57~1-63)

1-57 儿童健康面临的新问题和挑战是什么?
1-58 简述儿科护理学的任务。
1-59 如何认识儿童年龄分期?
1-60 儿科护士的多元化角色包括哪些?
1-61 简述儿科护士的身心素质要点。
1-62 《中国儿童发展纲要(2011—2020年)》制定的14项发展目标是什么?
1-63 儿科护理学的范围变化趋势是什么?

综合应用题(1-64)

1-64 婴儿,男性,9月龄。家长带其来儿童保健科门诊体格检查,身高、体重均在正常范围内。因近1周大便次数增多,大便内有不消化奶瓣而前来咨询。询问喂养史,该婴儿最近

1周除配方奶和辅食外,增加了米糊、果汁,且配方奶奶量增加,夜间增加1次喂养。该婴儿睡眠欠佳。

请解答:
如何对该婴儿的家长进行营养与喂养指导?

答案与解析

A1型单项选择题

1-1	A	1-2	D	1-3	A	1-4	E
1-5	E	1-6	D	1-7	B	1-8	B
1-9	A	1-10	A	1-11	D	1-12	D
1-13	C	1-14	C	1-15	B	1-16	A
1-17	D	1-18	A	1-19	B	1-20	E
1-21	D						

A2型单项选择题

| 1-22 | C | 1-23 | C | 1-24 | C | 1-25 | A |
| 1-26 | E | 1-27 | D | 1-28 | E | 1-29 | E |

A3型单项选择题

1-30	E	1-31	B	1-32	D	1-33	C
1-34	A	1-35	B	1-36	B	1-37	E
1-38	D	1-39	D	1-40	C	1-41	D

A4型单项选择题

| 1-42 | E | 1-43 | E | 1-44 | A | 1-45 | A |
| 1-46 | E | 1-47 | E | 1-48 | A | | |

部分选择题解析

1-3 解析:随着护理学科的发展,儿科护士的角色有了更大范围的扩展,被赋予了多元化的角色,如专业照护者、护理计划者、健康教育者、健康协调者、健康咨询者、患儿及其家庭代言人、护理研究者。医疗诊治者的角色是医生而不是护士。

1-8 解析:儿科重点防治的疾病是维生素D缺乏性佝偻病、腹泻、肺炎和缺铁性贫血。营养性巨幼细胞性贫血不属于重点防治的疾病。

1-17 解析:护士通过倾听患儿及其家长的倾诉,关心患儿及其家长在医院环境中的感受,解答他们的问题,提供有关治疗的信息,给予健康指导;解答患儿及其家长对疾病和与健康有关问题的疑惑,使他们能够以积极有效的方式去应对压力,找到满足生理、心理及社会需要的最习惯和最适宜的方法。

1-20 解析:儿科护士要具有专业护理实践技能,操作准确,动作规范;具有敏锐的观察能力、综合分析的判断能力、快速敏捷的反应能力,以及熟练运用护理程序对患儿实施整体护理的能力;具有开展护理科研的意识,了解一定的护理科研方法。

1-21 解析:传统的儿童"四病"包括维生素D缺乏性佝偻病、肺炎、腹泻和缺铁性贫血。过敏和哮喘属于新型儿童"四病"。

1-22 解析:根据儿童的解剖结构、生理功能和心理行为等,儿童的年龄分期在实际工作中分为7个时期,其中从胎儿娩出、脐带结扎至出生后28天为新生儿期。

1-24 解析:新生儿刚脱离母体转为独立生活,所处的内、外环境发生根本变化,其生理调节和适应能力尚不完善,各个系统发育不成熟,故发病率和死亡率均高。

1-26 解析:婴儿期生长发育最为迅速,对营养的需求量较高,但其消化功能发育尚不完善,容易发生营养障碍和消化系统疾病。

1-27 解析:儿科护士最重要的角色是帮助患儿促进、保持或恢复健康,为患儿及其家庭提供直接的专业照护,以满足患儿身、心两方面的需求。

1-29 解析:婴儿期来自母体的抗体逐渐减少,而自身免疫功能尚未成熟,抗感染能力较弱,容易发生各种感染性疾病和传染性疾病。

1-31 解析: 儿科学的新生儿期是从胎儿娩出、脐带结扎至出生后28天。该儿童1月龄,为婴儿期。

1-43 解析: 幼儿期的儿童体格生长发育速度较前稍慢,智能发育加快。对危险的认知和自身保护能力有限,容易发生意外。

1-44 解析: 幼儿期饮食从乳汁逐渐过渡到成人饮食。幼儿的消化功能尚不完善,营养需要量仍相对较高,应合理喂养,培养其良好的饮食习惯。

名词解释题

1-49 健康咨询者是指护士所扮演的联系并协调有关人员和机构,维持一个有效的沟通网,使诊断、治疗、救助及相关的儿童保健工作得以互相协调和配合,保证儿童获得最适宜的整体性医护照护的角色。

1-50 专业照护者是儿科护士角色之一,因为儿童机体各系统、器官的发育尚未完善,生活尚不能自理或不能完全自理,需要儿科护士为儿童及其家庭提供直接的专业照护。

1-51 儿科护理学(pediatric nursing)是研究儿童生长发育规律、卫生保健、疾病防治和护理,以促进儿童身心健康的一门专科护理学。研究对象是自胎儿至青春期的儿童。

1-52 凡涉及儿童健康保健和疾病防治的问题都属于儿科护理学研究和实践的范围,包括儿童生长发育、儿童营养与喂养、儿童身心健康的保健与促进及儿童疾病的防治与护理等。

1-53 胎儿娩出、脐带结扎至出生后28天为新生儿期。

1-54 出生后至1周岁为婴儿期。

1-55 1~3周岁为幼儿期。

1-56 3周岁至6~7周岁入小学之前为学龄前期。

简述问答题

1-57 随着经济的快速发展而出现的工业化、城市化、现代化和全球化带来了新的健康问题,儿童健康也面临着许多新的问题和挑战,突出表现在环境因素、社会因素、人们的行为和生活方式对儿童的影响。这些因素不仅影响儿童的健康,还会对儿童发育、成长造成影响,甚至有终身影响。

1-58 儿科护理学的任务是从体格、智能、行为和社会等方面来研究和保护儿童,不断总结医学、护理学及相关的理论和实践,提供"以儿童及其家庭为中心"的全方位整体护理,提高对疾病的防治水平,降低儿童发病率和死亡率,增强儿童体质,保护和促进儿童的身心健康。

1-59 儿童生长发育是连续渐进的动态过程,不应被人为割裂认识,但是在这个过程中,儿童的解剖结构、生理功能和心理行为等确实在不同阶段表现出与年龄相关的规律性。故在实际工作中,一般将儿童年龄分为7个时期,分别是:胎儿期、新生儿期、婴儿期、幼儿期、学龄前期、学龄期和青春期。

1-60 随着护理学科的发展,儿科护士的角色有了更大范围的扩展,被赋予了多元化的角色,主要包括以下几种:专业照护者、护理计划者、健康教育者、健康协调者、健康咨询者、儿童及其家庭代言人,以及护理研究者。

1-61 儿科护士的身心素质要点:①具有健康的身体和心理,有乐观、开朗、平和的心态,宽容、豁达的胸怀,良好的言行举止;②具有良好的沟通能力,能与患儿及其家长建立良好的人际关系,与同事相互尊重、团结协作。

1-62 14项发展目标,分别是:①减少出生缺陷所致残疾;②控制婴儿和5岁以下儿童死亡率;③减少儿童伤害所致死亡和残疾;④控制儿童常见疾病和艾滋病、梅毒、结核病及乙型肝炎(简称乙肝)等重大传染性疾病;⑤提高计划免疫接种率;⑥降低新生儿破伤风发病率和低出生体重儿的发生率;⑦提高《国家学生体质健康标准》中规定的中小学生达标率;⑧降低儿童心理行为问题发生率和儿童精神疾病患病率;⑨提高适龄儿童性与生殖健康知识普及率;

⑩减少环境污染对儿童的伤害。

1-63 随着医学模式和护理模式的转变,儿科护理学的范围不断拓展,趋势如下:①已由单纯的疾病护理转变为以儿童及其家庭为中心的身心整体护理;②由单纯的患儿护理扩展为对所有儿童生长发育、疾病防治与护理及促进儿童身心健康的全面服务;③由单纯的医疗保健机构承担的任务逐渐发展为全社会都参与并承担的儿童保健和护理工作。

因此,儿科护理工作者应树立整体护理观念,不断学习新理论、新知识、新技术,以适应儿科护理学的快速发展。

综合应用题

1-64 婴儿期的饮食从乳汁开始到添加辅食。由于婴儿消化系统发育不成熟,在添加辅食时需要从少到多,逐渐添加。如果一次添加的种类过多、添加速度过快,容易增加婴儿消化系统的负担。夜间睡眠期间,不必增加1次喂养。

(牟红安)

第二章

儿童生长发育

选择题(2-1~2-105)

A1型单项选择题(2-1~2-50)

2-1 关于儿童生长发育,下述哪项叙述是错误的
  A. 淋巴系统发育于学龄期达成人水平
  B. 生长发育是连续的过程,各年龄阶段发育的速度不同
  C. 神经系统发育最早,3岁时神经细胞分化已基本完成
  D. 生长发育存在个体差异
  E. 出生后头3个月体重增长最快

2-2 儿童与成人能量代谢的主要不同点是
  A. 儿童基础代谢所需能量少,活动所需能量多
  B. 儿童基础代谢所需能量少,尚有生长发育需要能量
  C. 儿童排泄损失能量较多,尚有生长发育需要能量
  D. 儿童基础代谢所需能量多,尚有生长发育需要能量
  E. 儿童排泄损失能量较少,活动所需能量较多

2-3* 人体发育成熟最早的系统是
  A. 神经系统   B. 淋巴系统
  C. 消化系统   D. 呼吸系统
  E. 生殖系统

2-4 人体发育成熟最晚的系统是
  A. 神经系统   B. 消化系统
  C. 免疫系统   D. 呼吸系统
  E. 生殖系统

2-5 以下属于筛查性智能测验的是
  A. 韦氏学龄前儿童智能量表
  B. 发育量表
  C. 贝利婴幼儿智能发育量表
  D. 斯坦福-比内量表
  E. 绘人测验

2-6 下列叙述中与儿童生长发育规律不相符的是
  A. 生长发育是连续的过程
  B. 生长发育遵循一定的规律
  C. 有一定的个体差异
  D. 各系统、器官发育的速度是一致的
  E. 受遗传和环境因素的影响

2-7 下列儿童生长发育规律中错误的是
  A. 自上而下   B. 由细到粗
  C. 由近到远   D. 由简单到复杂
  E. 由低级到高级

2-8* 最能反映儿童营养状况的体格发育指标是
  A. 牙齿   B. 体重
  C. 头围   D. 胸围
  E. 身高

2-9 下列儿童体格发育监测的指标中最重要的是
  A. 体重   B. 身高
  C. 头围   D. 胸围
  E. 囟门

2-10 最常用的儿童用药量计算方法是
  A. 按体重计算

B. 按体表面积计算
C. 按身高计算
D. 按年龄计算
E. 按成人量折算

2-11 关于儿童各期的体重指标,下列叙述中错误的是
　　A. 正常足月新生儿出生时体重约为3 000 g
　　B. 出生头半年平均每月增加700 g;后半年平均每月增加400 g
　　C. 2岁时体重平均约为出生时体重的4倍
　　D. 1岁时平均体重约为出生时体重的2倍
　　E. 2～12岁期间的体重推算公式是:体重(kg)＝年龄(岁)×2+8

2-12 关于儿童各期的身高指标,下列叙述中错误的是
　　A. 出生时平均身长约为50 cm
　　B. 1岁时平均身长约为75 cm
　　C. 2岁时平均身长约为85 cm
　　D. 头半年的增长量约等于后半年
　　E. 2岁以后平均每年增长5～7 cm

2-13 下列有关儿童身高的数据中,属于正常的一项是
　　A. 3岁,85 cm　　B. 4岁,95 cm
　　C. 5岁,105 cm　　D. 7岁,115 cm
　　E. 9岁,125 cm

2-14 不仅适用于正态分布,也适用于偏态分布的评价方法是
　　A. 指数法　　B. 离差法
　　C. 百分位数法　　D. 等级评价法
　　E. 曲线图法

2-15 能准确评价个体儿童发育水平的方法是
　　A. 年增加百分位数法
　　B. 等级评价法
　　C. 指数法
　　D. 标准差的离差法

　　E. 曲线图法

2-16 躯干与下肢的比例主要取决于
　　A. 种族遗传　　B. 体育锻炼
　　C. 营养状况　　D. 家庭遗传
　　E. 地理环境与季节

2-17* 儿童出生时坐高占身高的比例是
　　A. 47%　　B. 57%
　　C. 77%　　D. 87%
　　E. 67%

2-18 前囟的正确测量方法是
　　A. 对角线的长度
　　B. 对边中点连线长度
　　C. 周边长度
　　D. 对边连线长度
　　E. 长和宽的乘积

2-19 正常儿童前囟闭合的年龄是
　　A. 10～12月龄　　B. 18～20月龄
　　C. 12～18月龄　　D. 2岁
　　E. 2岁半

2-20* 下列关于头围的说法正确的是
　　A. 出生时平均32 cm
　　B. 3月龄时约34 cm
　　C. 2岁时约50 cm
　　D. 5岁时约54 cm
　　E. 1岁时约46 cm

2-21 正常儿童的头围与胸围大致相等的年(月)龄是
　　A. 出生时　　B. 1岁时
　　C. 6月龄时　　D. 2岁时
　　E. 3岁时

2-22 2岁以内儿童乳牙数等于
　　A. 月龄－(2～4)　　B. 月龄－(2～6)
　　C. 月龄－(2～8)　　D. 月龄－(6～8)
　　E. 月龄－(4～6)

2-23 乳牙萌出延迟是指
　　A. 4月龄儿童未萌出乳牙
　　B. 6月龄儿童未萌出乳牙
　　C. 8月龄儿童未萌出乳牙
　　D. 10月龄儿童未萌出乳牙

E. 12月龄儿童未萌出乳牙

2-24* 10月龄儿童因厌食被家长带来院求医,护士应首先为其检查
   A. 体重   B. 身长
   C. 坐高   D. 乳牙
   E. 骨骼发育

2-25* 评价幼儿园孩子的智能发育水平或诊断智能低下的重要方法是
   A. 贝利婴幼儿发育量表
   B. 丹佛婴儿发育量表
   C. 绘人测验
   D. 图片词汇测验
   E. 韦氏学龄前儿童智能量表

2-26* 3岁儿童的平均身长是
   A. 71 cm   B. 75 cm
   C. 81 cm   D. 85 cm
   E. 91 cm

2-27* 一母亲来儿童保健门诊咨询,其孩子(16月龄)应有的牙齿数是
   A. 4～6颗   B. 7～9颗
   C. 10～12颗   D. 13～15颗
   E. 16～18颗

2-28* 下列5岁儿童生长发育指标中不正常的是
   A. 体重18 kg   B. 身高105 cm
   C. 乳牙20颗   D. 骨化中心6个
   E. 上部量等于下部量

2-29* 某健康儿童体重18.5 kg,身高106 cm。其年龄约为
   A. 3岁   B. 4岁
   C. 5岁   D. 6岁
   E. 7岁

2-30 某健康儿童体重9.2 kg,身长75 cm,头围46 cm,胸围46 cm,牙齿8颗。估计其月龄
   A. 8月龄   B. 10月龄
   C. 12月龄   D. 16月龄
   E. 18月龄

2-31* 下列关于儿童头围发育的说法中哪项是错误的
   A. 头围是反映脑和颅骨生长的重要指标
   B. 头围是指自眉弓上缘经枕后绕头一周的长度
   C. 头围的监测在出生后头3个月最有价值
   D. 头围过小常提示脑发育不良等
   E. 头围过大常提示脑积水

2-32 儿童大脑神经细胞基本完成分化的年(月)龄是
   A. 3岁   B. 6月龄
   C. 1岁   D. 2岁
   E. 4岁

2-33* 对儿童心理发展起决定性作用的内在因素是
   A. 神经系统   B. 环境
   C. 教养   D. 教育
   E. 营养

2-34 根据儿童运动功能的发育规律,正常儿童坐起的月龄一般为
   A. 3～4月龄   B. 5～7月龄
   C. 8～9月龄   D. 9～10月龄
   E. 10～12月龄

2-35 根据儿童运动功能的发育规律,正常儿童开始会爬的月龄一般为
   A. 3～4月龄   B. 5～6月龄
   C. 8～9月龄   D. 10～11月龄
   E. 11～12月龄

2-36* 下列儿童运动发育中正常的一项是
   A. 4月龄不能抬头 B. 8月龄能坐稳
   C. 10月龄不会坐   D. 1岁不会站
   E. 1岁半不会走

2-37 正常儿童能发2个复音(如"妈妈")的月龄一般为
   A. 4～5月龄   B. 5～6月龄
   C. 7～9月龄   D. 10～12月龄
   E. 12～18月龄

2-38 正常儿童能用简单的语言表达自己需

要的年(月)龄是
　　A. 8～9月龄　　B. 10～12月龄
　　C. 1.5～2岁　　D. 3岁
　　E. 3.5岁

2-39 根据儿童认知的发展规律,开始有时间概念的年龄阶段是
　　A. 2～3岁　　B. 3～4岁
　　C. 4～5岁　　D. 5～6岁
　　E. 6～7岁

2-40 幼儿期儿童心理发展的特征是
　　A. 物我不分
　　B. 强烈的自我意识
　　C. 对周围一切有强烈的兴趣
　　D. 游戏为主要的活动方式
　　E. 学习为主要的活动方式

2-41 5岁时儿童知觉发育的状况是
　　A. 能爬高处
　　B. 能辨上、下
　　C. 能辨前、后
　　D. 能辨自身左、右
　　E. 有正确的分、秒时间知觉

2-42* 8月龄儿童心理发展的特征是
　　A. 与父母建立良好的依赖关系
　　B. 表现出明显的自主性
　　C. 具有丰富的想象力及进取精神
　　D. 能发展勤奋个性
　　E. 确认自我认同感

2-43* 下列指标中,反映骨骼、肌肉、皮肤及皮下组织的综合测量指标是
　　A. 体重　　B. 身高
　　C. 胸围　　D. 上臂围
　　E. 腹围

2-44 儿童生长发育过程中,婴儿期与胸围相近,以后又小于胸围的指标是
　　A. 体重　　B. 身高
　　C. 坐高　　D. 头围
　　E. 腹围

2-45* 下列神经系统发育特点中错误的是
　　A. 神经系统发育是一次性形成的

　　B. 只有1次生长突增高峰
　　C. 出生时,新生儿的脑重平均为370 g,占其体重的10%～12%
　　D. 新生儿的脑重是成人脑重的25%,6岁时接近成人脑重的85%～90%
　　E. 脑神经在12岁左右几乎完全髓鞘化

2-46* 儿童年龄越小,受下列哪项的影响越大
　　A. 营养　　B. 锻炼
　　C. 疾病　　D. 生活制度
　　E. 母亲

2-47 神经系统中发育最早的器官是
　　A. 视觉器官　　B. 听觉器官
　　C. 大脑　　　　D. 脊髓
　　E. 小脑

2-48 儿童生长发育指标中,受遗传和环境影响比较明显、受营养短期影响不明显的指标是
　　A. 身高　　B. 体重
　　C. 胸围　　D. 头围
　　E. 上臂围

2-49 儿童心理发育不包括
　　A. 语言
　　B. 思维
　　C. 情绪
　　D. 独立性和自我意识
　　E. 唱歌、音乐、技巧等才能教育

2-50 下列关于儿童神经反射发育特点的说法中哪项是错误的
　　A. 角膜反射出生时即存在并保持终身
　　B. 觅食反射出生时即存在,以后逐渐消失
　　C. 吞咽反射出生时即存在,以后逐渐消失
　　D. 瞳孔反射出生时即存在并保持终身
　　E. 握持反射出生时即存在,以后逐渐消失

✎ A2型单项选择题(2-51～2-81)

2-51* 儿童,女性,4月龄。其母亲带其来儿

童保健科门诊检查,在下列儿童发育指标中发育异常的情况是
A. 前囟 1.5~2 cm
B. 乳牙未萌出
C. 头尚不能竖起
D. 不能伸手取物
E. 拥抱反射消失

2-52 儿童,女性。身高 92 cm,乳牙 20 颗,腕部骨化中心 4 个。该儿童的年龄大约是
A. 1 岁   B. 2 岁
C. 3 岁   D. 4 岁
E. 5 岁

2-53* 儿童,男性。已会唱歌,而且好奇、好动、好问、好模仿,具有丰富的想象力和冒险精神。该儿童所处的年龄期是
A. 胎儿期   B. 新生儿期
C. 婴儿期   D. 学龄前期
E. 青春期

2-54 儿童,女性。体重 4 kg,前囟 1.5 cm×1.5 cm,后囟 0.2 cm,能微笑,头不能抬起。该儿童最可能的月(日)龄是
A. 1~2 月龄
B. 7 日龄
C. 15 日龄
D. 3~4 月龄
E. 4~5 月龄

2-55* 儿童,女性。随家人来儿童保健科门诊行常规体格检查。体格检查见其牙齿 16 颗,会用勺子吃饭,会说 2~3 个字构成的句子。该儿童最可能的年龄是
A. 2 岁   B. 1 岁
C. 3 岁   D. 4 岁
E. 5 岁

2-56 儿童,女性,10 月龄。最近因食欲差、进食量少被家长带来保健门诊做体格检查。首先应测量该儿童的
A. 体重   B. 身长
C. 头围   D. 胸围

E. 牙齿

2-57 儿童,女性。足月顺产,体重 6.5 kg,前囟 1.5 cm,出牙 2 颗,能翻身及喃喃发声,不能独坐,不会爬。该儿童最可能的月龄是
A. 2 月龄   B. 4 月龄
C. 6 月龄   D. 8 月龄
E. 10 月龄

2-58 儿童,女性。体重 8.5 kg,前囟 1 cm,出牙 4 颗,会爬,并能无意识地发"爸爸""妈妈"等复音。最可能的月龄是
A. 4 月龄   B. 6 月龄
C. 8 月龄   D. 12 月龄
E. 10 月龄

2-59* 儿童,女性。体重 12 kg,身长 84 cm,出牙 20 颗。最可能的月龄为
A. 10 月龄   B. 12 月龄
C. 18 月龄   D. 24 月龄
E. 30 月龄

2-60 儿童,男性。体重 18 kg,身高 105 cm,头围 50 cm。最可能的年龄为
A. 3 岁   B. 5 岁
C. 6 岁   D. 7 岁
E. 4 岁

2-61 儿童,女性,15 日龄。下列儿童视觉感知发育的说法中哪项是错误的
A. 新生儿已有视觉感知功能
B. 新生儿瞳孔有对光反应
C. 新生儿没有眼球震颤现象
D. 新生儿能看清 15~20 cm 内的事物
E. 第 2 个月起开始出现头眼协调

2-62 儿童,女性。能大笑,开始能发出"爸爸""妈妈"等复音,脊柱第 2 个生理弯曲出现,对"再见"还不懂。其月龄可能是
A. 3~4 月龄   B. 5~6 月龄
C. 7~8 月龄   D. 9~10 月龄
E. 11~12 月龄

2-63 儿童,男性,10 月龄。该儿童的下列哪

项指标不正常

　　A. 体重 8.5 kg　　B. 身长 73 cm

　　C. 乳牙 4 颗　　D. 头围 48 cm

　　E. 能推车走几步

2-64　儿童,男性。体重 7.2 kg。能独坐一会儿,用手摇玩具,辨认熟人和陌生人。其最可能的月龄是

　　A. 4 月龄　　B. 5 月龄

　　C. 6 月龄　　D. 7 月龄

　　E. 8 月龄

2-65　儿童,女性,5 岁。出现下列哪种情况不属于行为问题

　　A. 屏气发作

　　B. 遗尿症

　　C. 儿童擦腿综合征

　　D. 学习障碍

　　E. 吮拇指癖

2-66　儿童,男性,4 月龄。下列说法中哪项不妥

　　A. 啼哭应考虑是看见陌生人所致

　　B. 会笑出声

　　C. 尚未出牙

　　D. 较有意识地哭和笑

　　E. 手能握持玩具

2-67　儿童,男性。体格检查时摄腕部 X 线片,示腕部骨化中心有钩骨、头状骨、三角骨。该儿童最可能的年龄期属

　　A. 婴儿期　　B. 幼儿期

　　C. 学龄前期　　D. 学龄期

　　E. 青春期

2-68　儿童,女性,8 岁。体格检查结果:乳房及第二性征未发育,身高、体重均在正常范围内。请问儿童出生后第 1 个 10 年发育速度最慢的系统是

　　A. 淋巴系统　　B. 神经系统

　　C. 消化系统　　D. 呼吸系统

　　E. 生殖系统

2-69*　儿童,男性,6 岁。能讲故事,能分辨颜色,知道物品用途及性能,开始会写字。

儿童保健门诊检查显示其在正常发育范围内。以下哪种现象与生长发育的一般规律不相符

　　A. 生长发育呈连续性与阶段性

　　B. 生长发育的速度呈波浪式进展

　　C. 生长发育涉及生理及心理两方面

　　D. 脑、脊髓、视觉器官的发育具有 2 个生长突增期

　　E. 在疾病的恢复期往往伴随追赶性生长现象

2-70　儿童,女性,4 岁。幼儿园中班,身高 108 cm,体重 19 kg,其他生长发育指标均正常。儿童身高的最主要影响因素是

　　A. 内分泌系统　　B. 营养

　　C. 地理与气候　　D. 遗传因素

　　E. 疾病

2-71　儿童,女性,8 岁,身高 1.6 m,已经接近成人。生长发育长期变化(趋势)的主要表现是

　　A. 营养的全面改善

　　B. 肥胖儿童增多

　　C. 身高一代比一代高,性发育提前

　　D. 儿童营养不良比例下降

　　E. 体育活动的广泛开展

2-72*　儿童,女性,3 岁,身高 98 cm,体重 16 kg。家庭条件良好,主要由母亲照料。下列关于该儿童正常生长发育影响因素的叙述中正确的是

　　A. 遗传因素决定一切

　　B. 基因决定其最终身高

　　C. 营养决定其最终身高

　　D. 体育锻炼决定其最终身高

　　E. 遗传赋予了生长潜力,环境决定生长发育的现实性

2-73　儿童,女性,5 岁。随家人来儿童保健门诊体格检查:身高 115 cm,坐高 58 cm。人体躯干与下肢的比例主要取决于下列哪个因素

A. 种族遗传　　　B. 营养状况
C. 体育锻炼　　　D. 家庭遗传
E. 地理环境与季节

2-74 初中生,男性,14岁。最近发现去年的衣服不合身,裤子变短。下列哪项是青春期早期的主要表现
A. 进入生长突增阶段,骨骼系统发育迅速
B. 女孩乳房发育,男孩睾丸增大
C. 阴毛、腋毛开始生长
D. 性腺开始发育
E. 性激素呈脉冲式释放

2-75* 初中生,女性,15岁。近几个月来乳房逐渐变大,无红、肿、热、痛现象,未使用其他药物,到医院检查属于正常情况。下列促进乳房发育成熟的激素主要是
A. 黄体酮
B. 催乳素
C. 雌激素
D. 肾上腺皮质激素
E. 生长激素

2-76 高中生,男性,16岁。体质测试中100 m跑达标,下肢肌肉力量强。自己觉得腹部肌肉不明显,没有看到"马甲线",有些疑惑。护士解释此属正常现象。关于青春期发育特点,下列叙述中错误的是
A. 速度发育较早
B. 速度耐力发育最晚
C. 下肢爆发力发育居中
D. 腰腹肌力发育较早
E. 臀肌、静止性耐力发育较晚

2-77* 初中生,女性,15岁。上周第1次来月经,心里有些紧张。儿童保健科门诊护士向其解释青春期发育的主要特征是
A. 性腺基本发育成熟
B. 第二性征发育成熟
C. 女孩出现月经初潮,男孩出现首次遗精

D. 骨骺与骨干基本融合
E. 体格发育基本停止

2-78 初中生,女性,14岁。月经初潮未出现,其母亲担心其发育障碍,前来儿童保健科门诊咨询。护士解释女性发育有年龄差异,属正常现象。评价女性性发育水平的重要指标是
A. 乳房增大
B. 外阴色素沉着
C. 脂肪比例增加
D. 男女朦胧的爱慕心理出现
E. 月经初潮

2-79 儿童,男性,5岁。身高102 cm,低于同年龄、同性别参照人群的正常范围。其发育类型属于
A. 生长迟缓　　　B. 体重低下
C. 消瘦　　　　　D. 营养性水肿
E. 以上均不是

2-80 儿童,男性,11岁。坐高与身高的比值最小出现在
A. 婴儿期　　　　B. 童年期
C. 青春发育早期　D. 青春发育中期
E. 青春发育晚期

2-81* 儿童,男性,2岁。发育正常,家人经常教其说2～3个字的短句子,目的主要是促进其
A. 体格发育
B. 神经、精神发育
C. 消化吸收功能
D. 代谢功能
E. 内分泌功能

✏️ A3型单项选择题(2-82～2-93)

(2-82～2-84共用题干)

某正常儿童体重8.2 kg,身长68 cm,出牙2颗。能独坐,会爬,但不会走,会学说"爸爸""妈妈"。

2-82* 该儿童的月龄是
A. 4月龄　　　　B. 8月龄

C. 12月龄　　　D. 18月龄
E. 24月龄

2-83　该儿童除母乳外,应该添加的辅食是
A. 菜汁、鱼肝油　B. 菜泥、蛋黄
C. 菜末、肉末　　D. 软饭
E. 普食

2-84　该儿童按计划免疫程序应接种的疫苗是
A. 卡介苗
B. 脊髓灰质炎疫苗
C. 百白破疫苗
D. 麻疹疫苗
E. 乙肝疫苗

(2-85~2-87共用题干)

护士为6月龄儿童做健康体格检查,检查结果正常。护理病史资料:该儿童采取母乳喂养,体格及神经心理发育正常,体重6.2kg。

2-85* 该儿童的大运动发育应会
A. 抬头　　　B. 爬
C. 独坐　　　D. 翻身
E. 扶站

2-86* 该儿童的细动作发育应会
A. 两手紧紧握拳
B. 开始有意识取物
C. 能将物体换手
D. 可用拇指和示指拾物
E. 开始学会用勺

2-87　该儿童语言的发育应
A. 会哭叫
B. 开始发出喉音
C. 开始发出辅音
D. 发出"爸爸""妈妈"等语音
E. 会说单音字

(2-88~2-90共用题干)

儿童,男性,体重16 kg,身高90 cm。家长反映该儿童平时好动、好问;经常爬上跳下,三轮车骑得很好;会背多首古诗及儿歌,但在上课时注意力集中时间不超过15分钟;能爬梯子;会穿鞋,但不会系鞋带。

2-88　根据该儿童的发育状况,估计其年龄是
A. 2岁　　　　　B. 4岁
C. 6岁　　　　　D. 8岁
E. 9岁

2-89　该儿童的保健重点是
A. 合理喂养,防止腹泻
B. 加强发音训练
C. 培养生活自理能力
D. 加强基础免疫接种
E. 加强感官刺激

2-90　此期儿童发病率开始增高的疾病是
A. 先天性疾病　　B. 遗传性疾病
C. 腹泻　　　　　D. 急性肾炎
E. 佝偻病

(2-91~2-93共用题干)

儿童,女性,2岁。母乳喂养,1岁半断奶,现与家人吃同样的食物。今来儿童保健门诊体格检查。检查结果:体重12 kg,身长85 cm,会跑及双脚跳,不会单脚跳,只会用2~3个字构成的句子与父母言语交流,不会讲故事,不能讲述1周前到公园玩的情景。

2-91* 该儿童的发育状况属于
A. 体格发育正常而神经发育滞后
B. 体格发育和神经发育均正常
C. 体格发育滞后而神经发育正常
D. 体格发育和神经发育均滞后
E. 体格发育和神经发育均超常

2-92　对该儿童的保健重点是
A. 加强预防接种　B. 加强体格锻炼
C. 加强语言训练　D. 加强合理喂养
E. 加强品德教育

2-93　该儿童的乳牙萌出数应为
A. 12颗　　　　　B. 16颗
C. 24颗　　　　　D. 20颗
E. 28颗

✏ A4型单项选择题(2-94~2-105)

(2-94~2-101共用题干)

儿童,男性,14月龄。到医院儿童保健科

门诊检查,体重 9.2 kg,身长 78 cm,头围 46 cm,前囟尚未闭合。配方奶加辅食喂养,大、小便正常,能独立行走。

2-94 家长询问儿童前囟闭合的最迟时间,护士回答是
　　A. 12 月龄　　　B. 14 月龄
　　C. 16 月龄　　　D. 20 月龄
　　E. 18 月龄

2-95 儿童前囟闭合延迟常见的原因是
　　A. 脑萎缩　　　B. 小头畸形
　　C. 脑发育不良　D. 胆红素脑病
　　E. 维生素 D 缺乏性佝偻病

2-96 护士给予的正确指导是
　　A. 增加户外活动
　　B. 暂停户外活动
　　C. 增加脂肪供给
　　D. 增加蛋白质供给
　　E. 预防交叉感染

2-97 下列哪项是目前该阶段儿童正常的语言发育能力
　　A. 能说出几个词　B. 能唱歌谣
　　C. 能讲述简单故事 D. 开始识字
　　E. 能唱歌

2-98 该儿童牙齿的萌出下列哪项是正常的
　　A. 3～4 颗　　　B. 2～4 颗
　　C. 18～20 颗　　D. 6～8 颗
　　E. 10～12 颗

2-99 衡量儿童营养状况及骨骼发育的最佳指标是
　　A. 语言　　　　B. 听力
　　C. 体重　　　　D. 反应性
　　E. 头围

2-100 14 月龄的婴儿大动作和细动作可达到下列哪种程度
　　A. 能双脚跳
　　B. 走得好,能蹲着玩
　　C. 会骑三轮车
　　D. 会系鞋带
　　E. 会自己进食

2-101* 对该儿童的保健指导,下列哪项正确
　　A. 鼓励家长积极带儿童到户外活动
　　B. 安置在没有阳光直射的病室
　　C. 马上补钙和维生素 D
　　D. 必须加大牛奶量,防止缺钙
　　E. 卧床休息,限制活动

(2-102～2-105 共用题干)

儿童,男性,3 月龄。在儿童保健门诊做健康体格检查,体重 6.3 kg,身长 61.2 cm。其母认为自己的孩子长得偏小,担心生长发育落后,甚至怀疑自己母乳营养不够丰富,耽误了孩子生长发育。体格检查记录显示:足月顺产,出生时体重 3 200 g,身长 49.1 cm,纯母乳喂养。

2-102 从身高、体重方面分析,该儿童体格发育情况为
　　A. 不正常　　　B. 偏快
　　C. 偏差　　　　D. 偏慢
　　E. 正常

2-103 正常 3 月龄婴儿头围可达
　　A. 38～40 cm　　B. 45～48 cm
　　C. 36～38 cm　　D. 46～48 cm
　　E. 40～43 cm

2-104 正常 3 月龄婴儿胸围可达
　　A. 39～43 cm　　B. 45～48 cm
　　C. 36～38 cm　　D. 46～48 cm
　　E. 35～37 cm

2-105* 该儿童的喂养注意事项是
　　A. 4 月龄以后逐渐增加辅食
　　B. 纯母乳喂养到 2 岁
　　C. 增加营养品
　　D. 母亲吃保健品
　　E. 多喝开水

名词解释题(2-106～2-131)

2-106 生长发育

2-107 生长

2-108 发育

2-109 体重

2-110 身高(长)
2-111 头围
2-112 胸围
2-113 上臂围
2-114 长骨发育
2-115 注意
2-116 记忆
2-117 思维
2-118 想象
2-119 情绪
2-120 情感
2-121 意志
2-122 个性
2-123 心理测验
2-124 适应性行为
2-125 DDST
2-126 婴儿-初中学生社会生活能力量表
2-127 诊断性测验
2-128 细动作
2-129 低体重
2-130 屏气发作
2-131 儿童擦腿综合征

简述问答题(2-132~2-150)

2-132 儿童生长发育的规律有哪些？
2-133 简述儿童生长发育的影响因素。
2-134 如何理解生长发育是连续的、阶段性的过程？
2-135 什么是追赶性生长？
2-136 儿童体格生长发育常用指标有哪些？
2-137 简述皮博迪图片词汇测验(PPVT)。
2-138 简述青春期体格生长特点。
2-139 简述体格生长评价的内容。
2-140 简要介绍出生后至2岁儿童运动发育的要点。
2-141 简述6岁儿童动作、语言和适应能力的表现。
2-142 简述新生儿至4岁儿童语言的发育过程。
2-143 简述儿童大脑的发育特点。
2-144 儿童神经反射的要点有哪些？
2-145 简述儿童多动症。
2-146 简述儿童自闭症。
2-147 为什么要开展全国儿童体格发育调查？
2-148 中国儿童营养和健康面临哪些困难和挑战？
2-149 儿童生长发育的一般规律有哪些？
2-150 简述青春期体格生长的特点。

综合应用题(2-151~2-155)

2-151 儿童，男性，3岁。在儿童保健门诊接受健康体格检查，检查结果：体重13.3 kg，身长94.5 cm，腕部骨化中心4个。

请解答：

(1) 如何使用生长发育曲线图评价该儿童的身长、体重发育水平？

(2) 如何评价该儿童牙齿和长骨发育的情况？

2-152 儿童，女性，10月龄，体重9.3 kg，身长73.2 cm，头围45.8 cm，胸围45.1 cm，前囟0.5 cm×0.5 cm，出牙4颗，能独自站立片刻。

请解答：

(1) 该儿童体格发育是否正常？

(2) 10月龄儿童语言和细运动的发育能达到哪种水平？

2-153 护士为某男童做健康体格检查，检查结果：身高95.5 cm，体重14.5 kg，乳牙20颗，腕部骨化中心4个。评估结果为该儿童体格及神经心理发育正常。

请解答：

(1) 衡量儿童营养状况及骨骼发育的最佳指标是什么？

(2) 该儿童可能的年龄是多少？

(3) 该儿童的语言发育可达哪种水平？

(4) 该儿童能完成哪些大运动和细动作？

2-154 儿童，女性，体重4 kg，前囟1.5 cm×

1.5 cm,能微笑,头不能竖立,已形成第 1 个条件反射,即抱起喂奶时出现吸吮动作。

请解答:
(1) 该儿童最可能的年龄是多少?
(2) 第 1 个条件反射可能何时出现?

2-155 一家长带孩子来医院进行体格检查。体格检查结果:体重 10.5 kg,身长 80 cm,前囟已闭合,出牙 12 颗,胸围大于头围。

请解答:
(1) 衡量儿童营养状况的最佳指标是什么?
(2) 该儿童最可能的月龄是多少?
(3) 该儿童能完成哪些细动作?

答案与解析

A1 型单项选择题

2-1	A	2-2	D	2-3	A	2-4	E
2-5	E	2-6	D	2-7	B	2-8	B
2-9	A	2-10	A	2-11	D	2-12	D
2-13	C	2-14	C	2-15	B	2-16	A
2-17	E	2-18	B	2-19	C	2-20	E
2-21	B	2-22	E	2-23	E	2-24	A
2-25	E	2-26	E	2-27	C	2-28	E
2-29	C	2-30	E	2-31	E	2-32	C
2-33	A	2-34	B	2-35	C	2-36	B
2-37	E	2-38	C	2-39	E	2-40	B
2-41	D	2-42	A	2-43	D	2-44	E
2-45	E	2-46	E	2-47	A	2-48	A
2-49	E	2-50	C				

A2 型单项选择题

2-51	C	2-52	C	2-53	D	2-54	A
2-55	A	2-56	A	2-57	B	2-58	E
2-59	D	2-60	E	2-61	C	2-62	C
2-63	D	2-64	C	2-65	D	2-66	A
2-67	B	2-68	C	2-69	D	2-70	D
2-71	C	2-72	E	2-73	A	2-74	A
2-75	C	2-76	D	2-77	C	2-78	E
2-79	A	2-80	C	2-81	B		

A3 型单项选择题

2-82	B	2-83	C	2-84	D	2-85	C
2-86	C	2-87	C	2-88	B	2-89	C
2-90	D	2-91	B	2-92	C	2-93	D

A4 型单项选择题

2-94	E	2-95	E	2-96	A	2-97	A
2-98	D	2-99	C	2-100	B	2-101	A
2-102	E	2-103	E	2-104	A	2-105	A

部分选择题解析

2-3 解析: 各系统、器官生长发育不平衡,并遵循一定的规律。神经系统发育较早,生殖系统发育较晚。淋巴系统在儿童期发育迅速,于青春期前达高峰,以后逐渐下降至成人水平。

2-8 解析: 体重是身体各器官、系统、体液的总重量。体重最能反映儿童的营养状况,是衡量儿童体格生长最重要的指标,也是临床计算补液量和给药量的重要依据。

2-17 解析: 坐高反映头颅与脊柱的生长。由于下肢增长速度随年龄增长而加快,坐高占身高的百分数即随年龄增长而下降,由出生时的 67% 降至 14 岁时的 53%。

2-20 解析: 3 岁以内常规测量头围。胎儿期脑发育居各系统的领先地位,故出生时头围相对较大,平均 34 cm。头围在 1 岁以内增长较快,头 3 个月和后 9 个月都增长 6~7 cm,故 3 月龄时约 40 cm,1 岁时约 46 cm。

2-24 解析: 因体脂和体液变化较大,体重在体格生长指标中最易波动,是反映儿童体格生长尤其是营养状况的最易获得的敏感指标。

2-25 解析: 韦氏学龄前儿童智能量表适用于 4~6.5 岁儿童,测试内容包括词语类及操作类两大部分。测查一般智力水平、言语和操作水平，以及各种具体能力，如知识、计算、记忆和抽象思维能力等，是智能评估和智能低下诊断的重要方法之一。

2-26 解析： 2 岁以后身高（长）稳步增长，平均每年增长 5～7cm。2～12 岁儿童身高（长）可按下来公式粗略计算：身高（长）＝年龄×7＋75（cm），E 最接近该数值，故选 E。

2-27 解析： 儿童一般在 4～10 月龄乳牙开始萌出，2 岁以内乳牙的数目为月龄减 4～6。

2-28 解析： 新生儿上部量大于下部量，中点在脐上；2 岁时中点在脐下；6 岁时中点移至脐与耻骨联合上缘之间；12 岁时上、下部量相等，中点在耻骨联合上缘。

2-29 解析： 该儿童身高 106 cm，体重 18.5 kg，属于 5 岁健康儿童正常范围。

2-31 解析： 头围的监测在出生后 2 年内最有价值，头围过小常提示脑发育不良等，头围过大则提示脑积水。

2-33 解析： 神经心理发育反映日常的行为，包括感知、运动、语言的发育，以及记忆、思维、情感及性格等心理活动的发育，故此期的发育也称为行为发育。儿童神经心理发育的基础是神经系统的发育，尤其是脑的发育。

2-36 解析： 大运动发育过程可归纳为"二抬四翻六会坐，七滚八爬周会走"。6 月龄能靠双手向前支撑独坐，8～9 月龄时能坐稳。

2-42 解析： 6 月龄以上儿童能辨认陌生人，能产生对父母的依恋及分离焦虑；9～12 月龄时依恋达高峰，以后随着与别人交往的增多，逐渐产生比较复杂的情绪。

2-43 解析： 上臂围反映上臂骨骼、肌肉、皮下脂肪和皮肤的发育水平，常用以评估儿童营养状况。

2-45 解析： 3 岁时神经细胞分化基本完成，8 岁时接近成人水平。神经髓鞘的形成约在 4 岁完成。

2-46 解析： 合理营养是儿童生长发育的物质基础，年龄越小受营养的影响越大。当各种营养供给比例恰当，生活环境适宜，儿童生长潜能就可能得到最好的发挥。

2-51 解析： 考核 4 月龄的婴儿生长发育特点。正常情况下婴儿 2 月龄会抬头，4 月龄仍然不能抬头属于异常情况。

2-53 解析： 学龄前期儿童能唱歌，会讲述简单故事，会思考问题，记忆力强，喜欢发问。

2-55 解析： 2 岁儿童会说 2～3 个字构成的句子，能完成简单的动作，会表达喜、怒、怕、懂等。

2-59 解析： 乳牙＝月龄－（4～6）。该儿童乳牙 20 颗，月龄＝乳牙数＋4＝24 个月，身高和体重也都符合 2 岁儿童指标。

2-69 解析： 人体各组织器官的生长模式归为 4 种类型：一般型、神经系统型、淋巴系统型及生殖系统型。神经系统型：脑、脊髓、视觉器官的发育只有一个生长突增期。所以 D 答案错误，不符合生长发育的一般规律。

2-72 解析： 遗传决定了生长发育的潜力，外界环境因素影响着这个潜力，两方面相互作用，决定了个人的生长发育水平。

2-75 解析： 青春期时，卵巢功能开始活跃，卵巢分泌雌激素和孕激素，雌激素可刺激乳腺导管和结缔组织增生，促进乳腺发育。孕激素也有一定的作用，但远不及雌激素的作用明显。

2-77 解析： 青春期生长发育的特点：女孩第 1 次来月经，男孩出现首次遗精现象。

2-81 解析： 语言的发育与大脑和发音器官的正常发育及听觉的完善有关，要经过发音、理解和表达 3 个阶段。2 岁时能讲 2～3 个字构成的短句；3 岁时能唱短小的歌谣；4 岁时能讲述简单的故事。

2-82 解析： 根据儿童运动的发育规律，如 7 月龄会爬，8 月龄自己能坐、12 月龄自己会走，该小儿的动作符合 8 月龄的特点。另外，从牙齿及体重来衡量也与 8 月龄的生长发育要求相符合，故推测为 8 月龄。

2-85 解析： 6 月龄时，婴儿扶着家长的前臂可以站得很直，能靠双手向前支撑独坐。8～9 月龄时能坐稳。

2-86 解析： 运动的发育可分为大动作和精细

动作两类,精细动作是指手和手指的动作。儿童3～4月龄时握持反射消失后,使用全手掌抓握物体;6～7月龄时能独自摇摆或玩弄小物体,出现换手与捏、敲等探索性动作。

2-91 解析: 考核儿童体格和神经系统发育的特点。该儿童的身高和体重均在正常范围内,动作和语言发育正常。

2-101 解析: 该儿童前囟未闭合,家长着急,可以鼓励家长增加其户外活动,延长与阳光接触的时间。

2-105 解析: 对于3月龄的儿童,在体格检查时除了检查身长、体重等生长发育指标是否达到标准外,还应给予喂养方面的指导。在4月龄以后建议其家人逐渐增加辅食,以满足婴儿不同阶段生长发育的需要。

名词解释题

2-106 生长发育是指由受精卵到成人的成熟过程,生长和发育是儿童区别于成人的重要特点。

2-107 生长是指儿童身体各器官、系统的长大,可以通过具体的测量值表示,是"量"的变化。

2-108 发育是指细胞、组织、器官分化与功能成熟的过程,为"质"的变化,包括情感-心理的发育成熟过程。生长和发育密不可分,生长过后伴有发育成熟,两者共同体现机体连续渐进的动态变化过程。

2-109 体重是指身体各器官、系统、体液的总重量。体重最能反映儿童的营养状况,是衡量儿童体格生长发育最重要的指标,也是临床计算补液量和给药量的重要依据。

2-110 身高(长)是指从头顶到足底的垂直距离,是反映骨骼发育的重要指标。3岁以下儿童采用仰卧位测量,称身长;3岁以上儿童采用立位测量,称身高。

2-111 头围是指自眉弓上缘经枕后结节绕头一周的长度,是反映脑和颅骨生长的重要指标。

2-112 胸围是指沿乳头下缘经肩胛角下缘绕胸一周的长度,胸围的大小反映肺和胸廓的发育情况。

2-113 上臂围是反映上臂骨骼、肌肉、皮下脂肪和皮肤发育的指标,是儿童营养状况的评估指标。

2-114 长骨发育是指长骨干骺端软骨骨化、骨膜下成骨的过程。当骨骺与骨干融合时,标志着长骨停止生长。

2-115 注意是指个体的心理活动集中于一定的人或物的过程,分无意注意和有意注意。婴儿以无意注意为主,随着年龄的增长,逐渐出现有意注意。

2-116 记忆是将所获得的信息"贮存"和"读出"的神经活动过程,可分为感觉、短暂记忆和长久记忆3个不同的系统。长久记忆可分为再认和重现。再认是以前感知的事物在眼前出现时能被认识;重现是以前感知的事物虽不在眼前出现,但可在脑中重现,即被想起。

2-117 思维是运用理解、记忆、综合分析能力来认识事物的本质和掌握其发展规律的一种精神活动。思维分为具体形象思维和逻辑思维。

2-118 想象是指人感知客观事物后在脑中创造出新的思维活动。新生儿无想象能力,1～2岁儿童仅有想象的萌芽,3岁后儿童开始有初步的有意想象。

2-119 情绪是指个体生理和心理需要是否得到满足时的心理体验和表现。

2-120 情感是指在情绪基础上产生的对人、对物的关系的体验。

2-121 意志是指自觉地、有目的地调节自己的行为,克服困难以达到预期目的或完成任务的心理过程。

2-122 个性是指个体所表现出来的与他人不同的习惯、行为方式和倾向性。

2-123 儿童神经心理发育的水平表现在感知、运动、语言和心理过程等各种能力及性格方面,对这些能力和特征的评价称为心理测验。

2-124 适应性行为是指人适应外界环境并赖以生存的能力,即个体处理日常生活和承担社会责任达到所处年龄和社会文化条件所期望的程度。

2-125　DDST 即丹佛发育筛查测验（Denver development screen test），主要用于 6 岁以下儿童发育筛查，共 104 个项目，内容包括个人-社交、精细动作-适应性、语言、大运动 4 个功能区。检查时，逐项检测并评定其通过或不通过，最后评定结果为正常、可疑、异常及无法判断 4 种。对可疑或异常者应进一步做诊断性测验。

2-126　婴儿-初中学生社会生活能力量表是目前国内普遍采用的一种适应性行为评定量表，根据日本"S-M 社会生活能力检查表"修订，适用于 6 月龄至 15 岁儿童。量表共 132 项，包括独立生活能力、运动能力、作业能力、交往能力、参加集体活动及自我管理 6 种行为能力。

2-127　诊断性测验是儿童心理测验方法的一种，测试范围广，内容详细，所需时间较长，可得出发育商或智商。

2-128　细动作是指手和手指的动作，如抓握物品、涂画和叠方木等。

2-129　低体重是指儿童体重低于同年龄、同性别儿童体重正常参照值的均值减 2 个标准差（2SD），或第 3 百分位数以下（<P_3）。

2-130　屏气发作又称呼吸暂停症，指儿童在剧烈哭闹时突然出现呼吸暂停的现象，多见于 6~18 月龄的婴幼儿。3~4 岁后，随着语言表达能力的增强和剧烈哭闹现象的减少，屏气发作自然缓解。

2-131　儿童擦腿综合征是儿童通过摩擦引起兴奋的一种运动行为障碍，多在入睡前、睡醒后或独自玩耍时发生。

简述问答题

2-132　认识儿童生长发育规律有助于对儿童生长发育状况进行正确的评价和指导。①生长发育的连续性和阶段性：在整个儿童时期，生长发育不断进行，呈一连续的过程，但生长速度呈阶段性。②各系统、器官发育的不平衡性：各系统、器官的发育有先有后、快慢不一，与其在不同年龄的生理功能有关。③生长发育的顺序性：生长发育通常遵循由上到下、由近到远、由粗到细、由低级到高级、由简单到复杂的顺序或一般规律。④生长发育的个体差异：受遗传、环境的影响，儿童生长发育存在着较大的个体差异，每个人生长发育的轨迹不完全相同。

2-133　遗传决定了生长发育的潜力，外界环境因素影响着这个潜力，两方面相互作用，决定了个人的生长发育水平。①遗传因素：儿童生长发育的特征、潜力、趋向等都受到父母双方遗传因素的影响，种族和家族的遗传信息影响深远。②环境因素：充足和合理的营养是儿童生长发育的物质基础。疾病和药物对儿童生长发育的影响十分明显。孕母的生活环境、营养、情绪及疾病等都会影响胎儿的生长发育。外界环境、季节、心理及社会因素、运动，以及父母的育儿态度与习惯，对儿童体格生长均有一定的影响。

2-134　在整个儿童时期，生长发育是连续的过程，但各年龄阶段生长发育的速度不同。例如：体重和身长在婴儿期增长最快，尤其是头 3 个月，生后第 1 年为第 1 个生长高峰，第 2 年以后增长速度逐渐减慢，至青春期生长发育速度又加快，出现第 2 个生长高峰。

2-135　儿童生长发育遵循一定的轨迹。当儿童营养不良、患严重疾病或缺乏激素时，就会逐渐偏离生长发育的轨迹，出现生长迟缓。而一旦这些阻碍生长的因素被消除，儿童将以超过相应年龄正常的速度加速生长，以便重新回到原来的生长轨迹上，这一现象称为追赶性生长（catch-up growth）。

2-136　体格生长发育通常选用易于测量、有较好人群代表性的指标来表示。常用的指标有体重、身高（长）、坐高（顶臀长）、头围、胸围、上臂围和皮下脂肪厚度等。

2-137　皮博迪图片词汇测验（Peabody picture vocabulary test，PPVT）适用于 4~9 岁儿童，尤其适用于对语言或运动障碍者的智能筛查。共有 120 张图片，每张有 4 幅图。检查时测试者讲 1 个词汇，要求儿童指出与其对应的图，以此评估其智力水平。

2-138　青春期是儿童到成人的过渡期，受性激素等因素的影响,出现出生后体格生长的第2个高峰。青春期体格生长有明显的性别差异。女孩多在9~11岁乳房发育,男孩多在11~13岁睾丸增大,标志着青春期的开始。青春期体重也迅速增长,无论男女,体重增长25~30 kg,体重增长值约为成年人理想体重的25%。体型亦发生显著变化。

2-139 体格生长评价的内容:①发育水平。将儿童某年龄点测得的某项体格生长测量值与参照人群值比较,即可得知该儿童该项指标在同质群体中所处位置,即其生长发育水平,通常以等级表示。②生长速度。定期、连续地监测儿童某年龄段的单项体格生长指标,即可得知该儿童该项体格生长指标在该年龄段的生长速度。这种动态纵向观察方法可发现儿童自身的生长轨迹,预估生长趋势,与参照人群数值比较,可及时发现生长偏离。③匀称程度。评估体格生长发育各指标之间的关系,如以坐高与身高的比值来评估身材匀度。

2-140 8月龄自己能独坐;9月龄扶着栏杆站起来;10月龄可被拉着一只手走;11~12月龄自己会走;13~14月龄推车能走几步,15~17月龄会蹲着玩,18~21月龄能小跑起来,会爬上梯子;22~24月龄会跑、跳等。

2-141 6岁儿童可参加简单劳动,如扫地、擦桌子、剪纸、泥塑及结绳等;会讲故事,开始会写字,能数几十个数;可简单加减法运算;喜欢独立自主,形成性格。

2-142 语言的发育与大脑、发音器官的正常发育及听觉的完善有关,要经过发音、理解和表达3个阶段。新生儿已会哭叫;3~4月龄咿呀发音;6月龄能听懂自己的名字;7~8月龄能发出"爸爸""妈妈"等语音,但无意识;10月龄左右能有意识地喊"爸爸""妈妈";12月龄时开始会说单词,如"再见";18月龄能说15~20个字,能指认并说出家庭主要成员的称谓;24月龄时能讲2~3个字构成的短句;3岁时能唱短小的歌谣;4岁时能讲述简单的故事情节。

2-143 儿童神经系统最先开始发育,出生时

脑重约370 g,达成人的25%左右。此时脑的形态和结构与成人基本相似,有主要的沟回,但脑回较宽,脑沟较浅,皮质较薄。新生儿大脑皮质神经细胞数目与成人也大致相同,但其分化程度较低。出生后脑重量的增加主要是神经细胞体积的增大、突触数量和长度的增加,以及神经髓鞘的形成和发育。3岁时神经细胞分化基本完成,8岁时接近成人水平。神经髓鞘的形成约在4岁完成,在此之前,神经冲动传导慢且易泛化,不易形成兴奋灶,故婴幼儿睡眠时间长,也易出现惊厥、昏迷。

2-144 反射是神经活动的基础。儿童神经反射发育的特点:①出生时即存在,并保持终身的反射,如角膜反射、瞳孔反射、吞咽反射等。②出生时存在,以后逐渐消失的反射,如觅食反射、拥抱反射、握持反射及吸吮反射等原始反射。多于出生后3~4月龄消失。③出生时不稳定,以后逐渐稳定并保持终身的反射,如腹壁反射、提睾反射、腱反射等。上述3类反射在应该出现时未能出现,或反射应减弱、消失时仍存在,均提示神经系统有病理改变。④病理反射:3~4月龄前的婴儿凯尔尼格征可呈阳性;2岁以内儿童巴宾斯基征可呈阳性,若单侧出现或2岁以后仍出现,则为病理现象。

2-145 注意缺陷多动障碍(attention deficit hyperactivity disorder, ADHD)简称多动症,是指智力正常或基本正常的儿童,表现出与年龄不相称的注意力不集中、不分场合的过度活动、情绪冲动,并可有认知障碍或学习困难的一组综合征,是儿童青少年最多见的发育行为问题之一。ADHD发病率约为5%,男孩明显高于女孩,男女比例为2∶1。ADHD的病因和发病机制尚不十分清楚,多数研究认为是生物、社会心理因素等协同作用的结果。

2-146 孤独症(又称自闭症)谱系障碍(autism spectrum disorder, ASD),以往称广泛性发育障碍,是一组以社交障碍、语言交流障碍、兴趣和活动范围狭窄,以及重复刻板行为为主要特征的神经发育性障碍。自1943年

Kanner 首次报道以来,随着对其研究和认识的不断深入,有关名称和诊断标准也相应发生演变。ASD 的病因至今尚不明确,也没有特殊的药物治疗,但通过早期筛查、早期合理系统化干预训练,绝大部分儿童会有不同程度的改善,一部分儿童可能获得基本痊愈或基本具备自主生活、学习和工作能力。

常用的筛查量表有孤独症行为量表(autism behavior checklist,ABC)、克氏孤独症行为量表(Clancy autism behavior scale,CABS)、改良婴幼儿孤独症量表(modified checklist for autism in toddlers,M-CHAT)。训练干预方法主要有应用行为分析疗法(applied behavior analysis,ABA)、孤独症及相关障碍儿童治疗教育课程训练、人际关系发展干预疗法等。药物辅助治疗可以改善患儿的一些情绪和行为症状,如情绪不稳、注意缺陷和多动、冲动行为、攻击行为、自伤和自杀行为、抽动和强迫症状,以及精神病性症状等,提高训练和教育效果。

2-147 儿童体格发育反映了儿童营养和健康状况,是衡量一个国家和地区经济社会发展水平的重要标志。开展连续的儿童体格发展调查,可以研究社会发展进程中儿童体格发育的影响因素,以便有针对性地制定政策措施,更好地促进儿童健康成长。

2-148 我国发布第 5 次全国儿童体格发育调查结果,在该报告中提到中国儿童营养和健康仍面临一些困难和挑战:贫困地区农村儿童的体格发育水平仍明显低于城市儿童;流动和留守儿童等弱势群体的营养状况亟待改善;超重和肥胖问题日益凸显。

2-149 儿童生长发育一般遵循由上到下、由近到远、由粗到细、由简单到复杂、由低级到高级的规律。如出生后运动发育的规律是:先抬头,后抬胸,再会坐、立、行(由上到下);从臂到手、从腿到脚的运动(由近到远);从全手掌抓握到手指拾取(由粗到细);先画直线后画圈、图形(由简单到复杂)。认识事物的过程是:先会看、听、感觉事物,逐渐发展到有记忆、思维、分析和判断(由低级到高级)能力。

2-150 青春期是儿童到成人的过渡期,受性激素等因素的影响,出现出生后体格生长的第 2 个高峰。青春期体格生长有明显的性别差异。女孩多在 9~11 岁乳房发育,男孩多在 11~13 岁睾丸增大,标志着青春期的开始。青春期始动 1~2 年后,体格开始加速生长,出现出生后的第 2 个增长高峰,并持续 2.5~3 年。期间女孩身高每年增加 8~9 cm,男孩身高每年增加 9~11 cm。在第 2 生长高峰期,身高增长值约为最终身高的 15%。男孩的身高生长高峰约晚女孩 2 年,因此,男孩的最终身高比女孩平均高 12~13 cm。青春期体重也迅速增长,无论男女,体重增长 25~30 kg,体重增长值约为成年人理想体重的 25%。体型也发生显著变化,女性逐渐形成身体曲线,耻骨和髂骨下部脂肪堆积使臀围增大;男性则肩部增宽、肌肉发育强壮。

综合应用题

2-151 (1)查阅中国 0~3 岁男童身长、体重百分位曲线图(图 2-1),3 岁男童体重最低值为 12.0 kg,中位值为 14.8 kg;身长最低值为 90.5 cm,中位值为 97.5 cm。该男童体重为 13.3 kg,属于正常范围内偏低;身长为 94.5 cm,属于正常范围内偏低。

(2)3 岁男童的乳牙应出齐 20 颗。儿童一般在 4~10 月龄乳牙开始萌出,2~2.5 岁出齐,2 岁内乳牙的数目为月龄减 4~6。13 月龄后仍未出牙可视为异常。该男童牙齿萌出属于正常。骨化中心的出现反映长骨的生长、成熟程度,通过 X 线检查测定不同年龄儿童长骨干骺端骨化中心的出现时间、数目、形态变化,并将其标准化,即为骨龄。1~9 岁儿童腕部骨化中心的数目约为其年龄加 1。该男童的骨化中心数目为 3+1=4 个,与检查结果一致,说明其长骨发育情况正常。

2-152 (1)体格发育的常用指标有体重、身高、头围、胸围和前囟等,由较大群体代表性的指标来表示。对照 2005 年九市城区 7 岁以下儿童体格发育测量值表格,10 月龄女婴体重中位值为 9.28 kg,标准差为 1.01 kg;身长中位值为 73.8 cm,标准差为 2.8 cm;坐高中位值为 46.4 cm,标准差为 1.9 cm;头围中位值为 44.9 cm,标准差为 1.3 cm;胸围中位值为 44.6 cm,标准差为 2.0 cm。该女婴的体格检查结果显示生长发育状况良好。前囟的大小可以作为评价颅骨发育的一个指标。前囟是由额骨和顶骨形成的菱形间隙,在出生时为 1.5~2 cm(对边中点连线长度),以后随颅骨发育而增大,6 月龄后逐渐骨化而变小,1~1.5 岁时闭合。该女婴前囟为 0.5 cm×0.5 cm,符合该年龄女婴前囟大小,属于正常情况。

(2) 10 月龄儿童的大动作和细动作发育:能独站片刻;扶椅或推车能走几步;拇指与示指对指拿东西。语言发育:开始用单词,一个单词表示很多含义。适应能力:能模仿成人的动作;用招手表示"再见";抱奶瓶自食。

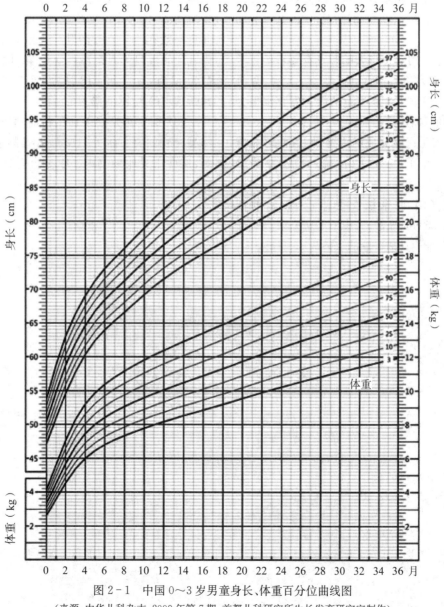

图 2-1　中国 0~3 岁男童身长、体重百分位曲线图

(来源:中华儿科杂志,2009 年第 7 期,首都儿科研究所生长发育研究室制作)

2-153 （1）衡量儿童营养状况发育的最佳指标是体重。体重是身体各器官、系统、体液的总重量,最能反映儿童的营养状况,是衡量儿童生长发育的最重要指标,也是临床计算补液量和给药量的重要依据。骨骼的发育包括颅骨发育、脊柱发育、长骨发育3项主要内容,其中颅骨发育是根据头围、囟门大小,以及骨缝和前后囟门闭合时间来评价。脊柱的增长反映脊椎骨的发育,长骨的发育是长骨干骺端软骨骨化、骨膜下成骨的过程。

（2）根据该儿童的体重、身高、乳牙萌出的数目,以及腕部骨化中心的情况,推测其可能的年龄是3岁。

（3）语言的发育与大脑和发音器官的正常发育,以及听觉的完善有关,要经过发音、理解和表达3个阶段。3岁男童的语言发育水平为能唱短小的歌谣,数几个数。

（4）该儿童能完成的大运动和细动作：能跑；会骑三轮车；会洗手、洗脸；会脱、穿简单衣服。

2-154 （1）根据该女婴体重4 kg、前囟1.5 cm×1.5 cm、能微笑、头不能竖立及吸吮反射等表现,推测其最可能的年龄为15日龄。

（2）婴儿出生时即具有觅食、吸吮、吞咽、拥抱、握持等一些非条件反射和对强光、寒冷、疼痛的反应。其中吸吮反射会随年龄增长和大脑皮质的发育而逐渐消退,否则将影响动作发育。出生后2周左右即可形成第1个条件反射,即抱起喂奶时出现吸吮动作。

2-155 （1）衡量儿童营养状况的最佳指标是体重。

（2）该儿童最可能的年龄是18月龄。胸围在出生时比头围小1～2 cm,约32 cm；1岁时胸围约等于头围,约为46 cm；1岁以后至青春期前胸围大于头围,两者之差约等于年龄减1。儿童一般在4～10月龄乳牙开始萌出,2岁以内乳牙的数目为月龄减4～6。该儿童的牙齿数为12颗,应为16～18月龄。前囟已经闭合,判断其年龄为18月龄。

（3）细动作是指手和手指的动作,如抓握物品、涂画、叠方木等。12～18月龄能拿笔乱画,几页几页地翻书；18月龄能叠2～3块方积木。

（年红安）

第三章

儿童保健

❋ 选择题(3-1～3-199)

✎ A1 型单项选择题(3-1～3-100)

3-1 下列新生儿期的特点中错误的一项是
   A. 生理调节功能比较成熟
   B. 易发生适应环境不良综合征
   C. 常因分娩带来产伤和窒息
   D. 发病率高,死亡率也高
   E. 免疫功能低下,易患感染性疾病

3-2 小儿出生后生长发育最快的阶段是
   A. 围生期   B. 幼儿期
   C. 学龄期   D. 婴儿期
   E. 青春期

3-3* 青春期生长发育最突出的特点是
   A. 生殖系统迅速发育成熟
   B. 体格生长加快
   C. 神经发育成熟
   D. 内分泌调节稳定
   E. 肌肉发育速度加快

3-4 新生儿期的保健护理重点是
   A. 合理喂养
   B. 预防感染
   C. 呼吸管理
   D. 皮肤、黏膜及脐带护理
   E. 注意保暖

3-5 应实行早期教育,开发智力,培养良好生活习惯的时期是
   A. 胎儿期   B. 学龄期
   C. 青春期   D. 新生儿期
   E. 幼儿期

3-6 儿童生长发育监测的主要内容是
   A. 身高   B. 头围
   C. 胸围   D. 体重
   E. 牙齿

3-7* 儿童小便训练开始的时间是
   A. 6月龄   B. 3月龄
   C. 9月龄   D. 12月龄
   E. 11月龄

3-8 建立家庭访视制度的时期是
   A. 胎儿期   B. 新生儿期
   C. 婴儿期   D. 青春期
   E. 幼儿期

3-9 建立生长发育监测制度的时期是
   A. 胎儿期   B. 新生儿期
   C. 婴儿期   D. 青春期
   E. 幼儿期

3-10 应进行性知识教育的时期是
   A. 青春期   B. 新生儿期
   C. 婴儿期   D. 儿童期
   E. 幼儿期

3-11 应特别注意合理喂养,尤其要大力提倡母乳喂养的阶段是
   A. 青春期   B. 新生儿期
   C. 围生期   D. 婴儿期
   E. 幼儿期

3-12 护理3月龄婴儿最适宜的锻炼方式是
   A. 广播操   B. 竹竿操
   C. 模仿操   D. 被动体操
   E. 主动操

3-13 下列新生儿期特点及保健要点中错误

的是

A. 鼓励及早母乳喂养

B. 注意对新生儿皮肤、脐带等的护理

C. 极易患各种疾病,如麻疹、败血症等

D. 新生儿居室温度宜保持在16～22℃

E. 对外界环境适应性差

3-14 幼儿期进行健康检查的时间间隔是

A. 3个月　　　B. 9个月
C. 6个月　　　D. 7个月
E. 5个月

3-15 新生儿期的保健要点不包括

A. 保暖　　　B. 足量饮水
C. 喂养　　　D. 护理
E. 预防感染

3-16 最易发生感染的时期是

A. 婴儿期　　　B. 儿童期
C. 幼儿期　　　D. 学龄期
E. 新生儿期

3-17* 胎儿期保健重点是

A. 环境的安排　　　B. 胎教
C. 饮食的安排　　　D. 家人的关心
E. 孕妇的保健

3-18 幼儿期的保健要点不包括

A. 合理安排饮食

B. 尽量送幼儿园尝试集体生活

C. 培养良好的生活习惯

D. 促进动作和语言的发展

E. 预防意外事故

3-19 正常胎儿的心率是

A. 100～120次/分

B. 60～80次/分

C. 120～160次/分

D. 150～180次/分

E. 80～120次/分

3-20* 幼儿期易发生意外伤害主要是由于幼儿

A. 语言功能发育较快

B. 平衡功能较差

C. 具备自我保护能力

D. 运动功能发育较快

E. 缺乏自我保护能力

3-21 学龄前期的保健要点不包括

A. 平衡膳食

B. 开展健康教育

C. 促进思维发展

D. 预防意外事故

E. 定期检查儿童的视力、听力和牙齿

3-22 学龄期的保健要点不包括

A. 开展健康教育

B. 加强体格锻炼

C. 预防近视和龋齿

D. 提供良好的学习环境

E. 培养良好的劳动观念

3-23 婴儿期佝偻病预防要点不包括

A. 多晒太阳

B. 提倡母乳喂养

C. 必要时给予药物预防

D. 及时添加辅食

E. 给予大量维生素D制剂

3-24* 青春期最容易出现的问题是

A. 心理问题　　　B. 营养问题
C. 学习问题　　　D. 人格问题
E. 疾病

3-25* 我国计划免疫程序规定预防接种的5种疫苗是

A. 卡介苗、流感疫苗、白喉疫苗、脊髓灰质炎疫苗、乙肝疫苗

B. 卡介苗、麻疹疫苗、伤寒疫苗、霍乱疫苗、乙肝疫苗

C. 麻疹疫苗、流感疫苗、脊髓灰质炎疫苗、天花疫苗、乙肝疫苗

D. 卡介苗、麻疹疫苗、风疹疫苗、脊髓灰质炎疫苗、乙肝疫苗

E. 卡介苗、脊髓灰质炎疫苗、百白破疫苗、麻疹疫苗、乙肝疫苗

3-26 在儿童计划免疫中不属于基础免疫制品的是

A. 卡介苗

B. 百白破疫苗

C. 脊髓灰质炎疫苗

D. 麻疹疫苗

E. 流感疫苗

3-27* 属于死菌苗的免疫制剂是

A. 卡介苗　　　B. 麻疹疫苗

C. 百日咳疫苗　D. 白喉类毒素

E. 风疹疫苗

3-28* 属于被动免疫措施的是

A. 口服脊髓灰质炎疫苗

B. 注射卡介苗

C. 注射麻疹疫苗

D. 注射流行性脑脊髓膜炎疫苗

E. 注射丙种球蛋白

3-29* 新生儿期应接种的疫苗是

A. 麻疹疫苗　　B. 破伤风抗毒素

C. 卡介苗　　　D. 乙型脑炎疫苗

E. 百白破疫苗

3-30 某健康儿童体重9.2 kg,身长75 cm,头围46 cm,胸围46 cm,牙齿8颗。估计其年龄是

A. 8月龄　　　B. 10月龄

C. 12月龄　　　D. 16月龄

E. 18月龄

3-31* 卡介苗初种的时间一般为

A. 3月龄

B. 4~6月龄

C. 8~12月龄

D. 2~3日龄至2月龄

E. 2岁

3-32 儿童第1次口服脊髓灰质炎疫苗的时间为

A. 2月龄　　　B. 1月龄

C. 初生　　　　D. 4~6月龄

E. 8~12月龄

3-33* 我国1岁以内的儿童必须预防接种的疫苗是

A. 麻疹疫苗　　B. 流感疫苗

C. 霍乱疫苗　　D. 天花疫苗

E. 风疹疫苗

3-34 婴儿期预防接种正确的方法是

A. 2~3月龄接种卡介苗

B. 2月龄开始口服脊髓灰质炎疫苗

C. 4~5月龄注射麻疹疫苗

D. 8~10月龄注射乙肝疫苗

E. 1岁注射百白破疫苗

3-35 关于接种脊髓灰质炎疫苗,正确的方法是下列哪种

A. 用热水送服

B. 基础免疫共1次

C. 需要加强

D. 无特殊反应

E. 用牛奶送服

3-36* 下列不属于预防接种禁忌证的是

A. 免疫功能缺陷者

B. 先天性心脏病患者

C. 明确过敏史者

D. 急性传染病患者

E. 湿疹患者

3-37 麻疹疫苗初种的年龄是

A. 4~5月龄　　B. 5~6月龄

C. 8~10月龄　　D. 11~12月龄

E. 1~1.5岁

3-38 百白破疫苗初种的年龄是

A. 8~9月龄　　B. 10~12月龄

C. 3~5月龄　　D. 3岁

E. 1~2岁

3-39 脊髓灰质炎疫苗初服的年龄是

A. 2~3岁　　　B. 13~14月龄

C. 2~4月龄　　D. 6~8月龄

E. 6~7岁

3-40 某社区卫生服务中心护士拟向社区居民宣传乙型脑炎的预防知识,在强调接种乙型脑炎疫苗的同时,还应动员社区居民做好

A. 家禽管理　　B. 灭蚊工作

C. 家畜管理　　D. 灭蝇工作

E. 灭鼠工作

3-41 如果某儿童3天前与麻疹病人接触,合适的处理是
　　A. 立即接种麻疹疫苗
　　B. 立即接种风疹疫苗
　　C. 立即接种卡介苗
　　D. 立即给予血清免疫球蛋白
　　E. 立即接种麻疹疫苗,1周后给予血清免疫球蛋白

3-42* 有关计划免疫的叙述,下列哪项是错误的
　　A. 预防接种可提高易感者非特异性免疫力
　　B. 是预防小儿传染病的关键措施
　　C. 大多接种特异性抗原,使易感者产生免疫抗体
　　D. 部分小儿接种后有低热
　　E. 免疫功能缺陷的小儿不宜接种减毒活疫苗

3-43* 新生儿访视时如果发现新生儿未接种下列哪种疫苗,应提醒家长尽快补种
　　A. 水痘疫苗　　B. 麻疹疫苗
　　C. 乙肝疫苗　　D. 卡介苗
　　E. 风疹疫苗

3-44 关于婴儿期的预防接种程序,下列叙述中不正确是
　　A. 出生后24小时内接种乙肝疫苗
　　B. 出生时接种卡介苗
　　C. 3月龄接种百白破疫苗
　　D. 2月龄开始口服脊髓灰质炎疫苗
　　E. 6月龄接种麻疹疫苗

3-45* 新生儿在多少日龄可接种乙肝疫苗第2针,并在乡镇卫生院、社区卫生服务中心进行随访
　　A. 7日龄内　　B. 10日龄内
　　C. 28日龄后　　D. 50日龄后
　　E. 28～30日龄后

3-46* 一般预防接种后观察多长时间,无异常可回家
　　A. 30分钟　　B. 10分钟

　　C. 20分钟　　D. 70分钟
　　E. 60分钟

3-47 新生儿出院后1周内,医务人员到新生儿家中进行访视,应了解下列哪种情况
　　A. 出生时情况
　　B. 预防接种情况
　　C. 母孕期情况
　　D. 新生儿疾病筛查情况
　　E. A+B+D

3-48 关于接种脊髓灰质炎疫苗,下列叙述中哪项是不正确的
　　A. 用热水将糖丸融化后服用
　　B. 接种后无特殊反应,有时可有低热或轻型腹泻
　　C. 4岁时加强免疫1次
　　D. 基础免疫需要服用3次,每次间隔1个月
　　E. 接种对象是2月龄以上的正常小儿

3-49 关于接种百白破疫苗,下列哪项叙述是错误的
　　A. 基础免疫需要接种3次
　　B. 接种方法为皮下注射
　　C. 初种剂量0.2～0.5 ml
　　D. 3月龄初种
　　E. 只需在7岁时加强注射1次

3-50 3月龄的婴儿应接种下列哪种疫苗
　　A. 卡介苗
　　B. 脊髓灰质炎疫苗
　　C. 百白破疫苗
　　D. 乙肝疫苗
　　E. B+C

3-51* 下列儿童生活安排基本原则中错误的是
　　A. 针对不同年龄阶段和不同健康状况儿童制定作息制度
　　B. 学校和家长可根据儿童个体的情况,增加课外学习的时间
　　C. 根据大脑皮质功能活动特点及脑力工作能力变化,规律安排日常生活

D. 既能满足规定的学习任务,又能满足生活需要

E. 学校、托幼机构与家庭作息时间一致

3-52 关于儿童体格锻炼,下列叙述中正确的是

A. 体格锻炼有助于促进儿童体格发育,但对智力发展作用不大

B. 体育运动在儿童期不需要考虑性别差异

C. 有助于体弱儿童身体的康复

D. 小学生可以选择一些耐力性运动

E. 运动前的准备活动可避免"重力性休克"的发生

3-53* 关于体格锻炼对儿童体格发育影响,下列叙述中错误的是

A. 在适当的营养保证下,体格锻炼能提高体格发育水平

B. 锻炼时所消耗的能量,锻炼后会快速得以恢复

C. 儿童的跑、跳运动对骨骼发育有促进作用

D. "三浴"锻炼可作为学龄儿童增强体质、促进体格发育的主要措施

E. 体格锻炼能促进消化、吸收功能

3-54 生活制度对儿童的主要影响不包括

A. 培养儿童良好的性格

B. 保障儿童生理及生活的需要

C. 防止疲劳

D. 增强机体抵抗力

E. 促进生长发育

3-55* 儿童心理健康的"标准"是

A. 智力发育正常

B. 情绪良好,行为协调,反应适度

C. 心理特点与年龄相符合

D. 人际关系适应

E. 以上均是

3-56 个性心理特征初具雏形的时期是

A. 学龄前期 B. 婴儿期
C. 幼儿期   D. 学龄期

E. 青春期

3-57 下列哪项不属于幼儿心理保健的主要措施

A. 建立正确的自我意识

B. 注意断乳期的辅食添加

C. 通过游戏进行学习

D. 提供温暖和睦的家庭环境

E. 保持和培养独立性、自尊心和自信心

3-58 早期教育主要在什么时候进行

A. 学龄前期 B. 学龄期
C. 婴儿期   D. 青春期

E. 幼儿期

3-59* 儿童心理保健的一级预防包括

A. 学校的心理卫生教育与咨询

B. 问题儿童处理

C. 医院疾病诊治

D. 社会性宣传教育

E. 以专科医疗机构为中心,治疗疾病,促进康复

3-60 脊髓灰质炎疫苗在1岁以内应服用

A. 1次   B. 5次
C. 6次   D. 7次

E. 3次

3-61 我国儿童出生1周以内需要接种的疫苗是

A. 卡介苗

B. 卡介苗、乙肝疫苗

C. 乙肝疫苗

D. 麻疹疫苗

E. 脊髓灰质炎疫苗

3-62 计划免疫评价的常见指标是

A. 建卡率   B. 接种率
C. 抗体阳转率 D. 保护率

E. 以上均是

3-63 关于脊髓灰质炎疫苗接种,下列叙述中正确的是

A. 接种对象是5月龄以上的正常小儿

B. 基础免疫需要服用2次,每次间隔1个月

C. 4岁还需要加强免疫1次
D. 用热水先将糖丸融化后再服用
E. 口服后如出现呕吐不需重服

3-64 在对小儿进行预防接种前,需核对的内容最主要的是
A. 年龄　　　　B. 性别
C. 疫苗名称　　D. 疾病史
E. 疫苗剂型

3-65 第1次乙肝疫苗注射与第2次注射间隔时间为
A. 1个月　　　B. 2个月
C. 3个月　　　D. 4个月
E. 5个月

3-66 不属于采用注射法接种的疫苗是
A. 脊髓灰质炎疫苗
B. 麻疹疫苗
C. 乙肝疫苗
D. 卡介苗
E. 百白破疫苗

3-67 预防流行性乙型脑炎疫苗初种年龄为
A. 2月龄以上
B. 1岁以上
C. 3月龄以上
D. 9月龄以上
E. 2~3日龄至2月龄

3-68 6月龄内婴儿体格检查的频率最好是
A. 每周1次
B. 每2周1次
C. 每月1次
D. 每3~6个月1次
E. 每2~3个月1次

3-69 最易发生意外伤害的年龄期是
A. 新生儿期　　B. 婴儿期
C. 学龄前期　　D. 幼儿期
E. 学龄期

3-70 婴儿期的游戏特点是
A. 平行性游戏　B. 联合性游戏
C. 合作性游戏　D. 单独性游戏
E. 竞赛性游戏

3-71 学龄前期的保健重点是
A. 预防孕母各种感染和接触有害物质
B. 合理喂养,培养良好习惯和计划免疫
C. 重视早期教育和培养能力
D. 加强护理、保暖、喂养和预防感染
E. 保证充足营养,加强体格锻炼和品德培养

3-72 预防结核病的最有效方法是
A. 隔离患者　　B. 口服抗结核药
C. 禁止随地吐痰　D. PPD试验
E. 接种卡介苗

3-73 下列哪种疾病不是我国实施普遍筛查的新生儿疾病
A. 苯丙酮尿症
B. 先天性甲状腺功能减退症
C. 糖尿病
D. 先天性肾上腺皮质增生症
E. 葡萄糖-6-磷酸脱氢酶(G-6-PD)缺乏症

3-74 卡介苗的接种方法是
A. 口服　　　　B. 皮下注射
C. 皮内注射　　D. 肌内注射
E. 皮上划痕

3-75 脊髓灰质炎三价混合疫苗的接种方法是
A. 皮内注射　　B. 口服
C. 皮下注射　　D. 皮上划痕
E. 肌内注射

3-76 下列小儿误食、误饮毒物的处理方法中哪项正确
A. 避免让小儿呕吐
B. 立即从现场移出
C. 用肥皂水漱口
D. 立即让小儿呕吐
E. 如果不严重,最好不要搬动小儿

3-77 接种脊髓灰质炎疫苗是为了预防
A. 麻疹　　　　B. 伤寒
C. 脊髓灰质炎　D. 天花
E. 猩红热

3-78 预防接种证制度具体指在小儿出生后

几个月内,其监护人应当到小儿居住地承担预防接种工作的接种单位为其办理预防接种证
A. 3个月　　　B. 6个月
C. 4个月　　　D. 5个月
E. 1个月

3-79 对于小儿烧伤的处理,下列做法中错误的是
A. 应立即脱掉身上的衣物,但要注意避免因慌乱地脱衣物进一步损伤烧伤的创面
B. 立即冷却受伤部位,用大量冷开水冲洗烧伤部位
C. 水泡不多,不需特殊处理
D. 在送往医院途中应取未烧伤侧卧位
E. 烧伤后会很渴,应马上为其提供白开水

3-80 引起沙门菌中毒的主要食物是
A. 豆类及其制品
B. 谷类
C. 肉类、奶类及其制品
D. 海产品
E. 蔬菜、水果

3-81 与食物中毒后的处理无关的是
A. 洗胃　　　B. 头低足高卧位
C. 对症治疗　　　D. 维持生命体征
E. 胃内容物送检

3-82 海(水)产品或盐腌渍品常引起下列哪类食物中毒
A. 葡萄球菌食物中毒
B. 沙门菌食物中毒
C. 嗜盐菌食物中毒
D. 变形杆菌食物中毒
E. 肉毒杆菌食物中毒

3-83 下列哪些病原体可引起食物中毒
A. 肉毒杆菌
B. 蜡样芽孢杆菌
C. 产气荚膜梭菌
D. 黄曲霉

E. 以上均是

3-84 破伤风患儿最常见的死因是
A. 急性肾衰竭
B. 心力衰竭
C. 窒息
D. 水、电解质代谢失调
E. 强烈痉挛引起的骨折

3-85 下列急救措施中正确的做法是
A. 一旦发现小儿将异物塞入一侧鼻孔,成人应用手指帮助其挖出
B. 小儿发生擦伤后可为其涂红花油,以减少肿胀
C. 小儿发生切割伤,止血时可用脱脂棉或手纸
D. 烧伤后立即用大量的水浸泡
E. 大面积烧伤的小儿若清醒,则会要水喝,此时只能给其喝温热的盐水而不能喝淡水

3-86 下列哪项不属于气管异物的临床表现
A. 出现潮式呼吸
B. 吸气性喉喘鸣
C. 出现三凹征
D. 吸气性呼吸困难
E. 面色青紫

3-87 气管异物最严重的并发症是
A. 肺部感染　　　B. 喉梗阻
C. 声音嘶哑　　　D. 急性喉炎
E. 喉痛

3-88 喉梗阻可由下列哪些原因引起
A. 急性喉炎　　　B. 喉、气管异物
C. 过敏性疾病　　　D. 喉外伤
E. 以上均是

3-89 外耳道活动性异物的取出方法为
A. 用耵聍钩钩取
B. 使其脱水,再取出
C. 让其自行爬出
D. 应设法停止其活动后再取出
E. 必要时手术取出

3-90 抢救溺水者首要的措施是

A. 立即口对口人工呼吸
B. 应用抗生素
C. 预防脑水肿
D. 清除呼吸道内的堵塞物
E. 建立静脉通路

3-91 某城市儿童发生铅中毒,他们很可能同时患有
A. 贫血   B. 脚气病
C. 佝偻病   D. 癞皮病
E. 甲状腺肿

3-92 下列不属于儿童铅中毒的主要临床表现的是
A. 头痛、腹痛
B. 攻击性行为增多
C. 体格生长缓慢
D. 注意力障碍
E. 肝、肾损害

3-93 儿童的个性心理特征在下列哪个年龄期初具雏形
A. 学龄前期   B. 婴儿期
C. 幼儿期   D. 学龄期
E. 青春期

3-94 下列不属于Ⅱ度烧伤特点的是
A. 愈合后不留瘢痕
B. 有水疱
C. 可见网状栓塞血管
D. 创面肿胀发红、剧痛
E. 3～4周愈合

3-95 关于儿童和青少年伤害与健康危害行为,下列叙述中错误的是
A. 青少年暴力行为是个人、家庭、社会和文化多因素共同作用的结果
B. 吸烟、酗酒、自杀等属于对自身的伤害行为,不属于健康危害行为
C. 危险因素包括个体因素、家庭因素和社会因素
D. 伤害是一个公共卫生问题,也是一个社会经济问题
E. 儿童和青少年伤害与健康危害行为

的干预可采取主动干预和被动干预2种方法

3-96 对急性食物中毒儿童的急救应首选
A. 对症治疗
B. 特效治疗
C. 抗感染治疗
D. 催吐、洗胃、导泻
E. 防止毒物吸收

3-97 患儿出现频繁呛咳,后来发生面部青紫。首先要考虑
A. 急性肺炎   B. 粟粒性肺结核
C. 气管异物   D. 药物中毒
E. 以上均不是

3-98 下列有关儿童意外伤害的叙述中正确的是
A. 意外伤害是意料不到的事件,是不可避免的
B. 学龄期儿童意外伤害主要发生在家里
C. 意外伤害是突然发生的事件,不是一种疾病
D. 儿童意外伤害事件的发生一般不随年龄、性别和种族而变化
E. 意外伤害是指突然发生的各种事件给人体造成的损伤

3-99 对溺水儿童采取的急救措施主要是使儿童
A. 立即恢复呼吸道通畅及复苏心肺功能
B. 立即保暖
C. 活动四肢
D. 呼吸新鲜空气
E. 以上均不是

3-100 儿童意外伤害的预防措施包括
A. 伤害监测
B. 伤害干预措施研究
C. 伤害干预
D. 伤害的急救和康复
E. 以上均是

A2型单项选择题(3-101~3-150)

3-101 儿童,女性。已经会跑,会讲2~3个字组成的句子,而且有了自我意识。该儿童所处的时期是
A. 胎儿期
B. 新生儿期
C. 幼儿期
D. 婴儿期
E. 学龄期

3-102* 儿童,女性,3月龄。某日上午接种百白破疫苗,当晚体温升至38.5℃,并伴有呕吐、腹泻等全身不适反应。此时应采取的措施是
A. 局部热敷   B. 氧气吸入
C. 休息、饮水   D. 注射肾上腺素
E. 服用抗组胺类药物

3-103 早产女婴,3日龄。吃奶少,哭声低,全身冰凉,体温29℃,四肢及躯干皮肤似硬橡皮样。错误的处理是
A. 根据病原菌选用广谱抗生素预防感染
B. 尽量母乳喂养和口服补液,使机体产热而复温
C. 可少量输血或血浆
D. 立即放入28℃暖箱内逐渐复温
E. 热量供应50 kcal(209.2 kJ)/(kg·d)

3-104 正常足月新生儿,男性,7日龄。社区卫生服务中心保健医生进行家庭巡视时发现其全身皮肤黄染,但反应正常。此时最佳处理方法是
A. 立即送该新生儿去医院接受检查和治疗
B. 无须特殊处理
C. 停止母乳喂养,改牛乳喂养
D. 注意保温,多饮水
E. 口服抗生素

3-105 患儿,女性,1日龄。孕37周顺产。出生时不哭,复苏后呻吟。体格检查:呼吸48次/分,肺呼吸音低,无啰音。该患儿最不可能的诊断为
A. 新生儿寒冷损伤综合征
B. 新生儿肺透明膜病
C. 湿肺
D. 感染性肺炎
E. 羊水吸入综合征

3-106 患儿,女性,2日龄。体格检查:四肢皮肤凉、色暗、有些发绀;小腿中部有一硬块;心率慢。最可能的诊断为
A. 中度新生儿寒冷损伤综合征
B. 新生儿败血症
C. 轻度新生儿寒冷损伤综合征
D. 新生儿肺炎
E. 新生儿颅内出血

3-107 患儿,男性,9月龄。因夜惊、多汗、哭闹不安送医就诊,经检查确诊为活动期佝偻病。该患儿进行体格检查时有可能出现下列哪种骨骼改变
A. 乒乓颅   B. 手、足镯
C. X形腿   D. O形腿
E. 漏斗胸

3-108 足月顺产新生儿,男性,10日龄。被发现患有眼病。以下哪些病毒引起的宫内感染属于新生儿眼病的高危因素
A. 疱疹病毒   B. 腮腺炎病毒
C. 梅毒   D. 麻疹病毒
E. A+C

3-109* 儿童,女性,3岁。该女童所在的社区卫生服务中心拟对社区儿童开展五官保健服务,可重点对下列哪些疾病进行筛查和防治
A. 龋齿   B. 听力障碍
C. 弱视   D. 屈光不正
E. 以上均是

---

* 1 kcal=4.184 kJ,1 kJ=0.239 kcal

3-110 患儿,男性,4岁。因肺炎入院。该医院儿童保健科门诊护士对儿童进行健康检查,需要问诊的内容包括
A. 喂养方式　　B. 生长发育史
C. 患病情况　　D. 过敏史
E. 以上均是

3-111 患儿,男性,3岁。接种乙型脑炎疫苗,5分钟后突然出现烦躁不安、面色苍白、口周发绀、四肢湿冷、呼吸困难、脉细弱。应考虑接种后
A. 局部反应
B. 过敏性休克
C. 全身反应
D. 局部强反应
E. 中等反应

3-112 新生儿,女性,8日龄。出生后第7天出现喂养困难。经问诊获悉该新生儿是在家中分娩,出生体重3 500 g。体格检查:全身皮肤轻度黄染,牙关紧闭,面肌痉挛,苦笑面容。最可能的诊断是
A. 新生儿败血症
B. 新生儿寒冷损伤综合征
C. 新生儿破伤风
D. 新生儿缺氧缺血性脑病
E. 新生儿胆红素脑病

3-113 患儿,男性,10日龄。出现全身强直性痉挛、牙关紧闭、苦笑面容、双拳紧握、上肢屈曲、下肢伸直、角弓反张、阵发性痉挛。该患儿可能的诊断是
A. 新生儿颅内出血
B. 新生儿败血症
C. 新生儿寒冷损伤综合征
D. 新生儿破伤风
E. 新生儿胆红素脑病

3-114 婴儿,女性,2月龄。儿童保健科护士家访,其家人咨询小儿接种脊髓灰质炎疫苗的时间,应回答
A. 0、1、6月龄

B. 1、2、3月龄
C. 2、3、4月龄
D. 0、6、12月龄
E. 3、4、5月龄

3-115 儿童,女性,3岁。家长带其来咨询儿童体格锻炼的注意事项。下列哪项体格锻炼的原则是错误的
A. 鼓励儿童经常锻炼
B. 应循序渐进地增加运动量
C. 每次锻炼前后应安排充分的准备活动和整理活动
D. 体格锻炼应从小抓起,进行强化训练
E. 应按儿童年龄、性别、健康状况安排活动内容

3-116 儿童,女性,4岁。随家人来儿童保健科门诊进行体格检查,家人咨询儿童心理健康问题。下列哪项不包括在内
A. 有良好的卫生习惯
B. 智力发育正常
C. 情绪良好
D. 心理特点与年龄相符合
E. 人际关系适应

3-117 儿童,男性,2岁。在家中由母亲照料,其母咨询护士应多久进行一次健康检查,应回答
A. 3个月　　B. 6个月
C. 9个月　　D. 12个月
E. 5个月

3-118 儿童,女性,6月龄。常规来医院儿童保健科进行体格检查。其母重视儿童早教,咨询可从什么时间开始施行,应回答
A. 婴儿期　　B. 学龄前期
C. 学龄期　　D. 学龄期
E. 幼儿期

3-119 儿童,男性,18月龄。需要接种甲肝疫苗,下列接种部位、途径和剂量哪项是正确的

A. 上臂内侧三角肌附着处,皮下注射 1 ml
B. 上臂外侧三角肌附着处,皮下注射 2 ml
C. 上臂外侧三角肌附着处,皮下注射 1 ml
D. 上臂外侧三角肌附着处,肌内注射 1 ml
E. 上臂内侧三角肌附着处,肌内注射 2 ml

3-120 患儿,女性,4岁。出现轻型腹泻,家长带其来医院诊治,同时咨询预防婴幼儿腹泻的方法。对婴幼儿腹泻的预防措施不包括
A. 合理营养
B. 注意饮食、饮食卫生
C. 加强环境卫生
D. 及时隔离患儿
E. 预防接种

3-121 患儿,男性。性格内向,自4岁起咬指甲,现已8岁仍有遗尿现象,学习成绩一般,近2个月出现口吃。该患儿最可能的问题是
A. 智力低下   B. 贫血
C. 心理卫生问题 D. 泌尿系统疾病
E. 神经系统疾病

3-122 患儿,女性,4岁。在家中不慎被热粥烫伤。对烫伤的患儿,以下哪项措施是错误的
A. 迅速让患儿脱离热源
B. 注意保护创面
C. 用冷开水冲洗降温
D. 较小烫伤可以用红霉素等预防感染
E. 迅速将烫伤部位衣服撕掉

3-123 患儿,女性,6日龄。早产2周。双侧大腿外侧皮肤发硬、肿胀,久压后轻度凹陷,经医生检查诊断为新生儿寒冷损伤综合征。预防该病的要点最主要是
A. 预防早产,注意保暖
B. 预防早产,注意喂养
C. 防止感染,注意护理
D. 避免窒息,防止感染
E. 保持较高的室内温度

3-124 初中生,女性,13岁。学校体格检查,发现屈光不正。请问预防屈光不正的方法有
A. 培养儿童注意阅读、书写卫生
B. 注意户外活动
C. 坚持做眼保健操
D. 改善学习环境
E. 以上均是

3-125 患儿,女性,10日龄。早产3周。双侧大腿外侧皮肤发硬、肿胀,久压后轻度凹陷,经医生检查诊断为新生儿寒冷损伤综合征(严重时称新生儿硬肿症)。该患儿体温
A. 正常
B. 降低
C. 升高
D. 严重时可升高到38℃以上
E. 以上均不是

3-126 儿童,男性,4岁。一直生活在农村,跟随祖母生活,未上过幼儿园。对于该儿童预防蛔虫病最重要的措施是
A. 改善环境卫生
B. 灭蝇、灭虫
C. 搞好粪便的处理
D. 搞好个人饮食卫生
E. 不生吃瓜果、蔬菜

3-127 新生儿,1日龄,足月顺产。护士为其洗澡、清洗皮肤。给新生儿清洗皮肤的主要目的是
A. 清洁   B. 舒服
C. 防止感染   D. 防止出疹
E. 防止新生儿搔抓

3-128 患儿,男,5岁。患儿用手将小弹珠塞

入鼻孔。家人对于鼻腔异物的急救处理应是

A. 嘱患儿用劲吸入咽下

B. 立即用镊子等将异物取出

C. 暂不处理,观察

D. 嘱患儿呕吐

E. 根据情况,嘱患儿擤出或立即送往医院

3-129 儿童,女性,7岁。家人对其生活安排基本原则中错误的是

A. 双休日在家应给予孩子"自由",可以熬夜看电视或玩游戏机

B. 与儿童一起在家中制订一些规则,彼此遵守,进行角色分工,共同完成某个目标,培养学龄期儿童的合作能力

C. 教学中应促进儿童身心发育及各种能力的全面发展

D. 家庭、幼儿园应统一管理儿童的生活

E. 以儿童年龄为基础,合理安排生活

3-130 儿童,男性,4月龄。在儿科门诊家人咨询此期儿童保健的内容包括哪些

A. 合理喂养

B. 日常护理

C. 早期教育

D. 预防疾病及意外

E. 以上均是

3-131 儿童,男性,5岁。发育正常,家人带其来保健门诊进行心理测量。选用儿童心理测定量表的基本原则不包括

A. 适合儿童年龄的、公认的

B. 测定方法可引起儿童兴趣而被接受

C. 简便有效

D. 量表经过标准化,信度好

E. 量表的效度好

3-132 儿童,女性,4岁。该女童所在的幼儿园组织儿童活动,按下列哪项可以把儿童的1天生活分为上午的活动、下午的活动、晚间的活动3部分

A. 内容　　　　B. 性质

C. 时间　　　　D. 地点

E. 重要性

3-133 患儿,男性,5月龄。接种百白破疫苗后有轻微发热现象。家人带他到医院儿童保健科就诊。护士为其做解释工作。下列哪项反应不属于预防接种的异常反应

A. 过敏性休克

B. 晕针

C. 过敏性皮疹

D. 全身感染

E. 轻微发热

3-134 儿童,女性,6月龄。母乳喂养,发育良好,已经会独坐。现要为该儿童进行日光浴,最佳的时间是

A. 上午8~10点

B. 上午12~14点

C. 下午14~16点

D. 上午10~12点

E. 下午16~18点

3-135 儿童,女性,4岁。来进行儿童健康检查的频率是

A. 6~12个月1次

B. 2~3个月1次

C. 3~6个月1次

D. 12个月1次

E. 18个月1次

3-136* 儿童,男性,6岁。随家人来儿童保健科门诊行常规体格检查。每年应多久来检查一次

A. 12个月1次

B. 5个月1次

C. 3个月1次

D. 4个月1次

E. 18个月1次

3-137 儿童,女性,2岁。在家中由母亲照料,身长、体重均在正常范围内。来儿科

门诊咨询采用何种体格锻炼方式,应回答
A. 模仿操　　　B. 冬泳
C. 投球　　　　D. 举重
E. 被动体操

3-138 儿童,男性,足月顺产,4月龄。母乳喂养,能翻身及喃喃发声,不能独坐,不会爬。该儿童体格锻炼应选择
A. 冬泳　　　　B. 被动操
C. 投球　　　　D. 举重
E. 模仿操

3-139 儿童,男性。出生时体重为2 500 g,5个月时体重大约应为
A. 5 kg　　　　B. 6 kg
C. 7 kg　　　　D. 8 kg
E. 9 kg

3-140* 患儿,女性,3岁。患缺铁性贫血。给予铁剂治疗后,能最早反映其治疗效果的指标是
A. 血清铁
B. 红细胞
C. 血小板
D. 白细胞
E. 网织红细胞

3-141 患儿,男性,2岁。午睡时家人发现其左耳爬入一蟑螂,故来医院儿科门诊就诊。较为妥当的处理措施是
A. 用3%过氧化氢冲洗外耳道
B. 头偏向一侧,单腿跳
C. 用耵聍钩钩取
D. 用75%乙醇冲洗外耳道
E. 先滴入乙醚,而后将其钩出

3-142 患儿,男性,2岁。麻疹恢复期,体温突然再次升高,出现嗜睡、惊厥等症状。该患儿可能出现的并发症是
A. 肺炎
B. 喉炎
C. 支气管炎
D. 心肌炎
E. 脑炎

3-143 儿童,男性,2岁。吃饭时五香豆误入气管。此时家人的正确做法是
A. 嘱儿童蹦跳,将异物咳出
B. 刺激咽喉部,使异物咳出
C. 立即送往医院
D. 观察,必要时送往医院
E. 拍背,帮助儿童咳出异物

3-144 患儿,男性,6岁。不慎被电击伤,此时的急救措施不应包括
A. 脱离电源
B. 对症处理
C. 对灼伤部位进行相应处理
D. 用冰袋冷敷头部,保护脑组织
E. 对呼吸、心跳停止者进行人工呼吸、胸外心脏按压

3-145* 患儿,男性,5岁。烧伤总面积为30%(Ⅱ度)。该患儿烧伤严重程度为
A. 轻度　　　　B. 中度
C. 重度　　　　D. 特重度
E. 深度

3-146 患儿,男性,5岁。一氧化碳中毒。抢救一氧化碳中毒患儿首要的措施是
A. 吸氧、纠正缺氧
B. 休克时纠正休克
C. 预防脑水肿
D. 迅速脱离中毒现场
E. 静脉滴注ATP、辅酶A等

3-147 患儿,男性,3岁。因先天性心脏病入院,3天后并发心力衰竭,转入重症监护病房。患儿家长非常担心患儿情况,来询问病情,病房护士正确的处理是
A. 工作太忙,让家属问其他护士
B. 让家属问值班医生
C. 告知其不用担心
D. 保密患儿病情
E. 客观介绍患儿情况

3-148 患儿,男性,9岁。中午吃了妈妈从

市场买的熟牛肉,下午4点出现呕吐、腹泻、发热等症状,家长赶紧将患儿送到医院,医生初步诊断为食物中毒。这时应该采取的措施不包括
A. 特效治疗 B. 抗感染治疗
C. 对症治疗 D. 防止毒物吸收
E. 尽快清除未被吸收的毒物

3-149 患儿,男性,5岁。在跟小朋友玩时,把一小球放入口中吞下,之后突然呛咳,面色青紫,呼吸困难。此时应该采取的措施是
A. 拍背,帮助患儿咳出异物
B. 刺激咽喉部,将异物咳出
C. 观察,必要时送往医院
D. 嘱患儿蹦跳,将异物咳出
E. 立即送往医院

3-150 患儿,男性,4岁。左手背被开水烫伤,烫伤面积4 cm×3 cm,局部皮肤潮红,其上可见2个0.5 cm×0.3 cm的水疱。此时较为妥当的处理措施是
A. 清水冲洗创面,保护水疱,包扎
B. 挑破水疱底部,挤出渗液,保留水疱到皮肤结痂
C. 将水疱表皮剪去,不包扎
D. 清水冲洗创面,保护水疱,不包扎
E. 剪去水疱表皮,用凡士林纱布包扎

A3型单项选择题(3-151~3-180)

(3-151~3-154共用题干)

新生儿,女性,2日龄。于2012年2月5日出生,已经接种过乙肝疫苗第1剂。

3-151 乙肝疫苗第2剂的接种时间为
A. 3月5日 B. 4月5日
C. 5月5日 D. 6月5日
E. 7月5日

3-152 乙肝疫苗第1剂后应该接种的疫苗是
A. 乙肝疫苗第2剂
B. 卡介苗

C. 脊髓灰质炎疫苗
D. 百白破疫苗
E. 麻疹疫苗

3-153 卡介苗的接种途径是
A. 口服 B. 静脉注射
C. 皮内注射 D. 皮下注射
E. 肌内注射

3-154 百白破疫苗接种的部位是
A. 上臂三角肌
B. 上臂三角肌中部
C. 上臂外侧三角肌下缘
D. 上臂外侧三角肌
E. 臀中肌

(3-155~3-157共用题干)

小儿,男性,4月龄。昨天接种了疫苗,今天体温38℃(肛表),接种部位轻度红肿,咽无充血,心肺无异常。

3-155* 根据儿童计划免疫程序,该小儿接种的疫苗是
A. 乙肝疫苗
B. 卡介苗
C. 脊髓灰质炎疫苗
D. 百白破疫苗
E. 麻疹疫苗

3-156 处理方法最恰当的是
A. 密切观察,暂不处理
B. 给予口服抗生素
C. 给予口服退热剂
D. 给予口服抗病毒药物
E. 给予口服抗生素及抗病毒药物

3-157 该小儿最佳的饮食是
A. 强化铁奶粉 B. 母乳
C. 婴儿配方奶 D. 全脂奶粉
E. 鲜牛奶

(3-158~3-160共用题干)

小儿,男性,18月龄。该小儿近日食欲缺乏,母亲担心其患有疾病,故到医院就诊。小儿精神佳,面色红润,活泼好动。每天户外活动3小时以上。

3-158 最可能的诊断是
A. 营养不良
B. 缺铁性贫血
C. 佝偻病
D. 巨幼细胞性贫血
E. 生理性厌食

3-159* 下列措施中不正确的是
A. 不一次提供大量食品
B. 食物能被小儿自己抓食
C. 保持轻松愉快的就餐环境
D. 提供固定的餐具
E. 小儿要吃什么就给什么

3-160 小儿健康检查的频次建议是
A. 1~2个月1次   B. 2~3个月1次
C. 3~6个月1次   D. 6~9个月1次
E. 12个月1次

(3-161~3-163 共用题干)

正常小儿,体重6 kg,3月龄。已经接种卡介苗和乙肝疫苗,母乳喂养。现在看到人脸时会笑,听到声音会转头寻找,俯卧位时能抬头。

3-161 根据该小儿的发育状况,其水浴锻炼的方式是
A. 擦浴   B. 游泳
C. 淋浴   D. 温水浴
E. 冷水浴

3-162 该小儿现在应接种的疫苗是
A. 卡介苗复种
B. 乙肝疫苗第2针
C. 百白破疫苗
D. 乙型脑炎疫苗
E. 麻疹疫苗

3-163 此期小儿的适合体操是
A. 婴儿主动操   B. 幼儿体操
C. 儿童体操   D. 婴儿被动操
E. 游戏

(3-164~3-166 共用题干)

患儿,男性,胎龄36周出生,6日龄。2天来家人发现患儿不哭、拒乳、反应低下。体温34℃,双颊、肩部、臀部皮肤发硬,弹性差。

3-164 考虑该患儿的情况属于
A. 新生儿破伤风
B. 新生儿寒冷损伤综合征
C. 新生儿发育不良
D. 新生儿肺炎
E. 新生儿败血症

3-165 对该患儿的居家保健重点是
A. 早期教育
B. 加强体格锻炼
C. 保持适宜的居室环境
D. 口腔保健
E. 预防疾病和意外

3-166 新生儿的家庭预防感染措施为
A. 预防意外
B. 食物多样化
C. 早期教育
D. 保持空气新鲜,减少亲友探视
E. 多喝水

(3-167~3-169 共用题干)

新生儿,女性,足月顺产,15日龄。纯母乳喂养,每天8~10次,体重3.3 kg。家长来儿童保健科门诊咨询小儿喂养有关事宜。

3-167 新生儿室内应保持的温度是
A. 16~18℃   B. 22~24℃
C. 20~22℃   D. 18℃
E. 24~28℃

3-168 新生儿室内相对湿度是
A. 35%~45%   B. 40%~45%
C. 55%~65%   D. 45%~50%
E. 50%~55%

3-169 适合开展新生儿疾病筛查的是下列哪项
A. 哮喘   B. 肺炎
C. 糖尿病   D. 苯丙酮尿症
E. 腹泻

(3-170~3-172 共用题干)

新生儿,男性,足月顺产,1日龄。纯母乳喂养,体重3.3 kg。家人咨询护士关于新生儿的问题。

3-170 新生儿出生后开始排便的时间是
　　A. 出生后 5 小时
　　B. 出生后 24 小时
　　C. 出生后 10 小时
　　D. 出生后 16 小时
　　E. 出生后 48 小时

3-171 新生儿期保健护理重点是
　　A. 体温　　　　B. 合理喂养
　　C. 清洁卫生　　D. 预防交叉感染
　　E. 以上均是

3-172 新生儿出现"马牙"应如何处理
　　A. 挑破
　　B. 刮
　　C. 擦
　　D. 无须特殊处理,可自行消失
　　E. 涂药

(3-173～3-175 共用题干)

儿童,女性,足月顺产,4 月龄。纯母乳喂养,在儿童保健科门诊体格检查。

3-173 下列哪种表现被认为发育异常
　　A. 前囟未闭　　B. 头不能竖起
　　C. 乳牙未萌发　D. 不能伸手取物
　　E. 拥抱反射

3-174 4 月龄儿童进行温水浴时,水温和水中时间分别是
　　A. 30～35℃,7～12 分钟
　　B. 30～35℃,20～25 分钟
　　C. 35～37℃,7～12 分钟
　　D. 37～40℃,10～25 分钟
　　E. 30～35℃,25～30 分钟

3-175 婴儿期适合进行哪项早期教育
　　A. 主动体操
　　B. 背唐诗
　　C. 刷牙
　　D. 培养定时排便习惯
　　E. 动手能力

(3-176～3-178 共用题干)

新生儿,女性,足月顺产,7 日龄。纯母乳喂养,冬季出生。医生去家中访视,发现家中窗户紧闭,屋内开有 2 个电暖气。

3-176 在为新生儿保暖时要注意预防
　　A. 心力衰竭　　B. 捂热综合征
　　C. 意外　　　　D. 消化不良
　　E. 噪声

3-177 未满 4 月龄之前,新生儿适宜下列哪种喂养方法
　　A. 进口奶粉　　B. 牛奶
　　C. 母乳喂养　　D. 米糊
　　E. 米粥

3-178 新生儿期间的早期教育适合内容是下列哪项
　　A. 主动操
　　B. 智力游戏
　　C. 大小便训练
　　D. 反复的视觉和听觉训练,建立各种条件反射
　　E. 户外活动

(3-179～3-180 共用题干)

患儿,男性,5 月龄。昨天下午接种百白破疫苗,夜里出现发热,体温最高 38℃。今早仍有发热,精神状态可,食欲稍差,伴有轻型腹泻。

3-179 正确的处理方法是
　　A. 退热药
　　B. 注意观察,多饮水,无须处理
　　C. 物理降温
　　D. 口服退热药
　　E. 乙醇擦浴

3-180 接种疫苗后异常反应有
　　A. 高热　　　　B. 过敏性休克
　　C. 晕针　　　　D. 全身感染
　　E. 以上均是

✎ A4 型单项选择题(3-181～3-199)
(3-181～3-185 共用题干)

新生儿,女性,足月顺产,7 日龄。今天,其母亲接到社区儿童保健科医生的电话,预约下午到家中访视。

3-181 请问新生儿家庭访视一般几次
  A. 1次   B. 3次
  C. 2次   D. 5次
  E. 4次

3-182 新生儿第2次家庭访视在什么时间进行
  A. 出生后3～4天
  B. 出生后10～12天
  C. 出生后15～17天
  D. 出生后20～27天
  E. 出生后5～7天

3-183 新生儿家庭访视的内容有
  A. 新生儿面色、呼吸等一般情况
  B. 检查皮肤、黏膜和脐部及有无先天性心脏病
  C. 检查先天性髋关节脱位、马蹄内翻足、唇裂或腭裂
  D. 新生儿大小便、喂养情况
  E. 以上均是

3-184 如何促进新生儿神经心理发育
  A. 母婴同室,家长拥抱和抚摸新生儿,建立情感连接
  B. 新生儿单独睡小床
  C. 听唐诗
  D. 开始识字
  E. 听音乐

3-185 如何护理新生儿的皮肤和臀部
  A. 衣服、尿布用棉布
  B. 衣服宽松
  C. 每天沐浴,保持皮肤清洁
  D. 预防尿布性皮炎
  E. 以上均是

(3-186～3-190 共用题干)
  患儿,男性,3月龄。在儿童保健门诊按计划免疫程序接种百白破疫苗,当天下午体温38℃,并伴有烦躁、哭闹等表现。

3-186 该患儿主要的护理诊断是
  A. 呼吸道感染   B. 过敏
  C. 喂养不当   D. 神经系统疾病
  E. 接种后全身反应

3-187 护士如何进行护理
  A. 温水擦浴
  B. 肌内注射退热药
  C. 口服退热药
  D. 乙醇擦浴
  E. 注意观察,耐心解释,无须特殊处理

3-188 护士如何为家长开展健康教育
  A. 做好解释、宣传工作,消除家长的紧张、恐惧心理
  B. 不予理睬
  C. 让家长看电视介绍
  D. 让家长找医生
  E. 让家长看书

3-189 列出该患儿需要完成的预防接种疫苗
  A. 脊髓灰质炎疫苗第2剂、百白破疫苗第1剂
  B. 卡介苗
  C. 乙肝疫苗
  D. 乙型脑炎疫苗
  E. 麻疹疫苗

3-190 疫苗接种后的全身反应有
  A. 发热、头痛、恶心
  B. 局部发红
  C. 局部淋巴结肿大
  D. 局部皮疹
  E. 接种局部疼痛

(3-191～3-195 共用题干)
  儿童,男性,2岁。随家人到医院儿童保健科门诊检查,体重14 kg,身长80 cm,其母咨询保健问题。

3-191 该儿童夜间睡眠时间应保证
  A. 8～10小时   B. 7～8小时
  C. 12～15小时   D. 9小时
  E. 10～12小时

3-192 幼儿期早期教育的重点是什么
  A. 培养定时排尿
  B. 训练使用坐便盆
  C. 养成良好的学习习惯

D. 建立情感连接

E. 重视语言交流,通过游戏、讲故事、唱歌等方式促进语言发育和动作发展

3-193 护士应给予哪些预防意外的指导

A. 预防异物吸入、外伤、中毒、溺水

B. 做被动操

C. 预防窒息

D. 预防烫伤

E. 预防车祸

3-194 儿童正常的口腔保健内容包括

A. 培养儿童自己早晚刷牙、饭后漱口的习惯

B. 定期口腔检查

C. 少吃易致龋齿的食物

D. 多喝白开水

E. A+B+C

3-195 幼儿期的发育特点是什么

A. 可塑性大,是性格形成的关键时期

B. 脑发育基本完成,是接受科学文化教育的重要时期

C. 生长发育最迅速的时期,需要保证充足营养及预防感染

D. 感知能力和自我意识的发展,好奇心强,模仿能力强,是社会心理发育最为迅速的时期

E. 系统发育不完善,需要注意保暖

(3-196~3-200 共用题干)

儿童,女性,5 岁。身高 110 cm,体重 25 kg。随家人来医院儿童保健科门诊进行健康体格检查。

3-196 护士结合生长发育曲线图评估该儿童的健康状况为

A. 稍瘦　　　B. 偏瘦

C. 稍胖　　　D. 正常

E. 肥胖

3-197 进行儿童肥胖的危险因素评估时,以下哪项是高危因素

A. 高个子　　B. 低出生体重

C. 好动　　　D. 爱玩

E. 过度喂养史

3-198 学龄前期儿童的保健重点内容包括

A. 询问喂养情况及健康指导

B. 了解睡眠环境和睡眠质量

C. 养成良好生活习惯

D. 防治龋齿、贫血等慢性疾病

E. 以上均是

3-199 学龄前期儿童的常见心理行为问题有

A. 吮拇指、咬指甲、遗尿

B. 流口水

C. 烦躁

D. 抑郁

E. 睡眠差

名词解释题(3-200~3-219)

3-200 儿童保健

3-201 捂热综合征

3-202 儿童生长监测

3-203 擦浴

3-204 婴儿主动操

3-205 游戏

3-206 主动免疫

3-207 菌苗

3-208 疫苗

3-209 类毒素

3-210 被动免疫

3-211 接种局部反应

3-212 接种异常反应

3-213 计划免疫

3-214 晕针

3-215 家庭访视

3-216 溺水

3-217 体格锻炼

3-218 婴儿抚触

3-219 体操

简述问答题(3-220～3-239)

3-220 简述胎儿期保健要点。
3-221 简述新生儿疾病筛查的主要内容。
3-222 简述婴儿期保健要点。
3-223 幼儿期为什么要预防意外事件?
3-224 学校的心理健康教育的主要任务有哪些?
3-225 简述婴儿抚触的主要内容。
3-226 简述水浴的常见方法。
3-227 儿童体操有哪些形式?主要内容是什么?
3-228 什么是主动免疫?常用的制剂有哪些?
3-229 什么是被动免疫?常用的制剂有哪些?
3-230 简述乙肝疫苗的接种要求。
3-231 简述百白破疫苗的接种要求。
3-232 预防接种时需要做好哪些准备工作?
3-233 预防接种时如何执行查对制度及无菌操作?
3-234 预防接种的异常反应有哪些?
3-235 异物吸入的常见原因有哪些?
3-236 如何预防异物吸入?
3-237 简述中毒的常见原因及预防措施。
3-238 外伤的预防措施有哪些?
3-239 如何预防溺水和交通事故?

综合应用题(3-240～3-242)

3-240 新生儿,女性,14日龄,足月顺产,出生体重3 300 g,身长48.5 cm,纯母乳喂养。儿童保健科门诊医生到家中访视。

请解答:
(1)新生儿家庭访视的主要内容有哪些?
(2)该新生儿满月时的体重估计是多少?
(3)家人可为该新生儿做哪些体格锻炼?
(4)1月龄时的免疫程序是什么?

3-241 小儿,女性,8月龄。生长发育正常。今天随家人来儿童保健科做体格检查,家长反映小儿流口水较明显,混合喂养。

请解答:
(1)该小儿的喂养注意事项是什么?
(2)对8月龄的小儿如何开展早期教育?
(3)此期的小儿容易出现哪些意外?如何预防?

3-242 小儿,男性,1.5岁。家长带其来儿童保健科做健康体格检查,身长、体重都在正常范围内,家长咨询养育问题。

请解答:
(1)该小儿的饮食是否要与大人完全一样?
(2)夜间睡眠只有10小时,会不会太少?
(3)如何进行生长发育的系统监测?

答案与解析

A1型单项选择题

3-1 A	3-2 D	3-3 A	3-4 E	3-33 A	3-34 B	3-35 C	3-36 B
3-5 E	3-6 D	3-7 B	3-8 B	3-37 C	3-38 C	3-39 C	3-40 B
3-9 C	3-10 A	3-11 D	3-12 D	3-41 D	3-42 A	3-43 D	3-44 E
3-13 C	3-14 C	3-15 B	3-16 A	3-45 E	3-46 A	3-47 C	3-48 E
3-17 E	3-18 C	3-19 C	3-20 E	3-49 E	3-50 E	3-51 B	3-52 C
3-21 B	3-22 E	3-23 E	3-24 A	3-53 C	3-54 B	3-55 C	3-56 E
3-25 E	3-26 B	3-27 C	3-28 E	3-57 D	3-58 C	3-59 D	3-60 C
3-29 C	3-30 C	3-31 D	3-32 A	3-61 D	3-62 B	3-63 C	3-64 E
				3-65 A	3-66 A	3-67 B	3-68 E

3-69 D	3-70 D	3-71 C	3-72 E
3-73 C	3-74 C	3-75 B	3-76 D
3-77 C	3-78 E	3-79 E	3-80 C
3-81 B	3-82 C	3-83 E	3-84 C
3-85 E	3-86 A	3-87 B	3-88 E
3-89 D	3-90 D	3-91 C	3-92 E
3-93 C	3-94 D	3-95 B	3-96 D
3-97 C	3-98 E	3-99 A	3-100 E

A2型单项选择题

3-101 C	3-102 C	3-103 D	3-104 A
3-105 A	3-106 A	3-107 B	3-108 E
3-109 E	3-110 E	3-111 D	3-112 C
3-113 D	3-114 C	3-115 D	3-116 A
3-117 B	3-118 C	3-119 C	3-120 D
3-121 C	3-122 E	3-123 A	3-124 E
3-125 B	3-126 D	3-127 B	3-128 E
3-129 A	3-130 E	3-131 B	3-132 C
3-133 C	3-134 D	3-135 B	3-136 A
3-137 A	3-138 B	3-139 B	3-140 E
3-141 E	3-142 C	3-143 C	3-144 D
3-145 A	3-146 D	3-147 E	3-148 B
3-149 E	3-150 D		

A3型单项选择题

3-151 A	3-152 D	3-153 C	3-154 D
3-155 D	3-156 A	3-157 B	3-158 E
3-159 E	3-160 D	3-161 D	3-162 C
3-163 D	3-164 B	3-165 C	3-166 D
3-167 B	3-168 C	3-169 D	3-170 B
3-171 E	3-172 D	3-173 D	3-174 C
3-175 D	3-176 B	3-177 C	3-178 D
3-179 B	3-180 E		

A4型单项选择题

3-181 E	3-182 E	3-183 E	3-184 A
3-185 E	3-186 E	3-187 B	3-188 A
3-189 A	3-190 A	3-191 E	3-192 E
3-193 A	3-194 E	3-195 D	3-196 E
3-197 E	3-198 A	3-199 A	

部分选择题解析

3-3 解析：青春期生殖系统迅速发育成熟,需要进行正确的性教育。

3-7 解析：小儿从3月龄后可以培养定时排尿习惯,8～9月龄时可以培养坐便盆排便习惯。

3-17 解析：孕妇保健的目的是使胎儿在子宫内健康生长发育,直到安全娩出,从而降低围生期死亡率。

3-20 解析：幼儿具备一定的活动能力,但对危险事物的识别能力差,应强调预防意外事故的发生。

3-24 解析：青春期世界观尚未形成,需要对青少年的心理问题加以重视,防治常见的心理行为问题,如对立违抗、离家出走、自杀和叛逆等。

3-25 解析：流感疫苗、天花疫苗和风疹疫苗不在我国计划免疫程序规定必须接种的范围内。

3-27 解析：百日咳疫苗是死菌苗,卡介苗是减毒活菌苗,白喉类毒素是减毒疫苗,麻疹、风疹疫苗是减毒活疫苗。

3-28 解析：被动免疫主要用于暂时预防或治疗,常用的制剂有特异性免疫血清、丙种球蛋白及胎盘球蛋白等。

3-29 解析：新生儿出生时应接种的疫苗是卡介苗和乙肝疫苗。

3-31 解析：卡介苗的接种时间为出生时和1、6月龄。

3-33 解析：考核我国1岁以内的儿童必须预防接种的疫苗免疫程序。麻疹疫苗是国家疫苗免疫程序,其余4个不是规定的免疫程序,天花疫苗不再接种。

3-36 解析：患急性传染病(包括疾病恢复期)、慢性消耗性疾病、活动性肺结核、先天性免疫缺陷疾病、过敏性疾病、肝肾疾病,以及发热者均不能接种疫苗,先天性心脏病患者可以接种疫苗。

3-42 解析: 预防接种可提高易感者特异性免疫力。

3-43 解析: 新生儿出生时应接种卡介苗。

3-45 解析: 乙肝疫苗接种的时间应为0、1、6月龄。

3-46 解析: 接种后留观30分钟,并告知注意事项及处理措施。

3-51 解析: 考核制定不同年龄阶段和不同健康状况儿童的作息制度。不适宜增加课外学习时间。

3-53 解析: 儿童"三浴"锻炼是指利用日光、空气、水等自然因素,结合日常生活护理,以促进儿童生长发育的措施。儿童体质和体格发育主要需要合理营养、科学的锻炼和充足睡眠等。"三浴"不是最主要和最关键的措施。

3-55 解析: 儿童心理健康的标准包括智力正常、情绪良好、心理特点与年龄相符合,以及人际关系适应等内容。

3-59 解析: 儿童心理保健的一级预防措施从社会性宣传教育开始。

3-102 解析: 该儿童的反应属于正常接种反应,不需要特殊处理,注意休息,观察,适当饮水。

3-109 解析: 弱视、龋齿、听力障碍和屈光不正在开展社区儿童健康管理时都需要考虑。

3-136 解析: 考核学期儿童健康体格检查的间隔。年龄越大,间隔约长,6岁时每年体格检查1次。

3-140 解析: 缺铁性贫血患儿一般补充铁剂12~24小时后自觉症状好转,精神症状减轻,食欲增加。网织红细胞最早反映其治疗效果,用药48~72小时开始上升,5~7天达到高峰,2周后血红蛋白开始升高,通过1~2个月恢复正常。铁剂治疗应在血红蛋白恢复正常后继续服用3~6个月,以增加铁贮存。

3-145 解析: 小儿烧伤严重度评估与成人的不同,该患儿的烧伤面积是30%,属于特重度。

3-155 解析: 考核百白破疫苗的接种年龄。儿童4月龄,昨天接种的疫苗,出现发热,考虑为接种的反应,从年龄上推断是百白破疫苗。

3-159 解析: 幼儿期应培养规律的生活和喂养习惯,要什么就给什么的喂养方法不正确。

名词解释题

3-200 儿童保健是儿科学与预防医学的交叉学科,主要研究各年龄期儿童生长发育规律及其影响因素,依据促进健康、预防为主、防治结合的原则,通过对儿童群体和个体采取有效的干预措施,提高儿童生命质量,减少各种疾病的发病率,降低死亡率。

3-201 捂热综合征又称婴儿蒙被缺氧综合征,是由于过度保暖,捂闷过久引起婴儿高热、缺氧、大汗、脱水、抽搐、昏迷,乃至呼吸、循环衰竭的一种冬季常见急症。

3-202 儿童生长监测是联合国儿童基金会推荐的一套完整的儿童系统保健方案,尤其适合农村地区的儿童。它是利用儿童生长监测图对个体儿童的体重进行连续的测量与评价,可以直观地监测儿童体重增长的水平和速度,动态地观察生长发育趋势,早期发现生长迟缓现象。

3-203 擦浴是指将吸水性强的软毛巾浸入水中,拧至半干,在婴儿四肢做向心性擦浴。注意避开腹部,擦毕用干毛巾擦至皮肤微红。

3-204 婴儿主动操是指在成人的扶持下进行有节奏的活动,可以进行爬、坐、仰卧起身、站、扶走及双手取物等动作。主动操可以扩大婴儿的视野,促进其智力的发育。

3-205 游戏是儿童生活中的一个重要组成部分,是儿童与他人进行沟通的一种重要方式。通过游戏,儿童能够识别自我及外界环境、发展智力及动作的协调性、初步建立社会交往模式、学会解决简单的人际关系问题等。

3-206 主动免疫是指给易感者接种特异性抗原,刺激机体产生特异性抗体或致敏淋巴细胞,从而获得相应的免疫力。这是预防接种的主要免疫方式。

3-207 菌苗是用细菌菌体或多糖体制成的,包括死菌苗和减毒活菌苗。

3-208　疫苗是用病毒和立克次体接种于动物、鸡胚或组织进行培养,经处理后制成。

3-209　类毒素是指用细菌产生的外毒素制成无毒性但仍有抗原性的制剂,如破伤风类毒素和白喉类毒素。

3-210　被动免疫是指给人体注射含特异性抗体的免疫血清或细胞因子等制剂,使之立即获得免疫力,主要用于暂时预防或治疗。

3-211　接种局部反应是指部分儿童接种后数小时至24小时左右局部出现红、肿、热、痛现象,有时伴有淋巴结肿大。反应程度因个体不同而有所差异,局部反应一般持续2～3天。

3-212　接种异常反应是指合格的疫苗在实施规范接种过程中,或者实施规范接种后,造成受种者机体组织、器官功能损害,相关各方均无过错的药品不良反应。

3-213　计划免疫是根据免疫学原理、儿童免疫特点和传染病发生情况而制订的免疫程序,通过有计划地使用生物制品进行预防接种,使儿童获得可靠的免疫力,达到控制和消灭传染病的目的。

3-214　晕针是指儿童由于空腹、疲劳、室内闷热和紧张等原因,在接种时或几分钟内突然出现头晕、心慌、面色苍白、出冷汗和手足发麻等症状。

3-215　家庭访视是指社区卫生服务中心的妇幼保健人员在新生儿期进行家访,一般为3～4次。对于高危儿或检查发现有异常儿,适当增加访视的次数。

3-216　溺水是水网地区儿童常见的事故伤害,包括失足落井或掉入水缸、粪缸,也是游泳时最严重的事故伤害。

3-217　体格锻炼是促进儿童生长发育、促进健康、增强体质的积极措施。通过体格锻炼能够提供机体对外界环境的耐受力和抵抗力,培养儿童坚强的意志和品格,促进儿童全面发展。

3-218　婴儿抚触可刺激皮肤,有益于循环、呼吸、消化、肢体肌肉的放松与活动,给婴儿以愉快的刺激,同时也是父母与婴儿之间良好的交流方式之一。

3-219　体操可促进肌肉、骨骼的发育,增强呼吸、循环功能,从而达到增强体质、预防疾病的目的。

简述问答题

3-220　胎儿期保健要点为孕妇的保健,目的是使胎儿在子宫内健康生长发育,直到安全娩出,从而降低围生期死亡率。主要内容包括:①预防遗传性疾病,如禁止近亲结婚,做好产前检查和疾病风险预测;②预防先天性畸形;③预防病毒和弓形体感染;④避免接触放射线和铅、苯等毒物;⑤勿吸烟和酗酒;⑥保证充足营养,加强铁、锌和维生素D等重要营养素的补充,保证胎儿生长发育和储存出生后所需。

3-221　新生儿疾病筛查主要包括2项:①听力筛查,可早期发现有听力障碍的新生儿,使其在语言发育的关键期之前就能得到适当的干预;②遗传代谢、内分泌疾病的筛查,目前,我国实施普遍筛查的疾病是苯丙酮尿症、先天性甲状腺功能减退症、先天性肾上腺皮质增生症和G-6-PD缺乏症。

3-222　婴儿期是生长发育最迅速的时期,且从母体获得的IgG抗体逐渐降低,需注意保证充足营养及预防感染。保健要点包括:①合理喂养。提倡母乳喂养,人工喂养时选用适合的配方奶粉。②日常护理。衣着舒适、清洁,冬季不要穿着过多,夏季不宜过少;保证睡眠时间;出牙时注意口腔护理;3月龄后培养定时排便习惯;按照计划免疫程序完成基础免疫;坚持户外活动和日光浴、水浴及空气浴。

3-223　幼儿期的儿童具备一定的活动能力,但对危险事物的识别能力差,缺少自我保护能力。根据世界卫生组织(World Health Organization,WHO)的报道,近90%对儿童造成的伤害为"非故意性"或"事故性"事件。每年约有83万名儿童死于此类事故,每天近2 300名。道路交通碰撞、溺水、烧烫伤、跌落和中毒是儿童死于伤害的主要原因。同时,幼儿期还要注意防治常见的心理行为问题,如违拗、发脾气和破坏性行为等。

3-224 心理健康教育是学校素质教育的重要部分,对学生全面发展和身心健康有重要的意义。其主要任务是:①培养调节情绪的能力;②认识自我,学会建立自我认同,客观认识和对待自己;③合理制订目标;④培养有效交流的能力。

3-225 抚触可刺激皮肤,有益于循环、呼吸、消化、肢体肌肉的放松与活动,给婴儿以愉快的刺激,同时也是父母与婴儿之间良好的交流方式之一。抚触可以从新生儿期开始,一般在婴儿洗澡后进行。抚触时房间温度要适宜,可用少量润肤油使皮肤润滑,每天1~2次,每次10~15分钟,在婴儿面部、胸部、腹部、背部及四肢有规律地轻揉。抚触力度应逐渐增加,以婴儿舒适、合作为宜。

3-226 水浴的常见方法:①温水浴。新生儿脐带脱落后即可进行温水浴,冬春季每天1次,夏秋季可每天2次,水温以35~37℃为宜,在水中时间为7~12分钟。浴毕可用较冷的水(33~35℃)冲淋婴儿,随即擦干并用预热的干毛巾包裹好,防止受凼。②擦浴。适合7~8月龄以上的婴儿,室温保持在16~18℃,开始水温32~34℃,待婴儿适应后水温可逐渐降至26℃,幼儿可降至24℃。用半干的软毛巾在婴儿四肢做向心性擦浴,注意避开腹部,擦毕用毛巾擦至皮肤微红。③淋浴。适合2~3岁以上的儿童,时间一般在早餐前或午睡后,每天1次,每次20~40秒,室温保持在18~20℃,水温35~36℃,喷头从上肢到背部、下肢,冲毕用干毛巾擦至全身皮肤微红。④游泳。可从小训练,必须有成人看护,环境温度不低于26℃,水温不低于25℃,开始每次1~2分钟,之后逐渐延长。

3-227 体操可促进肌肉、骨骼的发育,增强呼吸、循环功能,从而达到增强体质、预防疾病的目的。有婴儿被动操、婴儿主动操、幼儿体操、儿童体操4种形式。①婴儿被动操:适合2~6月龄的婴儿,在成人帮助下进行四肢的屈伸运动,每天1~2次。被动操可促进婴儿大运动的发育,改善全身的血液循环。②婴儿主动操:适合6~12月龄的婴儿,在成人的适当扶持下,可以进行爬、坐、仰卧起身、扶站、扶走和双手取物等动作。主动操可扩大婴儿的视野,促进其智力的发育。③幼儿体操:适合12~18月龄尚走不稳的幼儿,在成人的扶持下进行有节奏的活动,主要锻炼走、前进、后退、平衡和扶物过障碍等动作。模仿操适合18月龄至3岁的幼儿,此年龄段的幼儿模仿性强,可配合儿歌或音乐进行有节奏的运动。④儿童体操:包括广播体操和健美操等,适合3~6岁的儿童,为中等强度的运动刺激,对提高儿童各关节的灵敏性、增强大肌肉群力量,促进循环系统、呼吸系统和神经传导系统功能改善具有积极的作用。在集体儿童机构中,最好每天按时进行广播体操,四季不间断。

3-228 主动免疫是指给易感者接种特异性抗原,刺激机体产生特异性抗体或致敏淋巴细胞,从而获得相应的免疫力。这是预防接种的主要免疫方式。特异性抗原进入机体后,需经过一定时限才能产生抗体,但抗体持续时间久,一般为1~5年。常用制剂有菌苗、疫苗、类毒素3种。

3-229 被动免疫是指给人体注射含特异性抗体的免疫血清或细胞因子等制剂,使之立即获得免疫力,主要用于暂时预防或治疗。其特点是免疫效果产生快,维持时间短暂(一般约3周)。常用的制剂有特异性免疫血清、丙种球蛋白及胎盘蛋白等。此类制剂来自动物或人的血清,对人体是一种异性蛋白,注射后易引起过敏反应或血清病,应谨慎使用。

3-230 乙肝疫苗是国家卫生部门规定的疫苗免疫程序,接种对象为0、1、6月龄的婴儿,共接种3剂次。接种部位为上臂三角肌;接种途径为肌内注射;接种剂量是10 μg/ml。在出生后24小时内接种第1剂次,第1、2剂次间隔≥28天。

3-231　百白破疫苗是国家卫生部门规定的疫苗免疫程序,接种对象为2、3、4月龄婴儿,4周岁儿童;接种剂次为4次;接种部位:第1剂肌内注射,第2、3、4剂分别为口服、肌内注射、口服。第1、2剂次和第2、3剂次间隔均需≥28天。

3-232　准备工作包括:①环境准备,场地光线明亮,空气新鲜,接种及急救物品准备齐全,物品摆放整齐;②心理准备,做好解释、宣传工作,消除家长和儿童的紧张、恐惧心理;③严格执行免疫程度,掌握接种剂量、次数、间隔时间和不同疫苗的联合免疫方案;④严格掌握禁忌证,严格执行查对制度及无菌操作原则,接种告知注意事项,做好记录。

3-233　执行查对制度及无菌操作的方法:仔细核对儿童姓名、年龄,严格按规定的接种剂量接种;用皮肤消毒剂消毒皮肤,待干后注射;接种活疫苗时,只用75%乙醇消毒;用自毁型注射器抽吸后的剩余药液超过2小时不能再用;接种后剩余疫苗及其他医疗废物严格按照《医疗废物管理条例》规定处理。

3-234　常见的接种后异常反应有以下几种:①过敏性休克,多发生于注射后数分钟或0.5~2小时,表现为烦躁不安、面色苍白、口周青紫、四肢湿冷及呼吸困难等,严重者可危及生命。②晕针,儿童常由于空腹、疲劳、室内闷热和紧张等原因,在接种时或几分钟内突然出现头晕、心慌、面色苍白、出冷汗及手足发麻等症状。③过敏性皮疹,荨麻疹最为常见,一般于接种后几小时至几天内出现,多服用抗组胺药物后即可痊愈。④全身感染,有严重原发性免疫缺陷病或继发性免疫功能遭受破坏者,接种活菌(疫)苗后,可扩散为全身感染,如接种卡介苗后引起全身播散性结核。

3-235　异物吸入的常见原因:3月龄以内的婴儿容易因盖被、母亲的身体、吐奶等造成窒息。较大的婴幼儿容易发生异物(如瓜子、花生、果冻、纽扣和硬币等)吸入呼吸道、消化道等;用餐时不慎将枣核、鱼刺、骨头等吞下;成人给儿童强迫喂药等。

3-236　预防异物吸入的措施:①给婴儿盖被时要注意保证口、鼻不被堵塞;婴幼儿与成人分床睡时,床上无杂物。②照顾婴幼儿应做到"放手不放眼,放眼不放心"。③儿童用餐时要避免说、笑、逗、跑,勿在儿童用餐时惊吓、责骂儿童。④危险玩具和物品要放在儿童不易取到的地方。⑤不给婴幼儿吃整粒的瓜子、花生、豆子、小果冻,以及带刺、带核、带骨的食品。

3-237　中毒的常见原因包括食物、有毒动植物、药物和化学品等急性中毒。预防措施:①保证儿童食物的清洁、卫生、新鲜;②避免食入有毒的食物;③药物应固定放置,妥善保管;④使用煤炉、煤气须注意开窗通风,定期检查管道是否通畅、有无漏气,防止一氧化碳中毒;⑤日常使用的杀虫剂、灭鼠药及农药要妥善保管和使用,避免儿童接触。

3-238　外伤的预防措施:①不能单独将婴幼儿放在床上或房间;②居室内应设有保护性设施;③家具边缘以圆角为宜;④妥善管理好热源、电源、火源,对易燃、易爆、易损品应妥善存放;⑤健身器材、大型玩具应定期检查、及时维修,如滑梯、攀登架、跷跷板和秋千等,儿童玩耍时需成人监护,并做好醒目标识;⑥户外活动场地应平整,无碎石、泥沙,最好有草坪;⑦雷雨、大风天气,勿在大树下、电线杆旁或高层的房檐下避雨,以防触电或砸伤;⑧开展突发事件(如地震、火灾)的安全逃生方法教育。

3-239　预防溺水和交通事故的措施:①看管、教导儿童不在公路、河塘旁边玩耍,水缸、粪缸应加盖;②不能单独将婴幼儿留在水盆中,教育儿童不可独自或结伴去无安全设施的池塘、江河玩耍或游泳;③教育儿童遵守交通规则,勿在马路上玩耍,对学龄前儿童要做好接送工作;④儿童外出游玩时需有成人带领。

综合应用题

3-240　(1)新生儿家庭访视一般为4次:出生后1~2天、5~7天、10~14天及27~28天。

建立新生儿健康管理卡和预防接种卡,高危儿应增加访视次数并做好记录。访视的内容:①了解新生儿出生情况;②观察新生儿面色、呼吸、哭声、吸吮力和大小便等情况;③测量身长、体重和体温;④检查皮肤、黏膜和脐部;⑤检查有无先天性心脏病、先天性髋关节脱位、马蹄内翻足、唇裂或腭裂等先天性疾病。如发现异常情况,早诊早治。

(2)该新生儿出生体重3 300 g,第1个月体重增长大约在600 g,1月龄时的体重应约在3 900 g。

(3)新生儿的体格锻炼可以做抚触,洗澡后进行,每天1~2次,每次10~15分钟,由大人在其面部、胸部、腹部、背部及四肢有规律地轻揉。

(4)根据国家疫苗免疫程序的规定,婴儿在1月龄时应接种乙肝疫苗第2剂。

3-241 (1)8月龄的小儿提倡母乳喂养,如果母乳不足,可以选择合适的配方奶粉。8月龄可以添加婴儿辅食,包括蛋黄、菜泥、果汁和烂糊面等食物。注意从少到多逐渐添加,从1种到多种,逐渐适应。流口水是由于乳牙萌出、刺激牙龈、口腔浅及吞咽器官发育不成熟等原因导致的,属于正常现象。

(2)8月龄的小儿可以培养定时排尿,训练使用坐便盆;做游戏,家人使用一些色彩鲜艳的玩具训练婴儿的视觉、听觉,促进小儿动作和语言的发展。

(3)此期小儿容易出现的意外包括跌落、烫伤、异物吸入,需要加强看护,远离危险物品。对于一些能被小儿拿在手中的小玩具,注意及时整理,避免被小儿吞入口中。

3-242 (1)小儿的食物应注意软、烂、细及多样化合理搭配;口味不能过重,不必勉强喂食,注意定时、定量、定场地用餐。用餐时不要看电视,要有安静的环境。小儿饮食不与大人完全一样。

(2)儿童的睡眠时间随着年龄的增长逐渐减少,幼儿期一般白天小睡1~2小时,夜晚睡眠10~12小时。夜间睡10小时属于正常现象,家长不必担心。

(3)生长发育监测需要使用儿童生长监测图对个体儿童的体重进行连续地测量与评价,可以直观地监测儿童体重的增长水平和速度,动态地观察生长发育趋势,早期发现生长迟缓现象。建议带儿童定期来医院儿童保健科门诊体格检查,按照儿童的年龄将每次测量的数值标在生长监测图的坐标上,并连成线,观察儿童体重增长曲线与参考曲线的走向是否一致。

(牟红安)

第四章

青春期保健与疾病

选择题(4-1~4-40)

A1 型单项选择题(4-1~4-19)

4-1 体格生长出现出生后的第2个高峰是在
  A. 学龄前期   B. 学龄期
  C. 青春期   D. 婴儿期
  E. 幼儿期

4-2* 下列与青春期常见疾病不相符的一项是
  A. 意外伤害   B. 遗尿症
  C. 自杀   D. 酗酒、吸毒
  E. 月经病

4-3 关于抑郁症患病情况与性别的关系,下列哪项说法是正确的
  A. 在学龄期,男性高于女性
  B. 在学龄期,女性高于男性
  C. 无性别差异
  D. 在青春期,男性高于女性
  E. 在青春期,女性高于男性

4-4* 根据艾瑞克森心理社会发展理论,青春期的主要心理社会发展问题是
  A. 信任对不信任
  B. 自主对羞怯或怀疑
  C. 主动对内疚或罪恶感
  D. 角色认同对角色混淆
  E. 勤奋对自卑

4-5 以下不属于青春期特点的是
  A. 出现第二性征
  B. 心理问题开始增多
  C. 生殖系统迅速发育成熟
  D. 体格再次生长加速
  E. 各种疾病的患病率增加

4-6 预防青少年网络成瘾最好的方法是
  A. 形成对网络的正确认识
  B. 提高青少年自身综合素质
  C. 认知行为疗法
  D. 正面引导
  E. 拒绝上网

4-7* 以下哪项不属于女性第二性征发育
  A. 声音高调   B. 乳房丰满
  C. 卵巢增大   D. 皮下脂肪增多
  E. 腋毛、阴毛出现

4-8 以下不是青春期保健健康教育主要内容的是
  A. 进行性教育
  B. 养成健康的生活方式
  C. 保证充足的睡眠
  D. 培养良好的卫生习惯
  E. 注意口腔卫生

4-9 男性首次遗精多发生在
  A. 14~15 岁   B. 11~13 岁
  C. 12~14 岁   D. 13~15 岁
  E. 15~17 岁

4-10 女性初潮年龄多在
  A. 10~12 岁   B. 11~14 岁
  C. 12~14 岁   D. 13~15 岁
  E. 14~16 岁

4-11 以下哪项不是青少年常见伤害
  A. 自杀   B. 车祸
  C. 癌症   D. 溺水
  E. 意外中毒

4-12 预防青春期甲状腺肿大的主要措施是
   A. 补充甲状腺激素
   B. 补充肾上腺皮质激素
   C. 甲状腺功能检查
   D. 补碘
   E. 甲状腺扫描

4-13* 以下关于神经性厌食症的叙述中不正确的是
   A. 女性多见
   B. 早期为主动性节食、厌食
   C. 食欲减退是唯一表现
   D. 长期厌食引起食欲缺乏、消瘦
   E. 抑郁症伴饮食紊乱者可出现神经性厌食

4-14 女性第二性征最早出现的征象是
   A. 声调变高
   B. 腋毛、阴毛出现
   C. 乳房发育
   D. 卵巢增大
   E. 阴道长度增加

4-15* 青春期焦虑症的主要症状是
   A. 心慌
   B. 气短
   C. 思维迟钝
   D. 动作和语言减少
   E. 焦虑情绪反应

4-16 青春期时,除以下哪项激素外,均达到新的水平
   A. 生长激素
   B. 促甲状腺激素
   C. 促性腺激素
   D. 促黑素细胞激素
   E. 促肾上腺皮质激素

4-17 下列对伤害发生的风险因素的叙述不正确的是
   A. 男孩是高危人群
   B. 与父母文化程度无关
   C. 可表现为自我伤害
   D. 心理因素与事故倾向性密切相关
   E. 抑郁的青少年易发生伤害

4-18 抑郁发作最基本的表现是
   A. 行动迟缓   B. 抑郁心境
   C. 注意力不集中   D. 情感迟钝
   E. 情感倒错

4-19 以下哪项不是判断网瘾的基本标准
   A. 每天上网的时间长
   B. 行为和心理上的依赖感
   C. 行为的自我约束和自我控制能力基本丧失
   D. 学习和生活的正常秩序被打乱
   E. 身心健康受到较严重的损害

✎ A2 型单项选择题(4-20～4-27)

4-20* 女孩,13 岁。近 4 周出现无诱因情绪低落、思维缓慢、语言、动作减少,睡眠、食欲紊乱等表现,有自杀想法。针对以上表现,首先应考虑的诊断是
   A. 短期抑郁反应   B. 失眠
   C. 抑郁发作   D. 焦虑症
   E. 精神分裂症

4-21* 女孩,13 岁。近期无明显原因出现恐惧、紧张发作、心慌、出汗及坐立不安等表现。针对以上表现,首先应考虑的是
   A. 抑郁症
   B. 焦虑症
   C. 精神分裂症
   D. 强迫症
   E. 躁狂症

4-22 男孩,14 岁。患艾滋病,发生意外伤害时对其进行伤口处理时最合理的方法是
   A. 避免接触出血伤口
   B. 戴手套检查、包扎伤口
   C. 立即包扎,结束后洗手
   D. 在包扎前进行手消毒
   E. 指导患者自行处理伤口

4-23* 男孩,15 岁。近期在学校接受体格检查,发现血压增高,去医院就诊,诊断为

青春期高血压。其血压特点是
A. 舒张压升高,收缩压不升高
B. 收缩压和舒张压都有一定程度升高
C. 收缩压升高,舒张压升高不明显
D. 舒张压升高一段时期后继之以收缩压明显升高
E. 舒张压升高一段时期后继之以舒张压明显升高

4-24 男孩,15 岁。因父母离异逐渐开始吸毒,出现明显的幻觉及瞳孔扩大、视物模糊症状。该患儿最可能吸食的毒品类型是
A. 阿片类　　　B. 大麻
C. 海洛因　　　D. 镇静剂
E. 乙醇

4-25 男孩,15 岁。最近半年出现忧愁、语音低落、言语和动作明显减少、自我感觉不良等症状,严重时有明显的罪恶感。这些表现属于
A. 情感淡漠　　B. 情感迟钝
C. 焦虑　　　　D. 情绪不稳
E. 情绪低落

4-26 男孩,13 岁。出现自杀行为。容易导致青少年自杀的个性特征不包括
A. 强迫症　　　B. 抑郁
C. 过度敏感　　D. 容易受暗示
E. 厌世

4-27 男孩,15 岁。患神经性厌食症。该病主要发生于
A. 学龄前期儿童　B. 中年人
C. 青春期少年　　D. 老年人
E. 学龄期儿童

✎ A3 型单项选择题(4-28～4-33)
(4-28～4-30 共用题干)
患儿,女性,15 岁。半年前因怕胖,有意过分限制饮食,早期为主动性节食、厌食,后出现食欲缺乏。

4-28 该患儿最可能的诊断是
A. 神经性贪食症　B. 抑郁症
C. 神经性厌食症　D. 神经性呕吐
E. 焦虑症

4-29 关于该病的临床表现,以下说法中不正确的是
A. 患儿开始时常因食欲差而很少进食,导致体重明显减轻
B. 患儿常伴有严重的内分泌功能紊乱
C. 可能出现一些精神症状和行为失常表现
D. 常存在害怕发胖的观念
E. 通过导泻、引吐等方式减轻体重

4-30 下列对该病的治疗措施中不正确的是
A. 心理治疗
B. 行为调节
C. 引导正确的审美观念
D. 鼓励多吃少餐
E. 抑郁伴饮食紊乱的患者,可采用抗抑郁药物治疗

(4-31～4-33 共用题干)
患儿,女性,14 岁。于3 个月前出现食量增加,常常吃到腹部胀痛。因担心自己长胖,常用手指刺激咽喉部完成呕吐,情绪焦虑,有自杀想法。

4-31 针对以上描述,该患儿最可能的诊断是
A. 焦虑症　　　　B. 精神分裂症
C. 神经性贪食症　D. 神经性厌食症
E. 强迫症

4-32 以下对该病的叙述中不准确的是
A. 常采取引吐、导泻、禁食等方法消除发胖
B. 反复发作和不可抗拒的摄食欲望及相关行为
C. 往往伴随着体重明显下降
D. 女孩多见
E. 多在每次发作后产生情绪抑郁

4-33 对该患儿首先应采取的措施是
A. 说服解释　　　B. 住院治疗

C. 门诊治疗　　D. 改变环境
E. 心理疏导

A4型单项选择题(4-34~4-40)

(4-34~4-40共用题干)

患儿,女性,14岁。父母离异后6个月出现情绪低落、思维迟钝,伴焦虑和睡眠紊乱,认为自己丑陋、无价值。

4-34 针对以上情况,目前该患儿最可能的诊断是
A. 焦虑症　　B. 恐惧症
C. 抑郁症　　D. 精神分裂症
E. 强迫症

4-35 首选的处理方法是
A. 继续观察
B. 转心理专科住院治疗
C. 药物治疗
D. 改变环境
E. 说服解释

4-36 在疾病进展护理过程中,首先要注意的是
A. 休息
B. 改善情绪
C. 增加社会活动
D. 防止自伤及自杀
E. 学校学习

4-37 与患儿进行交谈时应
A. 多提愉快的事情
B. 避免谈及死亡的话题
C. 建立良好的关系,询问有无自杀念想
D. 避免提及家庭的事情
E. 暗示不要有轻生的想法

4-38* 若出现睡眠障碍,其特点是
A. 入睡困难、夜惊
B. 失眠或睡眠过多
C. 白天过度睡眠
D. 梦魇
E. 入睡困难,早上难以觉醒

4-39* 该诊断的情感障碍是
A. 情感迟钝　　B. 情感淡漠
C. 情感倒错　　D. 情绪不稳
E. 情绪低落

4-40* 近期该患儿的症状每周发生3次,每次持续时间至少为4小时。该患儿最可能发生的是
A. 抑郁伴焦虑发作　B. 情绪低落
C. 持续性抑郁　　D. 精神分裂症
E. 恐惧症

名词解释题(4-41~4-48)

4-41 痤疮
4-42 月经不调
4-43 遗精
4-44 焦虑症
4-45 抑郁症
4-46 神经性厌食症
4-47 神经性贪食症
4-48 伤害

简述问答题(4-49~4-53)

4-49 简述青春期生理变化的特点。
4-50 简述青春期激素的变化及其作用。
4-51 如何对痤疮患儿进行护理指导?
4-52 简述青春期高血压发生的原因。
4-53 简述青春期综合征的主要表现。

综合应用题(4-54)

4-54 患儿,女性,14岁。4个月前因被同学嘲笑体型偏胖,开始有意识地节食,有时采取手指刺激咽喉部引吐及服用泻药等方法进行减肥。经过2个月的节食,患儿体重明显减轻,降至45 kg,但患儿仍认为自己胖并继续节食。半月前体重降至30 kg,明显低于正常标准体重,并出现身体虚弱、血压下降、闭经等全身症状,

强行进食后出现呕吐。近3天出现发热。既往无严重疾病史,排除肿瘤等慢性消耗性疾病。

体格检查:体温38.5℃,血压85/60 mmHg;消瘦,营养差;双肺呼吸音粗,有少许湿啰音。

实验室检查:红细胞计数$3.6×10^{12}$/L,血红蛋白85 g/L,白细胞计数$8.6×10^9$/L。

请解答:
(1) 该患儿最可能的医疗诊断是什么?诊断依据是什么?
(2) 该患儿入院后应做何处理?

答案与解析

A1型单项选择题

4-1 C	4-2 B	4-3 E	4-4 D
4-5 E	4-6 A	4-7 C	4-8 E
4-9 A	4-10 C	4-11 C	4-12 D
4-13 C	4-14 A	4-15 C	4-16 D
4-17 B	4-18 B	4-19 A	

A2型单项选择题

| 4-20 C | 4-21 B | 4-22 C | 4-23 C |
| 4-24 B | 4-25 E | 4-26 A | 4-27 C |

A3型单项选择题

| 4-28 C | 4-29 A | 4-30 D | 4-31 C |
| 4-32 C | 4-33 B | | |

A4型单项选择题

| 4-34 C | 4-35 A | 4-36 D | 4-37 C |
| 4-38 B | 4-39 E | 4-40 C | |

部分选择题解析

4-2 解析: 2~3岁儿童多已能控制膀胱排尿,如果5岁后仍发生不自主地排尿,即为遗尿症。大多发生在夜间熟睡时,称为夜间遗尿症。其余选项均为青春期常见身心疾病。

4-4 解析: 艾瑞克森把儿童心理社会发展分为5个阶段,并认为每个阶段均有1个中心问题或矛盾必须解决,这些问题即儿童健康人格的形成和发展过程中所必须要面对的挑战或危机。①婴儿期(0~1岁)主要的心理社会发展问题:信任对不信任;②幼儿期(1~3岁)主要的心理社会发展问题:自主对羞怯或怀疑;③学龄前期(3~6岁)主要的心理社会发展问题:主动对内疚或罪恶感;④学龄期(6~12岁)主要的心理社会发展问题:勤奋对自卑;⑤青春期(12~18岁)主要的心理社会发展问题:角色认同对角色混淆。

4-7 解析: 考核青春期女性第一性征和第二性征表现。第一性征发育:卵巢增大,子宫增大,输卵管变粗,阴道长度及宽度增加等。第二性征发育:音调变高,乳房丰满而隆起,阴毛、腋毛出现,骨盆更宽大,皮下脂肪增多等。

4-13 解析: 神经性厌食症早期为主动性节食、厌食,进而发展为食欲缺乏、消瘦、内分泌代谢紊乱,以女性多见。抑郁症伴饮食紊乱者可出现神经性厌食,常合并多种器官功能紊乱。

4-15 解析: 青春期焦虑症以焦虑情绪为主要症状,同时伴有心慌、气短、出汗及坐立不安等自主神经系统功能紊乱症状。

4-20 解析: 抑郁发作是以抑郁为特征的疾病状态。其特点为情绪低落、思维缓慢、语言动作减少和迟缓。抑郁发作的表现可分为核心症状(如情绪低落、兴趣缺乏、乐趣丧失)、心理症状群(如焦虑、自责、自罪、认知症状、精神病性症状、自杀观念和行为、精神运动性迟滞或激越)、躯体综合征(如睡眠紊乱、食欲缺乏、精力丧失、晨重夜轻及非特异性躯体症状等)。

4-21 解析: 焦虑症是一种紧张不安、恐惧的情绪体验,患者以焦虑情绪为主要症状,以焦虑症状为主要临床表现的情绪障碍(包括躯体症状、情绪症状及神经运动性不安)。

4-23 解析: 青春期高血压的特点是收缩压升高,可达140~150 mmHg,舒张压不高或升高不明显。其发生的原因是由于青春期身体各器官系统迅速发育,心脏随之发育,心肌收缩力大大提高,但此时血管的发育却往往落后于心脏,导致血压升高。

4-38 解析: 抑郁症患者最常见的睡眠障碍是失眠或睡眠过多。

4-39 解析: 抑郁是指情绪低落、思维迟钝、动作和语言减少,伴有焦虑、躯体不适和睡眠障碍。抑郁症的情感障碍多种多样,但最突出的表现为情绪低落。

4-40 解析: 情绪抑郁每周发生3次,每次持续至少3小时或更多者被认为是持续性抑郁。

名词解释题

4-41 痤疮(acne)又称为粉刺,是青春期常见的毛囊、皮脂腺的慢性炎症性皮肤病。

4-42 月经不调(menstrual disorder)是青春期女性的一种常见疾病,表现为月经周期紊乱,出血期延长或缩短,出血量增加或减少。

4-43 遗精(spermatorrhoea)是指在没有性交或手淫情况下的射精,是男性在青春期开始出现的一种特殊的生理现象。第1次遗精在14~15岁,但也有人早在11岁或推迟到18岁出现。

4-44 焦虑症(anxiety disorder)即神经性焦虑症,是一种紧张不安、恐惧的情绪体验。患者以焦虑情绪反应为主要症状,同时伴有心慌、气短、出汗及坐立不安等自主神经系统功能紊乱症状。

4-45 抑郁症(depression)是以抑郁情感为突出症状的心理障碍,表现为情绪低落、思维迟钝、语言和动作减少,伴有焦虑、躯体不适和睡眠障碍。

4-46 神经性厌食症(anorexia nervosa)是指个体通过节食等手段,有意造成并维持体重明显低于正常标准的一种饮食障碍。早期为主动

性节食、厌食,进而发展为食欲缺乏、消瘦、内分泌代谢紊乱,以女性多见。

4-47 神经性贪食症(bulimia nervosa)是指反复发作和不可抗拒的摄食欲望及暴食行为,因害怕体重增加,常采取引吐、导泻、禁食等方法以消除暴食引起的发胖,以女性多见。

4-48 伤害(injury)是指因为能量(机械能、热能、电能等)的传递或干扰超过人体的耐受力,造成组织损伤。伤害不只限于躯体组织的损伤或功能障碍,还可导致精神创伤或心理障碍。

简述问答题

4-49 青春期生理变化的特点是生长发育速度突增,第二性征开始出现,体格发育完全及性成熟。生长速度突增标志着青春期的开始;随着体格快速生长、第二性征出现,生殖系统迅速发育;最后骨骺完全融合,身高停止生长,性发育成熟,青春期结束。青春期发生的一系列形态、生理、生化,以及心理和行为的变化,都是人一生中其他年龄阶段所不能比拟的。

4-50 青春期生长激素、促甲状腺激素、促性腺激素、促肾上腺皮质激素等分泌都达到新的水平。生长激素直接作用于全身的组织细胞,可以增加细胞的体积和数量,促进个体生长。促甲状腺激素分泌增加,引起体内甲状腺激素水平的增高,可以增加全身的代谢率。促性腺激素有2种:一种是卵泡刺激素,刺激卵巢中滤泡的发育和睾丸中精子的生成;另一种是黄体生成素,促进卵巢黄体生成和刺激睾丸间质细胞的功能。促肾上腺皮质激素刺激肾上腺皮质,主要产生糖皮质激素和盐皮质激素。这些激素水平的高低主要受下丘脑-垂体系统的调节,并直接与青春期发育有关,同时可能导致青春期常见的生理或病理变化。

4-51 青春期后,大多数痤疮患儿能自愈或症状减轻,饮食调节有助于防治痤疮。多吃富含纤维和维生素的食物,少吃动物性脂肪、甜食及刺激性食物;经常保持皮肤清洁是防治痤疮的有效措施。

4-52 青春期高血压发生的主要原因是青春期身体各器官、系统迅速发育,心脏也随之发育,心肌收缩力大大提高,但此时血管发育却往往落后于心脏,导致血压升高。另外,青春期内分泌腺发育增强,激素分泌增多,神经系统兴奋性提高,自主神经调节功能不平衡,也会产生血压增高的现象。青春期高血压发生是暂时性的,过了青春期,心血管系统发育迅速趋于平衡,血压会恢复正常,属于正常的生理现象。

4-53 青春期综合征是青少年特有的生理失衡和由此引起的心理失衡病症。主要表现为:①脑神经功能失衡,如记忆力下降、注意力分散、思维迟钝、学习成绩下降;白天精神萎靡,夜晚大脑兴奋,难以入眠。②性神经功能失衡,性冲动频繁,形成不良的性习惯,过度手淫,并且难以用毅力克服。③心理功能失衡,自卑自责、忧虑抑郁、烦躁消极、敏感多疑、缺乏学习兴趣,甚至自暴自弃、厌学、离家出走,严重者有自虐、轻生现象。

综合应用题

4-54 (1)医疗诊断:神经性厌食症。诊断依据:①该患儿为青少年女性,为神经性厌食症的易发人群;②早期为主动、有意识地节食,并采取导泻、引吐等方式减轻体重,符合神经性厌食症的临床表现;③体重明显低于正常标准,患儿仍认为自己胖,存在体重障碍;④无肿瘤等慢性消耗性疾病;⑤出现身体虚弱、血压下降、闭经等全身症状。

(2)患儿入院后应做以下处理:①完善相关检查,如拍X线胸片,了解肺部感染情况及全身状况。②支持治疗,如抗感染治疗,加强营养评估与治疗,保持水、电解质、酸碱平衡,结合静脉营养和肠内营养。若出现低蛋白血症,遵医嘱静脉给予白蛋白注射液,并观察效果和不良反应等。餐前可使用一定量的胰岛素促进食欲,同时防止低血糖反应。③一般躯体情况好转后,加强心理认知治疗,对患儿体重障碍进行认知行为纠正,稳定情绪,应用抗抑郁药物等。④健康教育,向其父母解释疾病发生的原因、治疗策略,指导病情观察和注意事项,强调复查的重要性,同时针对与家庭有关因素进行系统的家庭治疗。

(唐文娟 江艳)

第五章

儿童营养

选择题(5-1～5-200)

A1型单项选择题(5-1～5-100)

5-1* 婴儿饮食中,三大营养素所供能量的百分比(蛋白质∶脂肪∶碳水化合物)正确的是
　　A. 15∶50∶35　　B. 15∶35∶50
　　C. 25∶40∶35　　D. 25∶35∶40
　　E. 25∶25∶50

5-2* 儿童的能量需求,以下哪项不正确
　　A. 基础代谢所需
　　B. 生长发育所需
　　C. 食物特殊动力作用所需
　　D. 腺体分泌所需
　　E. 运动所需

5-3* 1岁以内的婴儿,平均每日所需能量约
　　A. 376 kJ(90 kcal)/kg
　　B. 502 kJ(120 kcal)/kg
　　C. 461 kJ(110 kcal)/kg
　　D. 419 kJ(100 kcal)/kg
　　E. 543 kJ(130 kcal)/kg

5-4 母乳中的乙型乳糖可促进婴儿肠道中下列哪种细菌的生长
　　A. 变形杆菌　　B. 大肠埃希菌
　　C. 白色假丝酵母菌(念珠菌)
　　D. 葡萄球菌　　E. 乳酸杆菌

5-5 按能量计算,体重5 kg的婴儿每天需要含8%糖的牛奶量为
　　A. 100～110 ml　　B. 200～220 ml
　　C. 400～440 ml　　D. 500～550 ml
　　E. 600～660 ml

5-6 母乳喂养的小儿患佝偻病较人工喂养的小儿少的原因是母乳中
　　A. 含钙多
　　B. 含维生素D多
　　C. 含磷多
　　D. 钙、磷比例适宜
　　E. 以上均不是

5-7* 婴儿营养不良最常见的原因是
　　A. 先天不足　　B. 喂养不当
　　C. 消化系统不完善　　D. 缺乏锻炼
　　E. 免疫缺陷

5-8 营养不良常伴多种维生素缺乏,以下哪种缺乏常见
　　A. 维生素A　　B. 维生素D
　　C. 维生素B_{12}　　D. 维生素C
　　E. 维生素B_1

5-9 重度营养不良患儿腹壁皮下脂肪的厚度应是
　　A. 0.7～0.8 cm　　B. 0.5～0.6 cm
　　C. 基本消失　　D. 0.3～0.4 cm
　　E. 0.1～0.2 cm

5-10 护理重度营养不良患儿时,应特别注意观察可能出现下列哪种情况
　　A. 低血糖　　B. 低血钾
　　C. 继发感染　　D. 低血钙
　　E. 低血钠

5-11 佝偻病患儿初期的主要表现是
　　A. 肋骨串珠　　B. 方颅
　　C. 出牙延迟　　D. 易激惹、多汗

E. 肌张力低下

5-12 异食癖是指儿童对食物以外的物品有不可抑制的食欲。其影响因素可能是
A. 食欲亢进　　B. 缺钙
C. 食欲缺乏　　D. 缺锌
E. 缺维生素D

5-13 人体能量的主要食物来源为
A. 蛋白质　　　B. 脂肪
C. 碳水化合物　D. 无机盐
E. 维生素

5-14 有利于钙吸收的维生素是
A. 维生素A　　B. 维生素B
C. 维生素D　　D. 维生素C
E. 维生素E

5-15 通过甲状腺激素来实现其生理功能的无机盐是
A. 铁　　　　　B. 碘
C. 钙　　　　　D. 锌
E. 钠

5-16 儿童膳食中所供能量占总能量20%～30%的营养素是
A. 脂肪　　　　B. 蛋白质
C. 碳水化合物　D. 水
E. 矿物质

5-17* 人体中枢神经系统用来产生能量的营养素是
A. 脂肪　　　　B. 蛋白质
C. 维生素　　　D. 矿物质
E. 碳水化合物分解成的葡萄糖

5-18 富含钙的食物是
A. 猪肝　　　　B. 虾皮
C. 胡萝卜　　　D. 西红柿
E. 白菜

5-19 具有抗生酮作用的营养素是
A. 蛋白质　　　B. 脂肪
C. 碳水化合物　D. 矿物质
E. 水

5-20* 儿童与成人能量需要的主要不同点是
A. 儿童的食物特殊动力作用所需能量高,生长能量高
B. 儿童基础代谢所需能量少,生长所需能量高
C. 儿童基础代谢所需能量高,生长所需能量高
D. 儿童基础代谢所需能量高,活动所需能量高
E. 儿童排泄损失能量较高,活动所需能量高

5-21 食物特殊动力作用是指人体摄取食物而引起的机体能量代谢的额外增多,主要用于食物消化、吸收、转运、代谢和储存。下列哪种营养素的该作用最高,为本身产生热量的30%
A. 蛋白质　　　B. 碳水化合物
C. 脂肪　　　　D. 矿物质
E. 维生素

5-22 由多种氨基酸组成的营养素是
A. 脂肪　　　　B. 糖类
C. 无机盐　　　D. 维生素
E. 蛋白质

5-23 产后几天以内的母乳为初乳
A. 4天　　　　B. 7天
C. 8天　　　　D. 10天
E. 半个月

5-24* 过渡乳中以下哪种成分含量最高
A. 蛋白质　　　B. 脂肪
C. 矿物质　　　D. 维生素
E. 乳糖

5-25* 人乳中酪蛋白与乳清蛋白的比例为
A. 1:2　　　　B. 1:3
C. 1:1　　　　D. 1:5
E. 1:4

5-26 人乳中脂肪提供的能量占人乳总能量的比例为
A. 10%　　　　B. 20%
C. 30%　　　　D. 40%
E. 50%

5-27* 初乳最大的特点是

A. 易消化吸收
B. 含脂肪高
C. 含免疫物质多
D. 含微量元素少
E. 含乳糖高

5-28* 以下人乳的成分中哪项是错误的
A. 初乳中含有分泌型IgA(SIgA)
B. 人乳中的碳水化合物主要是甲型乳糖
C. 人乳中的脂肪以长链脂肪酸为主
D. 人乳对酸碱的缓冲力小
E. 人乳提供较多的酶

5-29* 人工喂养应首选下列哪种乳类
A. 鲜牛奶 B. 羊奶
C. 全脂奶粉 D. 豆类代乳粉
E. 以牛奶为基础的配方奶

5-30 人乳和牛乳相比下列哪项是错误的
A. 人乳含免疫因子较多
B. 人乳含乳糖较多
C. 人乳含钙较多
D. 人乳含不饱和脂肪酸较高
E. 人乳含蛋白质较少

5-31* 下列母乳喂养方法中哪项不妥
A. 婴儿出生后尽早开奶
B. 严格定时哺乳
C. 每次哺乳时间为15~20分钟
D. 让婴儿含住大部分乳晕
E. 哺乳后抱起婴儿并拍背

5-32 幼儿生长发育时期所需的必需氨基酸共有几种
A. 9种 B. 8种
C. 10种 D. 11种
E. 18种

5-33* 下列哪种营养素可以延迟胃的排空、增加饱腹感、改善食物滋味和促进食欲
A. 脂肪 B. 蛋白质
C. 碳水化合物 D. 水
E. 矿物质

5-34 下列哪种营养素主要来源于谷类

A. 蛋白质 B. 碳水化合物
C. 脂肪 D. 水
E. 矿物质

5-35 可维持人体正常视觉的维生素是
A. 维生素B B. 维生素C
C. 维生素A D. 维生素D
E. 维生素E

5-36 以下哪种营养素能促进磷的吸收
A. 维生素B B. 维生素D
C. 维生素C D. 维生素E
E. 维生素A

5-37* 在儿童的能量消耗中,幼儿所特有的、与其生长的快慢成正比的能量需要是
A. 基础代谢
B. 活动
C. 生长发育
D. 食物特殊动力作用
E. 语言

5-38 人体最主要也是最经济的能量来源是
A. 蛋白质 B. 脂肪
C. 碳水化合物 D. 维生素
E. 无机盐

5-39 下列哪种营养素不能被人体吸收
A. 乳糖 B. 果糖
C. 纤维素 D. 葡萄糖
E. 多糖

5-40 引起克汀病的原因主要是缺乏
A. 矿物质锌
B. 矿物质碘
C. 维生素A
D. 维生素C
E. 维生素D

5-41 下列预防营养不良的措施中哪项是不正确的
A. 合理喂养
B. 合理安排生活作息
C. 防治传染病和先天畸形
D. 多吃保健品
E. 应用生长发育监测图,及时发现问题

5-42* 阳光中的紫外线照射到皮肤上可生成
   A. 维生素 D   B. 维生素 A
   C. 维生素 B   D. 维生素 C
   E. 维生素 E

5-43* 缺乏维生素 B_1 可引起
   A. 坏血病   B. 佝偻病
   C. 夜盲症   D. 脚气病
   E. 肺炎

5-44 坏血病是一种以多处出血为特征的疾病,是因缺以下哪种营养素所致
   A. 维生素 A   B. 维生素 D
   C. 维生素 B   D. 维生素 E
   E. 维生素 C

5-45* 幼儿发生口角炎和舌炎主要是缺乏以下哪种营养素引起
   A. 维生素 B_1 B. 维生素 E
   C. 维生素 C   D. 维生素 D
   E. 维生素 B_2

5-46* 口服维生素 D 治疗佝偻病,一般持续多久可改为预防量
   A. 3 个月   B. 1 个月
   C. 2 个月   D. 4 个月
   E. 6 个月

5-47 下列哪项不是佝偻病患儿头部的骨骼改变
   A. 颅骨软化   B. 乳牙萌出推迟
   C. 前囟迟闭   D. 方颅
   E. 小头畸形

5-48 为预防佝偻病一般应口服维生素 D 预防量至
   A. 2 岁   B. 6 月龄
   C. 1.5 岁   D. 3 岁
   E. 4 岁

5-49 用维生素 D 预防小儿佝偻病,通常开始于出生后
   A. 1~2 周   B. 4~5 周
   C. 6~7 周   D. 8~9 周
   E. 2~3 周

5-50 关于营养不良的治疗,下列哪项最重要

   A. 祛除病因,加强护理
   B. 促进消化功能
   C. 祛除病因,调整饮食
   D. 促进代谢功能
   E. 调整饮食,治疗并发症

5-51* 营养不良的并发症不包括
   A. 营养性缺铁性贫血
   B. 脑发育不全
   C. 感染性疾病
   D. 维生素缺乏症
   E. 自发性低血糖

5-52 脂肪细胞数目增加最快的年龄期是
   A. 胎儿期头 3 个月及幼儿期
   B. 幼儿期
   C. 出生后前 3 个月及出生后第 1 年、青春期
   D. 学龄前期
   E. 学龄期

5-53 学龄期儿童肥胖症主要是由于
   A. 脂肪细胞数目增加
   B. 骨骼肌细胞数目增加
   C. 骨骼肌细胞体积增加
   D. 脂肪细胞体积增加
   E. 体内液体量增加

5-54 儿童肥胖症(单纯性)的临床表现为
   A. 皮下脂肪增多,分布均匀
   B. 脂肪储积呈向心性
   C. 脂肪储积以腰部及下腹部为显著
   D. 脂肪储积以四肢为主
   E. 脂肪储积以面部为主

5-55* 佝偻病后遗症期的主要临床表现为
   A. 骨骼畸形
   B. 血磷下降,血钙正常
   C. 睡眠不安及多汗
   D. X 线长骨干骺端呈毛刷状改变
   E. 肌肉、韧带松弛

5-56 维生素 D 缺乏性手足搐搦症患儿发生惊厥时,首选治疗是
   A. 补充钙剂

B. 注射维生素 D
C. 使用脱水剂
D. 给氧
E. 使用强心剂

5-57 预防儿童肥胖的关键年龄为
A. 1 岁以内　　B. 7~8 岁
C. 2~3 岁　　　D. 8~10 岁
E. 3~4 岁

5-58 迁延不愈的营养不良患儿突然死亡的并发症常是
A. 低血钙　　　B. 维生素 A 缺乏
C. 低蛋白血症　D. 继发感染
E. 低血糖

5-59* 配制含 100 kcal 能量的 100 ml 牛奶中应加糖
A. 5%　　　　B. 6%
C. 7%　　　　D. 8%
E. 9%

5-60 全脂奶粉按容积比配制成全脂乳,奶粉和水的比例应为
A. 1:2　　　　B. 1:3
C. 1:5　　　　D. 1:6
E. 1:4

5-61 关于儿童膳食中蛋白质、脂肪和碳水化合物提供的能量占总能量的比例,下列哪项比例最适合
A. 10%~15%、25%~30% 和 50%~60%
B. 10%~20%、20%~25% 和 55%~65%
C. 10%~15%、35%~40% 和 40%~50%
D. 8%~10%、30%~40% 和 50%~60%
E. 15%~20%、25%~30% 和 55%~65%

5-62 重度消瘦的诊断标准是
A. 其体重低于同年龄、同性别参照人群的均数减 2SD,但高于或等于均数减 3SD
B. 其体重低于均数减 3SD
C. 其体重低于同性别、同身高参照人群值的均数减 2SD,但高于或等于均数减 3SD。
D. 其体重低于同年龄、同性别参照人群值的均数减 30%
E. 其体重低于同性别、同身高参照人群值的均数减 3SD

5-63 关于单纯性肥胖的病因,下列哪项是错误的
A. 营养摄入过多
B. 活动过少
C. 父母肥胖
D. 由疾病引起
E. 精神创伤

5-64 轻度肥胖的标准为儿童体重超过同性别、同身高正常儿童均值的
A. 10%~20%　　B. 30%~39%
C. 20%~29%　　D. 40%~50%
E. >60%

5-65 中度营养不良儿童体重低于正常儿童的
A. 25%~40%　　B. 10%~15%
C. 15%~70%　　D. 20%~25%
E. 40%以上

5-66 维生素 D 缺乏性手足搐搦症患儿惊厥发作时,预防窒息的护理措施不包括
A. 及时补充足量维生素 D 制剂
B. 将患儿头转向一侧,以免误吸
C. 按医嘱应用药物控制惊厥
D. 遵医嘱及时补充钙剂
E. 喉痉挛出现时应保证呼吸道通畅

5-67 以下维生素 D 缺乏性佝偻病患儿的护理措施中哪项正确
A. 接受日光照射
B. 按医嘱补充维生素 D 制剂
C. 给予富含维生素 D 和钙的饮食
D. 避免患儿久坐、久立、久行
E. 以上均正确

5-68 关于营养不良的护理措施,以下哪项是错误的
A. 改善喂养,调整饮食
B. 注意补充能量和蛋白质
C. 补液时速度稍慢
D. 不应过快地更换原有饮食
E. 对重度营养不良者应早期供应足够的能量

5-69 营养不良患儿最先出现的症状为
A. 精神萎靡 B. 身高不增
C. 肌肉松弛 D. 体重不增
E. 皮下脂肪减少

5-70 婴儿手足搐搦症的主要死亡原因是
A. 脑水肿 B. 心力衰竭
C. 呼吸衰竭 D. 喉痉挛
E. 手足搐搦

5-71 营养不良患儿皮下脂肪最早消减的部位是
A. 面部 B. 胸部
C. 腹部 D. 臀部
E. 下肢

5-72 早产儿易患佝偻病的主要原因是
A. 消化酶分泌不足
B. 胃肠道功能不成熟
C. 肝、肾功能发育不成熟
D. 生长发育快,对维生素D需要量大
E. 吸吮力弱,食物耐受力差

5-73 维生素D缺乏性手足搐搦症患儿发生喉痉挛多见于
A. 婴儿 B. 新生儿
C. 幼儿 D. 学龄前儿童
E. 学龄儿童

5-74 婴儿服用维生素D预防佝偻病每天剂量为
A. 100 IU B. 1 000 IU
C. 400 IU D. 5 000 IU
E. 10 000 IU

5-75 营养不良患儿的饮食应
A. 低蛋白、高脂肪、高维生素
B. 高蛋白、高能量、高维生素
C. 低蛋白、低脂肪、低维生素
D. 高蛋白、低脂肪、高维生素
E. 高蛋白、高脂肪、高维生素

5-76 维生素D必须在哪些脏器羟化后才能发挥生物活性
A. 心脏和肝脏 B. 肝脏和脾脏
C. 肾脏和脾脏 D. 肝脏和肾脏
E. 胰腺和心脏

5-77 下列哪项不是骨样组织增生堆积所致
A. 方颅 B. 手镯
C. 颅骨软化 D. 足镯
E. 肋骨串珠

5-78 下列哪项是诊断营养不良最重要的依据
A. 血糖降低
B. 肌肉松弛
C. 血清白蛋白降低
D. 食欲缺乏
E. 体重低于正常15%以上

5-79 引起婴儿佝偻病的主要原因是
A. 食物中缺钙
B. 食物中钙、磷比例不当
C. 缺乏维生素A
D. 甲状旁腺激素缺乏
E. 缺乏维生素D

5-80 佝偻病患儿由于骨软化和肌肉牵拉可引起
A. 脊柱侧突 B. O形腿
C. 肋膈沟 D. 肋骨串珠
E. 鸡胸

5-81* 维生素D缺乏性佝偻病O形腿的表现见于哪个年龄段的儿童
A. 3~6月龄
B. 1岁以上
C. 8~9月龄
D. 10~12月龄
E. 6月龄左右

5-82 婴儿完全断奶的时间推荐是

A. 6～8月龄　　B. 8～10月龄
C. 12～18月龄　D. 10～12月龄
E. 2岁

5-83 下列哪项不是母乳的优点
A. 钙、磷比例为2∶1
B. 乙型乳糖多
C. 不饱和脂肪多
D. 蛋白质∶脂肪∶碳水化合物的比例为1∶3∶6
E. 蛋白质含量比牛奶多

5-84* 长期单纯羊乳喂养小儿可发生
A. 低血糖
B. 维生素D缺乏性佝偻病
C. 营养性巨幼细胞性贫血
D. 夜盲症
E. 低蛋白血症

5-85 小于6月龄婴儿最理想的食品是
A. 牛乳　　　　B. 羊乳
C. 婴儿配方奶粉　D. 豆浆
E. 母乳

5-86 下列母乳喂养方法中错误的是
A. 定时哺乳
B. 每次应将一侧乳房吸空
C. 每次哺乳时以吃饱为准
D. 按需哺乳
E. 让正常足月新生儿出生后30分钟内吸吮母乳

5-87 4月龄婴儿可添加
A. 饼干、馒头
B. 果汁、菜汤、鱼肝油
C. 碎菜、碎肉
D. 软饭
E. 蛋黄、稀粥

5-88 3～4月龄佝偻病患儿可见下列哪项体征
A. O形腿　　B. 肋骨串珠
C. 肋膈沟　　D. 方颅
E. 颅骨软化

5-89* 人体维生素D的主要来源是

A. 乳类
B. 蛋黄
C. 猪肝
D. 皮肤的光照合成
E. 植物

5-90* 蛋白质-能量营养不良常见于几岁以内的儿童
A. 1岁　　B. 2岁
C. 5岁　　D. 3岁
E. 8岁

5-91 下列哪种辅食适合7月龄婴儿添加
A. 碎肉和菜汤
B. 面条和青菜汤
C. 烂糊面和鸡蛋
D. 带馅的食品
E. 碎肉和饼干

5-92* 考虑锌缺乏时，以下的检查方法中哪项不够理想
A. 血清锌测定
B. 餐后血清锌浓度反应试验
C. 治疗性试验
D. 缺锌的病史和临床表现
E. 发锌测定

5-93 重度营养不良患儿体重低于正常均值的
A. 40%以上　B. 20%以上
C. 30%以上　D. 50%以上
E. 60%以上

5-94 下列关于疾病及药物对于佝偻病的影响的说法中哪项是错误的
A. 胃肠道或肝胆疾病影响维生素D的吸收
B. 肝、肾严重损害可致维生素D羟化障碍
C. 胃肠道或肝胆疾病会加速维生素D的吸收
D. 长期服用抗惊厥药物可使体内维生素D不足
E. 糖皮质激素有对抗维生素D对钙的

转运作用

5-95 维生素D缺乏性手足搐搦症患儿血清钙的浓度为
A. 2.5 mmol/L
B. <1.0 mmol/L
C. 2.0 mmol/L
D. 1.5 mmol/L
E. 1.0 mmol/L

5-96 营养不良患儿皮下脂肪消失的顺序为
A. 腹部、面部、躯干、臀部、四肢
B. 四肢、躯干、臀部、腹部、面部
C. 腹部、躯干、臀部、四肢、面部
D. 面部、腹部、躯干、四肢、臀部
E. 躯干、四肢、面部、臀部、腹部

5-97 按婴幼儿营养不良分度标准,轻度营养不良的表现是:体重低于正常的____,腹壁皮下脂肪厚度为
A. 8%～10%, 0.8～1 cm
B. 10%～15%, 0.6～0.8 cm
C. 15%～25%, 0.4～0.8 cm
D. 25%～40%, 0.4 cm 以下
E. 40%以上,完全消失

5-98 维生素D缺乏性手足搐搦症患儿惊厥发作时,下列处理中哪项是正确的
A. 大量维生素D和钙剂同时使用
B. 迅速口服大剂量维生素D
C. 缓慢静脉注射10%葡萄糖酸钙溶液
D. 立即肌内注射维生素D_2或维生素D_3
E. 快速静脉推注10%葡萄糖酸钙溶液

5-99 儿童肥胖症的正确饮食结构是
A. 以碳水化合物为主
B. 以脂肪为主
C. 以蛋白质为主
D. 以纤维素为主
E. 以维生素和矿物质为主

5-100 下列哪项不符合佝偻病初期的主要临床表现
A. 睡眠不安   B. 夜啼
C. 枕秃   D. 头部多汗
E. 颅骨软化

A2型单项选择题(5-101～5-150)

5-101 婴儿,女性,6月龄。因母乳不足需要人工喂养,家人来咨询关于牛乳的问题。关于牛乳喂养婴儿的说法下列哪项错误
A. 牛乳蛋白质含量高,以酪蛋白为主
B. 牛乳乳糖含量低,主要为甲型乳糖,有利于大肠埃希菌生长
C. 牛乳蛋白质含量高,以清蛋白为主
D. 牛乳缺乏各种免疫因子
E. 牛乳矿物质含量高,增加婴儿肾脏负荷

5-102* 婴儿,女性,2月龄。家长前来咨询预防佝偻病的有关知识。护士指导家长预防维生素D缺乏性佝偻病应
A. 经常口服鱼肝油
B. 经常口服钙片
C. 经常晒太阳
D. 合理喂养
E. 加强母亲孕期及哺乳期的保健

5-103 患儿,女性,1岁。食欲差,母乳少,以米糊、稀饭喂养,未添加其他辅食。诊断为中度营养不良。给患儿应用苯丙酸诺龙肌内注射的主要目的是
A. 增强机体抵抗力
B. 抗炎、抗病毒作用
C. 增强机体糖代谢功能,增进食欲
D. 促进体内蛋白质合成
E. 帮助消化

5-104 患儿,女性,7月龄。诊断为维生素D缺乏性佝偻病。以下哪项是患儿骨样组织堆积的表现
A. 方颅   B. 肋缘外翻
C. 鸡胸   D. O形腿

E. 颅骨软化

5-105 患儿,男性,2岁。自幼人工喂养,食欲极差,有时腹泻。皮肤干燥、苍白,腹壁皮下脂肪厚度约0.3 cm,脉搏缓慢,心音较低钝。护理诊断首先考虑
A. 营养失调:低于机体需要量
B. 腹泻
C. 有皮肤受损的风险
D. 有感染的风险
E. 潜在并发症:缺铁性贫血、低血糖、维生素A缺乏症

5-106* 患儿,男性,7月龄。近1个月烦躁、多汗、夜惊不安。体格检查:头发稀疏,心、肺未见异常,不能独坐。就诊过程中突然两眼上翻、面色青紫、四肢抽搐。紧急处理首选
A. 10%葡萄糖酸钙溶液10 ml静脉缓慢推注
B. 维生素D 30万IU肌内注射
C. 苯巴比妥钠肌内注射
D. 20%甘露醇溶液静脉注射
E. 10%葡萄糖溶液静脉注射

5-107 患儿,女性,8月龄。食欲差,母乳少,以米糊、稀饭喂养,未添加其他辅食,诊断为中度营养不良。调整供给能量,每天应为
A. 70 kcal(300 kJ)/kg
B. 60 kcal(250 kJ)/kg
C. 80 kcal(340 kJ)/kg
D. 90 kcal(375 kJ)/kg
E. 100 kcal(420 kJ)/kg

5-108 患儿,男性,1岁。食欲差,母乳少,以米糊、稀饭喂养,未添加其他辅食。诊断为轻度营养不良。最先出现的症状是
A. 身长低于正常   B. 皮肤干燥
C. 皮下脂肪减少   D. 肌张力低下
E. 体重不增

5-109* 患儿,女性,10月龄。体重10 kg,头围45 cm,方颅;前囟1.5 cm×2.0 cm,平坦。今晨突然抽搐1次,持续1~2分钟后缓解。当时测体温36.5℃,抽搐后即入睡,醒后活动如常。查血清钙1.72 mmol/L,血清磷45 mmol/L。最可能的惊厥原因是
A. 癫痫
B. 低血糖症发作
C. 高热惊厥
D. 脑积水,脑发育不良
E. 低钙惊厥

5-110 患儿,女性,1岁。老人貌,皮下脂肪消失,因迁延性腹泻住院治疗。今晨突然神志不清、面色灰白、多汗、脉搏细弱及呼吸浅表。护士应采取的紧急措施是静脉注射
A. 甘露醇溶液
B. 葡萄糖酸钙溶液
C. 洛贝林溶液
D. 去氧肾上腺素溶液
E. 高渗葡萄糖溶液

5-111 患儿,男性,5月龄。人工喂养,体重4.5 kg,腹部皮下脂肪0.3 cm,皮肤弹性差,两眼近角膜外侧缘有结膜干燥斑。正确的判断是
A. 中度营养不良伴维生素C缺乏
B. 中度营养不良伴维生素A缺乏
C. 重度营养不良伴维生素A缺乏
D. 重度营养不良伴维生素B缺乏
E. 轻度营养不良伴维生素C缺乏

5-112 患儿,男性,7月龄。患重度营养不良。凌晨突然发生面色苍白、神志不清、脉搏减弱及呼吸暂停等现象。护士应首先考虑为
A. 心力衰竭   B. 低钠血症
C. 低血糖症   D. 低钾血症
E. 继发感染

5-113 患儿,女性,4月龄。多汗、易惊,纯牛奶喂养,未添加维生素D制剂,很少户

外活动。近2天腹泻,今天突然抽搐1次,表现为面部肌肉及四肢抽动,持续数秒钟,抽动后神志清醒,不伴发热及呕吐。体格检查:精神可,前囟平软,心肺无异常,脑膜刺激征阴性。此时护士正确的抢救步骤是

A. 先补钙,再补维生素D
B. 先补维生素D,再补钙
C. 先补维生素D和钙,再止惊
D. 先止惊,再补钙,最后补充维生素D
E. 先补钙,再止惊,最后补充维生素D

5-114 患儿,女性,8月龄。脸色苍白,消瘦,爱哭闹,母乳稀少,近3个月家人以米汤、奶制品喂养,食量减少。不伴发热及呕吐。经检查,初步诊断为蛋白质-能量营养不足。请问下列哪项护理措施是错误的

A. 促进消化,改善食欲
B. 建立良好的饮食习惯
C. 减少维生素及微量元素摄入
D. 病情观察
E. 健康指导

5-115 患儿,男性,6月龄。人工喂养,腹壁皮下脂肪0.3 cm,皮肤弹性差。下列护士的护理措施中错误的是

A. 补充能量和蛋白质
B. 补充维生素和微量元素
C. 定期测体重
D. 属于慢性病,不用密切观察
E. 加强护理,预防感染

5-116 患儿,男性,1岁。有肋骨串珠、肋膈沟,被诊断为维生素D缺乏性佝偻病。正确的护理是

A. 避免久站   B. 多练走
C. 多练站   D. 多练坐
E. 用矫形器

5-117 患儿,女性,4岁。曾患佝偻病。体格检查:鸡胸、严重的X形腿。该患儿的治疗原则是

A. 多晒太阳
B. 可考虑矫形手术治疗
C. 多做户外活动
D. 给予预防量的维生素D
E. 给予治疗量的维生素D

5-118 患儿,女性,6月龄,体重5.5 kg。出生后母乳喂养,量少,未添加辅食。体格检查:精神可,面色稍苍白,腹部皮下脂肪0.5 cm。护士应首先考虑患儿是

A. 正常   B. 重度营养不良
C. 佝偻病   D. 轻度营养不良
E. 中度营养不良

5-119* 患儿,男性,9月龄。患重度营养不良。护理该患儿应该特别注意观察的情况是

A. 继发性感染   B. 低血钠
C. 低血钾   D. 低血糖
E. 重度贫血

5-120 患儿,女性,8月龄。营养不良早期诊断最敏感的指标是

A. 前白蛋白
B. 视黄醇结合蛋白
C. 转铁蛋白
D. 胰岛素样生长因子1(IGF-1)
E. 甲状腺素结合前白蛋白

5-121 患儿,男性,10月龄。营养不良易并发各种维生素的缺乏,其中最常见的是

A. 维生素B缺乏   B. 维生素C缺乏
C. 维生素A缺乏   D. 维生素D缺乏
E. 维生素E缺乏

5-122 婴儿,女性,5月龄。生长发育良好,现母乳量略有不足。正确的做法是

A. 改为人工喂养,并开始添加辅食
B. 改为混合喂养
C. 改为人工喂养
D. 改为部分母乳喂养
E. 继续母乳喂养,并开始添加辅食

5-123 婴儿,男性,4月龄。人工喂养,体重6 kg,每天需要的总液体量及能量分别是
A. 900 ml,660 kcal(2 762 kJ)
B. 660 ml,660 kcal(2 762 kJ)
C. 900 ml,880 kcal(3 683 kJ)
D. 1 200 ml,880 kcal(3 683 kJ)
E. 1 200 ml,660 kcal(2 762 kJ)

5-124 婴儿,女性,3月龄。出生后人工喂养,体重5 kg。每天需要含8%碳水化合物的牛乳量为
A. 1 000 ml　　B. 660 ml
C. 800 ml　　　D. 900 ml
E. 550 ml

5-125 患儿,男性,22月龄。反应灵敏,多汗、易惊、烦躁、前囟未闭,鸡胸,X形腿。最主要的护理措施是
A. 补充叶酸　　B. 补充维生素D
C. 补充维生素B_{12}　D. 补充铁剂
E. 使用抗生素

5-126 患儿,男性,18月龄。体格检查发现有肋骨串珠、肋膈沟、手及足镯征,下肢O形腿。X线片示长骨干骺端毛刷状及杯口状改变。最可能的临床诊断是
A. 软骨营养不良　B. 佝偻病初期
C. 佝偻病恢复期　D. 佝偻病激期
E. 佝偻病后遗症期

5-127 患儿,男性,18月龄。佝偻病激期,有O形腿,长骨有X线改变。该患儿佝偻病形成的主要原因是
A. 知识缺乏
B. 体温过高
C. 营养失调:低于机体需要量
D. 有感染的危险
E. 潜在并发症

5-128 患儿,男性,15月龄。人工喂养。来医院儿童保健科门诊体格检查,发现有手、足镯征。此时最主要的护理措施是

A. 增加户外活动
B. 预防维生素D中毒
C. 给家长进行健康指导
D. 预防骨质疏松和骨折
E. 根据医嘱补充维生素D_3

5-129 患儿,女性,3月龄。母乳喂养,未添加维生素D制剂,很少户外活动,平时易惊、多汗、睡眠少。近2天来咳嗽、低热,今天早晨突然双眼凝视、手足抽动。体格检查:枕后触之有乒乓球样感。导致该患儿抽搐的直接原因是
A. 低血钙导致神经肌肉兴奋性增高
B. 钙剂过量
C. 维生素D缺乏
D. 维生素D过量
E. 甲状旁腺功能低下

5-130 患儿,男性,4月龄。在医院儿童保健门诊体格检查时发生抽搐,医生诊断为低钙抽搐。护士此时最紧急的护理措施是给患儿
A. 晒太阳
B. 按医嘱口服维生素D
C. 及时添加富含维生素D的食物
D. 按医嘱肌内注射维生素D
E. 按医嘱用止惊剂迅速控制惊厥,同时补钙

5-131 婴儿,女性,10日龄。母亲来咨询关于母乳营养的问题,她问免疫球蛋白含量最丰富的是哪种乳,护士应回答
A. 过渡乳　　B. 初乳
C. 全程乳　　D. 晚乳
E. 成熟乳

5-132* 婴儿,男性,3月龄。其母咨询,母乳中脂肪成分含量最多的是哪种乳,护士应回答
A. 初乳　　　B. 晚乳
C. 过渡乳　　D. 全程乳
E. 成熟乳

5-133 婴儿,女性,3月龄。其母亲来儿童保

健门诊咨询母乳营养问题。下列关于母乳营养丰富、容易被消化吸收的原因中不正确的是

A. 含较多的消化酶,有利于消化

B. 脂肪颗粒小,且富含解脂酶

C. 含铁量比牛乳高,且吸收率高

D. 含白蛋白多而酪蛋白少,在胃内的乳凝块小

E. 钙、磷比例适宜,钙吸收率高,较少发生低钙血症

5-134 婴儿,女性,2月龄。该女婴母亲因身体疾病来咨询关于母乳喂养的问题。下列哪项说法不正确

A. 母亲应注意营养、睡眠充足

B. 母亲患乳腺炎时应暂停患侧哺乳

C. 母乳量不足时,应寻找原因并加以纠正

D. 母亲患急性肝炎仍可哺乳

E. 不应让婴儿养成含着乳头睡觉的习惯

5-135 患儿,男性,19月龄,人工喂养。患营养不良,多汗,烦躁。请问下列哪项不是维生素D缺乏性佝偻病骨骼软化的表现

A. 肋骨串珠　　B. 漏斗胸

C. O形腿　　　D. 颅骨软化

E. 肋缘外翻

5-136 患儿,男性,6月龄。患佝偻病,多汗、枕秃、烦躁,人工喂养。请问下列哪项物质不参与人体钙、磷平衡代谢

A. GH 和 TH

B. CT

C. PTH

D. PTH 和 1,25-(OH)$_2$D$_3$

E. 1,25-(OH)$_2$D$_3$

5-137 患儿,女性,4岁。辅食一直以粗粮为主,因反复发作性口腔溃疡、爱吃泥土来医院就诊。患儿最可能的诊断是

A. 锌缺乏

B. 佝偻病

C. 缺铁性贫血

D. 营养性巨幼细胞性贫血

E. 硒缺乏

5-138 患儿,男性,3岁。多汗、枕秃、方颅,常发生惊厥,不伴发热。血糖3.2 mmol/L,血清钙1.61 mmol/L,血清镁0.41 mmol/L,血清磷3.86 mmol/L。其确切的诊断是

A. 低血糖症

B. 维生素D缺乏性佝偻病

C. 维生素D缺乏性手足搐搦症

D. 婴儿痉挛症

E. 低镁血症

5-139 患儿,女性,5岁,体重22.5 kg。家长带其来医院儿童保健科门诊体格检查。对该儿童正确的评价是

A. 正常体重儿　　B. 轻度营养不良

C. 重度肥胖　　　D. 中度肥胖

E. 轻度肥胖

5-140* 患儿,男性,6月龄。平素多汗、易惊、烦躁,纯牛奶喂养,今天突然抽搐1次,表现为面肌及四肢抽动,约数秒钟,抽后神志清醒,不伴有发热及呕吐。体格检查:精神可,前囟平软,心肺无异常,凯、布氏征阴性,首先应考虑的诊断是

A. 脑膜炎　　　B. 癫痫

C. 败血症　　　D. 低镁血症

E. 佝偻病性手足搐搦症

5-141 患儿,男性,2岁。反应灵敏,多汗、易惊、烦躁,前囟未闭,鸡胸,X形腿。最可能的诊断是

A. 呆小病

B. 软骨营养不良

C. 佝偻病后遗症期

D. 佝偻病初期

E. 佝偻病激期

5-142 患儿,女性,5月龄。平素多汗、易惊。

体格检查:前囟未闭、枕秃。血清钙稍低,血清磷低。考虑为
A. 佝偻病激期 B. 佝偻病初期
C. 佝偻病恢复期 D. 软骨营养不良
E. 佝偻病后遗症期

5-143 患儿,男性,6月龄。体重正常,有易惊、多汗、枕秃。最可能的诊断是
A. 佝偻病激期
B. 佝偻病后遗症期
C. 佝偻病初期
D. 佝偻病恢复期
E. 肺结核

5-144 患儿,女性,10月龄。诊断为重型佝偻病,用维生素D突击疗法已满3个月。其维生素D预防量每天应给
A. 200 IU B. 300 IU
C. 500 IU D. 400 IU
E. 800 IU

5-145 患儿,女性,3月龄。诊断为佝偻病活动期。欲注射维生素D 320万IU,下列方法中正确的是
A. 不用补钙
B. 维生素D与钙同时用
C. 仅用维生素D
D. 先补钙后用维生素D
E. 先用维生素D后补钙

5-146 患儿,男性,4月龄。患重度营养不良。凌晨,护士查病房时发现患儿大汗淋漓、面色苍白、意识不清、呼吸暂停、四肢发凉。首先考虑发生了
A. 心力衰竭
B. 低血容量性休克
C. 低钙血症
D. 低血糖症
E. 呼吸衰竭

5-147 婴儿,女性,3月龄,体重6.5 kg。每天需要含8%糖的牛乳和水分的量下列哪项最合适
A. 500 ml,200 ml

B. 600 ml,250 ml
C. 700 ml,250 ml
D. 800 ml,100 ml
E. 800 ml,200 ml

5-148* 患儿,女性,3岁。食欲差,体重和身长均在标准第10百分位数以上。血红蛋白110 g/L,血清锌10.7 μmol/L。最可能的诊断是
A. 营养不良
B. 锌缺乏
C. 缺铁性贫血
D. 智力低下
E. 侏儒症

5-149* 患儿,男性,3月龄。烦躁不安、夜啼、食欲差,头颈后仰,吸吮无力,哭声嘶哑,听诊有心动过速。最可能的诊断为
A. 维生素A缺乏
B. 维生素C缺乏
C. 维生素D缺乏
D. 维生素B_2缺乏
E. 维生素B_1缺乏

5-150* 患儿,男性,2岁。来自山区,不会叫人,体格发育落后于同龄儿。实验室检查应首选
A. 血清锌测定
B. 血清铁测定
C. 血浆总蛋白测定
D. T_3、T_4、TSH测定
E. 血清维生素A测定

✎ A3型单项选择题(5-151~5-180)

(5-151~5-154共用题干)

患儿,男性,1岁,出生体重2 800 g,现体重7 kg(正常1岁男婴重10.4 kg,SD 0.94)。血清总蛋白45 g/L,出牙4颗,肌肉略松弛,尚不会走路。

5-151* 最可能的诊断是
A. 重度体重低下
B. 中度体重低下

C. 正常儿

D. 佝偻病

E. 低蛋白血症

5-152* 下列可能的病因中哪项是错误的

A. 长期营养摄入不足

B. 消化吸收障碍

C. 反复感染

D. 低出生体重儿

E. 消耗量过大

5-153 祛除病因后进行饮食调整,能量的摄入应为

A. 从每天 28～35 kcal(120～150 kJ)/kg 开始,逐渐增加到 71～95 kcal(300～400 kJ)/kg

B. 从每天 35～47 kcal(150～200 kJ)/kg 开始,逐渐增加到 71～95 kcal(300～400 kJ)/kg

C. 从每天 20～55 kcal(165～230 kJ)/kg 开始,逐渐增加到 120～174 kcal(500～727 kJ)/kg

D. 从每天 20～55 kcal(165～230 kJ)/kg 开始,逐渐增加到 71～95 kcal(300～400 kJ)/kg

E. 从每天 71～95 kcal(300～400 kJ)/kg 开始,逐渐增加到 120～174 kcal(500～727 kJ)/kg

5-154 蛋白质的摄入量应为

A. 从每天 1.0～1.5 g/kg 开始,逐渐增加到 2.0～3.0 g/kg

B. 从每天 1.5～2.0 g/kg 开始,逐渐增加到 5.0～6.0 g/kg

C. 从每天 2.0～3.0 g/kg 开始,逐渐增加到 5.0～6.0 g/kg

D. 从每天 1.5～2.0 g/kg 开始,逐渐增加到 3.0～4.5 g/kg

E. 从每天 3.0 g/kg 开始,逐渐增加到 5.0～6.0 g/kg

(5-155～5-157 共用题干)

患儿,男性,11 月龄。常流泪,喜眨眼,因母乳少而长期以面糊和炼乳喂养。体格检查时发现体格生长落后,结膜干燥,角膜软化。

5-155* 最可能的诊断为

A. 维生素 B_1 缺乏

B. 维生素 C 缺乏

C. 维生素 D 缺乏

D. 维生素 A 缺乏

E. 营养不良

5-156 如进行血液检查,最可能的结果是

A. 血浆维生素 A 浓度<0.68 μmol/L

B. 血浆维生素 A 浓度>5.1 μmol/L

C. 红细胞转酮酶活性明显减低

D. 血清总蛋白浓度<40 g/L

E. 血清 $1,25(OH)_2D_3$<8 μg/ml

5-157 开始治疗应采取的措施为

A. 每天口服维生素 B_1 10～30 mg

B. 每天口服维生素 A 1 500 μg/kg

C. 每天口服维生素 C 100～300 mg

D. 每天口服维生素 D 50～100 μg

E. 增加营养

(5-158～5-160 共用题干)

患儿,男性,8 月龄。出生后一直用配方奶喂养,未添加辅食。近 1 个月出现睡眠不安、易惊醒、多汗、烦躁。查体:乳牙未出、方颅。

5-158 为明确诊断应做的检查为

A. 拍摄颅骨 X 线片

B. 测定血糖

C. 骨扫描

D. 脑电图

E. 拍摄腕骨 X 线片

5-159* 关于婴儿的日常护理,下列叙述中不正确的是

A. 不一次提供大量食品

B. 食物能被婴儿自己抓食

C. 保持轻松愉快的用餐环境

D. 提供固定的餐具

E. 婴儿要吃什么就给什么

5-160 对 1 岁以内的婴儿进行定期健康检查的频次是

A. 每年24次,每半个月1次
B. 每年6次,每2个月1次
C. 每年2次,每6个月1次
D. 每年4次,每3个月1次
E. 每年12次,每月1次

(5-161~5-165 共用题干)

患儿,男性,人工喂养,4月龄。平时容易受惊、多汗,睡眠少。近2天来咳嗽、低热,今晨突然双眼凝视、手足抽动。体格检查:枕后触之有乒乓球样感。

5-161* 首先应考虑患儿发生症状的原因是
A. 血糖降低 B. 血清镁降低
C. 血清钠降低 D. 血清钙降低
E. 脑脊液细胞数增多

5-162 对该患儿正确的护理措施是
A. 将患儿抱起即送抢救室
B. 约束患儿肢体防止撞伤
C. 将患儿平放,松开衣领,头稍后仰
D. 用力摇晃患儿
E. 大声呼喊患儿

5-163 该患儿血钙浓度多低于
A. 2.15~2.28 mmol/L
B. 2.05~2.18 mmol/L
C. 1.95~2.08 mmol/L
D. 1.75~1.88 mmol/L
E. 1.85~1.98 mmol/L

5-164 该患儿可能存在的隐匿体征是
A. 脑膜刺激征 B. 面神经征
C. 凯尔尼格征 D. 布鲁辛斯基征
E. 巴宾斯基征

5-165 发病机制是
A. 甲状腺反应迟钝
B. 脑垂体反应迟钝
C. 甲状旁腺反应迟钝
D. 肾上腺皮质反应迟钝
E. 肾上腺髓质反应迟钝

(5-166~5-169 共用题干)

患儿,男性,5月龄。出生后一直牛奶喂养,未添加辅食。近1周来患儿每天腹泻5~6次,质稀,伴吵闹不安、睡眠差、出汗多。尚不能扶站,未出牙。考虑为维生素D缺乏性佝偻病。

5-166 护理体格检查时,需要特别注意的体征是
A. 鸡胸 B. 肌张力
C. 方颅 D. 颅骨软化
E. 前囟张力

5-167 实验室检查显示血钙2 mmol/L,钙磷乘积为25。X线长骨检查显示骨骺软骨明显增宽,干骺端临时钙化带消失,呈毛刷状及杯口样改变。患儿处于佝偻病的哪期
A. 初期 B. 激期
C. 恢复期 D. 后遗症期
E. 以上均不是

5-168* 该患儿在住院过程中突然抽搐1次,表现为四肢抽动,肌张力增高,双眼上翻凝视,口吐白沫,持续1分钟后自行缓解。随后神志清楚,精神正常,但体温(肛温)为38℃。为明确抽搐原因,应首先进行
A. 血常规检查
B. 血糖检查
C. 血清钙、磷及镁检查
D. 头颅CT或MRI检查
E. 脑脊液常规检查

5-169 针对该患儿的抽搐,护士应采取的措施是
A. 静脉注射高渗葡萄糖溶液
B. 静脉注射甘露醇
C. 肌内注射地西泮
D. 静脉滴注钙剂
E. 肌内注射硫酸镁

(5-170~5-172 共用题干)

患儿,男性,1岁,患重度营养不良。

5-170 该患儿体重低于正常标准的比例是
A. 25% B. 40%以上
C. 30% D. 35%
E. 40%

5-171 腹壁皮下脂肪厚度是
　　A. <0.4 cm　　B. 0.8~0.4 cm
　　C. 1.0 cm　　D. 1.2 cm
　　E. 消失

5-172 肌张力表现是
　　A. 降低　　B. 肌肉松弛
　　C. 低下　　D. 低下、肌肉萎缩
　　E. 正常

(5-173~5-175 共用题干)
　　患儿,女性,1岁。牛奶喂养,未添加辅食。近4个月来,食欲差,面色苍白,皮肤弹性差,精神萎靡,体重6 kg,腹壁皮下脂肪厚度0.2 cm。

5-173 该患儿目前最主要的护理措施是
　　A. 预防感染　　B. 合理喂养
　　C. 增加户外活动　　D. 预防低血糖
　　E. 口服胃蛋白酶帮助消化

5-174 该患儿喂养不当的原因有哪些
　　A. 缺少户外活动
　　B. 没有喂助消化药物
　　C. 牛奶喂养,未添加辅食
　　D. 没有按需喂养
　　E. 家人陪伴少

5-175 该患儿的营养不良属于
　　A. 轻度营养不良
　　B. 重度营养不良
　　C. 极重度营养不良
　　D. 中度营养不良
　　E. 极轻度营养不良

(5-176~5-178 共用题干)
　　患儿,女性,2月龄。人工喂养,近日夜间烦躁不安、多汗。体格检查发现有枕秃,未见方颅。X线检查无异常。

5-176* 若口服维生素D治疗,治疗量应持续
　　A. 5个月　　B. 3个月
　　C. 4个月　　D. 2个月
　　E. 1个月

5-177 该患儿最适宜下列哪种喂养方法
　　A. 进口奶粉,按需哺乳
　　B. 牛奶,人工喂养
　　C. 母乳喂养,按需哺乳
　　D. 米糊加牛奶
　　E. 米粥加母乳

5-178 该患儿应何时添加辅食
　　A. 7月龄　　B. 6月龄
　　C. 8月龄　　D. 4月龄
　　E. 1岁

(5-179~5-180 共用题干)
　　患儿,男性,4岁,身高90 cm,体重11 kg。皮肤较松弛,腹壁皮下脂肪厚度约0.3 cm。

5-179* 该患儿的营养状况属于
　　A. 正常　　B. 中度营养不良
　　C. 轻度营养不良　　D. 重度营养不良
　　E. 极重度营养不良

5-180 该患儿的营养应如何补充
　　A. 高能量,高蛋白
　　B. 低能量,低蛋白
　　C. 高能量,低蛋白
　　D. 低能量,高蛋白
　　E. 能量从少量开始,逐渐增加

✎ A4型单项选择题(5-181~5-200)
(5-181~5-185 共用题干)
　　患儿,男性,3岁,身高85 cm,体重7.5 kg。自幼人工喂养,食欲极差,有时腹泻。体格检查:皮肤干燥、苍白,腹壁皮下脂肪厚度约0.3 cm;脉搏缓慢,心音低钝。

5-181 其主要诊断应是
　　A. 贫血
　　B. 肾功能不全
　　C. 心功能不全
　　D. 先天性甲状腺功能减退症
　　E. 营养不良

5-182 制订该患儿最初的饮食方案是
　　A. 高能量饮食
　　B. 高蛋白饮食
　　C. 继续母乳喂养
　　D. 静脉输入高浓度葡萄糖溶液补充能量

E. 开始供给低能量和营养物质,而后逐渐增加

5-183 该患儿清晨突然面色苍白、神志不清、体温不升、呼吸暂停,应考虑最可能的原因是
A. 急性心力衰竭
B. 低钙血症引起喉痉挛
C. 低钾血症引起呼吸肌麻痹
D. 脱水引起休克
E. 自发性低血糖

5-184 上述情况发生时,除立即给氧外,还应采取的措施为
A. 测血糖,静脉注射高浓度葡萄糖溶液
B. 给予呼吸兴奋剂
C. 测血钙,静脉补充钙剂
D. 给予强心剂
E. 输液纠正脱水

5-185 该患儿营养不良的主要原因是
A. 遗传　　　　B. 疾病
C. 饮食结构　　D. 缺少户外活动
E. 喂养不当

(5-186~5-190 共用题干)

婴儿,男性,6月龄。母乳喂养,已添加少量辅食,如果泥、菜泥。

5-186 该婴儿应如何继续添加辅食
A. 直接添加蛋黄泥
B. 直接添加鸡蛋
C. 增加带馅食物
D. 与大人一同吃饭
E. 从少量开始,适应后逐渐转换

5-187 牛乳不适合6月龄婴儿的原因是
A. 蛋白质的含量高,以酪蛋白为主
B. 脂肪颗粒大,不易消化
C. 乳糖含量低
D. 矿物质含量高,增加肾脏负担
E. 缺乏各种免疫因子,这是与母乳最大的区别,使婴儿患感染性疾病机会增加

5-188 如果长期给6月龄的婴儿喂羊乳,会出现下列哪种问题
A. 营养性巨幼细胞性贫血
B. 缺铁性贫血
C. 佝偻病
D. 肥胖
E. 低体重

5-189* 如该婴儿在1岁左右断母乳,适合喂养下列哪种奶粉
A. 婴儿配方奶粉
B. 早产儿奶粉
C. 无乳糖奶粉
D. 水解蛋白奶粉
E. 其他奶粉

5-190 如果6月龄婴儿母乳与配方奶混合喂养,喂养方法有哪些
A. 补授法和代授法
B. 补充法
C. 间隔法
D. 代替法
E. 按需喂养

(5-191~5-195 共用题干)

患儿,女性,5月龄。在家突发惊厥2~3次,每次发作0.5~1分钟。无发热,抽搐后神志清,一般情况好,智力发育正常。体格检查:两侧头颅触之有乒乓球样感。

5-191 惊厥最可能的原因是
A. 低血糖症　　B. 婴儿痉挛症
C. 低镁血症　　D. 克汀病
E. 低钙血症

5-192 导致惊厥的直接原因可能和以下哪项化验结果异常有关
A. 血镁 0.82 mmol/L
B. 血糖 1.8 mmol/L
C. 碱性磷酸酶 30 IU
D. 促甲状腺激素降低
E. 血离子钙 0.82 mmol/L

5-193 治疗应首选下列哪种方法
A. 静脉注射葡萄糖酸钙溶液

B. 口服钙粉
C. 用抗癫痫药物
D. 维生素D肌内注射
E. 静脉滴注葡萄糖溶液

5-194 惊厥治愈后应如何继续治疗
A. 增加营养
B. 补充甲状腺素
C. 补充维生素B_1
D. 维生素D治疗
E. 继续用抗癫痫药

5-195* 如在门诊突发惊厥,首先采用的治疗方法是
A. 注射地西泮
B. 用维生素D
C. 用抗癫痫药
D. 用钙剂
E. 补充维生素B_1

(5-196~5-200 共用题干)

患儿,男性,6月龄。早产儿,出生体重2 200 g,母乳喂养,现体重8 kg。家长发现孩子多汗、夜惊。体格检查:前囟大、方颅、肋骨串珠。

5-196 最可能的诊断是
A. 先天性甲状腺功能低下
B. 软骨营养不良
C. 维生素A缺乏
D. 营养不良
E. 维生素D缺乏性佝偻病

5-197 最可能的病因是
A. 母乳喂养 B. 生长过快
C. 慢性腹泻 D. 药物影响
E. 日照不足

5-198 最有诊断价值的实验室检查指标是
A. 1,25-$(OH)_2D_3$下降
B. 碱性磷酸酶升高
C. 血钙、血磷下降
D. 甲状旁腺激素升高
E. 促甲状腺激素下降

5-199 如维生素D应用剂量过大,怀疑维生素D中毒,以下哪项检查结果是错误的
A. 早期血清钙<3 mmol/L
B. 可出现氮质血症
C. X线检查:长骨干骺端钙化带增宽致密
D. 早期血钙>3 mmol/L
E. 有维生素D过量的病史

5-200* 下列预防措施中哪项是错误的
A. 维生素D每天摄入800 IU
B. 孕妇多做户外活动
C. 鼓励母乳喂养
D. 婴儿多晒太阳
E. 适当补充钙剂

名词解释题(5-201~5-220)

5-201 营养
5-202 营养素参考摄入量
5-203 食物特殊动力作用
5-204 排泄消耗
5-205 补授法
5-206 代授法
5-207 人工喂养
5-208 配方奶
5-209 早产儿奶粉
5-210 无乳糖奶粉
5-211 蛋白质-能量营养不良
5-212 单纯性肥胖
5-213 维生素D缺乏性佝偻病
5-214 维生素D缺乏性手足搐搦症
5-215 维生素
5-216 微量元素
5-217 常量元素
5-218 蛋白质
5-219 水解蛋白奶粉
5-220 婴儿食物转换

简述问答题(5-221~5-230)

5-221 简述维生素A的作用和来源。

5-222 简述母乳的特点。
5-223 简述母乳喂养的护理。
5-224 如何判断母乳量是否充足？
5-225 以牛乳为例说明动物乳的特点。
5-226 简述婴儿食物的转换方法。
5-227 简述6月龄以内的婴儿添加辅食的种类和方法。
5-228 蛋白质-能量营养不良的病因有哪些？
5-229 婴幼儿不同程度的营养不良表现有哪些？
5-230 简述婴幼儿营养不良的护理诊断。

综合应用题(5-231)

5-231 患儿，女性，6月龄。人工喂养，未添加辅食。突然发生四肢抽搐，持续2.5分钟。体格检查：体温37.2℃，颈软，前囟2 cm×2 cm，枕部按压有乒乓球样感，神经系统检查未见阳性体征。

请解答：
(1) 该患儿的诊断是什么？
(2) 首选的处理方法是什么？
(3) 佝偻病患儿出现颅骨软化的时间。
(4) 佝偻病患儿出现方颅的时间。

答案与解析

A1型单项选择题

5-1 A	5-2 D	5-3 D	5-4 E
5-5 E	5-6 D	5-7 B	5-8 B
5-9 C	5-10 A	5-11 D	5-12 D
5-13 C	5-14 C	5-15 B	5-16 A
5-17 E	5-18 B	5-19 C	5-20 C
5-21 A	5-22 E	5-23 B	5-24 E
5-25 E	5-26 E	5-27 C	5-28 B
5-29 E	5-30 C	5-31 B	5-32 A
5-33 A	5-34 B	5-35 C	5-36 D
5-37 C	5-38 C	5-39 C	5-40 B
5-41 D	5-42 A	5-43 D	5-44 E
5-45 E	5-46 A	5-47 E	5-48 A
5-49 E	5-50 C	5-51 B	5-52 C
5-53 D	5-54 C	5-55 A	5-56 A
5-57 B	5-58 C	5-59 C	5-60 E
5-61 D	5-62 E	5-63 D	5-64 C
5-65 A	5-66 A	5-67 E	5-68 B
5-69 D	5-70 D	5-71 C	5-72 D
5-73 A	5-74 C	5-75 B	5-76 D
5-77 C	5-78 E	5-79 E	5-80 C
5-81 B	5-82 C	5-83 E	5-84 D
5-85 E	5-86 A	5-87 B	5-88 E
5-89 D	5-90 D	5-91 C	5-92 E
5-93 A	5-94 C	5-95 B	5-96 C
5-97 C	5-98 E	5-99 C	5-100 E

A2型单项选择题

5-101 C	5-102 C	5-103 D	5-104 A
5-105 A	5-106 C	5-107 B	5-108 E
5-109 E	5-110 E	5-111 B	5-112 C
5-113 C	5-114 C	5-115 B	5-116 A
5-117 B	5-118 C	5-119 E	5-120 D
5-121 C	5-122 E	5-123 A	5-124 E
5-125 B	5-126 D	5-127 C	5-128 E
5-129 D	5-130 E	5-131 B	5-132 C
5-133 C	5-134 D	5-135 E	5-136 A
5-137 D	5-138 E	5-139 E	5-140 D
5-141 C	5-142 E	5-143 C	5-144 A
5-145 E	5-146 E	5-147 C	5-148 B
5-149 E	5-150 D		

A3型单项选择题

5-151 A	5-152 D	5-153 C	5-154 D
5-155 D	5-156 A	5-157 B	5-158 E
5-159 E	5-160 D	5-161 D	5-162 C

5-163	D	5-164	B	5-165	C	5-166 D
5-167	B	5-168	C	5-169	D	5-170 B
5-171	E	5-172	D	5-173	B	5-174 C
5-175	D	5-176	B	5-177	C	5-178 D
5-179	B	5-180	E			

A4型单项选择题

5-181	E	5-182	E	5-183	E	5-184 A
5-185	E	5-186	E	5-187	E	5-188 A
5-189	A	5-190	A	5-191	E	5-192 E
5-193	A	5-194	D	5-195	A	5-196 E
5-197	E	5-198	A	5-199	A	5-200 A

部分选择题解析

5-1 解析:这道题目的考点是婴儿的饮食以母乳或配方奶为主,与成人的营养素比例不同。

5-2 和 5-3 解析:儿童能量的需求包括 5 部分:基础代谢、食物特殊动力作用、运动消耗、生长发育所需、排泄消耗。根据儿童年龄、体重及生长速度估算每天所需的能量,1 岁以内婴儿平均每日所需总能量约 419 kJ(100 kcal)/kg。总能量的需求存在个体差异,如体重相同的健康儿,瘦长体型者因体内代谢活跃组织较肥胖儿多,对能量的需求量更大。

5-7 解析:婴儿营养不良的重要原因首先是喂养不当,如母乳不足,辅食添加不当;其次是消化、吸收不良及需求量增加。

5-17 解析:碳水化合物是能量最直接、最经济的来源,可与脂肪酸或蛋白质合成糖脂、糖蛋白和糖多糖,从而构成细胞和组织。

5-20 解析:婴幼儿基础代谢率较成人高,依年龄不同而发生变化。生长发育消耗的能量为儿童时期所特需,与儿童生长的速度成正比,即随年龄增长逐渐减少。

5-24 解析:产后 7~14 天内的母乳为过渡乳。过渡乳中蛋白质含量 15.6 g/L,脂肪含量 43.7 g/L,糖类含量 77.4 g/L,矿物质含量 2.41 g/L,钙含量 0.29 g/L,磷含量 0.18 g/L。母乳中的糖主要是乳糖。

5-25 解析:母乳中酪蛋白与乳清蛋白的比例是 1:4,牛奶中是 4:1,母乳的比例更有利于婴幼儿吸收。

5-27 解析:母乳中含有大量的免疫成分,尤其是初乳中含量更高,如初乳中含丰富的 SIgA 等免疫活性物质。

5-28 解析:母乳中乙型乳糖含量丰富,有利于脑发育,并可促进肠道双歧杆菌生长,减少腹泻机会。

5-29 解析:人工喂养首选配方奶,配方奶是以牛乳为基础改造的奶制品。以人乳的营养素含量及其组成为生产依据,改造营养成分加工而成。一般人工喂养和婴儿断奶时首选配方奶,使用时按年龄选用。羊奶、全脂奶粉、牛奶等都不适合。

5-31 解析:母乳喂养的方法是尽早开奶、按需哺乳,以促进乳汁分泌,严格定时哺乳是不妥的。

5-33 解析:这些营养素中,只有脂肪的作用是延迟胃的排空、增加饱腹感、改善食物滋味及促进食欲。

5-37 解析:基础代谢、活动、食物特殊动力作用都不是儿童特有的,只有生长发育是儿童所特有的,其需要量与生长速度成正比。

5-42 解析:皮肤中的 7-脱氢胆固醇经日光中紫外线照射转变为维生素 D_3。内源性维生素 D 是人体内维生素 D 的主要来源。

5-43 解析:坏血病是缺乏维生素 C,夜盲症是缺乏维生素 A,佝偻病是缺乏维生素 D,肺炎是由于感染细菌、病毒等病原体引起的,只有脚气病是缺乏维生素 B_1 引起的。

5-45 解析:维生素 B_2 是黄酶类辅基的主要成分,参与氧化还原过程,人体缺少维生素 B_2 时会引起舌炎、口角炎等症状。

5-46 解析:口服维生素 D 治疗佝偻病一般需要 3~6 个月的时间。

5-51 解析:营养不良的并发症主要包括贫血、多种维生素及微量元素缺乏、感染、自发性低血糖等。脑发育不全与母亲在孕期的营养状况、感染及环境因素等有关。

5-55 解析: 佝偻病的后遗症期多见于2岁以上儿童,临床症状消失,严重佝偻病可遗留不同程度的骨骼畸形。

5-59 解析: 每100 ml全牛乳产能67 kcal,配制含100 kcal能量的100 ml牛奶中应加糖8 g。加糖后改变营养素的比例,有利于肠道吸收和软化大便。

5-81 解析: 能站立或会行走的1岁左右小儿,由于骨质软化和肌肉、关节韧带松弛,双下肢因负重可出现下肢弯曲,形成膝内翻(O形腿)或膝外翻(X形腿)。

5-84 解析: 羊乳的营养价值与牛乳相似,但叶酸含量很少,长期单独以羊乳喂养容易导致营养性巨幼细胞性贫血。

5-89 解析: 人体维生素D的主要来源是皮肤的光照合成、食物中的维生素D、母体-胎儿的转运。

5-90 解析: 蛋白质-能量营养不良是由于缺乏能量和(或)蛋白质所致的一种营养缺乏症,主要见于3岁以内婴幼儿。

5-92 解析: 不同部位的头发和不同的洗涤方法可影响发锌测定的结果,也不能反映近期体内锌的含量。

5-102 解析: 2月龄婴儿预防佝偻病,应指导家长每天带其进行一定的户外活动、晒太阳。皮肤光照合成是儿童和青少年体内维生素D的主要来源。

5-106 解析: 该患儿的症状及体征符合维生素D缺乏性手足搐搦症的表现,在急救处理时要严格遵守治疗原则和用药顺序,先治"标"后治"本",不可颠倒。应立即控制惊厥,解除喉痉挛,补充钙剂,并补充维生素D。

5-109 解析: 该患儿的症状及体征符合维生素D缺乏性佝偻病的临床表现,生化检查血清钙1.72 mmol/L,低于1.75 mmol/L,可导致神经肌肉兴奋性增高,出现手足搐搦、喉痉挛,甚至全身性惊厥的症状。

5-119 解析: 自发性低血糖常出现在夜间或清晨,是重度营养不良患儿死亡的重要原因。若不及时诊治可致死亡。应立即静脉推注25%~50%的葡萄糖溶液。

5-132 解析: 产后7天内的乳汁为初乳,乳量少,色微黄,含脂肪较少而蛋白质较多。7~14天的乳汁为过渡乳,脂肪含量高,蛋白质及矿物质含量逐渐减少。

5-140 解析: 正常新生儿血清镁为0.6~1.1 mmol/L,离子镁为0.40~0.56 mmol/L。血清镁低于0.66 mmol/L为低镁血症。当血清镁低下时,神经系统的兴奋性增强,可以出现类似低钙惊厥表现,主要见于3月龄之内单纯牛奶喂养的婴儿。该婴儿出生后纯牛奶喂养,表现类似低钙惊厥,无中枢神经感染的症状,颅骨软化、方颅等体征未出现,需要检查血清镁进一步确诊。

5-148 解析: 血清锌正常最低值为11.5 μmol/L。

5-149 解析: 维生素B_1缺乏时会出现急性心功能不全的症状,如累及喉返神经,会出现哭声嘶哑,这在其他几种维生素缺乏时很少出现。

5-150 解析: 患儿2岁不会叫人,提示有智力低下。来自山区,提示可能有碘缺乏,首先应考虑地方性甲状腺功能减退症。

5-151 解析: 患儿体重低于同年龄、同性别参照人群值的均数-3SD,为重度体重低下。该患儿血清总蛋白在正常范围内,因此不考虑为低蛋白血症。

5-152 解析: 出生体重<2 500 g才为低出生体重儿。

5-155 解析: 患儿有维生素A缺乏的眼部表现和维生素A缺乏的原因(面糊和炼乳中的维生素A含量少)。

5-159 解析: 婴幼儿时期应培养规律的生活和喂养习惯,要什么就给什么的喂养方法不正确。

5-161 解析: 根据患儿的临床表现,考虑是维生素D缺乏引起的手足搐搦症,当血清钙低于1.75 mmol/L时,神经肌肉兴奋性增高。

5-168 解析: 根据该患儿的表现,考虑维生素D缺乏性手足搐搦症,需要检查血清钙、磷、镁,以进一步明确诊断。

5-176 解析: 该患儿的临床表现属于佝偻病初期,建议增加户外活动,维生素D补充3个月。

5-179 解析: 中度营养不良患儿腹壁皮下脂肪厚度<0.4 cm,重度营养不良患儿皮下脂肪厚度消失。该患儿的表现符合中度营养不良的诊断。

5-189 解析: 1岁婴儿断母乳后可以添加婴儿配方奶粉,其他几种奶粉是特殊婴儿食用的,如早产、乳糖不耐受、消化功能障碍的婴儿。1岁婴儿在断母乳的情况下适合食用配方奶粉和辅食。

5-195 解析: 紧急情况下,首先止惊,地西泮缓慢静脉注射,吸氧,尽快给予10%葡萄糖酸钙10 ml加入10%葡萄糖液20 ml中静脉滴注。

5-200 解析: 预防佝偻病的主要措施:孕妇及乳母应加强营养,多做户外活动;婴儿应多晒太阳;母乳喂养,母乳钙、磷比例适当,有利于钙吸收;补充维生素D和钙剂。正常婴儿维生素D的预防量为每天400 IU。

名词解释题

5-201 营养(nutrition)是指人体获得和利用食物维持生命的整个过程。食物中经过消化、吸收和代谢能够维持生命活动的物质称为营养素(nutrients)。

5-202 营养素参考摄入量(dietary reference intakes, DRIs)包括4项内容:①平均需要量,是某一特定性别、年龄及生理状况群体中对某营养素需要量的平均值,摄入量达到平均需要量水平时,可以满足群体50%个体对营养素的需要。②推荐摄入量,可以满足某一特定性别、年龄及生理状况群体中绝大多数(97%~98%)个体的需要。③适宜摄入量,是通过观察或实验获得的健康人群某种营养素的摄入量,哺乳推荐摄入量精准。④可耐受最高摄入量,是平均每天摄入某营养素的最高量。当摄入量超过可耐受最高摄入量时,发生毒副作用的风险增加。

5-203 食物特殊动力作用是指进餐后几小时内发生的超过基础代谢率的能量消耗。主要用于体内营养素的代谢,三大营养素中以蛋白质的特殊动力作用最高。婴儿的食物特殊动力作用占总能量的7%~8%,采用混合膳食的年长儿则约占5%。

5-204 排泄消耗是指正常情况下未经消化吸收的食物排泄至体外所损失的能量,婴儿的排泄消耗约占总能量的10%,腹泻时可增加。

5-205 补授法是指因母乳不足,用配方奶或动物乳补充母乳喂养。母乳喂养次数不变,每次先哺母乳,将两侧乳房吸空后再以配方奶或动物乳补足。

5-206 代授法是指用动物乳或配方奶代替1次或数次母乳的方法。适用于母乳量充足,但因有事不能按时哺乳的乳母。

5-207 人工喂养是指6月龄以内的婴儿由于各种原因不能进行母乳喂养时,完全采用配方奶或动物乳,如牛乳、羊乳等喂哺婴儿的方式。

5-208 配方奶是以牛乳为基础改造的奶制品。以母乳的营养素含量及其组成为生产依据,降低酪蛋白和无机盐的含量,加入乳清蛋白、不饱和脂肪酸、乳糖等,使之适合婴儿的消化能力和肾功能。并补充适量维生素和微量元素,如牛磺酸、维生素A、维生素D、铁和锌等,使生产的奶粉成分尽量接近人乳。一般人工喂养和婴儿断乳时首选配方奶,使用时按年龄选用。

5-209 早产儿奶粉是为适应早产儿胃肠消化吸收功能不成熟,并需要供给较多热量和特殊营养素所调配的奶粉。

5-210 无乳糖奶粉是指不含乳糖的奶粉,适用于先天性乳糖酶缺陷或慢性腹泻导致肠黏膜乳糖酶缺乏的婴儿。

5-211 蛋白质-能量营养不良(protein-energy malnutrition, PEM)是由于缺乏能量和(或)蛋白质所致的一种营养缺乏症。临床特征为体重不增后下降、渐进性消瘦后水肿、皮下脂肪减少甚至消失,常伴有各器官不同程度的功能低下和新陈代谢失常。主要见于3岁以下婴幼儿。

5-212　单纯性肥胖是由于长期能量摄入超过人体的消耗,使体内脂肪过度积聚、体重超过参考值范围的一种营养障碍性疾病。肥胖不仅影响儿童的健康,且与成人期代谢综合征的发生密切相关。

5-213　维生素D缺乏性佝偻病(rickets of vitamin D deficiency)是由于婴幼儿体内维生素D不足,使钙、磷代谢失常,产生的一种以骨骼病变为特征的全身慢性营养性疾病,是我国儿科重点防治的四病之一。多见于2岁以下的婴幼儿,北方地区发病率高于南方。近年来,随着儿童卫生保健工作的大力开展和人民生活水平的提高,其发病率已逐年降低,病情也趋于轻度。

5-214　维生素D缺乏性手足搐搦症(tetany of vitamin D deficiency)是由于维生素D缺乏而甲状旁腺代偿功能不足导致的血清钙浓度降低,神经肌肉兴奋性增高,出现惊厥、手足搐搦或喉痉挛等症状。多见于6月龄以内的婴儿。目前由于预防工作的普遍开展,该病发病率逐年降低。

5-215　维生素是维持人体正常生理功能所必需的一类有机物。根据维生素溶解性可分为脂溶性维生素(维生素A、D、E、K)与水溶性维生素(维生素B、C)两大类。其中脂溶性维生素排泄较慢,缺乏性症状出现较迟,过量易中毒;水溶性维生素排泄迅速,必须每天供给,缺乏时很快出现症状,过量不易中毒。

5-216　微量元素是指人体内含量小于体重0.01%的元素,包括碘、锌、硒、铜、钼、铬、钴、铁、锰、镍、硅、锡、钒和氟14种。需通过食物摄入,具有十分重要的生理功能。其中,铁、锌、碘缺乏症是全球最主要的微量元素缺乏症。

5-217　常量元素是指人体含量大于体重的0.01%的元素,包括钙、磷、镁、钠、钾、氯和硫7种。其中钙和磷接近人体总重量的6%,两者构成人体的骨骼、牙齿等组织。婴儿期钙的沉积量高于生命的任何时期,保证钙的补充非常重要,但钙摄入过量可能造成一定危害,应注意钙的补充控制在每天2 000 mg以下。

5-218　蛋白质是构成人体细胞和组织的重要成分,其次是供能。构成人体蛋白质的氨基酸有20种,其中9种是必需氨基酸(与成人相同的8种外,儿童还包括组氨酸)。组成蛋白质的氨基酸与人体蛋白质氨基酸接近的食物,其生物利用率高,称为优质蛋白质,主要来源于动物和大豆蛋白质。

5-219　水解蛋白奶粉多用于急性或长期腹泻的婴儿,其提供的营养可完全满足婴儿的需求,只是营养成分已经事先水解过,食入后不必经胃肠消化即可直接被吸收。

5-220　婴儿食物转换是指婴儿6月龄后,随着生长发育的逐渐成熟,需要进入由出生时的纯乳类喂养向固体食物喂养转换。婴儿食物转换是让婴儿逐渐适应和喜爱各种食物及其味道,并且培养婴儿自己进食的能力及良好的饮食习惯,使婴儿由乳类喂养逐渐转换为以固体食物喂养为主。

简述问答题

5-221　维生素A的来源是动物肝、乳汁、蛋黄、鱼肝油、有色蔬菜中的胡萝卜素。主要作用:构成视紫质,维持上皮细胞的完整性,促进生长发育,是一种免疫刺激剂。

5-222　母乳的特点:①营养丰富,容易被消化、吸收。母乳中蛋白质、脂肪、糖比例适宜(1∶3∶6),适合婴儿生长发育的需要。母乳中的蛋白质以乳清蛋白为主,遇胃酸后形成的乳凝块小,容易被消化、吸收,且含有较多的必需氨基酸,生物效价高。②可增强婴儿免疫力。母乳中含有大量的免疫成分,尤其是初乳中含量更高,如初乳中含丰富的SIgA。母乳中含大量的免疫活性细胞,如巨噬细胞、淋巴细胞等,还有较多的乳铁蛋白、双歧因子、低聚糖和溶菌酶等。③增进母子感情,婴儿与母亲直接接触,有利于婴儿心理的健康发育。

5-223　母乳喂养的护理:①产前准备。孕妇要做好身心两方面的准备,树立母乳喂养的信心。合理安排生活和工作,保证其营养合理、睡眠充足、心情愉快。②乳头保健。孕妇在妊娠后期,每天用清水擦洗乳头。③哺乳方法。尽早开奶、按需哺乳、促进泌乳,掌握一些哺乳技巧。

5-224 主要看3个方面:①婴儿每天能够得到8~12次较为满足的母乳喂养,能有节律地吸吮,并能听到明显的吞咽声。②婴儿出生后最初2天,每天至少排尿1~2次;如尿液中有粉红色尿酸盐结晶,应在出生后第3天消失;从第3天开始,每24小时排尿应达6~8次;出生后每24小时至少排便3~4次,每次大便量应大约1大汤勺;第3天后每天可排软黄便达4次(每次量较多)至10次(每次量较少)。

5-225 牛乳是最常用的乳品,但其成分不适合婴儿:①蛋白质含量高,但以酪蛋白为主,在胃内形成的凝块较大,不易消化。②脂肪含量与母乳相似,但不饱和脂肪酸含量少,脂肪颗粒大,且缺乏脂肪酶,较难消化。③乳糖含量低,主要为甲型乳糖,有利于大肠埃希菌生长。④矿物质含量高,增加了婴儿肾脏负荷。⑤缺乏各种免疫因子是与母乳的最大区别,使婴儿患感染性疾病的机会增加。

羊乳的营养价值与牛乳相似,但叶酸含量很少,长期单独以羊乳喂养易导致营养性巨幼细胞性贫血。

5-226 婴儿食物转换方法:①不同喂养方式婴儿的食物转换。母乳喂养的婴儿食物转换时,帮助婴儿逐渐用配方奶或牛乳以完全替代母乳,同时引入其他食物;部分母乳喂养或人工喂养时,逐渐引入其他食物。②食物转换的原则。引入食物的量和质应遵循循序渐进的原则,由少到多、由稀到稠、由细到粗、由一种到多种,逐渐过渡到固体食物。天气炎热和婴儿患病时应暂缓引入新食物。③食物转换的步骤和方法。按不同的月龄逐渐添加辅食,逐步过渡到成人食物。

5-227 6月龄以内的婴儿应以母乳喂养为主,纯母乳按需哺乳,从出生每天8~10次逐渐减少至每天6次;母乳不足或无法母乳喂养才考虑配方奶。每天补充400 IU维生素D,无须补充钙剂。母乳喂养的婴儿,母亲外出时可考虑挤出母乳后用奶瓶喂。

5-228 蛋白质-能量营养不良的病因:①摄入不足。喂养不当是导致营养不良的重要原因。如母乳不足而未及时添加其他乳品;奶粉配制过稀;突然停乳而未及时进行食物转换;长期以淀粉类食品喂养;不良的饮食习惯,如偏食、挑食等。②消化、吸收不良。消化系统疾病和先天畸形可妨碍蛋白质等营养素的吸收和利用。③需要量增加。急性或慢性传染病恢复期、双胎、早产及处于生长发育快速阶段等情况下,因小儿需要量增多而造成营养相对缺乏。糖尿病、大量蛋白尿、发热性疾病、甲状腺功能亢进和恶性肿瘤等均可使营养素的消耗增多而导致营养不良。

5-229 婴幼儿不同程度营养不良的临床表现见表5-1。

表5-1 婴幼儿不同程度营养不良的临床表现

项目	轻度	中度	重度
体重低于正常均值	15%~25%	25%~40%	>40%
腹壁皮下脂肪厚度	0.8~0.4 cm	<0.4 cm	消失
身高(长)	正常	低于正常	明显低于正常
消瘦	不明显	明显	皮包骨样
皮肤颜色及弹性	正常或稍苍白	苍白、弹性差	弹性消失
肌张力	正常	明显降低、肌肉松弛	低下、肌肉萎缩
精神状态	正常	烦躁不安	萎靡、烦躁与抑制交替

5-230 婴幼儿营养不良的护理诊断：①营养失调，低于机体需要量，与能量和（或）蛋白质长期摄入不足有关；②有感染的风险，与机体免疫力低下有关；③生长发育迟缓，与营养素缺乏，不能满足生长发育的需要有关；④潜在并发症，如营养性缺铁性贫血、低血糖、维生素A缺乏；⑤知识缺乏，家长缺乏营养知识及育儿经验。

综合应用题

5-231 （1）该患儿的诊断是维生素D缺乏性搐搦症。该病多见于较大婴儿（9月龄），发作时四肢抽动，神志清楚。该女婴前囟2 cm×2 cm，枕部按压有乒乓球样感，符合搐搦症的诊断。

（2）首选的处理方法是控制惊厥及喉痉挛，遵医嘱立即使用镇静剂、钙剂。补钙最好静脉滴注，需推注时要缓慢注射（10分钟以上）；注意监测心率，以免血钙骤升导致心搏骤停；同时避免药液外渗，以免造成局部坏死；不可皮下或肌内注射。

（3）6月龄以内的佝偻病患儿可见颅骨软化，即用手指稍用力压迫枕骨或顶骨后部，有压乒乓球样的感觉。

（4）7～8月龄患儿可有方颅，即额骨和顶骨双侧骨样组织增生，呈对称性隆起，形成"方盒样"头型。另外还有前囟闭合延迟和出牙延迟。

（牟红安　陈碧华）

第六章

患儿护理及其家庭支持

选择题(6-1~6-101)

A1型单项选择题(6-1~6-46)

6-1 儿科门诊设置的主要特点是有
　　A. 预诊室　　　　B. 急诊室
　　C. 普通门诊　　　D. 保健门诊
　　E. 接诊室

6-2* 下列哪项不是门诊诊察室应准备的物品
　　A. 治疗器械　　　B. 诊察桌
　　C. 诊察椅　　　　D. 诊察床
　　E. 洗手设备

6-3 儿科门诊设置预诊室,下列不属于预诊目的的是
　　A. 及时发现并早期隔离传染病患儿
　　B. 区分病情轻重缓急
　　C. 区分不同的就诊科室
　　D. 防止交叉感染
　　E. 立即转送上级医院

6-4 儿科抢救室内必备的设备应齐全,下列哪项不属于儿科抢救室需配置的设备
　　A. 心电监护仪　　B. 玩具柜
　　C. 供氧设备　　　D. 人工呼吸机
　　E. 喉镜

6-5 下列不属于儿科急诊抢救五要素的是
　　A. 人　　　　　　B. 医疗技术
　　C. 药品　　　　　D. 仪器设备
　　E. 空间

6-6 儿科病房床间距应不小于
　　A. 1 m　　　　　 B. 1.5 m
　　C. 2 m　　　　　 D. 2.5 m
　　E. 3 m

6-7 新生儿病房的适宜温度是
　　A. 18~20℃　　　 B. 20~22℃
　　C. 22~24℃　　　 D. 24~26℃
　　E. 26~28℃

6-8 下列哪项不属于儿科病房管理
　　A. 环境管理　　　B. 加强文件书写
　　C. 安全管理　　　D. 生活管理
　　E. 预防感染和传染病管理

6-9 与患儿沟通的技巧不包括
　　A. 面带微笑
　　B. 适时触摸
　　C. 语言幽默
　　D. 尽量使用医学术语
　　E. 目光接触

6-10 责任护士首次接触一位2岁的住院患儿时应
　　A. 叫患儿的名字,并抱起患儿
　　B. 蹲下与患儿说话,但不抱患儿
　　C. 站着与其父母说话,不理睬患儿
　　D. 给患儿喜欢吃的东西
　　E. 站着给患儿玩具

6-11 护士为患儿测量血压时,袖带宽度为小儿上臂的
　　A. 1/2　　　　　 B. 3/5
　　C. 3/4　　　　　 D. 1/3
　　E. 2/3

6-12 一般患儿新入院3天后,每天测量体温
　　A. 4次　　　　　 B. 3次
　　C. 2次　　　　　 D. 1次

E. 5次

6-13 测量胸围的正确方法是
A. 2岁以上取立位
B. 两手自然平放或下垂
C. 软尺紧贴衣服
D. 取吸气时读数
E. 取呼气时读数

6-14 以下不属于患儿住院护理内容的是
A. 清洁卫生护理
B. 对患儿进行健康体格检查,收集健康史
C. 对静脉输液患儿加强巡视
D. 为患儿补课
E. 测量生命体温

6-15 对新生儿进行健康评估时,应记录年龄到
A. 小时数　　B. 天数
C. 周数　　　D. 月数
E. 岁数

6-16 关于护理体格检查的注意事项中,下列哪项应除外
A. 不考虑环境的温度和相对湿度
B. 检查用品齐全、适用
C. 按照患儿年龄取合适体位
D. 合理调整患儿体格检查的顺序
E. 检查者的手应温暖、清洁

6-17 对住院患儿进行护理时,错误的方法是
A. 多照顾患儿生活,不要让患儿自己穿衣、吃饭
B. 多与患儿沟通
C. 初次接触患儿应有其父母在场
D. 根据患儿年龄安排合适的游戏
E. 尽量保持患儿住院前的生活习惯

6-18 下列哪个年龄期的儿童无分离性焦虑
A. 6月龄以内
B. 6月龄以后
C. 幼儿期
D. 学龄前期
E. 学龄期

6-19 下列哪项最不可能是分离性焦虑第一阶段的表现
A. 哭闹　　　B. 安静
C. 愤怒　　　D. 极度悲伤
E. 拒绝医护人员的安慰

6-20 下列哪个年龄期的儿童能开始认识到"死亡是生命的终结,是不可避免的"
A. 婴儿　　　B. 幼儿
C. 学龄前期儿童　D. 学龄期儿童
E. 青少年

6-21 下列对临终患儿的护理,错误的是
A. 理解、同情患儿父母的痛苦心情
B. 尽可能满足患儿临终前的愿望
C. 不允许患儿父母长时间陪伴患儿
D. 劝解、安慰患儿父母
E. 为患儿父母提供发泄情感的场所

6-22* 下列关于患儿疼痛的描述,正确的是
A. 年龄较小的患儿对疼痛的体验较成年患者弱
B. 年龄较小的患儿对疼痛的体验较成年患者强
C. 患儿的疼痛易被忽略,缺乏有效控制
D. 对患儿的疼痛无须进行控制和治疗
E. 学龄前期的患儿能对疼痛进行较准确的量化描述

6-23 制订缓解疼痛的护理计划时,下列哪种因素可以改变从而缓解疼痛
A. 性别　　　B. 预期的焦虑
C. 气质　　　D. 认知水平
E. 过去疼痛的经验

6-24 以下哪种是儿童最常用、最安全的给药方法
A. 口服　　　B. 肌内注射
C. 静脉输液　D. 外用
E. 灌肠

6-25 新生儿、早产儿用药应特别注意药物的不良反应,下列哪种药物能引起"灰婴综合征"

A. 青霉素 B. 氯霉素
C. 红霉素 D. 庆大霉素
E. 卡那霉素

6-26 儿童腹泻早期,为避免肠道内毒素的吸收,应尽量避免选择的药物是
A. 抗生素 B. 止泻药
C. 健胃药 D. 助消化药
E. 活菌制剂

6-27* 婴幼儿神经系统和呼吸中枢发育不成熟,选择镇静止惊药时不宜选择
A. 吗啡 B. 地西泮
C. 苯巴比妥 D. 水合氯醛
E. 氯丙嗪

6-28 给患儿喂药时,下列做法中不正确的是
A. 将片剂碾成粉末后再喂
B. 服粉末剂药物时可加少量糖水
C. 喂药时将患儿抱起或头略抬高
D. 用拇、示指捏住患儿鼻孔,促其张口
E. 任何药物均不能混入奶类服用

6-29 对婴儿应用以下哪种药物会对其听神经造成损害
A. 红霉素 B. 青霉素
C. 链霉素 D. 氯霉素
E. 头孢菌素

6-30 以下哪种疾病患儿应禁用激素
A. 白血病 B. 水痘
C. 急性严重感染 D. 过敏性疾病
E. 自身免疫性疾病

6-31 关于儿童用药的特点,下列说法中不正确的是
A. 最常使用口服法
B. 静脉推注要缓慢
C. 静脉滴注要避免药液外渗
D. 哭闹挣扎的婴幼儿肌内注射采取"两快一慢"
E. 外用药以软膏最多

6-32 关于儿童药物治疗的注意事项,下列选项中正确的是
A. 给药途径首选静脉输液

B. 经常更换抗生素
C. 注意避免滥用糖皮质激素
D. 感染性疾病首选抗生素治疗
E. 孕妇、乳母用药无须特别注意

6-33 下列不是ORS溶液组成成分的是
A. 氯化钠 B. 氯化钾
C. 氯化钙 D. 葡萄糖
E. 枸橼酸钠

6-34 口服补液盐适用于下列哪种疾病患儿
A. 新生儿肠炎
B. 心功能不全
C. 腹泻并重度脱水
D. 腹胀明显的腹泻
E. 有轻、中度脱水,无明显呕吐

6-35 静脉滴注氯化钾,液体中钾的浓度不可超过
A. 0.1% B. 0.3%
C. 1.0% D. 3%
E. 10%

6-36 下列属于等渗溶液的是
A. 10%葡萄糖溶液
B. 11.2%乳酸钠溶液
C. 1.4%碳酸氢钠溶液
D. 10%氯化钾溶液
E. 10%氯化钠溶液

6-37* 下列哪项不是低钾血症的临床表现
A. 腹胀 B. 四肢乏力
C. 心率减慢 D. 腱反射减弱
E. 肠鸣音减弱或消失

6-38* 1:1溶液(即1份0.9%氯化钠溶液和1份5%葡萄糖溶液)的张力是
A. 等张 B. 2/3张
C. 1/2张 D. 1/3张
E. 1/5张

6-39 当护士经过普通病房时,发现小床床栏落下,患儿独自在哭泣,护士应首先
A. 向护士长报告此事
B. 假装没看见,自行走开
C. 冲进病房,拉上床栏

D. 批评照顾该患儿的护士

E. 尽快找到该患儿家长

6-40* 给一个5月龄、正在睡觉的婴儿做体格检查,最先开始的项目应该是

A. 听肠鸣音　　B. 数心率

C. 测体温　　　D. 检查外耳道

E. 检查神经反射

6-41* 5岁儿童的正常血压一般是

A. 80/50 mmHg　　B. 90/60 mmHg

C. 100/70 mmHg　　D. 110/80 mmHg

E. 120/90 mmHg

6-42* 父母担心8月龄的女婴独自与新来的保姆相处会哭。护士对婴儿可能表现的解释是

A. 分离性焦虑是婴儿期正常的表现

B. 分离性焦虑多见于幼儿期的儿童,婴儿的表现需要进一步了解

C. 婴儿哭闹表示与保姆难以建立信任关系

D. 该保姆不能满足该婴儿的需要,必须更换

E. 通过讲故事改善该婴儿的表现

6-43 护士在打针时询问患儿"是想躺床上,还是坐在椅子上"。体现了护理的哪个方面

A. 树立良好的外在形象

B. 适当地表现自主性

C. 主动介绍自己

D. 安抚患儿情绪

E. 转移患儿的注意力

6-44* 某儿童认为"死"和"睡觉"一样,睡觉可以醒来,死可以"再活过来"。该儿童这种对死亡的认识提示其处于

A. 婴幼儿期　　B. 学龄前期

C. 学龄期　　　D. 青春前期

E. 青春后期

6-45* 对患儿父母做完有关通过分散注意力缓解疼痛的方法介绍后,下列患儿父母的哪句话表明其还需要进一步教育

A. "我们会让孩子将注意力集中在没有输液的手,慢慢数手指"

B. "我们会给他讲他喜欢的故事书"

C. "我们会叫他想象今年夏天在沙滩玩的情形"

D. "他喜欢玩电子游戏机,因此我们给他从家里带来了"

E. "我们会教他吹肥皂泡"

6-46* 根据医嘱,要给2岁的患儿服用肠溶衣片剂。护士最合适的做法是

A. 研碎后与果汁一起哺喂

B. 混于奶中哺喂

C. 嘱患儿整个片剂吞服

D. 混于主食中哺喂

E. 征询医生意见是否改剂型

✎ A2型单项选择题(6-47～6-62)

6-47* 患儿,女性,2岁。急性上呼吸道感染,体温39℃,因全身抽搐就诊。为明确抽搐原因,在收集患儿健康史时,应重点询问

A. 出生史　　　B. 喂养史

C. 家族史　　　D. 过敏史

E. 既往发作史

6-48 婴儿,男性,7月龄。体格、智能发育正常。此期婴儿心理发展的特征是

A. 与父母建立良好的依赖关系

B. 表现出明显的自主性

C. 具有丰富的想象力及进取精神

D. 能很好地发展勤奋的个性

E. 能确认自我认同感

6-49 患儿,男性,2.5岁。以"轮状病毒肠炎"为诊断收入儿科消化病房。该患儿心理压力的主要来源是

A. 离开小伙伴

B. 没有玩具

C. 不能上幼儿园

D. 离开亲人,来到陌生环境

E. 吃不到家里可口的食物

6-50 患儿,女性,10月龄。以"支气管肺炎"收入院,入院后患儿哭闹不止,情绪不稳定。该患儿的身心反应属于
A. 否认　　　　B. 接受
C. 谵妄　　　　D. 分离性焦虑
E. 强迫反应

6-51 患儿,男性,5岁。因病住院期间,父母请亲戚代替照顾的几天内,患儿总是难入睡或悄悄哭泣,特别希望得到父母的探望。其分离性焦虑表现为
A. 反抗阶段　　B. 退化行为
C. 较温和　　　D. 否认期
E. 不愿表现出来

6-52 患儿,男性,3岁。住院期间说:"是不是流血了要吃'雪糕'啊?"这体现了儿童沟通的哪个特点
A. 吐字不清　　B. 掺杂个人想象
C. 缺乏条理　　D. 重复字多
E. 缺乏准确性

6-53 患儿,女性,10岁。在住院期间,做检查要求脱去裤子,她不愿意配合体格检查。体现了学龄期儿童的哪种心理特点
A. 羞怯　　　　B. 孤独
C. 反抗　　　　D. 恐惧
E. 焦虑

6-54* 患儿,男性,6岁。患急性化脓性阑尾炎。术后4小时,患儿表现烦躁,诉伤口疼痛。最适合评估该患儿疼痛情况的工具是
A. 数字等级评分法
B. 视觉模拟评分法
C. FLACC量表
D. 文字描述评分法
E. 儿童疼痛观察评分标准

6-55 患儿,男性,2岁。咳嗽、呼吸急促,体温39.5℃。该患儿入院后不宜采用的治疗措施是
A. 雾化吸入　　B. 应用祛痰药
C. 应用镇咳药　D. 体位引流
E. 应用退热药

6-56 患儿,女性,体重15 kg。某药物的儿童剂量为每天40 mg/kg。患儿该药物的剂量为
A. 每天500 mg　B. 每天600 mg
C. 每天700 mg　D. 每天800 mg
E. 每天900 mg

6-57 患儿,男性,体重10 kg。需要静脉注射氨茶碱。已知氨茶碱儿童剂量为每次2～4 mg/kg,该药注射剂为每支0.25 g/10 ml,每次应该抽取注射液
A. 0.8～1.6 ml　B. 0.7～1.5 ml
C. 0.6～1.4 ml　D. 0.9～1.7 ml
E. 0.8～1.5 ml

6-58 患儿,女性,1岁。因呕吐、腹泻3天,无尿6小时入院。体格检查:重度脱水貌,四肢凉。护士遵医嘱为患儿快速滴入2∶1等张含钠液,正确的配制方法是
A. 2份10%葡萄糖溶液,1份0.9%氯化钠溶液
B. 2份0.9%氯化钠溶液,1份10%葡萄糖溶液
C. 2份0.9%氯化钠溶液,1份1.4%碳酸氢钠溶液
D. 2份1.4%碳酸氢钠溶液,1份0.9%氯化钠溶液
E. 2份10%葡萄糖溶液,1份1.4%碳酸氢钠溶液

6-59 患儿,男性,11月龄。呕吐、腹泻3天,补液治疗后出现低钾血症,护士遵医嘱为患儿补钾,下列处理中不正确的是
A. 患儿有尿后再补钾
B. 必要时可将含钾液静脉缓慢推注
C. 静脉补钾的浓度不超过0.3%
D. 最好用输液泵控制输液速度
E. 滴注速度不可过快

6-60* 患儿,男性,8月龄。呕吐、腹泻3天,大

便 15 次/天,精神极度萎靡,呼吸深快,皮肤弹性极差,无尿 1 天。血生化检查:血清钠 140 mmol/L。该患儿脱水的程度和性质是
    A. 轻度高渗性脱水
    B. 重度低渗性脱水
    C. 轻度等渗性脱水
    D. 重度等渗性脱水
    E. 轻度低渗性脱水

6-61 患儿,女性,17 月龄。呕吐、腹泻 5 天,无尿 12 小时。体格检查:精神萎靡,前囟、眼窝凹陷,哭无泪,皮肤弹性差,四肢冷。医嘱静脉输注 2:1 液 300 ml。输入时长为
    A. 0.5～1 小时   B. 2～3 小时
    C. 3～4 小时   D. 4～5 小时
    E. 8～12 小时

6-62 患儿,男性,2 岁。因腹泻脱水、电解质紊乱入院治疗,已补液 6 小时。护士巡视时发现患儿眼睑水肿,最可能的原因是
    A. 补液量不足
    B. 血容量未恢复
    C. 酸中毒未纠正
    D. 输入葡萄糖溶液过多
    E. 输入电解质溶液过多

✎ A3 型单项选择题(6-63～6-81)
(6-63～6-64 共用题干)
    护士在护理 6 月龄的住院患儿。
6-63 该患儿病房的温度、相对湿度应该为
    A. 16～18℃,50%～60%
    B. 18～20℃,50%～60%
    C. 20～22℃,55%～65%
    D. 22～24℃,55%～65%
    E. 24～26℃,55%～65%

6-64 护士与患儿沟通的方式为
    A. 做游戏
    B. 仅与患儿语言交流
    C. 绘画   D. 适时鼓励
    E. 搂抱与抚摸

(6-65～6-66 共用题干)
    患儿,女性,3 岁。因支气管肺炎入院,护士要进行相关护理评估。
6-65* 与该患儿建立关系最好的方式是
    A. 第三者技巧
    B. 读数疗法
    C. 和患儿玩躲猫猫
    D. 陪患儿玩牌、下棋
    E. 看图说故事

6-66 准备给该患儿进行体格检查时,下列最适宜的措施是
    A. 仔细说明体格检查过程及步骤
    B. 与患儿讨论其对体格检查的看法
    C. 陪患儿到处玩、到处走动
    D. 检查前先给患儿的家属做示范
    E. 嘱患儿保持平卧体位

(6-67～6-69 共用题干)
    患儿,男性,9 月龄。因肺炎入院。入院当天患儿哭闹不停,不愿意离开母亲。
6-67 此时,该患儿主要的心理压力源是
    A. 身体形象改变
    B. 缺乏对疾病的认识
    C. 中断学习
    D. 离开亲人和接触陌生人
    E. 失眠、做噩梦

6-68* 该患儿主要的心理反应是
    A. 分离性焦虑   B. 谵妄
    C. 攻击别人   D. 担心
    E. 痴呆

6-69* 对该患儿进行心理护理时,下列做法中错误的是
    A. 首次接触患儿,先和患儿母亲谈话
    B. 突然从父母怀抱中将患儿抱过来
    C. 尽量固定护士连续护理
    D. 保持与患儿父母的密切联系
    E. 了解患儿住院前的生活习惯

(6-70～6-71 共用题干)
    患儿,男性,2 岁。确诊支气管肺炎,母亲

带他来医院住院治疗,在左手输液时,患儿想用右手玩玩具,可母亲不让动,怕引起液体的渗漏。

6-70 患儿对母亲不让他动的行为非常生气,大哭大闹,体现了患儿的哪种心理
A. 恐惧
B. 分离性焦虑
C. 自主性受到了约束
D. 害怕身体残缺不全
E. 中断学习

6-71 母亲一直怪自己没带孩子及时就医,感冒拖久了引起了肺炎,体现了母亲的哪种心理
A. 否认　　　　B. 愤怒
C. 失望　　　　D. 内疚
E. 焦虑

(6-72～6-74共用题干)
患儿,男性,4岁。因左手桡骨骨折入院行急诊手术。术后4小时,患儿烦躁、哭泣,诉伤口疼痛。

6-72 最适合评估该患儿疼痛情况的工具是
A. 数字等级评分法
B. 视觉模拟评分法
C. FLACC量表
D. 文字描述评分法
E. 儿童疼痛观察评分标准

6-73 下列有关儿童疼痛的叙述中正确的是
A. 儿童会适应疼痛的感受和过程
B. 婴儿不会感到疼痛的存在
C. 使用吗啡对身体有害,禁止使用
D. 应联合使用多种疼痛评估工具
E. 儿童对阿片类止痛药更容易产生依赖

6-74 患儿想让母亲把家中的玩具带到病房,护士应告诉患儿母亲
A. 不行,玩具容易携带病菌
B. 只能送不发声的玩具,防止刺激患儿
C. 只需送些对孩子有特殊意义的玩具

D. 送些帮助学习的玩具
E. 可以,玩具的刺激对住院患儿很重要

(6-75～6-76共用题干)
患儿,女性,1岁,体重7.5kg。肺炎伴腹泻2周,进食少,近3天嗜睡、乏力、头竖不直。体格检查:表情淡漠,面色灰白;呼吸不规则,双肺呼吸音粗,可闻及干、湿啰音;心率102次/分,律齐,心音低钝;腹胀明显,肠鸣音减弱;皮肤弹性差。

6-75 对该患儿用药,最基本的药物剂量计算方法是
A. 按年龄计算
B. 按身高计算
C. 按体重计算
D. 按体表面积计算
E. 按成人剂量折算

6-76 儿童用药特点不包括
A. 对药物代谢及解毒功能较差
B. 药物容易通过血脑屏障到达中枢神经系统
C. 年龄不同,对药物反应不同,药物的不良反应有所差别
D. 婴儿不受母亲用药的影响
E. 易发生电解质紊乱

(6-77～6-78共用题干)
患儿,女性,体重14kg。因患急性支气管炎入院,按医嘱需用头孢拉定治疗。已知头孢拉定针剂(粉剂)每瓶0.5g,可用5ml注射用水冲化。患儿用量每天50mg/kg,每天2次,肌内注射。

6-77 关于肌内注射,下列说法中正确的是
A. 肌内注射是患儿最常用的给药方法
B. 肌内注射对患儿身心的不良影响小
C. 注射部位一般选择臀大肌外下方
D. 对哭闹挣扎的患儿,可采取"三快"的特殊注射技术
E. "三快"注射技术指的是消毒快、进针快、注射快

6-78 每次注射时,护士应抽取的药物剂量是
A. 1.5 ml   B. 2.5 ml
C. 3.5 ml   D. 4.5 ml
E. 5.5 ml

(6-79~6-81 共用题干)

患儿,男性,6月龄。呕吐、腹泻3天;大便10~15次/天,呈蛋花汤样,尿量极少。皮肤弹性差,可见花纹,前囟、眼窝明显凹陷,四肢厥冷伴休克症状。大便镜检偶见白细胞,血清钠125 mmol/L。

6-79 该患儿脱水程度和脱水性质应为
A. 中度等渗性脱水
B. 重度等渗性脱水
C. 中度低渗性脱水
D. 重度低渗性脱水
E. 中度高渗性脱水

6-80 对该患儿行静脉补液,应首先给予
A. 10%葡萄糖溶液 20 ml/kg
B. 2:1等张含钠液 20 ml/kg
C. 血浆 20 ml/kg
D. 5%碳酸氢钠溶液 20 ml/kg
E. 低分子右旋糖酐 20 ml/kg

6-81 接着应继续补充下列哪种液体纠正脱水
A. 5%葡萄糖盐水
B. 复方氯化钠溶液
C. 生理维持液
D. 1/2张含钠液
E. 2/3张含钠液

A4型单项选择题(6-82~6-101)

(6-82~6-85 共用题干)

患儿,女性,5岁。2天前高热,体温39℃,今天出现红斑疹、丘疹,躯干部最多,四肢少,部分结痂。体格检查:心肺正常。该患儿由家属陪同至儿科门诊就医。

6-82 儿科门诊设置不包括
A. 预诊室   B. 候诊室
C. 急诊室   D. 普通门诊
E. 保健门诊

6-83 预诊检查的方法主要为
A. 血常规
B. 尿常规
C. 胸部X线
D. 问诊、望诊及简单的体格检查
E. 心电图

6-84 儿科门诊设置预诊室,预诊的主要目的是
A. 测量体温,为就诊做准备
B. 及时检出传染病患儿,避免和减少交叉感染
C. 预诊挂号,管理儿科门诊的候诊秩序
D. 给患儿及家属进行咨询服务
E. 对需住院者,可由值班人员及时护送入院

6-85 入院后患儿出现分离性焦虑,下列说法正确的是
A. 分离性焦虑分为3个阶段,即反抗期、失望期、否认期
B. 分离性焦虑分为3个阶段,即反抗期、抑郁期、否认期
C. 分离性焦虑分为3个阶段,即对抗期、淡漠期、否认期
D. 分离性焦虑分为3个阶段,即反抗期、淡漠期、否认期
E. 分离性焦虑分为3个阶段,即反抗期、失望期、抑郁期

(6-86~6-91 共用题干)

患儿,男性,9岁。曾被诊断为急性淋巴细胞白血病,因病情复发而再次入院。病情危重,医生诊断已到疾病的终末期。

6-86 开始会用具体语言表达内心对死亡的恐惧的年龄期是
A. 婴儿期   B. 幼儿期
C. 学龄前期   D. 学龄期
E. 青少年期

6-87* 向患儿解释死亡时,不正确的护理措

施是
A. 使用"睡着了"等隐喻性词语代替"死亡"一词
B. 主动分享自己面对死亡害怕或担心的感受
C. 据实告知自己对死亡的认识
D. 用绘本等形式与患儿讨论死亡的话题
E. 对死亡进行深入解释

6-88 关于对该患儿及其家庭的护理,下列说法中正确的是
A. 关心爱护患儿,给予患儿心理护理
B. 保证营养供应,满足机体需要
C. 维持家庭功能及成员关系正常
D. 做好家长基本知识宣教和心理上的支持
E. 以上均正确

6-89 下列对该期患儿临终心理反应描述正确的是
A. 其年龄尚小,不能理解死亡
B. 其对死亡的概念尚不清楚,常与睡眠相混淆
C. 不了解死亡的真正意义,认为死亡是很可怕的大事
D. 认为死后可以复生,不能将死亡与自己直接联系起来
E. 懂得死亡是生命的终结,是普遍存在且不可逆的,自己也不能例外

6-90 当该患儿已经自觉功能逐渐丧失、接近死亡边缘时,下列护理措施中正确的是
A. 尽量避免患儿表达自己的情感
B. 鼓励患儿表达想完成的心愿
C. 嘱咐家长对患儿隐瞒病情
D. 鼓励患儿积极接受治疗
E. 避免家长参与患儿的日常护理

6-91 对该临终患儿,护士应
A. 为患儿创造一个安静舒适的环境
B. 尽量减少患儿的痛苦,及时满足患儿生理、心理需要

C. 认真面对患儿提出的与死亡相关的问题并予以回答
D. 使患儿建立对护士的信赖,能主动说出内心的感受和想法
E. 以上均正确

(6-92～6-95 共用题干)
患儿,男性,5岁。因患急性支气管炎,按医嘱应用阿米卡星(丁胺卡那霉素)治疗。已知阿米卡星针剂(粉剂)每瓶 0.2 g,患儿用量为每天 4 mg/kg,每天 2 次,肌内注射。

6-92* 根据体重与年龄的关系,可推算该患儿的体重大约是
A. 10 kg   B. 12 kg
C. 14 kg   D. 16 kg
E. 18 kg

6-93 如用 5 ml 注射用水稀释,则每毫升内含阿米卡星
A. 40 mg   B. 60 mg
C. 80 mg   D. 100 mg
E. 120 mg

6-94 该患儿每天应用阿米卡星的剂量是
A. 72 mg   B. 82 mg
C. 92 mg   D. 102 mg
E. 112 mg

6-95 护士每次应抽取的注射量是
A. 0.5 ml   B. 0.6 ml
C. 0.7 ml   D. 0.8 ml
E. 0.9 ml

(6-96～6-101 共用题干)
患儿,男性,9月龄,体重 7.5 kg。腹泻 3 天,大便每天 10 余次,无尿 6 小时。精神极度萎靡,呼吸深快;皮肤弹性极差,口腔黏膜极干燥;前囟、眼窝深陷,口唇樱桃红色。血生化检查:血清钾 3.3 mmol/L,血清钠 135 mmol/L,HCO_3^- 14 mmol/L。

6-96 该患儿脱水的程度和性质是
A. 轻度等渗性脱水
B. 重度低渗性脱水
C. 重度等渗性脱水

D. 重度等渗性脱水
E. 重度低渗性脱水

6-97 该患儿的酸碱平衡紊乱类型是
A. 代谢性酸中毒 B. 代谢性碱中毒
C. 呼吸性酸中毒 D. 呼吸性碱中毒
E. 混合型酸碱平衡紊乱

6-98 根据患儿脱水性质，应首先给予下列哪种液体
A. 2∶1等张含钠液
B. 1/2张含钠液
C. 1/3张含钠液
D. 1/4张含钠液
E. 2/3张含钠液

6-99 该患儿第1天的补液总量为
A. 50 ml/kg
B. 60～90 ml/kg
C. 90～120 ml/kg
D. 120～150 ml/kg
E. 150～180 ml/kg

6-100 该患儿补液后排尿，此时输液瓶中尚有不含钾的液体200 ml，该液体中最多可加入10%氯化钾溶液多少毫升
A. 4 ml   B. 6 ml
C. 8 ml   D. 10 ml
E. 12 ml

6-101 在纠正脱水与酸中毒的输液过程中，该患儿突然发生惊厥，应首先考虑
A. 高钠血症   B. 低钾血症加重
C. 低钠血症   D. 低钙血症
E. 低血糖症

名词解释题(6-102～6-111)

6-102 分离性焦虑
6-103 失控感
6-104 治疗性游戏
6-105 临终关怀
6-106 非营养性吸吮
6-107 脱水

6-108 低渗性脱水
6-109 等渗性脱水
6-110 高渗性脱水
6-111 口服补液盐(ORS)

简述问答题(6-112～6-120)

6-112 儿科门诊设置预诊室的目的有哪些？
6-113 简述住院患儿的心理反应。
6-114 简述不同年龄期分离性焦虑的特点。
6-115 简述与患儿沟通的原则与技巧。
6-116 简述缓解住院患儿失控感的措施。
6-117 简述儿童疼痛评估的QUESTT原则。
6-118 给新生儿静脉穿刺时，可以使用哪些非药物性镇痛措施？
6-119 简述儿童给药途径和药物剂量计算方法。
6-120 简述液体疗法补液阶段的护理措施。

综合应用题(6-121～6-122)

6-121 患儿，男性，2岁。因呕吐、腹泻入院。入院当天患儿哭闹不止，不肯配合进行治疗并且踢打医护人员。

请解答：
(1) 该患儿主要的心理反应是什么？
(2) 护士应当如何对该患儿进行心理护理？

6-122 患儿，女性，1岁。发热、腹泻3天，每天大便10余次，为水样便，量多，无腥臭味。近6小时无尿。皮肤弹性差，前囟、眼窝极度凹陷，精神萎靡，四肢凉，脉细弱，口唇樱桃红色，呼吸深长。血生化检查：血清钠125 mmol/L，血清钾3.1 mmol/L，HCO_3^- 12 mmol/L。

请解答：
(1) 该患儿的脱水程度与性质。
(2) 该患儿的酸碱平衡紊乱类型和程度。
(3) 制订该患儿的补液计划。
(4) 若需给患儿补钾，应遵循怎样的原则？

答案与解析

A1 型单项选择题

6-1	A	6-2	A	6-3	E	6-4	B
6-5	E	6-6	A	6-7	C	6-8	B
6-9	D	6-10	B	6-11	E	6-12	C
6-13	B	6-14	D	6-15	B	6-16	A
6-17	A	6-18	C	6-19	B	6-20	D
6-21	C	6-22	C	6-23	E	6-24	A
6-25	B	6-26	A	6-27	B	6-28	D
6-29	C	6-30	B	6-31	D	6-32	C
6-33	C	6-34	B	6-35	B	6-36	C
6-37	C	6-38	C	6-39	C	6-40	B
6-41	B	6-42	A	6-43	B	6-44	A
6-45	C	6-46	E				

A2 型单项选择题

6-47	E	6-48	A	6-49	D	6-50	D
6-51	C	6-52	B	6-53	A	6-54	C
6-55	D	6-56	B	6-57	A	6-58	C
6-59	B	6-60	D	6-61	A	6-62	E

A3 型单项选择题

6-63	C	6-64	E	6-65	E	6-66	D
6-67	D	6-68	A	6-69	B	6-70	C
6-71	D	6-72	C	6-73	D	6-74	E
6-75	C	6-76	D	6-77	D	6-78	C
6-79	D	6-80	B	6-81	E		

A4 型单项选择题

6-82	C	6-83	D	6-84	B	6-85	A
6-86	D	6-87	B	6-88	B	6-89	E
6-90	B	6-91	E	6-92	B	6-93	A
6-94	A	6-95	E	6-96	E	6-97	A
6-98	B	6-99	E	6-100	B	6-101	D

部分选择题解析

6-2 解析: 儿科门诊诊察室数量不限,每间诊察室面积在 12 m² 左右,内设 1~2 套诊察桌椅、诊察床、检查用具和洗手设备等。

6-22 解析: 不管处于哪个年龄期,患儿都可获得与成年患者相同的疼痛体验。患儿的疼痛易被忽略,缺乏有效控制,医务人员应积极控制患儿疼痛。学龄前期的患儿能描述疼痛的位置及程度,但不能对疼痛的感觉进行量化。

6-27 解析: 婴幼儿对阿片类药物(如吗啡)较敏感,且该类药物易造成婴幼儿呼吸中枢抑制,故婴幼儿禁用阿片类药物。

6-37 解析: 低钾血症时心率增快,故心率减慢不是其临床表现。其他如腹胀、四肢乏力、腱反射减弱、肠鸣音减弱或消失均为低钾血症时神经肌肉兴奋性降低的表现。

6-38 解析: 非电解质溶液(葡萄糖溶液)进入体内后很快被氧化成二氧化碳和水,失去渗透压的作用,故视为无张力溶液。因此,混合溶液的张力来源是溶液中的电解质。1∶1 溶液中有 1 份盐和 1 份糖,根据公式:液体张力=(盐份数+碱份数)/总份数,总份数=盐份数+糖份数+碱份数,计算得出 1∶1 液的张力是 1/2 张。

6-40 解析: 患儿安静时先进行心肺听诊等易受哭闹影响的检查。

6-41 解析: 2 岁以后儿童收缩压可按公式计算:收缩压=(年龄×2+80)mmHg,舒张压为收缩压的 2/3。

6-42 解析: 6 月龄以后的婴儿就能意识到与父母或照顾者的分离。当父母离开时,表现为明显哭叫等排斥陌生人的行为反应。

6-44 解析: 2 岁前的婴幼儿把死亡看作可逆的、暂时的,如同与父母或照顾者的分离。

6-45 解析: 想象今年夏天在沙滩玩的情形属于认知-行为改变法中的冥想法,不是分散注意力的方法。

6-46 解析: 2 岁幼儿服用肠溶衣片剂,不可研碎或打开服用,以免破坏药效;不可混于奶中或主食中哺喂,以免患儿因药物的苦味产生条件反射而拒绝进食;也不可整个片剂吞服,以防呛咳。最好征询医生的意见是否改剂型。

6-47 解析:患儿因全身抽搐就诊,为明确抽搐原因,应询问既往发作史,以区别高热引起的惊厥和脑部病变引起的抽搐。

6-54 解析:评估6岁患儿的术后疼痛,适用的工具是FLACC量表。

6-60 解析:根据临床表现判断是重度脱水,脱水性质看血清钠的数值,本题中血清钠140 mmol/L,正常血清钠浓度为130~150 mmol/L,故判断是等渗性脱水。

6-65 解析:与3岁患儿建立关系最好的方式为看图说故事。第三者技巧、读数疗法、玩牌和下棋较适合学龄期以上的儿童,而躲猫猫游戏适合较小的婴幼儿。

6-68 解析:分离性焦虑在不同年龄期的表现有所不同,6月龄以后的婴儿常表现为明显的哭闹行为。

6-69 解析:入院前注意引导患儿对医院的印象,熟悉环境,防止或减少被分离的不良反应。鼓励父母和照顾者陪护,自由活动,保持住院前习惯,以缓解失控感。应用游戏或表达性活动来减轻压力。

6-87 解析:使用"睡着了"等隐喻性词语代替"死亡"一词,适用于学龄前期或以下的儿童。

6-92 解析:考查对儿童体重和年龄关系的计算公式的运用。该题目中患儿年龄为5岁,适用于公式:体重(kg)=年龄×2+8(kg)。故按此体重计算公式,可以推算该患儿的体重大约是18 kg。

名词解释题

6-102 分离性焦虑是指由现实的或预期的与家庭、日常接触的人和事物分离时引起的情绪低落,甚至功能损伤。一般表现为3个阶段:反抗期、失望期和去依恋期或否认期。

6-103 失控感是指对生活中和周围所发生的事情有一种无法控制的感觉。

6-104 治疗性游戏是指儿童生活专家或护士通过游戏的方式协助患儿表达对疾病、医院及医护人员、检查和治疗措施的感受、期望和需要,以应对因疾病及住院带来的生理和心理的变化。

6-105 临终关怀是指对疾病末期患儿和家庭提供照顾及支持,工作的重点是缓解患儿的痛苦,提高其生活质量,给予其家庭成员适度的安慰和心理支持。

6-106 非营养性吸吮是指在婴儿口中仅放置安慰奶嘴,让婴儿进行吸吮动作,但并无母乳或配方奶吸入。

6-107 脱水是指由于水的摄入不足和(或)丢失过多所引起的体液总量(尤其是细胞外液量)的减少,同时伴有钠、钾等电解质的丢失。

6-108 低渗性脱水是指电解质的丢失多于水的丢失,血清钠浓度<130 mmol/L,血浆渗透压低于正常。

6-109 等渗性脱水是指水和电解质成比例丢失,血清钠浓度为130~150 mmol/L,血浆渗透压正常。

6-110 高渗性脱水是指水丢失比例大于电解质的丢失,血清钠浓度>150 mmol/L,血浆渗透压高于正常。

6-111 口服补液盐(oral rehydration salt, ORS)是WHO推荐的用于治疗急性腹泻合并脱水的一种口服溶液。ORS含有氯化钠、氯化钾、碳酸氢钠(或枸橼酸钠)和葡萄糖,用于轻、中度腹泻患儿,简便易行,临床应用已经取得良好效果。

简述问答题

6-112 儿科门诊设置预诊室的目的:①帮助识别急危重症患儿,尽快安排急诊就诊,赢得抢救危重患儿的时机;②检出传染病患儿,及时隔离,减少交叉感染;③协助家长选择就诊科别,节省就诊时间。

6-113 住院患儿的心理反应:①分离性焦虑;

②失控感；③对疼痛和侵入性操作的恐惧；④羞耻感和罪恶感。

6-114 不同年龄期分离性焦虑的特点：①6月龄以内的婴儿住院时，较少哭闹，最大的需求是生理需求，即使与父母分离，焦虑也不明显；6月龄以后的婴儿能意识到与父母或照顾者分离，住院导致的分离性焦虑常表现为明显的哭闹行为。②学龄前患儿由于进入托幼机构接受学前教育，其社会交往范围较婴儿期扩大，日常生活中对父母和照顾者的依恋没有婴幼儿期明显，但在疾病和住院的影响下，患儿希望获得更多陪伴和安慰，分离性焦虑常表现为偷偷哭泣、拒绝配合治疗等。③学龄期和青春期患儿已开始校园学习生活，由于学校生活、同学和朋友在其日常生活中所占位置越来越重要，分离性焦虑更多地来源于与同学、朋友的分离，患儿常表现为担心学业落后，感到孤独等。

6-115 儿科护士应根据患儿年龄，灵活运用语言和非语言的沟通方式与患儿沟通。与患儿沟通的原则和技巧：①采用适合患儿年龄和发育水平的沟通方式与患儿交流。②平等对待并尊重患儿。③保持诚信。④恰当地使用语言沟通，交谈时，护士应吐字清晰，注意用词、语速、语调和音量。尽量使用开放式的问题向患儿提问，并在患儿回答时耐心倾听。⑤恰当地使用非语言沟通。护士应仪表整洁、面带微笑，在适当的时候使用肢体的接触，可给予患儿拥抱或抚摸。⑥将游戏作为护患沟通的桥梁。

6-116 缓解住院患儿失控感的措施：①在不违反医院规定和患儿病情允许的情况下，鼓励患儿自由活动；②尽量保持患儿住院前的日常活动；③在诊疗活动中，提供一些自我决策的机会，缓解患儿的失控感。

6-117 儿童疼痛评估的 QUESTT 原则：①询问儿童(question the child)；②使用疼痛量表(use a reliable and valid pain scale)；③评价行为及生理学参数的变化(evaluate the child's behavior and physiologic changes)；④确保父母的参与(secure the parent's involvement)；⑤干预时考虑导致疼痛的原因(take the cause of pain into account when intervening)；⑥采取行动并评价成效(take action and evaluate results)。

6-118 给新生儿静脉穿刺时，可以使用的非药物性镇痛的措施：①给予安慰奶嘴，采用非营养性吸吮的方法分散其注意力；②用柔软的毯子将新生儿包裹起来，或者让母亲将新生儿抱在怀中，贴于胸前，进行直接的皮肤接触，给予抚触按摩；③操作前 2 分钟，让新生儿口服 12%～24% 蔗糖溶液 2 ml。

6-119 儿童给药途径：①口服法(最常用)；②注射法；③外用法；④其他方法(雾化吸入、灌肠法、舌下含化和含漱法等)。

儿童药物剂量计算方法：①按体重计算(最基本、最常用)；②按体表面积计算；③按年龄计算；④按成人剂量换算。

6-120 液体疗法补液阶段的护理措施：①按医嘱要求全面安排 24 小时的液体总量，并本着"急需先补、先快后慢、先浓后淡、先盐后糖、见尿补钾"的原则分批输入。②严格掌握输液速度，明确每小时输液量，计算出每分钟的输液滴速，并随时检查，防止输液速度过快或过缓。有条件者最好使用输液泵，以便更精确地控制输液速度。③密切观察病情变化，包括生命体征、输液反应、脱水情况、尿量、酸中毒及低钾血症表现。④记录 24 小时液体出入量。

综合应用题

6-121（1）该患儿主要的心理反应是分离性焦虑。

（2）护士应从以下几个方面关心爱护患儿，减轻患儿住院的心理反应，鼓励患儿积极配合治疗，促进患儿早日康复：①应鼓励患儿父母陪伴及照顾患儿，同时还应尽量满足陪护者的生活需求，体现以家庭为中心的护理理念。②尽量固定护士对患儿进行连续的、全面的护理。③主动介绍自己，以患儿能够理解的语言讲解医院的环境、生活安排；了解其表达需要和要求的特殊方式；尽可能地保持患儿住院前的生活习惯,尤其是睡眠、进食等。④鼓励患儿表达自己的情绪,接受其退化行为,并向父母做适当的解释。⑤和家长一起准备患儿喜欢的日常用品。⑥运用语言、非语言沟通技巧,多与患儿交流。⑦提供与患儿发育相适应的活动机会,创造条件,鼓励其自主性表达。

6-122 (1) 该患儿为重度低渗性脱水:①重度脱水,患儿表现为皮肤干燥、弹性差,手脚凉,眼窝、前囟深凹,唇干,心音低钝,尿少,近6小时无尿。②低渗性脱水,患儿表现为血清钠降低,<130 mmol/L。

(2) 该患儿为中度代谢性酸中毒,理由是:①腹泻重,有明显脱水;②唇樱桃红色,呼吸深长,HCO_3^- 12 mmol/L。

(3) 补液计划:①纠正脱水(静脉补液)。第1天补液总量:累计损失量+继续损失量+生理需要量,重度脱水 150~180 ml/kg。溶液性质:主要用2/3张含钠液(4:3:2液),首批用2:1等张含钠液扩容。输液步骤:先快后慢,首批2:1等张含钠液 20 ml/kg,30~60分钟输入。②纠正酸中毒。按公式计算补 $NaHCO_3$ 的量,先给予半量,再根据病情与血气分析结果考虑是否继续补充。③有尿后补钾。根据血钾结果,调整补钾量。

(4) 补钾应遵循的原则:①见尿补钾,输液前6小时内有尿;②静脉补钾浓度不超过0.3%,不能静脉推注;③不宜过快,静脉滴注时间不少于6小时;④疗程5~7天。

(马从莎)

第七章

儿科常用护理技术

选择题(7-1~7-98)

A1型单项选择题(7-1~7-56)

7-1* 关于暖箱的使用,以下说法中错误的是
A. 严禁骤然提高箱温
B. 打开暖箱前要洗手
C. 肤温探头放置在患儿手腕处
D. 每次操作后及时关闭暖箱的门
E. 开、关暖箱门时应轻柔

7-2* 以下哪种情况的患儿需入暖箱
A. 出生体重3 000 g
B. 体温37.8℃
C. 败血症
D. 大疱表皮松解症
E. 呼吸道合胞病毒感染

7-3 关于新生儿约束,以下叙述中正确的是
A. 监护室内无家属,可不进行解释
B. 全身约束时宜紧不宜松
C. 以能伸入1~2手指为宜
D. 约束肢体后,将绷带末端系于床档上
E. 每小时解开放松1次

7-4* 患儿移出暖箱的条件,下列叙述不正确的是
A. 体重增加到2 000 g以上
B. 室温22~24℃时能维持正常体温
C. 一般情况良好,病情平稳
D. 吸吮力良好、有力
E. 胎龄38周以上

7-5 关于新生换血疗法的目的,以下叙述中不正确的是
A. 降低体内各种毒素水平
B. 换出血清中的免疫抗体
C. 阻止溶血并纠正贫血
D. 预防胆红素脑病
E. 降低结合胆红素水平

7-6 婴儿沐浴的最佳时间为
A. 哺乳前1小时
B. 哺乳前30分钟
C. 哺乳后30分钟
D. 哺乳后1小时
E. 两次哺乳之间

7-7 婴儿头部有皮脂结痂,正确的处理方法是
A. 用棉签大力擦拭
B. 用75%的乙醇擦拭
C. 用复合碘消毒液擦拭
D. 涂植物油浸润,待皮痂软化后清洗
E. 不做处理,等待皮痂自动脱落

7-8 关于儿童外周静脉置管,下列叙述中错误的是
A. 补充水、电解质
B. 补充血容量
C. 输入药物
D. 维持营养,供给热量
E. 静脉补钙

7-9 关于静脉输液穿刺时的血管选择,下列叙述中不正确的是
A. 粗直、弹性好
B. 不易滑动而易固定的静脉

C. 避开关节和静脉瓣
D. 新生儿首选头皮静脉
E. 选用头皮静脉需剔除头发

7-10* 幼儿静脉输液穿刺时首选的血管是
A. 头皮静脉 B. 上肢静脉
C. 下肢静脉 D. 手背静脉
E. 中心静脉

7-11 幼儿经静脉应用钙剂时首选下列哪条静脉
A. 头皮静脉 B. 前臂静脉
C. 下肢静脉 D. 手背静脉
E. 中心静脉

7-12 胃管留置长度(cm)是
A. 鼻尖→耳垂→剑突的长度
B. 鼻尖→耳垂→剑突的长度+1 cm
C. 前额发际→耳垂→剑突的长度
D. 前额发际→耳垂→剑突的长度+1 cm
E. 前额发际→鼻尖→剑突的长度+1 cm

7-13* 关于鼻饲的说法,以下叙述中不正确的是
A. 鼻饲温度为 38～40℃
B. 饮食与药物分开注入
C. 每次鼻饲量<250 ml
D. 鼻饲结束后推注少量空气以冲净剩余液体
E. 长期鼻饲者需每日口腔护理

7-14* 下列润滑胃管的说法中正确的是
A. 无须润滑
B. 0.9%氯化钠溶液润滑胃管前段
C. 0.9%氯化钠溶液润滑胃管插入长度
D. 用液状石蜡油润滑胃管前段
E. 用液状石蜡油润滑胃管插入长度

7-15 关于 PICC 维护,以下叙述中不正确的是
A. 采用脉冲方式封管
B. 每日监测臂围
C. 使用 5 ml 针筒封管

D. 使用 10 ml 针筒封管
E. 使用 20 ml 针筒封管

7-16* PICC 置入长度的测量方法是
A. 下肢外展90°,从穿刺点沿静脉走行至腹股沟至脐再至剑突
B. 下肢外展90°,从穿刺点沿静脉走行至腹股沟再至剑突
C. 下肢外展45°,从穿刺点沿静脉走行至腹股沟再至剑突
D. 将患儿的手臂外展45°,从穿刺点沿静脉走行至胸骨
E. 将患儿的手臂外展45°,从穿刺点沿静脉走行至对侧胸骨

7-17* 对以下哪种患儿不考虑使用胃管进行鼻饲
A. 极低出生体重儿
B. 唇腭裂患儿
C. 食管气管瘘患儿
D. 喂养不耐受患儿
E. 重型肺炎、呛咳患儿

7-18 下列关于新生儿黄疸光照疗法(简称光疗)的说法中正确的是
A. 使用蓝光进行治疗
B. 使用红光进行治疗
C. 使用绿光进行治疗
D. 使用白光进行治疗
E. 使用紫外线进行治疗

7-19 下列关于光疗的说法中正确的是
A. 光疗前须彻底清洁皮肤
B. 涂抹润肤油可以增加光疗效果
C. 爽身粉的使用不影响光疗效果
D. 躁动的患儿可给予适当约束
E. 光疗期间发热无须处理

7-20 下列关于光疗的说法中不正确的是
A. 光疗可能会产生一过性的皮疹或红斑
B. 光疗时患者体温>37.8℃属于正常现象,无须处理
C. 光疗时不显性失水增加,须适当补

充液体

D. 光疗期间应每4小时测体温

E. 光疗时须经常更换体位

7-21 婴儿抚触的顺序是

A. 头面部→胸部→上肢→腹部→下肢→背部

B. 头面部→上肢→胸部→腹部→下肢→背部

C. 头面部→胸部→腹部→上肢→下肢→背部

D. 头面部→上肢→胸部→腹部→背部→下肢

E. 头面部→胸部→腹部→背部→上肢→下肢

7-22 婴儿抚触的时间最好控制在

A. <10分钟 B. 10～15分钟
C. 15～20分钟 D. 20～25分钟
E. >30分钟

7-23 在进行婴儿抚触时,下列哪项操作是错误的

A. 抚触避免在饥饿或进食后1小时内进行

B. 最好在婴儿沐浴后进行

C. 注意用力适当,避免过重或过轻

D. 注意与婴儿进行语言和目光的交流

E. 抚触过程中如婴儿出现哭闹、兴奋性增加都为正常现象,可继续操作

7-24 婴儿盆浴时正确的水温是

A. 33～34℃ B. 35～36℃
C. 37～39℃ D. 40～41℃
E. 42～43℃

7-25 下列婴儿盆浴操作步骤中不妥的是

A. 用小毛巾或棉球由内眦向外眦轻轻擦拭婴儿眼睛

B. 擦洗面部时禁用肥皂

C. 擦洗头部时将患儿双耳廓向前折叠堵住外耳道口,防止水流入耳内

D. 最后用棉签清洁鼻孔

E. 用小毛巾或棉球由外眦向内眦轻轻擦拭婴儿眼睛

7-26 婴幼儿盆浴时应关闭门窗,调节室温至

A. 26～28℃ B. 25～30℃
C. 24～26℃ D. 22～24℃
E. 20～24℃

7-27 下列更换尿布的操作中不妥的是

A. 揭开患儿盖被,解开被污湿的尿布

B. 用尿布前半部分较洁净部分,由后向前擦净会阴部及臀部

C. 更换动作轻快

D. 尿布的长短松紧应适宜

E. 禁止将婴儿单独留在操作台上

7-28 小儿头皮静脉输液一般采用以下哪组静脉

A. 额上静脉

B. 颞浅静脉、耳后静脉

C. 外眦上部静脉

D. 顶部静脉、枕后静脉

E. 以上均正确

7-29 关于股静脉穿刺,下列叙述中错误的是

A. 穿刺部位在患儿腹股沟中、内1/3交界处

B. 在搏动点内侧0.3～0.5 cm处垂直穿刺

C. 在搏动点内侧0.3～0.5 cm处与皮肤呈45°角斜刺

D. 在腹股沟内侧1～3 cm处与皮肤呈45°角斜刺

E. 边向上提针边抽回血

7-30 股静脉穿刺的注意事项不包括

A. 严格执行无菌操作规程,防止感染

B. 有出血倾向者宜用此法

C. 穿刺失败不宜在同侧进行多次穿刺

D. 有凝血功能障碍者禁用此法

E. 如穿刺回血为鲜红色,则是动脉血,应立即拔出针头,按压5～10分钟

7-31 对患儿进行约束的目的是

A. 促进血液循环

B. 确保患儿的安全

C. 提高血氧浓度
D. 保持患儿体温稳定
E. 以防患儿走失

7-32 下列不是约束目的的是
A. 保证患儿接受治疗
B. 保证患儿身体安全
C. 为诊断疾病提供依据
D. 对躁动、谵妄患儿采取保护性措施
E. 对不合作患儿采取保护性措施

7-33 下列关于约束的注意事项中不正确的是
A. 肢体约束时,松紧以肢体不能脱出、不影响血液循环为宜
B. 患儿全身约束时,如躁动明显,可用绷带系于毯子外
C. 使用约束应具有必要性,应向患儿和家长解释
D. 对于神志不清、谵妄的患儿不可使用约束
E. 使用绷带约束,可将绷带系于床缘

7-34 下列关于约束保护法的叙述不正确的是
A. 选择使用正确的约束法并使患儿舒适
B. 定时检查患儿皮肤有无损伤和循环障碍
C. 约束要紧,防止患儿滑脱
D. 及时检查约束效果,发现不当时及时处理
E. 定时给予短时姿势改变

7-35 婴幼儿灌肠时,肛管插入的正确长度是
A. 婴儿2.5~4 cm,幼儿4~5 cm
B. 婴儿2.5~4 cm,幼儿5~7.5 cm
C. 婴儿2.5~4 cm,幼儿7.5~9 cm
D. 婴儿2~3 cm,幼儿5~7.5 cm
E. 婴儿2~3 cm,幼儿7.5~9 cm

7-36* 1~2岁婴幼儿每次灌肠液量正确的是
A. 100 ml
B. 150 ml
C. 200 ml
D. 250 ml
E. 300 ml

7-37 婴幼儿灌肠时应采取的体位是
A. 俯卧位
B. 右侧卧位
C. 左侧卧位
D. 仰卧位
E. 胸膝位

7-38 使用暖箱时,下列关于箱内湿度的说法中正确的是
A. 箱内湿度应保持在20%~30%
B. 箱内湿度应保持在35%~40%
C. 箱内湿度应保持在40%~60%
D. 箱内湿度应保持在60%~80%
E. 箱内湿度应保持在80%~95%

7-39 关于暖箱的使用,下列说法中错误的是
A. 暖箱水槽内需要加入蒸馏水
B. 据患儿日龄及体重调节适中温度
C. 避免放置暖箱在阳光直射、有对流风或取暖设备附近
D. 暖箱每天清洁,每2周更换1次
E. 患儿体温正常后每4小时测量1次体温

7-40 以下哪个出生体重的新生儿需要考虑使用暖箱
A. 1 800 g
B. 2 000 g
C. 2 100 g
D. 2 200 g
E. 2 500 g

7-41 光疗的适应证为
A. 新生儿寒冷损伤综合征
B. 新生儿破伤风
C. 新生儿颅内出血
D. 新生儿高胆红素血症
E. 新生儿败血症

7-42 光疗最常见的不良反应是
A. 腹泻
B. 发热
C. 皮疹
D. 溶血
E. 青铜症

7-43 进行蓝光治疗时,以下哪个波长最有效
A. 250nm
B. 300nm
C. 350nm
D. 400nm
E. 450nm

7-44 使用蓝光箱进行光疗时,患儿体温应保

持在

A. 35～35.7℃
B. 35.8～36.4℃
C. 36.5～37.2℃
D. 37.3～38℃
E. 36～38℃

7-45 黄疸患儿进行光疗前的准备措施不包括

A. 佩戴遮光眼罩
B. 尿布遮盖会阴部
C. 剪短手指甲
D. 清洁皮肤,并涂油保护
E. 粘贴透明薄膜,保护双足外踝处

7-46 蓝光疗法的不良反应不包括

A. 呕吐   B. 排绿色稀便
C. 皮疹   D. 感染
E. 发热

7-47* 行PICC置管后,在进行冲管时可选用的注射器及液体为

A. 2 ml注射器内装0.9%氯化钠溶液2 ml
B. 5 ml注射器内装0.9%氯化钠溶液5 ml
C. 5 ml注射器内装肝素5 ml
D. 10 ml注射器内装0.9%氯化钠溶液5 ml
E. 10 ml注射器内装肝素5 ml

7-48 使用置入性静脉输液港,常规更换输液港针头、敷料及肝素帽的时间为

A. 21天   B. 14天
C. 7天   D. 5天
E. 3天

7-49 置入性静脉输液港置管时的消毒方法,下列叙述中正确的是

A. 以静脉输液港为中心用1%有效碘由内向外消毒皮肤,然后待干
B. 以静脉输液港为中心用70%乙醇由内向外消毒皮肤,然后待干
C. 以静脉输液港为中心用1%有效碘由内向外消毒皮肤,然后以70%乙醇脱碘1次
D. 以静脉输液港为中心用1%有效碘由内向外消毒皮肤,然后以70%乙醇脱碘3次
E. 以静脉输液港为中心用70%乙醇由内向外清洁皮肤,然后以1%有效碘消毒

7-50 选择贵要静脉进行中心静脉置管,下列操作中正确的是

A. 测量插管长度时,患儿需仰卧,手臂外展45°
B. 为了监测可能出现的并发症,需测量并记录上臂中段的臂围
C. 消毒范围是穿刺点部位上下5 cm,两侧到臂缘
D. 穿刺过程中,当导管进入肩部时,让患者的头转向穿刺点对侧
E. 中心静脉导管应采用负压封管,以防止血液回流

7-51 中心静脉封管时,最适宜的注射器为

A. 50 ml注射器   B. 20 ml注射器
C. 10 ml注射器   D. 5 ml注射器
E. 2 ml注射器

7-52 静脉置管时,留置针刺入血管时与皮肤的角度是

A. 与皮肤平行   B. 5°
C. 15°～30°   D. 45°～60°
E. 30°～45°

7-53 下列哪项不是静脉置管的注意事项

A. 选择粗、直、弹性好、易于固定的静脉
B. 在满足治疗的前提下选用最小型号、最短的留置针
C. 敷贴如有潮湿、渗血,应及时更换
D. 穿刺肢体远端不能使用血压计袖带和止血带
E. 用药后应正压封管

7-54 股静脉穿刺后压迫穿刺点的时间为

A. 2分钟 B. 5分钟
C. 10分钟 D. 15分钟
E. 以不出血为宜

7-55 股静脉穿刺,患者采取的体位是
A. 仰卧位,大腿外展
B. 侧卧位,下面的腿伸直,上面的腿弯曲
C. 截石位
D. 平卧位,两腿伸直
E. 平卧位,两腿分开

7-56 灌肠液的适宜温度为
A. 33～35℃ B. 36～38℃
C. 39～41℃ D. 42～45℃
E. 与体温相同,37℃左右

A2型单项选择题(7-57～7-72)

7-57 患儿,男性,孕28周时出生,出生体重1 200 g。Apgar评分1分钟10分,5分钟10分。否认窒息抢救史,因早产后气促3小时入新生儿科治疗。体格检查:早产儿貌,脐带湿润。入科后予入暖箱、禁食、补液支持。患儿入院后优先考虑的补液通路是
A. 外周静脉留置针
B. 脐动脉置管
C. 置入式静脉输液港
D. PICC
E. 中心静脉导管(CVC)

7-58 患儿,男性,1.5月龄。母乳喂养,3天前出现明显的呛咳、吐奶,诊断为支气管肺炎收治入院。体格检查:新生儿貌,呼吸急促,鼻翼扇动,口唇微绀。入院后喂养方式应选择
A. 禁食 B. 奶瓶喂养
C. 鼻饲喂养 D. 药杯喂奶
E. 药匙喂奶

7-59 患儿,男性,9岁。腹膜后恶性肿瘤术后拟化疗。进行PICC置管,当导管送入10～15 cm时嘱患者头转向穿刺侧,下

颌贴紧肩部,其目的是为了防止
A. 导管折返 B. 送管困难
C. 导管异位 D. 穿刺处出血
E. 感染

7-60 患儿,女性,10日龄。因新生儿高胆红素血症收治入院,入院后给予光疗。光疗期间应遮盖的部位为
A. 眼睛及会阴部
B. 手掌及手腕部
C. 脚跟脚踝部
D. 膝部
E. 腹部

7-61 患儿,女性,2岁。因发热3天入院。据医嘱需进行股静脉穿刺取血,下列进针部位正确的是
A. 腹股沟中1/3与内1/3交界处、股动脉搏动点外侧1～2 cm处
B. 腹股沟中1/3与内1/3交界处、股动脉搏动点内侧1～2 cm处
C. 腹股沟中1/3与内1/3交界处、股动脉搏动点外侧0.3～0.5 cm处
D. 腹股沟中1/3与内1/3交界处、股动脉搏动点内侧0.3～0.5 cm处
E. 以上均不正确

7-62 患儿,女性,3日龄,体重3.1 kg。皮肤、巩膜发黄,血清总胆红素282 μmol/L。应采取的处理措施为
A. 换血疗法 B. 光照疗法
C. 输全血 D. 输血浆
E. 输白蛋白

7-63 患儿,女性,4月龄。因大便次数增多4天入院。给予头皮静脉输液,以下操作中不正确的是
A. 可选择颞浅静脉
B. 针头与皮肤呈15°～20°角刺入皮肤
C. 距静脉最清晰点,向后移0.3 cm进针
D. 回血后,再进针少许
E. 推注0.9%氯化钠溶液确认头皮针

在血管内

7-64 患儿,男性,11月龄。因大便次数增多收治入院。体格检查:臀部皮肤潮红,局部有渗血。以下为患儿提供的护理措施中正确的是
A. 便后用小毛巾由后至前擦洗臀部
B. 便后用肥皂清洗臀部
C. 将治疗尿布性皮炎的软膏、药物涂于臀部
D. 局部渗血处可涂抗生素软膏
E. 用塑料膜或油布包裹尿布,防止侧漏

7-65 患儿,男性,21月龄。因反复便秘2个月余收治入院。入院后医生开具灌肠医嘱。应选用下列哪种液量
A. 100 ml　　　B. 150 ml
C. 200 ml　　　D. 250 ml
E. 300 ml

7-66 患儿,男性,3.5岁。行左心室封堵术,术后气管插管返回监护室,体温36.4℃,呼吸80次/分。患儿躁动明显,责任护士对患儿进行约束,目的是
A. 促进血液循环
B. 确保患儿的安全
C. 提高血氧浓度
D. 保持患儿体温稳定
E. 防止患儿走失

7-67 患儿,男性,剖宫产娩出,5日龄。护士为其进行盆浴时正确的水温是
A. 34～36℃　　B. 37～39℃
C. 40～42℃　　D. 43～45℃
E. 高于体温1℃

7-68 患儿,男性,7日龄。测量经皮胆红素307.8 μmol/L,给予光疗。以下护士进行的准备措施中不正确的是
A. 用黑眼罩遮盖双眼
B. 用长条形尿布保护会阴
C. 沐浴或擦身
D. 在皮肤上涂油保护
E. 测体重

7-69 患儿,男性,13日龄。因高胆红素血症收治入院,入院后予双光光疗。以下关于该患儿光疗的说法中不正确的是
A. 光疗可能会产生一过性的皮疹或红斑
B. 保持灯管及反射板的清洁,防止灰尘、奶渍影响光照强度
C. 光疗时不显性失水增加,需适当补充液体
D. 光疗期间应每4小时测一次体温
E. 光疗时无须更换体位,以保证治疗效果

7-70 患儿,男性,10日龄。拟行PICC穿刺术,首选的穿刺血管是
A. 头皮静脉　　B. 颈内静脉
C. 贵要静脉　　D. 腋静脉
E. 腹股沟静脉

7-71 患儿,男性,6岁。因误服外婆的降血压药被父母送至急诊,服药名称及具体剂量不详。急诊医生开具医嘱,立即洗胃。首选的液体是
A. 0.9%氯化钠溶液
B. 50%葡萄糖溶液
C. 乳酸林格液
D. 碳酸氢钠注射液
E. 灭菌注射用水

7-72 患儿,男性,3岁。因急性胰腺炎收治入院。入院后医生开具医嘱,予禁食、胃肠减压。护士留置胃管时可采用下列哪种方法证实胃管在胃内
A. 推注奶液
B. 插入深度与测量深度一致
C. 导管末端放入盛有水的碗中,有气泡溢出
D. 抽取胃液
E. 出现呛咳

✏️ **A3型单项选择题(7-73～7-81)**

(7-73～7-75共用题干)
患儿,男性,2岁。因发热5天入院。护士

要为其进行盆浴。

7-73 婴幼儿盆浴的目的是
　　A. 使患儿清洁、舒适
　　B. 促进血液循环
　　C. 帮助皮肤排泄和散热,活动肌肉和肢体
　　D. 观察全身情况,尤其是皮肤情况
　　E. 以上均正确

7-74 盆浴的水温为
　　A. 28～30℃　　B. 31～33℃
　　C. 34～36℃　　D. 37～39℃
　　E. 40～42℃

7-75 盆浴时调节室温至
　　A. 20℃　　B. 22℃
　　C. 24℃　　D. 25℃
　　E. 26～28℃

(7-76～7-81 共用题干)

患儿,男性,5日龄。因皮肤黄疸较重,按医嘱置于蓝光箱内照射。

7-76 光疗的适应证为
　　A. 新生儿寒冷损伤综合征
　　B. 新生儿破伤风
　　C. 新生儿颅内出血
　　D. 新生儿败血症
　　E. 新生儿高胆红素血症

7-77 光疗超过多少小时会造成体内核黄素缺乏而导致溶血,需补充核黄素
　　A. 6小时　　B. 8小时
　　C. 12小时　　D. 24小时
　　E. 36小时

7-78 蓝光灯管使用时间一般多久需换新灯
　　A. 200小时　　B. 280小时
　　C. 250小时　　D. 300小时
　　E. 1000小时

7-79 用物准备中应除外的物品是
　　A. 护眼罩　　B. 尿布
　　C. 蓝光箱　　D. 透明保护膜
　　E. 爽身粉

7-80 将患儿置入光疗箱中,下列不妥的护理操作是
　　A. 调节箱温至26～28℃
　　B. 裸体置入蓝光箱(会阴、肛门部用尿布遮盖)
　　C. 戴上护眼罩,系好尿布
　　D. 给患儿洗澡清洁皮肤、剪短指甲
　　E. 双足外踝处用透明薄膜保护

7-81 光疗常见的不良反应是
　　A. 激惹　　B. 体温低于正常
　　C. 抽搐　　D. 食欲减退
　　E. 体温高于正常

✎ **A4型单项选择题(7-82～7-98)**

(7-82～7-83 共用题干)

患儿,男性,孕28周时出生,出生体重1200 g。Apgar评分1分钟10分,5分钟10分。否认窒息抢救史,因早产出生后气促3小时入新生儿科治疗,目前住院1周。

7-82 患儿目前需补液,优先考虑的补液通路是
　　A. 外周静脉留置针
　　B. 脐动脉置管
　　C. 脐静脉置管
　　D. PICC
　　E. CVC

7-83 使用暖箱时箱内的相对湿度应为
　　A. ＜20%　　B. 20%～40%
　　C. 40%～60%　　D. 60%～80%
　　E. ＞80%

(7-84～7-86 共用题干)

患儿,男性,出生体重3200 g。Apgar评分1分钟10分,5分钟10分。否认窒息抢救史。因喂奶后呛咳3天,发热半天收治入院。入院后予完善相关检查,注射氨苄西林钠舒巴坦抗感染。

7-84 患儿入院后优先考虑的补液通路是
　　A. 外周静脉留置针
　　B. 脐动脉置管
　　C. 脐静脉置管

D. PICC
E. CVC

7-85 该通路的有效留置期限为
A. <72小时   B. <6天
C. 1个月   D. 6~12个月
E. 1~1.5年

7-86 患儿入院第4天出现呕吐,呕吐物为咖啡色胃内容物。拍片提示坏死性小肠结肠炎,此时优先考虑的补液通路是
A. 外周静脉留置针
B. 脐动脉置管
C. 脐静脉置管
D. PICC
E. CVC

(7-87~7-90共用题干)
患儿,男性,3岁。出生后即出现反复呕吐,呕吐物为半消化奶。X线检查示先天性幽门肥厚。

7-87 患儿入院后予留置胃管,胃管的长度为
A. 45~55 cm
B. 14~18 cm
C. 前额发际至胸骨剑突长度
D. 鼻尖至耳郭再至胸骨剑突长度
E. 前额发际至耳垂再至胸骨剑突长度

7-88 当胃管插至咽喉部时,正确操作应该是
A. 托起头颈部,使患儿仰头
B. 嘱患儿做吞咽动作
C. 托起患儿头部使其下颌靠近胸骨柄
D. 置患儿平卧,头侧向一边
E. 加快插管动作以顺利插入胃管

7-89 当胃管插入15 cm后,患儿出现明显的呛咳、呼吸困难、口周发绀,此时应立刻
A. 给予氧气吸入   B. 嘱患儿深呼吸
C. 拔管重插   D. 暂停操作
E. 通知医生

7-90 确定胃管末端位置的方法,下列不正确的是
A. 推注空气,听气过水声,证实在胃内
B. 推注奶汁,患儿无呛咳,证实在胃内
C. 回抽注射器,见胃液,证实在胃内
D. 导管末端放在盛水的碗中,有气泡溢出,证实在气管内
E. 患儿呛咳,可能误入气管

(7-91~7-94共用题干)
患儿,男性,6日龄,体重3.75 kg。全身皮肤黄染4天收治入院。入院体格检查:患儿反应较差,全身皮肤及巩膜重度黄染,呼吸律不齐,抽泣式呼吸。实验室检查:总胆红素765 μmol/L,间接胆红素704.3 μmol/L,转氨酶正常。患儿血型A型,Rh(D)阳性;母亲血型O型,Rh(D)阳性。入院后即实施换血疗法。

7-91 该患儿换血量为
A. 150~180 ml   B. 250~350 ml
C. 350~450 ml   D. 450~550 ml
E. 550~650 ml

7-92 下列关于换血疗法的叙述中错误的是
A. 血源应选择:O型的红细胞加AB型血浆
B. 血源应选择:抗A、抗B效价不高的O型血
C. 不超过3天的库存血
D. 可选择中心静脉置管进行换血
E. 术前30分钟肌内注射苯巴比妥10 mg/kg

7-93 输入的血液要置于室温下预温,保持的温度是
A. 15~20℃   B. 21~26℃
C. 27~37℃   D. 38~40℃
E. 41~45℃

7-94 如患儿换血后情况稳定,多久可以试喂糖水
A. 1小时   B. 2小时
C. 4小时   D. 6小时
E. 8小时

(7-95~7-98共用题干)
患儿,女性,出生体重1 440 g,身长37 cm。

体格检查:早产新生儿外观,全身胎脂覆盖,四肢末端凉,肢端稍青紫;双肺呼吸音粗,未闻及干、湿啰音。

7-95 患儿须入暖箱保持体温,暖箱的湿度设置为70%,箱温应设置为
A. 37℃   B. 35℃
C. 34℃   D. 33℃
E. 32℃

7-96 使用肤控模式调节箱温,温度探头应放置在患儿的
A. 手腕处   B. 大腿内侧
C. 腹部较平坦处 D. 颈部
E. 额头

7-97 为了预防感染,应保持暖箱的清洁,具体的措施为
A. 每周清洁并更换蒸馏水,每月更换暖箱1次
B. 每天清洁并更换蒸馏水,每周更换暖箱1次
C. 每周清洁并更换蒸馏水,每2周更换暖箱1次
D. 每周清洁,每天更换蒸馏水,每月更换暖箱1次
E. 每天清洁并更换蒸馏水,每2个月更换暖箱1次

7-98 该患儿符合下列哪种情况就能考虑出暖箱
A. 体重达到1 800 g
B. 体重达到1 800 g,一般情况好,在32℃暖箱中穿单衣能保持正常体温
C. 体重达到1 800 g,一般情况好,在35℃暖箱中能保持正常体温
D. 体重达到1 800 g,一般情况好,在关闭的暖箱中穿单衣能保持正常体温
E. 体重达到1 800 g,一般情况好,体温一直保持在36.5~37.5℃

❋ **名词解释题(7-99~7-102)**

7-99 经外周静脉穿刺中心静脉置管

7-100 静脉输液港
7-101 光照疗法
7-102 换血疗法

❋ **简述问答题(7-103~7-124)**

7-103 简述更换尿布的目的。
7-104 更换尿布时的注意事项有哪些?
7-105 简述婴儿沐浴的目的。
7-106 简述婴儿沐浴的注意事项。
7-107 简述婴儿抚触的目的。
7-108 简述婴儿抚触的顺序。
7-109 简述婴儿抚触时的注意事项。
7-110 简述证实胃管在胃内的方法。
7-111 简述置胃管的注意事项。
7-112 如何检查奶瓶奶嘴开口的大小是否合适?
7-113 简述使用约束保护法的注意事项。
7-114 简述执行静脉留置管术的注意事项。
7-115 简述PICC穿刺部位的选择。
7-116 简述PICC置管的注意事项。
7-117 简述置入式静脉输液港的注意事项。
7-118 简述婴幼儿灌肠的注意事项。
7-119 简述新生儿入暖箱的条件。
7-120 简述新生儿出暖箱的条件。
7-121 简述暖箱使用的注意事项。
7-122 简述婴儿光疗的注意事项。
7-123 简述新生儿换血时血源选择的原则。
7-124 简述新生儿换血时的注意事项。

❋ **综合应用题(7-125~7-127)**

7-125 患儿,男性,3日龄,体重2 430 g。因皮肤黄染2天入院。吃奶好,无吐奶、呛奶;二便正常。体格检查:体温37.2℃,脉搏136次/分,呼吸52次/分;口唇红润,四肢温暖,各项反射均可,全身皮肤中度黄染,前囟张力不高;双侧瞳孔等大等圆,对光反射存在;心律齐。实验室检查:总胆红素225.15 μmol/L。诊断为新生儿

高胆红素血症。

请解答：

(1) 该患儿主要的治疗方法是什么？

(2) 简述该治疗方法的操作步骤。

7-126 某患儿胎龄 29^{+6} 周时剖宫产出生。出生体重 1 000 g，Apgar 评分 1 分钟 8 分，5 分钟 10 分。出生后 10 分钟即出现呻吟、气促、鼻翼扇动、吐沫及发绀，紧急转入院。体格检查：体温 35.2℃，脉搏 186 次/分，呼吸 70 次/分；三凹征明显，肝肋下 3 cm；哭声弱，四肢肌张力弱。SaO_2 75%。

请解答：

(1) 应为该患儿采取的保暖措施有哪些？

(2) 简述保暖操作步骤及注意事项。

7-127 患儿，男性，3 岁。发现血常规异常 1 个月余。血常规检查：白细胞计数 $29.6×10^9/L$，血红蛋白 92 g/L，血小板计数 $45×10^9/L$，幼稚细胞占 30%。考虑急性白血病可能，遂以"急性白血病"为诊断收入院。骨髓穿刺结果：急性淋巴细胞白血病。拟行 VDLP 化疗，用药包括：口服泼尼松，静脉给予长春新碱和柔红霉素。

请解答：

(1) 对于该患儿应选择哪种输液方式？

(2) 简述输液操作步骤及注意事项。

答案与解析

A1 型单项选择题

7-1	C	7-2	D	7-3	C	7-4	E
7-5	E	7-6	D	7-7	D	7-8	E
7-9	D	7-10	B	7-11	E	7-12	A
7-13	D	7-14	B	7-15	C	7-16	D
7-17	D	7-18	A	7-19	A	7-20	B
7-21	C	7-22	C	7-23	A	7-24	C
7-25	E	7-26	A	7-27	C	7-28	E
7-29	C	7-30	A	7-31	D	7-32	C
7-33	D	7-34	C	7-35	D	7-36	C
7-37	C	7-38	C	7-39	D	7-40	C
7-41	D	7-42	B	7-43	E	7-44	C
7-45	D	7-46	C	7-47	C	7-48	E
7-49	D	7-50	B	7-51	C	7-52	C
7-53	D	7-54	C	7-55	A	7-56	C

A2 型单项选择题

7-57	A	7-58	C	7-59	C	7-60	A
7-61	D	7-62	B	7-63	D	7-64	C
7-65	C	7-66	B	7-67	B	7-68	D
7-69	E	7-70	C	7-71	A	7-72	D

A3 型单项选择题

7-73	E	7-74	D	7-75	E	7-76	E
7-77	D	7-78	E	7-79	E	7-80	A
7-81	E						

A4 型单项选择题

7-82	D	7-83	D	7-84	A	7-85	B
7-86	D	7-87	D	7-88	A	7-89	C
7-90	D	7-91	E	7-92	D	7-93	C
7-94	D	7-95	B	7-96	C	7-97	B
7-98	B						

部分选择题解析

7-1 解析：使用暖箱的肤控模式调节箱温时，应将温度探头置于患儿腹部较平坦处。

7-2 解析：入暖箱的条件：①出生体重在 2 000 g 以下；②体温偏低或不升；③需要保护性隔离，如患剥脱性皮炎等。

7-4 解析：出暖箱的条件：①体重达到 2 000 g 以上，室温 22~24℃ 时能维持正常体温，一般情况良好，吸吮力良好、有力；②在暖箱中生活 1 个月以上，体重未达 2 000 g，一般情况良好。

7-10 解析: 婴幼儿头皮静脉丰富、表浅,头皮静脉输液方便患儿肢体活动,但头皮静脉输液一旦发生药物外渗,局部容易出现瘢痕,影响皮肤生长发育和美观。因此,目前临床上建议患儿不宜选头皮静脉输液,应以上肢静脉为首选。

7-13 解析: 奶液是细菌的良好培养基,鼻饲结束后要推注少量温水,以冲净胃管内残留的剩余液体。鼻饲过程中应避免将空气推注进胃内。

7-14 解析: 勿使用液状石蜡油,以免误入气管,造成吸入性肺炎。

7-16 解析: PICC 置入长度测量方法:①经上肢置管。将患儿手臂外展 90°,从预穿刺点沿静脉走行至胸骨。②经下肢置管。将患儿下肢外展 45°,从穿刺点沿静脉走行至腹股沟,再至脐,最后至剑突。

7-17 解析: 鼻饲喂养的目的是对不能经口摄取食物的患儿,通过胃管灌注流质食物、水分及药物,维持其营养和治疗的需要。

7-36 解析: 婴幼儿灌肠须使用等渗液,灌肠量遵医嘱而定,一般小于 6 月龄者每次约为 50 ml;6 月龄至 1 岁者每次约为 100 ml;1~2 岁者每次约为 200 ml;2~3 岁者每次约为 300 ml。

7-47 解析: PICC 冲管使用 10 ml 以上的空针,冲管液体量至少为管腔容量的 2 倍,使用 0.9% 氯化钠溶液冲管即可。禁用 10 ml 以下的注射器,以防压力过大使导管断裂。

名词解释题

7-99 经外周静脉穿刺中心静脉置管(peripherally inserted central venous catheter, PICC)是利用导管从外周浅静脉进行穿刺,循静脉走行到达靠近心脏大静脉的置管技术。置管成功率高、操作简单、不需局麻,在儿科护理中的应用日益广泛。

7-100 静脉输液港简称输液港,是一种全置入式、埋置于人体内的闭合输液系统,包括 1 条中央静脉导管、导管末端连接的穿刺座,是目前临床静脉输液系统的最新技术。

7-101 光照疗法又称光疗,是一种降低血清未结合胆红素的简便易行的方法,主要通过一定波长的光线使新生儿血液中的脂溶性未结合胆红素转变为水溶性异构体,易于从胆汁和尿液排出体外,从而降低血清胆红素水平。

7-102 换血疗法是用 1 名或多名供血者的红细胞和血浆,替换受血者大部分,甚至全部的红细胞和血浆,以换出致敏红细胞和血清中的免疫抗体,阻止继续溶血,降低未结合胆红素,防止核黄疸发生。换血疗法也可纠正贫血,防止缺氧及心功能不全。换血疗法可用于治疗新生儿溶血、高胆红素血症、弥散性血管内凝血(disseminated intravascular coagulation, DIC)和败血症等。

简述问答题

7-103 更换尿布的目的:①保持臀部皮肤清洁干燥;②预防尿布性皮炎的发生;③增加患儿舒适度;④预防臀红。

7-104 更换尿布时的注意事项:①事先备齐用物;②评估排泄物的色、性、量;③清洁皮肤时遵循由会阴向肛门(由前向后)的顺序;④每次清洁臀部皮肤后涂抹护臀霜,以保护局部皮肤;⑤尿布后方到达腰部,前方至脐下 2~3 cm,这样可以减少皮肤沾染尿便的机会,也可以保持肚脐清洁;⑥松紧适宜,以能够插进 2 根手指为宜。

7-105 婴儿沐浴的目的:①促进全身血液循环及四肢活动;②增进舒适、保持清洁、避免感染;③预防尿布疹;④为患儿进行全身体格检查。

7-106 婴儿沐浴的注意事项:①室温保持在 26~28℃;②调节合适的水温及水流,水温保持 38~40℃,避免烫伤;③避免水进入外耳道;④更换纱布清洗会阴部,由前向后,避免肛周污物流入阴道。

7-107 婴儿抚触的目的:①促进婴儿的生长发育(体格、智力);②减轻机体对刺激的应激反应；③促进婴儿的行为发育和协调能力；④增强婴儿自我认知能力；⑥促进安静睡眠；⑦促进亲子关系。

7-108 婴儿抚触的顺序：头面部→胸部→腹部→上肢→下肢→背部。

7-109 进行婴儿抚触时的注意事项：①操作前严格按照7步洗手法进行手卫生的消毒；②保持适宜的房间温度（26～28℃）；③选择合适的时机，在婴儿沐浴后、两餐之间或婴儿清醒时进行；④抚触过程中须观察婴儿体温、心率、呼吸和肤色，婴儿哭闹时应暂停抚触并查找原因；⑤按照顺时针方向按摩腹部。

7-110 证实胃管在胃内的方法：①将外管端置于0.9%氯化钠溶液液面下，观察是否有气泡，应无气泡逸出；②用空针将空气快速推入胃管中，同时胃泡处听诊应有气过水声；③用空针回抽观察，应有胃液或胃内容物。

7-111 置胃管的注意事项：①评估患儿体重、腹部的症状、体征，选择合适型号的胃管；②用0.9%氯化钠溶液湿润胃管前端；③当胃管插至咽喉部时，应托起患儿头颈部；④如遇阻力或患儿有呛咳、恶心、面色发绀等现象时应暂停，恢复后再插。

7-112 检查奶瓶奶嘴开口的大小是否合适：①3～4个月婴儿用的奶嘴，以奶瓶倒置时两滴奶之间稍有间隔为宜；②4～6个月婴儿宜用奶液能连续滴出的奶头；③6个月以上的婴儿可用奶液能较快滴出形成一条直线的奶嘴。

7-113 约束保护法的注意事项：①签订"知情同意书"；②严格掌握适应证，尽量不用；③定时松解，注意观察约束部位的皮肤情况；④记录约束的时间和解除约束的时间及相应措施。

7-114 执行静脉留置管术的注意事项：①选择血管时宜选择直而易于固定部位的血管；②在满足治疗的前提下，应尽量选择细、短的外周静脉短导管；③消毒范围大小合适，遵循无菌原则，皮肤消毒后充分待干；④核对患儿身份；⑤结合患儿情况，为患儿及家属进行健康指导。

7-115 PICC穿刺部位的选择：①首选上肢的贵要静脉；②避开触及疼痛、有开放性伤口、有感染的区域。

7-116 PICC置管的注意事项：①查看有无签订"置管知情同意书"；②严格遵循无菌原则；③最大无菌屏障；④送管要慢，以免刺激和损伤血管内膜，引起机械性静脉炎；⑤穿刺上肢时，送至腋下须将患儿头转向穿刺侧，下颌靠近胸部，继续送管；⑥外管妥善固定，避免因牵拉而导致脱管；⑦每班均需要测量穿刺侧肢体与对侧肢体的上下臂围或腿围；⑧PICC摄片定位时，患儿置管处的肢端姿势应为内收、屈曲的自然功能位。

7-117 置入式静脉输液港的注意事项：①不应在连接置入式输液港的一侧肢体上进行血流动力学监测和静脉穿刺；②必须使用无损伤针穿刺输液港；③针头必须垂直刺入，以免针尖刺入输液港侧壁；④穿刺动作轻柔，感觉有阻力时，不可强行进针，以免针尖与注射座底部推磨，形成倒钩。

7-118 婴幼儿灌肠的注意事项：①体位取膀胱截石位，抬起双下肢，略垫高臀部，冬天应注意保暖；②选择粗细、软硬适中的肛管；③用凡士林润滑肛管前端15～20 cm；④缓慢、轻柔地将肛管插入肛门7～10 cm，插管过程中如遇阻力或患儿哭吵剧烈，切忌使用暴力，防止造成肠穿孔；⑤在灌肠过程中，应随时注意患儿的面色及反应，保证灌出量≥灌入量，谨防因肠穿孔而引起患儿哭吵加剧、腹胀及便血等症状。

7-119 新生儿入暖箱的条件：①体重＜2 000 g；②体温偏低或不升，如硬肿症患儿等；③需要保护性隔离，如剥脱性皮炎患儿等。

7-120 新生儿出暖箱的条件：①体重增加到2 000 g以上；②室温22～24℃时能维持正常体温，一般情况良好，吸吮力良好、有力者，可给予出暖箱；③在暖箱中生活1个月以上，体重不到2 000 g，一般情况良好者，遵医嘱灵活掌握。

7-121 暖箱使用的注意事项：①每天清洁暖箱；②每天更换水槽内的灭菌蒸馏水；③注意

安全,及时关闭暖箱门;④早产儿每2天测体重1次;⑤每6小时监测并记录体温,每小时监测并记录箱温。

7-122 婴儿光疗的注意事项:①保持患儿皮肤清洁。不抹乳霜、油和任何液体,防止光线的照射引起灼伤。②患儿全身裸露,除会阴部给予大小合适的光疗尿布保护,眼部佩戴合适的眼罩外,尽可能多地暴露皮肤。③光疗前剪短指甲,防止因哭吵或烦躁抓破皮肤。④肘部、膝部、踝部和足跟等处给予透明敷贴保护,以防患儿烦躁时与物体产生摩擦。⑤每4小时测量体温1次,测量体温时应关闭光疗灯,减少误差。⑥病情的观察。光疗时,注意观察患儿的全身情况,有无抽搐、呼吸暂停及发绀的表现,对于烦躁的患儿应及时给予安抚及镇静,防止意外的发生。⑦胆红素水平监测。

7-123 新生儿换血时血源选择的原则:①Rh血型不合者,应采用Rh血型与母亲相同、ABO血型与患儿相同的血源;②ABO血型不合者,可用O型的红细胞加AB型血浆的混合血;③其他罕见血型溶血,应根据具体的血型抗体类别来决定血源;④其他原因高胆红素血症可选用与患儿同型的血源。

7-124 新生儿换血时的注意事项:①换血操作应在手术室或经消毒处理的环境中进行,整个换血过程要严格无菌操作;②术前停止喂奶1次,并抽出胃内容物以防止呕吐;③置患儿于远红外台,给予必要的约束,对烦躁的患儿遵医嘱给予镇静剂镇静;④选择合适的外周血管,建立2个静脉通路和1个动脉通路;⑤换血前、中、后抽取血标本,送检生化、血气分析、血糖等以判断换血效果及病情变化;⑥换血速度从少量开始,采取先慢后快的原则;⑦换血时观察输出血量与进入血量是否一致,两者必须同步进行,防止发生失血性休克或体液过多而引起肺水肿;⑧尽量使用3天内的新鲜血液,避免库存血。

综合应用题

7-125 (1)该患儿主要的治疗方法是光照疗法。

(2)光疗操作步骤分前、中、后3个阶段。

光疗前的准备:①光疗设备的检查。②环境准备。暖箱内或光疗箱内光疗时,灯下温度达到30℃后,将患儿放入;置远红外下光疗时,设置肤温36.5℃后给予光疗。③患儿准备。光疗前,保持患儿皮肤清洁,不使用爽身粉、乳霜、油和任何液体,防止光线的照射引起灼伤;给予大小合适的光疗尿布保护会阴部,佩戴合适的眼罩,剪短指甲。

光疗过程中的操作:①保证患儿安全。光疗箱内光疗时,患儿的肘部、踝部给予透明敷贴保护,以防止患儿烦躁时与物体产生摩擦;全程心电监护。②体位的安置。患儿应置于床中央,确保全身皮肤可以被照射;若患儿烦躁、移动体位,巡回时应及时纠正,并及时调整光疗灯的位置。③体温监测。每4小时测量体温1次,测量体温时应关闭光疗灯,减少误差。当37.5℃≤肤温<38℃时,下调环境温度0.5℃;肤温≥38℃,遵医嘱给予降温处理。④保证体液的平衡。每4小时监测患儿的每千克体重的尿量,必要时给予体液补足。⑤病情的观察。光疗时,注意观察患儿的全身情况,有无抽搐、呼吸暂停及发绀的表现,对于烦躁的患儿应及时给予安抚及镇静,防止意外的发生。⑥血清胆红素监测。

光疗后的护理:光疗结束后,应再次进行全身沐浴或擦身,并检查全身有无破损及炎症;光疗后,血清胆红素水平至少应随访24小时,防止明显反弹的发生。

7-126 (1)应为该患儿采取的保暖措施为立即擦干并抱入预热的暖箱。

(2)操作步骤:①操作前严格按照7步洗手法进行手卫生消毒;②将蒸馏水加入暖箱水槽中至水位指示线;③设定的箱温比患儿的体温高1℃,每小时测体温、箱温1次,再根据体温情况调节箱温,直至直肠温度至36.5~37.5℃;④核对患儿腕带、暖箱上的住院卡;⑤将患儿放入暖箱,并根据病情选择合适的体位,如侧卧、仰卧和俯卧位。

注意事项:①每天清洁暖箱;②每天更换水槽内的灭菌蒸馏水;③注意安全,及时关闭暖箱门;④早产儿每2天测体重1次;⑤每6小时监测并记录体温,每小时监测并记录箱温。

7-127 (1) 该患儿应选择PICC。

(2) 输液操作步骤:①选择穿刺部位。贵要静脉、肘正中静脉、头静脉和大隐静脉都可作为穿刺静脉,其中贵要静脉为最佳选择。②患儿仰卧,将手臂外展90°,测量插管的长度。③测量并记录上臂中段臂围,用于监测可能出现的并发症,如渗漏和栓塞。④打开PICC导管包,建立无菌区,戴无菌手套,按无菌技术在患儿手臂下垫治疗巾。⑤按规定消毒,范围在穿刺部位上下各10 cm,两侧到臂缘。⑥更换无菌手套,铺孔巾,检查导管的完整性,冲洗管道。⑦请助手扎止血带,穿刺与常规静脉穿刺相同,见回血后再进少许,固定导引套管,让助手松开止血带,示指固定导引套管,中指压在套管尖端所处血管处减少出血,退出穿刺针。⑧用镊子或手从导引套管轻轻送入PICC导管,当导管进入肩部时,让患儿头转向穿刺侧,下颌贴向肩部,避免导管误入颈内静脉,将导管置入预计刻度后,退出导引套管,同时注意固定导管。⑨用注射器抽吸回血并注入0.9%氯化钠溶液,确保管道通畅,无血液残留,连接可来福接头或肝素帽,用肝素盐水正压封管。⑩清理穿刺点,再次消毒,固定导管,注明穿刺日期、时间。⑪操作完毕,行X线检查,观察导管尖端是否处在预计位置。⑫确定导管的位置正确后,将输液装置与导管相连,即可输入药物。⑬交代患儿及家长注意事项、清理用物、洗手和记录置管过程。

注意事项:①导管送入要轻柔,注意观察患儿反应。②每次静脉输液结束后应及时冲管,减少药物沉淀。③封管时禁用10 ml以下的注射器,以防压力过大使导管断裂,使用静脉输液泵时也应注意防止压力过大。④封管时应采取脉冲方式,并维持导管内正压,如为肝素帽,退针时应维持推注,以防止血液回流导致导管堵塞。⑤指导患儿和家长,切勿进行剧烈活动,特别是穿、脱贴身衣物时,应保护导管,防止移位或断裂。⑥穿刺处透明敷贴应在第1个24小时更换,以后根据敷料及贴膜的使用情况决定更换频次。敷料潮湿、卷曲或松脱时,应立即更换。⑦每天测量上臂中段臂围,注意观察导管置入部位有无液体外渗、炎症等现象。⑧导管的留置时间应由医生决定。拔除导管时,动作应轻柔、平缓,不能过快、过猛;导管拔除后,立即压迫止血,创口涂抗菌药膏封闭皮肤创口,以防空气栓塞;用敷料封闭式固定后,每24小时换药,直至创口愈合;拔除的导管应测量长度,观察有无破损或断裂。

(黄 勤 陆春梅)

第八章

新生儿与新生儿疾病患儿的护理

选择题(8-1～8-302)

A1 型单项选择题(8-1～8-160)

8-1 依据儿童年龄期的划分,新生儿是指
　　A. 从孕期 28 周到出生后 7 天的婴儿
　　B. 从孕期 28 周到出生后 14 天的婴儿
　　C. 从出生后脐带结扎到满 2 周的婴儿
　　D. 从出生后脐带结扎到满 28 天的婴儿
　　E. 从出生后脐带结扎到满 30 天的婴儿

8-2 我国围生期是指
　　A. 从妊娠 28 周到出生后 1 周
　　B. 从出生后到满 2 周
　　C. 出生后 1 周内
　　D. 从出生后到满 3 周
　　E. 从胎儿娩出、脐带结扎到满 28 天

8-3 下列关于新生儿期的特点中不正确的是
　　A. 死亡率高
　　B. 发病率高
　　C. 各器官功能发育完善
　　D. 感染率高
　　E. 适应能力较差

8-4* 足月儿是指
　　A. 胎龄>15 周且<28 周的新生儿
　　B. 胎龄>28 周且<37 周的新生儿
　　C. 胎龄>37 周且<42 周的新生儿
　　D. 胎龄>42 周的新生儿
　　E. 胎龄≥42 周的新生儿

8-5* 早产儿是指胎龄未满多少周的新生儿
　　A. 28 周　　　　B. 37 周
　　C. 38 周　　　　D. 36 周
　　E. 42 周

8-6* 过期产儿是指
　　A. 胎龄>37 周且<40 周的新生儿
　　B. 胎龄>37 周且<42 周的新生儿
　　C. 胎龄>40 周且<42 周的新生儿
　　D. 胎龄>40 周的新生儿
　　E. 胎龄≥42 周的新生儿

8-7 正常出生体重儿的体重为
　　A. 1 000～1 500 g
　　B. <1 000 g
　　C. 2 000～4 000 g
　　D. 2 500～4 000 g
　　E. 2 500～5 000 g

8-8 低出生体重儿是指出生 1 小时内体重小于
　　A. 2 500 g　　　　B. 2 600 g
　　C. 2 700 g　　　　D. 3 800 g
　　E. 2 900 g

8-9 极低出生体重儿的体重为
　　A. 2 000～2 500 g
　　B. <1 000 g
　　C. <2 000 g
　　D. <1 500 g
　　E. 2 500～5 000 g

8-10 超低出生体重儿的体重为
　　A. 2 000～2 500 g
　　B. <1 000 g
　　C. <2 000 g
　　D. <1 500 g
　　E. 2 500～5 000 g

8-11 巨大儿的体重为
  A. 2 500～3 000 g
  B. <1 000 g
  C. <2 000 g
  D. <1 500 g
  E. >4 000 g

8-12 适于胎龄儿是指出生体重在相同胎龄平均体重的第几百分位数的新生儿
  A. 第10百分位数以下
  B. 第20百分位数以下
  C. 第50～60百分位数
  D. 第10～90百分位数
  E. 第90百分位数以上

8-13 小于胎龄儿是指出生体重在相同胎龄平均体重的第几百分位数的新生儿
  A. 第10百分位数
  B. 第20百分位数以下
  C. 第50～60百分位数
  D. 第10～90百分位数
  E. 第90百分位数以上

8-14 大于胎龄儿是指出生体重在相同胎龄平均体重的第几百分位数的新生儿
  A. 第10百分位数以下
  B. 第20百分位数以下
  C. 第50～60百分位数
  D. 第10～90百分位数
  E. 第90百分位数以上

8-15 足月小样儿是指
  A. 胎龄超过37周而体重不足2 500 g
  B. 胎龄未满37周而体重不足2 500 g
  C. 胎龄超过37周而体重超过2 500 g
  D. 胎龄未满37周而体重超过2 500 g
  E. 胎龄超过37周而体重不足3 000 g

8-16 下列哪种情况不属于高危新生儿所具有
  A. 母亲Rh阴性血型
  B. 母亲臀位分娩
  C. 巨大儿
  D. 出生时Apgar评分为9分
  E. 母亲患有糖尿病

8-17 下列符合早产儿外观特点的是
  A. 乳腺明显有结节
  B. 耳壳软骨发育好
  C. 皮肤红润、胎毛少
  D. 指甲长过指尖
  E. 足底光滑、纹理少

8-18* 下列关于足月新生儿的外观特点中错误的是
  A. 胎毛少,四肢屈曲
  B. 皮肤红润,肌肉有一定张力
  C. 乳晕清晰,足底纹理深、多
  D. 指甲未超过指尖
  E. 乳房扪及结节

8-19 关于早产儿的特征,以下哪项不正确
  A. 体表面积相对大,产热不足,体温常偏低
  B. 吸吮、吞咽能力差,喂养较困难
  C. 生理性黄疸程度重,但消退早
  D. 凝血因子合成不足,易发生出血
  E. 生长发育速度较足月儿快,营养物质需求相对较多

8-20 关于早产儿的外观特点,下列错误的是
  A. 足底光滑、纹理少
  B. 胎毛多,水肿
  C. 头发细软
  D. 耳壳缺乏软骨,耳舟不清
  E. 男婴睾丸已降至阴囊,女婴大阴唇不能遮盖小阴唇

8-21* 新生儿正常呼吸的表现不包括
  A. 浅表、不规则呼吸
  B. 主要靠膈肌呼吸
  C. 以腹式呼吸为主
  D. 可有短暂的呼吸暂停
  E. 以胸式呼吸为主

8-22 早产儿有呼吸暂停,主要是因为
  A. 膈肌位置高
  B. 肋间肌肌力弱
  C. 肺泡数量相对少

D. 肺泡表面活性物质(PS)少
E. 呼吸中枢相对不成熟

8-23 新生儿出生时呼吸频率为
A. 10~20次/分　　B. 20~30次/分
C. 30~40次/分　　D. 40~45次/分
E. 60~70次/分

8-24 足月儿生后第1小时内呼吸频率是
A. 20~30次/分　　B. 40~50次/分
C. 60~80次/分　　D. 90~100次/分
E. 100~110次/分

8-25 下列关于新生儿呼吸系统的说法中错误的是
A. 呼吸延迟容易出现湿肺
B. 新生儿胸廓小
C. 主要靠膈肌运动
D. 呼吸呈胸式呼吸
E. 胸廓运动较小

8-26 患儿突然发生呼吸暂停,下列护理措施中不正确的是
A. 无须处理,等其自行恢复
B. 拍打足底,将患儿置于水囊床垫上
C. 仰卧时肩下放置软垫,避免颈部屈曲
D. 可给予持续低流量吸氧
E. 床旁准备急救物品和药物

8-27 正常新生儿安静状态下的心率为
A. 155~160次/分
B. 150~155次/分
C. 120~140次/分
D. 105~110次/分
E. 100~105次/分

8-28 以下说法中不符合正常新生儿循环系统特点的是
A. 心前区可闻及生理性杂音
B. 心率快,平均120~140次/分
C. 血压平均为70/50 mmHg
D. 卵圆孔、动脉导管有功能性关闭
E. 肺血管阻力较出生前增高

8-29 新生儿易发生溢乳的原因是

A. 胃呈垂直位
B. 贲门括约肌紧张
C. 幽门括约肌松弛
D. 胃容量较小
E. 胃呈水平位

8-30 新生儿排胎粪和排尿的时间分别为
A. 出生后6小时内、24小时内
B. 出生后6小时内、12小时内
C. 出生后12小时内、24小时内
D. 出生后24小时内、12小时内
E. 出生后12小时内、6小时内

8-31* 正常新生儿消化系统的特点是
A. 消化面积相对较大,不利于营养的吸收
B. 胰淀粉酶活性较高
C. 胎粪呈黑色,一般出生后12小时内开始排泄
D. 肝葡萄糖醛酸转移酶活性较高
E. 胃呈水平位,贲门括约肌发育较幽门括约肌差

8-32* 新生儿出生后开始排出胎粪的时间是
A. 24小时内　　B. 12小时内
C. 10小时内　　D. 8小时内
E. 6小时内

8-33 新生儿出生后多长时间不排胎粪应检查其有无消化道畸形
A. 8小时　　　　B. 12小时
C. 24小时　　　D. 36小时
E. 48小时

8-34 下列关于早产儿泌尿系统的说法中错误的是
A. 肾小管对醛固酮反应低下
B. 肾脏排钠减少,易发生高钠血症
C. 血中碳酸氢盐浓度极低
D. 蛋白质摄入量增多时,易发生代谢性酸中毒
E. 肾脏对葡萄糖的重吸收能力较低

8-35* 新生儿出生后最初几天内,其尿液放置后有红褐色沉淀,主要原因为

A. 肾小球滤过率低
B. 肾功能受损
C. 尿酸盐结晶
D. 代谢性酸中毒
E. 代谢性碱中毒

8-36 小儿淋巴细胞与中性粒细胞比例第 1 次交叉出现于
A. 4~6 日龄   B. 3 月龄
C. 4~6 岁   D. 7 岁
E. 8 岁

8-37 下列关于正常新生儿血液特点的叙述中错误的是
A. 出生时红细胞数较高
B. 血红蛋白中胎儿血红蛋白约占 70%
C. 刚出生时白细胞数较高,第 3 天开始下降
D. 出生后第 4~6 天中性粒细胞和淋巴细胞比例相近
E. 出生时血小板计数极低

8-38 足月新生儿出生时存在且以后也不消失的反射是
A. 觅食反射
B. 角膜反射
C. 握持反射
D. 颈肢反射
E. 腹壁反射

8-39 出生时不存在,以后逐渐出现并不消失的反射是
A. 角膜反射   B. 瞳孔对光反射
C. 拥抱反射   D. 腹壁反射
E. 巴宾斯基征

8-40 出生时存在,以后逐渐消失的反射是
A. 角膜反射   B. 瞳孔对光反射
C. 拥抱反射   D. 腹壁反射
E. 巴宾斯基征

8-41 对新生儿进行神经反射检查,下列哪项属正常的
A. 颈强直阳性   B. 拥抱反射阳性
C. 握持反射阴性 D. 吸吮反射阴性

E. 觅食反射阴性

8-42* 新生儿脑相对较大,脑重量占体重的
A. 40%~50%   B. 30%~40%
C. 20%~30%   D. 10%~20%
E. 5%~10%

8-43 新生儿不正常的表现有
A. 口内有马牙
B. 乳腺肿大
C. 3~4 日龄体温 39℃,一般情况良好
D. 面色苍白、拒乳
E. 出现拥抱反射

8-44 新生儿特有的神经反射下列哪项除外
A. 吸吮反射   B. 握持反射
C. 腹壁反射   D. 觅食反射
E. 拥抱反射

8-45 新生儿体内抗体含量较高的是
A. IgM   B. IgG
C. IgA   D. IgD
E. IgE

8-46* 可通过胎盘从母体获得的免疫球蛋白是
A. IgA   B. IgG
C. IgM   D. IgD
E. IgE

8-47 母乳中含量较高的免疫球蛋白是
A. IgA   B. IgD
C. IgE   D. IgG
E. IgM

8-48 下列关于新生儿免疫系统的描述中错误的是
A. 白细胞吞噬作用差
B. 细胞免疫功能发育健全
C. 皮肤、黏膜的屏障功能差
D. IgA 缺乏,易患呼吸道、消化道感染
E. IgM 缺乏,易患大肠埃希菌感染

8-49 下列新生儿易发生感染的原因中错误的是
A. 非特异性免疫功能不成熟
B. 特异性免疫功能成熟

C. 不清洁断脐

D. 皮肤薄、嫩,易被损伤

E. 尿液、粪便经常刺激臀部皮肤

8-50 婴幼儿易患呼吸道感染与下列哪种免疫球蛋白低下有关

A. SIgA B. IgD
C. IgE D. IgG
E. IgM

8-51 早产儿体温调节功能差,体温的维持主要依靠

A. 温暖的病房温度
B. 尽早、足量的母乳摄入
C. 自发的肢体活动
D. 肌肉的收缩产热
E. 棕色脂肪的产热作用

8-52 中性温度是指

A. 肛温 B. 腋温
C. 皮温 D. 体温
E. 环境温度

8-53 下列关于新生儿体温调节的特点中正确的是

A. 体温调节中枢发育完善
B. 体表面积小,不易散热
C. 能量储备少,产热不足
D. 皮下脂肪厚,保温作用好
E. 皮肤血管丰富,利于维持体温

8-54 下列哪项不是新生儿特殊的生理状态

A. 生理性体重下降
B. 生理性黄疸
C. 假月经
D. 乳腺肿大
E. 生理性溢奶

8-55 下列不属于新生儿常见的正常生理状态的是

A. 乳腺增大 B. 生理性黄疸
C. 假月经   D. 臀红
E. 螳螂嘴

8-56 下列关于新生儿特殊生理状况的叙述中错误的是

A. 生理性体重下降范围为出生体重的 3%~9%,10 天左右恢复

B. 乳腺肿大于出生后 3~5 天发生,2~3 周消退

C. 口腔内的马牙和螳螂嘴无须处理

D. 女婴体内会产生少量雌激素,从而形成假月经

E. 假月经一般于出生后 5~7 天出现,持续 2~3 天

8-57 下列不属于新生儿特殊生理现象的是

A. 生理性黄疸
B. 假月经
C. 马牙
D. 新生儿寒冷损伤综合征
E. 生理性体重下降

8-58 新生儿生理性体重下降,平均比出生时下降

A. 10%以上 B. 3%~9%
C. 12%   D. 15%
E. 20%

8-59 新生儿生理性体重下降一般不超过

A. 5%   B. 10%
C. 15% D. 20%
E. 30%

8-60 新生儿生理性体重下降,其恢复时间为出生后

A. 2 天左右 B. 5 天左右
C. 10 天左右 D. 15 天左右
E. 20 天左右

8-61 下列哪项不属于新生儿生理性体重下降的原因

A. 出生体重低
B. 体表水分蒸发
C. 胎粪排出
D. 胎尿排出
E. 摄入不足

8-62 新生儿生理性黄疸出现于出生后

A. 1 天   B. 2~3 天
C. 4~6 天 D. 7~8 天

E. 9～10 天

8-63 关于生理性黄疸的描述,下列哪项不正确
A. 出生后 2～3 天出现
B. 7～14 天最明显
C. 一般情况良好
D. 消退后不明显
E. 早产儿较重

8-64 关于正常新生儿的特点,下列哪项叙述不正确
A. 上颚中线及齿龈上有白色的鹅口疮
B. 呼吸约 40 次/分,节律不规则,以腹式呼吸为主
C. 平均心率为 120～140 次/分
D. 足月新生儿一般在出生后 24 小时内排尿
E. 出生后 10～12 小时内开始排出胎粪

8-65 早产儿护理应特别重视的是
A. 加强喂养   B. 注意保暖
C. 预防感染   D. 皮肤、黏膜护理
E. 预防接种

8-66 为早产儿护理时,下列哪项措施错误
A. 母乳喂养
B. 注意保暖,防止烫伤
C. 保持呼吸道通畅,以防窒息
D. 持续高浓度氧气吸入,维持有效呼吸
E. 严格执行消毒隔离制度,防止交叉感染

8-67 早产儿出生后首要的护理措施是
A. 保暖   B. 防止窒息
C. 提早喂养   D. 预防感染
E. 预防出血

8-68* 胎儿娩出后,护士首先进行的护理措施是
A. 保暖   B. 擦干身体
C. 结扎脐带   D. 清理呼吸道
E. 为新生儿进行 Apgar 评分

8-69* 下列正常足月新生儿的护理措施中不正确的是
A. 保持环境的中性温度
B. 保持呼吸道通畅,预防窒息
C. 出生后 24 小时内接种卡介苗,第 2 天接种乙肝疫苗
D. 每天进行室内通风、空气消毒
E. 出生后半小时可抱至母亲身边,进行皮肤接触、开奶

8-70 早产儿高浓度持续吸氧的主要危害是引起
A. 高氧血症   B. 肺水肿
C. 失明   D. 脑水肿
E. 脑组织坏死

8-71 足月新生儿室内温度和相对湿度应为
A. 20～22℃,50%～60%
B. 22～24℃,55%～65%
C. 24～26℃,60%～70%
D. 26～28℃,50%～60%
E. 24～26℃,55%～65%

8-72 新生儿沐浴前,室内温度应调节至
A. 18～20℃   B. 20～22℃
C. 22～24℃   D. 24～26℃
E. 26～28℃

8-73 早产儿病房适宜的温、湿度为
A. 20℃,55%～65%
B. 24℃,55%～65%
C. 24℃,40%～50%
D. 30℃,40%～50%
E. 30℃,55%～65%

8-74 哺乳结束后,竖抱婴儿并轻拍其背部的目的是
A. 智力开发   B. 增强食欲
C. 安慰婴儿   D. 促进消化
E. 防止溢乳

8-75 为预防出血症,早产儿应在出生后注射
A. 维生素 B_{12} B. 维生素 B_1
C. 维生素 K_1 D. 维生素 B_6
E. 维生素 C

8-76 下列预防新生儿感染的护理措施中错

误的是
A. 护理人员在接触新生儿前后应洗手或涂抹消毒液,预防交叉感染
B. 室内温、湿度适宜,定时净化空气
C. 脐带脱落前,脐部的纱布绝对不要打开
D. 脐带脱落后,每天用75%乙醇涂抹脐部,保持干燥
E. 每次大便后用温水清洗臀部,以防红臀

8-77 下列引起新生儿窒息的因素中错误的是
A. 肺发育不良　　B. 胎儿窘迫
C. 手术产　　　　D. 早产
E. 遗传

8-78* 新生儿出生后进行Apgar评分的评价指标不包括
A. 皮肤颜色　　B. 角膜反射
C. 呼吸　　　　D. 心率
E. 肌张力

8-79* 新生儿出生后呼吸不规则,心率减慢。诊断为轻度窒息,立即进行抢救治疗。新生儿轻度窒息的表现是
A. 皮肤青紫
B. 苍白窒息
C. Apgar评分3分
D. 心率<80次/分
E. 喉反射消失

8-80* 某新生儿出生后皮肤苍白,无呼吸,心律不规则,心率慢且弱。诊断为重度窒息,立即进行复苏抢救。抢救新生儿窒息时不需要采取的措施是
A. 保暖　　　　B. 头低足高位
C. 湿化气道　　D. 吸氧
E. 密切观察

8-81 新生儿窒息ABCDE复苏方案中最根本的是
A. A(通畅气道)
B. B(建立呼吸)

C. C(恢复循环)
D. D(药物治疗)
E. E(评估)

8-82 新生儿窒息ABCDE复苏方案中最关键的是
A. A(通畅气道)
B. B(建立呼吸)
C. C(恢复循环)
D. D(药物治疗)
E. E(评估)

8-83* 胎儿娩出后呼吸、心跳均异常,经1分钟Apgar评分,分数为3分。该新生儿最有可能是
A. 轻度窒息　　B. 重度窒息
C. 青紫窒息　　D. 胎儿呼吸窘迫
E. 新生儿产伤

8-84 新生儿窒息按照ABCDE方案进行复苏时,下列操作中错误的是
A. 正压通气30秒后,测量心率<60次/分时,应进行气管插管正压通气,进行胸外心脏按压
B. 开放气道,建立呼吸
C. 首先弹足底以促使呼吸建立
D. 建立有效的静脉通路,保证药物的应用
E. 复苏过程中要及时评价新生儿情况,以确定下一步措施

8-85 足月新生儿窒息最常见的并发症是
A. 低钙血症
B. 颅内出血
C. 持续性胎儿循环
D. 缺氧缺血性脑病
E. 坏死性小肠结肠炎

8-86 对孕妇宣教时,告知新生儿窒息与孕妇有关的因素中,下列哪项除外
A. 高血压　　　B. 糖尿病
C. 吸毒　　　　D. 前置胎盘
E. 年龄32岁

8-87* 某新生儿出生后肢体时有颤动,拥抱反

射活跃,呼吸、肌张力尚可。医生检查后诊断为轻度缺氧缺血性脑病。新生儿缺氧缺血性脑病的主要病因是
A. 肺部病变引起呼吸衰竭
B. 心脏病变引起缺氧
C. 围生期窒息
D. 严重贫血
E. 严重失血

8-88 新生儿缺氧缺血性脑病早期主要的病理变化为
A. 脑水肿   B. 颅内出血
C. 脑细胞变性 D. 脑组织坏死
E. 脑内炎症细胞浸润

8-89 下列符合新生儿轻度缺氧缺血性脑病表现的是
A. 惊厥频繁发作 B. 嗜睡
C. 呼吸暂停   D. 肌张力正常
E. 拥抱反射减弱

8-90 下列哪项属于新生儿中度缺氧缺血性脑病的临床表现
A. 瞳孔对光反射差
B. 淡漠与激惹更替
C. 出生24小时内症状最明显
D. 肌张力正常
E. 出现惊厥,肌张力减弱

8-91 新生儿缺氧缺血性脑病发作时突发惊厥,为控制惊厥首选药物是
A. 苯妥英钠 B. 苯巴比妥钠
C. 地塞米松 D. 呋塞米
E. 20%甘露醇

8-92 新生儿颅内出血主要的原因是
A. 凝血因子缺乏 B. 血管较脆
C. 血小板较少   D. 缺氧或产伤
E. 血管壁较薄

8-93 胎头过大的新生儿易发生下列哪种疾病
A. 新生儿黄疸
B. 新生儿败血症
C. 新生儿破伤风

D. 新生儿颅内出血
E. 新生儿寒冷损伤综合征

8-94 新生儿颅内出血的典型症状是
A. 呼吸困难,不能吸吮
B. 兴奋和抑制相继出现
C. 全身硬肿,按之如橡皮
D. 低体温、全身冰冷
E. 拒乳

8-95 下列不属于新生儿颅内出血病情观察主要内容的是
A. 意识状况
B. 呼吸状况
C. 颅内压增高状况
D. 各种反射情况
E. 饮食情况

8-96* 关于新生儿颅内出血的护理,下列操作中错误的是
A. 保持安静,护理操作与治疗尽量集中进行
B. 头肩部抬高15°～30°
C. 体温过高时,用物理降温
D. 经常翻身,移动患儿
E. 哺乳时应卧在床上,不要抱起患儿,减少刺激

8-97 处理新生儿颅内出血时应
A. 绝对静卧,减少移动、刺激
B. 抬高腿部
C. 抬高臀部
D. 仰卧,头偏向一侧
E. 经常翻身、拍背

8-98 控制新生儿颅内出血首先选用的是
A. 维生素E   B. 维生素B_2
C. 维生素C   D. 维生素D
E. 维生素K_1

8-99 使用甘露醇治疗新生儿颅内出血是为了
A. 迅速降低颅内压
B. 控制惊厥
C. 预防颅内压降低

D. 止血

E. 兴奋呼吸中枢

8-100 下列哪项不符合新生儿颅内出血的症状和体征

A. 前囟隆起,颅骨缝增宽

B. 激惹或嗜睡、昏迷

C. 原始反射消失

D. 脑脊液中出现红细胞

E. 呼吸不规则,阵发性青紫

8-101 下列哪项不属于新生儿颅内出血的治疗原则

A. 降低颅内压   B. 控制惊厥

C. 支持治疗   D. 止血

E. 控制感染

8-102 新生儿呼吸窘迫综合征多发生于

A. 过期产儿   B. 早产儿

C. 巨大儿   D. 适于胎龄儿

E. 足月儿

8-103 易发生呼吸窘迫综合征的早产儿是因为缺乏

A. 凝血因子   B. 蛋白质

C. 维生素K   D. PS

E. 维生素D

8-104 新生儿呼吸窘迫综合征的主要临床表现是

A. 出生后6小时内出现呼吸窘迫并进行性加重

B. 体温过低

C. 面色苍白

D. 原始反射减弱或消失

E. 意识改变

8-105 下列关于新生儿呼吸窘迫综合征的辅助检查,错误的是

A. X线检查显示毛玻璃样改变

B. 呈现弥漫性均匀一致的细颗粒网状阴影

C. 轻症患者双肺野均呈白色,出现白肺

D. 胃液震荡实验泡沫多可排除该病

E. 出现支气管充气征

8-106 下列哪项不是新生儿呼吸窘迫综合征的治疗原则

A. 纠正缺氧

B. 纠正酸中毒

C. 降低颅内压

D. 使用PS替代治疗

E. 换血治疗

8-107 新生儿呼吸窘迫综合征的常见护理诊断是

A. 有窒息的危险:与惊厥、昏迷有关

B. 有失用综合征的危险:与后遗症有关

C. 自主呼吸障碍:与PS缺乏导致的肺不张有关

D. 体温调节无效:与体温调节中枢失常有关

E. 潜在并发症:出血,与维生素K缺乏有关

8-108 新生儿窒息复苏时,首先进行的抢救措施是

A. 胸外按压

B. 双腔鼻导管吸氧

C. 弹足底或抚摸背部等刺激措施

D. 注射5%碳酸氢钠溶液和呼吸兴奋剂

E. 用适合管径大小的吸管吸出口腔、鼻腔等处的黏液和分泌物

8-109 新生儿窒息复苏时,胸外按压的部位是

A. 胸骨下端、剑突处

B. 胸骨中1/2处

C. 胸骨下1/3处,避开剑突

D. 胸骨中1/4处

E. 胸骨下1/4处

8-110 新生儿窒息复苏时,胸外按压的频率是

A. 60~80次/分

B. 40~60次/分

C. 120次/分
D. 160次/分以上
E. 140～160次/分

8-111 新生儿窒息复苏时,胸外按压的深度为
A. 胸廓前后径的1/3
B. 胸廓前后径的1/2
C. 胸廓前后径的1/4
D. 5～6 cm
E. 3～4 cm

8-112 新生儿生理性黄疸主要是因为
A. 新生儿溶血症
B. 新生儿胆道闭锁
C. 新生儿胆囊较小
D. 出生后过多的红细胞被破坏
E. 肝脏形成胆红素能力强

8-113 新生儿病理性黄疸的特点应除外
A. 出生后24小时内肉眼可见皮肤黄染
B. 血清胆红素>256.5 μmol/L
C. 皮肤黄染于4～5天时达到高峰
D. 足月儿黄疸2周不消退,早产儿4周不消退
E. 黄疸退而复现

8-114 新生儿出生后72小时出现黄疸,一般状态良好,可考虑
A. ABO溶血症
B. 生理性黄疸
C. 病理性黄疸
D. 新生儿败血症
E. 先天性胆道闭锁

8-115 足月新生儿生理性黄疸多出现于出生后
A. 24小时内   B. 2～3天
C. 48小时内   D. 1周
E. 4～5天

8-116 黄疸在出生后24小时内出现应首先考虑
A. 新生儿生理性黄疸

B. 新生儿溶血症
C. 新生儿肝炎
D. 新生儿败血症
E. 先天性胆道闭锁

8-117 关于新生儿病理性黄疸,下列叙述中错误的是
A. 出生后24小时内出现黄疸
B. 出生后2～3天出现黄疸
C. 黄疸退而复现或进行性加重
D. 血清胆红素>221 μmol/L
E. 结合胆红素>34 μmol/L

8-118 降低新生儿黄疸者血清胆红素浓度的措施不包括
A. 为新生儿进行蓝光治疗
B. 换血疗法
C. 给予白蛋白
D. 给予血浆治疗
E. 促进胎粪排出

8-119 引起新生儿胆红素脑病最主要的原因是
A. 血脑屏障的通透度高
B. 血浆白蛋白量降低
C. 血清未结合胆红素浓度升高
D. 血液酸碱失衡
E. 血浆球蛋白含量低

8-120 下列哪种疾病最早发生核黄疸
A. 新生儿溶血病
B. 新生儿败血症
C. 新生儿肝炎综合征
D. 先天性胆道闭锁
E. 母乳性黄疸

8-121 病理性黄疸采用光疗的目的是
A. 治疗新生儿高胆红素血症
B. 促进未结合胆红素向结合胆红素转化
C. 促进血浆蛋白与胆红素结合
D. 防止红细胞的继续破坏溶解
E. 增强肝脏内葡萄糖醛酸转移酶的活性

8-122 处理新生儿生理性黄疸的方法是
A. 光照疗法　　B. 使用血浆
C. 使用白蛋白　D. 能量合剂
E. 无须特殊处理

8-123 新生儿于出生后24小时内出现黄疸，疑为新生儿溶血病，最恰当的处理方式是
A. 检测母子血型
B. 做细菌培养及药敏试验
C. 血清学检查
D. 可为新生儿进行阳光浴
E. 肝、胆B超检查

8-124 蓝光照射前，为溶血病患儿所做的准备措施不包括
A. 帮助患儿涂爽身粉
B. 测量体重
C. 用遮光布遮住双眼
D. 沐浴
E. 暴露皮肤，为患儿穿尿布

8-125 蓝光疗法常见的不良反应为
A. 呕吐　　　　B. 腹泻
C. 抽搐　　　　D. 低体温
E. 拒乳

8-126 下列关于新生儿胆红素代谢特点的说法中不正确的是
A. 肝细胞处理胆红素的能力差
B. 白蛋白联结、运送胆红素的能力不足
C. 肝脏酶系统功能不完善
D. 胆红素肝肠循环增加
E. 胆红素生成少

8-127 新生儿胆红素脑病的早期征象不包括
A. 吸吮无力　　B. 肌张力减弱
C. 双眼凝视　　D. 嗜睡
E. 腹泻

8-128 足月新生儿生理性黄疸持续时间应小于
A. 1周　　　　B. 4周
C. 5周　　　　D. 3周

E. 2周

8-129 ABO血型不合引起的新生儿溶血病最常见于
A. 母亲A型血，新生儿O型血
B. 母亲B型血，新生儿O型血
C. 母亲O型血，新生儿A型血
D. 母亲B型血，新生儿A型血
E. 母亲AB型血，新生儿O型血

8-130 使用单面蓝光灯管为溶血病患儿进行光照疗法时，为使患儿皮肤均匀受热，可仰卧、侧卧、俯卧，或为其更换体位。更换体位的时间是
A. 每半小时1次
B. 每1小时1次
C. 每2小时1次
D. 每3小时1次
E. 每4小时1次

8-131 蓝光疗法时下列哪项护理不正确
A. 保证液体补给，不能经口喂养者，保证静脉输液
B. 单面蓝光治疗时，不要勤翻身
C. 患儿需戴护眼罩保护视网膜
D. 患儿不需穿衣服，但要兜好尿布
E. 要正确记录蓝光灯管使用时间

8-132* 如果新生儿脐部有脓性分泌物，可使用下列哪种消毒剂
A. 0.1%苯扎氯铵溶液
B. 0.9%氯化钠溶液
C. 3%过氧化氢溶液
D. 高锰酸钾溶液
E. 50%乙醇溶液

8-133 我国新生儿败血症最常见的病原菌是
A. 克雷伯菌
B. 金黄色葡萄球菌
C. 肺炎球菌
D. 大肠埃希菌
E. A组溶血性链球菌

8-134 新生儿败血症产前感染的主要途径是
A. 孕母感染

B. 产道感染
C. 新生儿断脐不洁
D. 消化道入侵
E. 新生儿皮肤、黏膜破损

8-135 新生儿败血症产后感染的最常见途径是
A. 经胎盘　　B. 经产道
C. 经肠道　　D. 经脐部
E. 经口腔黏膜

8-136 新生儿败血症的典型表现是
A. 少吃、少哭、少动、口吐泡沫、面色发绀、脑脊液外观清
B. 少吃、少动、反应差、哭声尖、阵发青紫、脑脊液外观红
C. 不吃、不哭、反应差、黄疸、面色发灰、脑脊液外观混
D. 不吃、不哭、不动、体温不升、体重不增、精神不好、面色不好
E. 不吃、不哭、反应差、牙关紧闭、苦笑面容、脑脊液外观清

8-137 新生儿败血症早期最主要的特点是
A. 高热
B. 激惹、惊厥
C. 白细胞总数增高
D. 黄疸,肝、脾大
E. 缺乏特异性症状

8-138 新生儿败血症最常见的并发症是
A. 新生儿寒冷损伤综合征
B. 骨髓炎
C. DIC
D. 化脓性脑膜炎
E. 坏死性小肠结肠炎

8-139 新生儿败血症治疗的关键是
A. 控制感染、清除局部病灶
B. 对症治疗
C. 支持治疗
D. 免疫治疗
E. 维持体液平衡

8-140 下列关于新生儿败血症治疗的说法,错误的是
A. 保暖、供氧、纠正酸中毒及电解质紊乱
B. 供给足够的液体和营养
C. 根据细菌培养和药敏试验选用抗生素进行治疗
D. 清除局部感染病灶
E. 密切观察病情变化

8-141 新生儿寒冷损伤综合征的发病原因不包括
A. 周围环境温度低
B. 早产
C. 感染
D. 过期生产
E. 新生儿窒息

8-142 新生儿寒冷损伤综合征多见于
A. 早产儿　　B. 晚期新生儿
C. 过期产儿　　D. 适于胎龄儿
E. 足月小样儿

8-143 下列关于新生儿寒冷损伤综合征发病机制的说法,错误的是
A. 与新生儿体温调节功能和皮下脂肪的特征有关
B. 新生儿皮下脂肪组织中饱和脂肪酸较多、熔点高,受寒和低体温时皮脂变硬
C. 新生儿体表面积大、皮肤薄、血管多,易于散热而致体温低下
D. 早产儿棕色脂肪含量少,机体产热少、贮备力差,易发生硬肿
E. 新生儿进食少,能量不足

8-144 新生儿寒冷损伤综合征患儿硬肿出现最早的部位是
A. 面颊　　B. 整个下肢
C. 小腿　　D. 全身
E. 大腿外侧

8-145 为新生儿寒冷损伤综合征患儿进行治疗,首先应该做的护理措施是
A. 遵医嘱给予激素

B. 遵医嘱给予抗生素
C. 进行合理喂养
D. 遵医嘱静脉补液
E. 暖箱复温

8-146 下列新生儿寒冷损伤综合征复温措施中首选的是
A. 暖箱　　　B. 头戴绒线帽
C. 电热毯　　D. 热水袋
E. 置于远红外保暖床

8-147 早产儿出生体重1 500 g,10日龄,最适宜的暖箱温度(中性温度)是
A. 30℃　　　B. 32℃
C. 34℃　　　D. 35℃
E. 36℃

8-148 为肛温<30℃的重度寒冷损伤综合征的患儿进行复温,要求是
A. 迅速复温
B. 4～8小时内体温恢复正常
C. 6～12小时内体温恢复正常
D. 12～24小时内体温恢复正常
E. 24～36小时内体温恢复正常

8-149 下列处理新生儿寒冷损伤综合征的措施中错误的是
A. 快速复温
B. 保证热量和液体的供给
C. 严格控制输液量及速度
D. 及时处理并发症
E. 有感染者遵医嘱选用抗生素

8-150 下列哪项不属于新生儿寒冷损伤综合征的常见护理诊断
A. 体温过低:与体温调节中枢功能不完善等因素有关
B. 皮肤完整性受损:与皮肤发硬、水肿有关
C. 有感染的危险:与免疫及皮肤、黏膜屏障功能障碍有关
D. 自主呼吸障碍:与器官发育不成熟有关
E. 知识缺乏:家长缺乏有关新生儿保暖等护理知识

8-151 下列关于新生儿寒冷损伤综合征的叙述,不正确的是
A. 早产儿发病率高
B. 皮肤变硬发凉
C. 重度患儿体温<30℃
D. 重度患儿可出现多脏器功能损害
E. 仅发生在严寒季节

8-152 下列关于新生儿寒冷损伤综合征患儿复温的护理措施中不正确的是
A. 入院后先用体温计正确测量肛温,做好记录
B. 监测体温变化,每2小时测体温1次
C. 肛温>30℃轻中度患儿于6～12小时内恢复正常体温
D. 肛温<30℃重度患儿应置于比其体温高1～1.5℃的暖箱内复温
E. 肛温<30℃重度患儿在12～24小时内恢复正常体温

8-153* 下列哪项属于暂时性新生儿低血糖的病因
A. 胰岛细胞增生症
B. 先天性心脏病
C. 遗传代谢性疾病
D. 先天性垂体功能不全
E. 葡萄糖储存不足

8-154* 下列关于新生儿低血糖临床表现的叙述,正确的是
A. 大多数患儿会出现呼吸暂停等临床症状
B. 可表现为前囟凹陷、脱水
C. 低血糖导致脑损害临床少见
D. 可表现为惊厥
E. 以上均正确

8-155* 关于新生儿低血糖的治疗,下列说法中正确的是
A. 无症状的患儿可口服葡萄糖水
B. 对于无症状性低血糖者,也应立即

静脉注射10%葡萄糖溶液

C. 足月儿应静脉注射葡萄糖6～8 mg/(kg·min)

D. 持续或反复低血糖,可加用儿茶酚胺类药物治疗

E. 对早产儿而言,暂时性低血糖可先观察,严密监测血糖,不必立即治疗,以防止出现高血糖

8-156 预防新生儿低血糖的主要措施是
A. 尽早喂养　　B. 静脉补液
C. 监测血糖　　D. 观察病情
E. 注意保暖

8-157* 下列关于新生儿低血糖的叙述中错误的是
A. 可有颤抖、惊厥等症状
B. 血糖<2.2 mmol/L
C. 血糖低于正常者均应治疗
D. 可用氢化可的松
E. 无症状低血糖患儿不需治疗

8-158* 早期低钙在出生后多久发生
A. 立即发生
B. 12小时内发生
C. 2天内发生
D. 72小时内发生
E. 5天内发生

8-159* 新生儿低钙血症的临床表现不包括
A. 多出现在5～10日龄
B. 肌肉抽动及震颤
C. 手足搐搦
D. 严重时呼吸暂停
E. 发作间期一般情况不好

8-160* 下列关于正常新生儿心理护理的措施中错误的是
A. 尽早母婴同室
B. 父亲应参与照顾婴儿
C. 保证新生儿睡眠,禁止与其交流
D. 经常与新生儿进行目光交流
E. 给予色彩鲜艳、会转动的玩具,刺激视觉发育

A2型单项选择题(8-161～8-253)

8-161 新生儿,男性,胎龄35^{+2}周出生,出生体重2 500 g,身长48 cm。皮肤红嫩,毳毛多,头发细软;足底前1/3有足纹;睾丸未降至阴囊。该新生儿应为
A. 足月小样儿　　B. 足月儿
C. 过渡足月儿　　D. 早产儿
E. 低出生体重儿

8-162 新生儿,女性,出生后半小时。体重2 000 g,皮肤毳毛多,头发细软、分条不清;耳壳软、耳舟不清楚,乳腺无结节,足纹少而浅。该新生儿为
A. 早产儿　　B. 过期产儿
C. 正常足月儿　　D. 低出生体重儿
E. 早产儿、低出生体重儿

8-163* 新生儿,女性,胎龄38周出生,出生体重3 500 g,身长50 cm。皮肤红润,毳毛少,头发条理清晰;足纹明显、遍及整个足底。该新生儿最可能是
A. 足月小样儿　　B. 过期产儿
C. 足月儿　　D. 早产儿
E. 小于胎龄儿

8-164 新生儿,男性,胎龄35周出生,出生体重2 740 g。其出生体重在同胎龄儿平均体重的第8百分位数。该新生儿属于
A. 大于胎龄儿　　B. 小于胎龄儿
C. 适于胎龄儿　　D. 足月小样儿
E. 低出生体重儿

8-165 新生儿,男性,胎龄36周出生。该新生儿属于
A. 早产儿　　B. 足月儿
C. 足月小样儿　　D. 小于胎龄儿
E. 低出生体重儿

8-166 新生儿,女性,出生体重3 720 g,身长50 cm。皮肤红润,毳毛少,足底纹理深且遍及整个足底,呼吸频率快,吸吮能力好但会发生溢乳现象。出生后24小时内已排尿,已具有觅食反射、拥抱反射等原始神经反射。最可能为

A. 大于胎龄儿　B. 正常足月儿
C. 早产儿　　　D. 巨大儿
E. 低出生体重儿

8-167 新生儿,女性,胎龄35周出生。出生后反应好。体格检查其指甲外观特点是
A. 指甲硬　　　B. 反甲
C. 甲面多白纹　D. 指甲未达指尖
E. 指甲超过指尖

8-168* 新生儿,女性,10小时。足月顺产儿,生后母婴同室。母亲感觉该小儿呼吸频率快,即向医生反映。经观察,呼吸频率和节律均正常。正常新生儿的呼吸频率为
A. 30次/分　B. 20次/分
C. 18次/分　D. 40次/分
E. 60次/分

8-169* 新生儿,女性,5日龄。因出现阴道血性分泌物被父母送来医院。该现象最可能是
A. 假月经　　B. 阴道直肠瘘
C. 尿道损伤　D. 会阴损伤
E. 血尿

8-170 足月新生儿,女性,7日龄。阴道流出少量血性液体,无其他出血倾向。反应好,吸吮有力,大小便正常。正确的护理措施是
A. 无须处理
B. 换血治疗
C. 局部包扎止血
D. 静脉滴注酚磺乙胺
E. 连续肌内注射维生素K_1

8-171 新生儿,男性,5日龄,出生体重3 200 g,目前体重3 000 g。母亲很担心孩子的体重会继续下降,护士向母亲解释孩子的体重将恢复正常。下列解释正确的是
A. 1天后恢复正常
B. 1周内恢复正常
C. 7~10天内恢复正常
D. 2周内恢复正常
E. 3周内恢复正常

8-172* 新生儿,男性,5日龄。母乳喂养时,母亲发现该小儿皮肤、巩膜发黄。经向家庭访视护士咨询,了解此为正常现象。生理性黄疸开始出现的时间是
A. 出生后2~3天
B. 出生后4~5天
C. 出生后8~10天
D. 出生后11~14天
E. 出生后2周以上

8-173* 新生儿,女性,胎龄34周出生,出生体重2 200 g。护士制订护理计划,按早产儿护理要求为该婴儿进行护理。下列早产儿护理中不妥的一项是
A. 预防窒息
B. 尽早输白蛋白
C. 预防感染
D. 合理喂养,保证营养的摄入
E. 注意保暖

8-174* 新生儿,女性,足月顺产。出生时体重3 500 g,出院时再测体重为3 400 g。家人询问医生得知此为生理性体重下降。下列哪项不符合生理性体重下降的特点
A. 常发生于出生后1周内
B. 出生后头几天母乳摄入不足
C. 体重下降不超过出生时体重的10%
D. 水分丢失及胎粪排出较多
E. 常在出生后2周体重恢复

8-175* 患儿,男性,2日龄。上腭中线和齿龈边缘可见黄白色斑点,俗称"马牙"。正确的护理方法是
A. 用无菌针尖帮其挑破
B. 用软布擦净
C. 按医嘱使用抗生素治疗
D. 无须处理,可自行消失
E. 用制霉菌素甘油处理

8-176 新生儿,男性,5日龄。洗澡时家人发现其两侧乳腺肿大,呈蚕豆大小。下列说法中正确的是
A. 此为乳腺脓肿
B. 应进行热敷
C. 需切开引流
D. 全身使用抗生素
E. 因来自母体的雌激素、孕激素突然中断所致,切勿挤压,以免感染

8-177* 新生儿,男性,足月顺产,4日龄。家人为其更换衣服时,发现其乳腺肿大,很担忧,询问护士。护士应采取的护理措施是
A. 及时汇报医生,及时诊疗
B. 将内容物挤出,以免病情恶化
C. 按医嘱预防性使用抗生素
D. 无须处理,并告知家长无须担忧
E. 对患儿乳房进行消毒、抚触

8-178 新生儿,男性,7日龄,足月顺产,体重3 000 g。体温、吃睡、大小便均正常。出生后第4天出现双乳腺肿大,检查如蚕豆大小,局部不红。应考虑
A. 乳腺炎,按医嘱肌内注射青霉素
B. 乳腺脓肿,切开引流
C. 乳汁滞留,立即挤压排出乳汁
D. 乳腺肿大,观察1周不消失,则按医嘱静脉注射抗生素
E. 乳腺肿大,不必处理,2~3周后可自然消退

8-179 新生儿,女性,7日龄。两侧面颊部口腔黏膜有隆起。下列说法中正确的是
A. 口腔脓肿
B. 用3%过氧化氢清洗口腔
C. 应切开引流
D. 全身使用抗生素
E. 属正常生理现象,无须处理

8-180* 早产儿,女性,胎龄36周出生,出生体重2 600 g。查房时,护士长提问早产儿的首要护理措施,应回答

A. 维持有效呼吸
B. 合理喂养
C. 预防感染
D. 密切观察病情
E. 保暖

8-181* 早产儿,女性,胎龄35周出生。体温不升,护士将其放入暖箱保暖。暖箱温度的调节主要是根据早产儿的
A. 体温和呼吸   B. 体重和心率
C. 体重和血压   D. 呼吸和心率
E. 体重和日龄

8-182* 早产儿,男性,胎龄36周出生。其母担心该早产儿营养缺乏,向护士咨询有效喂养方法。护士告知早产儿喂养方法是
A. 首选母乳喂养
B. 出生后半小时内开奶
C. 采用鼻饲喂养
D. 选静脉高营养液
E. 哺乳量应恒定

8-183* 早产儿,男性,胎龄35周出生,出生体重2 200 g。为预防早产儿出血症,医嘱常规使用的药物是
A. 维生素D   B. 铁剂
C. 维生素K_1 D. 维生素C
E. 酚磺乙胺

8-184 早产儿,男性,胎龄34周出生。目前体重2 100 g。该早产儿病房的温度应保持在
A. 18~22℃   B. 20~22℃
C. 22~24℃   D. 24~26℃
E. 26~28℃

8-185 婴儿,女性,15日龄,足月儿。母乳喂养,每天8~10次,体重3 200 g。该婴儿房间内温度应保持在
A. 18~22℃   B. 20~22℃
C. 22~24℃   D. 24~26℃
E. 26~28℃

8-186 早产儿,男性,胎龄32周出生,出生体

重 1 500 g。体温不升,呼吸 50 次/分,SaO_2 95%,胎脂较多。护士首先应采取的护理措施是
A. 将早产儿置于暖箱中
B. 给予鼻导管低流量吸氧
C. 立即擦干身体
D. 接种卡介苗
E. 立即清除口鼻黏液及羊水

8-187 早产儿,男性,出生体重 2 400 g。皮肤红嫩,体温 35℃。以下措施中除哪项外均应进行
A. 置暖箱中保温
B. 及早使用抗生素预防感染
C. 母乳缺乏时以早产儿配方乳喂养为宜
D. 出生 2 周后添加维生素 D_3
E. 实行保护性隔离

8-188* 早产儿,男性,胎龄 35 周出生。出生后有口周发绀,呼吸暂停时间超过 15 秒,给予氧气吸入。早产儿易发生呼吸暂停主要是因为
A. PS 缺乏
B. 呼吸中枢发育不完善
C. 肺泡数量相对少
D. 肋间肌不发达
E. 纵隔位置高

8-189* 早产儿,女性,胎龄 36 周出生,体重 2 500 g。有口周发绀等缺氧症状和呼吸暂停,给予氧气吸入。早产儿高浓度、长时间吸氧易引发病变的部位是
A. 晶状体   B. 玻璃体
C. 视网膜   D. 结膜
E. 角膜

8-190* 新生儿,男性,因母亲滞产行剖宫术。该男婴出生后即有窒息,立即进行抢救。下列关于新生儿窒息的叙述中正确的是
A. 新生儿只有心跳无呼吸称新生儿窒息

B. Apgar 评分 0~3 分为重度窒息
C. 产时使用麻醉剂不可能造成新生儿窒息
D. Apgar 评分 4~7 分为轻度窒息
E. Apgar 评分对估计窒息预后无意义

8-191 患儿,男性。因臀位、脐带绕颈行剖宫产。出生时呼吸微弱、喘息,全身皮肤苍白、口唇青紫、四肢略屈曲。经复苏 5 分钟后好转,Apgar 评分 1 分钟 2 分,5 分钟 7 分。出生后一直反应差,吃奶少。可能的诊断是
A. 新生儿缺氧缺血性脑病
B. 新生儿肺炎
C. 新生儿颅内出血
D. 新生儿窒息
E. 新生儿呼吸窘迫综合征

8-192 足月儿,男性。出生后 1 分钟评估情况:躯干皮肤颜色红润,四肢较青紫;心率 120 次/分;哭声响亮,肌张力好;呼吸 45 次/分。该足月儿 Apgar 评分是
A. 3 分   B. 7 分
C. 1 分   D. 9 分
E. 10 分

8-193 新生儿,女性,出生时全身皮肤苍白,四肢伸展,无呼吸,心率 60 次/分。用吸痰管时有皱眉动作。该患儿 Apgar 评分是
A. 0 分   B. 1 分
C. 2 分   D. 5 分
E. 4 分

8-194 新生儿,女性,胎龄 36 周出生,体重 2 200 g。脐带绕颈,Apgar 评分 1 分钟 6 分。该新生儿诊断不包括
A. 新生儿窒息   B. 高危儿
C. 低出生体重儿 D. 正常足月儿
E. 早产儿

8-195 新生儿,男性。娩出后无呼吸,心率 80

次/分,1分钟 Apgar 评分 0～3 分。该新生儿最有可能是
A. 轻度窒息　　B. 重度窒息
C. 急性胎儿窘迫　D. 青紫窒息
E. 新生儿产伤

8-196 新生儿,男性。胎龄 37 周时经阴道娩出。娩出后 1 分钟 Apgar 评分 4～7 分。属于
A. 轻度窒息　　B. 重度窒息
C. 苍白窒息　　D. 慢性胎儿窘迫
E. 新生儿产伤

8-197 新生儿,女性。出生后经 Apgar 评分和体格检查诊断为轻度窒息,立即进行抢救治疗。下列轻度窒息临床表现中错误的是
A. 心率 100 次/分
B. Apgar 评分为 5 分
C. 四肢稍屈
D. 喘息样微弱呼吸
E. 喉反射存在

8-198* 新生儿,女性。出生后皮肤苍白,无呼吸,心律不规则,心率 70 次/分且弱。诊断为重度窒息,立即进行复苏抢救。下列关于新生儿窒息的抢救措施中,不正确的是
A. 胎儿娩出后,清除口、鼻、咽部黏液及羊水,断脐后气管插管吸取新生儿咽部黏液和羊水
B. 确认呼吸道通畅后,对无呼吸或心率＜100 次/分的新生儿应进行正压人工呼吸
C. 新生儿胸外心脏按压应按压胸骨中下段 1/3 处,避开剑突,每分钟按压 120 次,按压深度为胸廓前后径的 1/3 或 1～2 cm
D. 刺激心率用 1∶10 000 肾上腺素 0.1～0.3 ml/kg 静脉注射,根据病情按医嘱扩容、纠正酸中毒等
E. 复苏过程中要每 60 秒评价新生儿

情况,以确定进一步采取的抢救方法

8-199 新生儿,女性。足月胎儿经自然分娩,出生体重 3 000 g。娩出时 Apgar 评分 6 分,抢救 10 分钟后评 9 分。出生后 2 小时出现凝视、哭声单调,继而全身抽搐,肌张力偏高。为控制惊厥,应首先采用
A. 肌内注射呋塞米
B. 肌内注射地塞米松
C. 静脉滴注 20% 甘露醇降低颅内压
D. 苯巴比妥钠控制惊厥
E. 肌内注射维生素 K_1 预防出血

8-200 新生儿,女性。出生时呼吸弱、喘息;全身皮肤苍白,口唇青紫;肌张力低下。经复苏 5 分钟后好转,Apgar 评分 2 分。首选的护理诊断是
A. 气体交换受损
B. 体温过低
C. 潜在并发症
D. 有呼吸窘迫综合征的危险
E. 低效性呼吸型态

8-201* 新生儿,女性。出生后皮肤苍白,呼吸微弱不规则,心率＜80 次/分且弱,1 分钟 Apgar 评分 2 分。诊断为重度窒息,立即进行复苏抢救。复苏后下列哪项护理是错误的
A. 及时母乳喂养
B. 观察心率、体温
C. 观察面色及哭声
D. 保持呼吸道通畅
E. 预防感染

8-202 早产儿,男性,胎龄 36 周出生,现出生后 1 小时。体格检查:皮肤苍白,有呼吸但不规则,肌张力低下,心率 80 次/分。下列维持正常循环的处理中不正确的是
A. 立即做胸外心脏按压
B. 按压频率为 100 次/分

C. 按压深度为胸廓前后径的 1/3
D. 按压胸骨下 1/3 处,避开剑突
E. 抢救过程中应随时评价新生儿情况

8-203 新生儿,男性。出生后无呼吸,心率<100 次/分,全身苍白,四肢瘫软。应首先采取的抢救措施是
A. 复苏气囊加压给氧
B. 人工呼吸
C. 鼻导管给氧
D. 气管插管加压给氧
E. 清理呼吸道

8-204 新生儿,女性。出生时无呼吸,心率<90 次/分,Apgar 评分为 2 分。清理呼吸道后的下一步抢救措施是
A. 保暖
B. 呼吸道给药
C. 胸外心脏按压
D. 建立静脉通路
E. 建立呼吸,增加通气

8-205 新生儿,女性。缺氧缺血性脑病并发脑水肿,遵医嘱给予 20% 甘露醇。护士向家长解释使用该药物的作用是
A. 兴奋呼吸中枢
B. 预防颅内出血
C. 控制惊厥
D. 促进脑细胞代谢
E. 迅速降低颅内压,预防脑疝

8-206* 新生儿,女性,1 日龄。嗜睡,反应迟钝,肌张力降低,肢体自发动作减少。诊断为缺氧缺血性脑病。新生儿缺氧缺血性脑病临床分度的判断依据是
A. 头颅 CT
B. 临床表现
C. 脑电图
D. 血清 CPK-BB
E. Apgar 评分

8-207 足月新生儿,女性。出生时全身皮肤苍白,心率<100 次/分,Apgar 评分为 2 分,惊厥频繁发作。体格检查:原始反射消失,肌张力低下,心率慢,呼吸

不规则。诊断为缺氧缺血性脑病。临床分度为
A. 极轻度
B. 轻度
C. 中度
D. 重度
E. 极重度

8-208* 足月新生儿,男性。出生时有窒息史。出生后第 2 天嗜睡,面色微发绀,呼吸频率 35 次/分,心率 90 次/分,前囟饱满,心音低钝,四肢肌张力差,瞳孔对光反射差。最可能的诊断是
A. 新生儿颅内出血
B. 新生儿肺炎
C. 新生儿肺透明膜病
D. 新生儿缺氧缺血性脑病
E. 低血糖症

8-209* 新生儿,男性。出生时有窒息史。出生后嗜睡,反应迟钝,肌张力降低。诊断为缺氧缺血性脑病。今晨突发惊厥,医生予以紧急处理。缺氧缺血性脑病新生儿出现惊厥,止惊药物首选
A. 苯巴比妥钠
B. 地西泮
C. 苯妥英钠
D. 地塞米松
E. 水合氯醛

8-210* 新生儿,女性。出生时有窒息史。经复苏等一系列救治措施后好转。体格检查发现该新生儿有异常表现,考虑为缺氧缺血性脑病。下列与新生儿缺氧缺血性脑病特异性表现不符的是
A. 意识改变
B. 瞳孔改变
C. 肌张力改变
D. 惊厥
E. 体温改变

8-211* 足月新生儿,女性。出生后医生检查发现其前囟张力稍高,拥抱、吸吮反射减弱,瞳孔缩小,对光反射迟钝。诊断为新生儿缺氧缺血性脑病,并采取相应治疗措施。下列哪项不属于新生儿缺氧缺血性脑病的治疗方法
A. 供氧
B. 苯巴比妥钠控制惊厥

C. 青霉素抗感染

D. 应用脱水剂

E. 康复干预

8-212 患儿,男性,14日龄。患新生儿缺氧缺血性脑病后出现后遗症。出院时护士应重点给予家长的健康指导是

A. 合理喂养,保证足够热量

B. 避免上呼吸道感染

C. 给予情感支持

D. 指导促进脑功能恢复和智力开发的训练

E. 多晒太阳,预防佝偻病

8-213* 新生儿,女性,出生6小时。护士发现其双目凝视,肌张力增高,脑性尖叫。经医生检查确诊为颅内出血。新生儿颅内出血的原因不包括

A. 巨大儿

B. 32周以下早产儿

C. 新生儿寒冷损伤综合征

D. 颅内先天性血管畸形

E. 缺氧缺血

8-214* 新生儿,女性。由于娩出过程不顺利,使用产钳,出生后出现全身阵发性痉挛,诊断为颅内出血。新生儿颅内出血以中枢神经兴奋症状为主的早期表现是

A. 烦躁不安   B. 昏迷

C. 脑性尖叫   D. 瞳孔不等大

E. 原始反射减弱或消失

8-215 足月新生儿,男性。产钳助产分娩,出生后2小时出现躁动不安,全身肌肉痉挛,继而松弛,并出现昏迷。最可能的诊断是

A. 新生儿低血糖

B. 新生儿破伤风

C. 新生儿化脓性脑膜炎

D. 新生儿颅内出血

E. 新生儿低钙血症

8-216 足月臀位产新生儿,男性。出生后烦躁不安,前囟饱满,口唇微发绀,双肺呼吸音清,心率128次/分。最可能的诊断是

A. 维生素D缺乏性手足搐搦症

B. 化脓性脑膜炎

C. 新生儿缺氧缺血性脑病

D. 新生儿颅内出血

E. 感染性肺炎

8-217 足月新生儿,男性。有产钳娩出史。出生后第2天出现昏迷、拒乳、呼吸暂停和前囟隆起。拟诊断为新生儿颅内出血。应做下列哪项辅助检查确诊

A. 头颅MRI   B. 血生化

C. X线   D. 血常规

E. 大小便常规

8-218 新生儿,女性,2日龄。因难产缺氧,使用胎头吸引助产致颅内出血,出现呕吐、凝视和脑性尖叫。正确的护理措施为

A. 每4小时测量1次生命体征

B. 操作时减少对该患儿的刺激,保持安静

C. 播放优美的音乐使该患儿安静

D. 多抱该患儿以免其哭闹

E. 给该患儿吸入高浓度氧气

8-219 新生儿,女性,出生后诊断为颅内出血。经治疗后病情好转,有后遗症。出院时护士应重点指导家长

A. 有战胜疾病的信心

B. 合理喂养,保证足够的营养摄入

C. 预防贫血的方法和注意事项

D. 补充叶酸、维生素B_{12}的方法

E. 进行康复、功能训练和智力开发的意义及方法

8-220* 早产儿,女性,胎龄30周出生。出生后2小时开始全身阵发性痉挛,脑性尖叫。经医生检查诊断为颅内出血,采取相应的治疗、护理措施。下列新生儿颅内出血护理中错误的是

A. 保持安静，所有护理操作和治疗应尽量集中进行

B. 头肩部抬高15°～30°，以减轻脑水肿

C. 注意保暖，必要时给氧

D. 经常翻身，防止肺部淤血

E. 哺乳时应卧在床上，不要抱起患儿

8-221 患儿，女性，4日龄，胎龄38周出生。产钳助产，有窒息史。出生后第2天出现嗜睡、拒乳、呼吸暂停、前囟饱满，拟诊断为新生儿颅内出血。首选的辅助检查是

A. CT B. 头颅B超
C. 大小便常规 D. 细菌培养
E. 血常规

8-222* 新生儿，女性，足月顺产。母亲哺乳时发现其全身皮肤发黄。护士告诉其家人该新生儿的黄疸属于生理现象。新生儿出现生理性黄疸主要是因为

A. 胆红素生成较少
B. 新生儿胆汁黏稠
C. 新生儿胆囊较小
D. 出生后过多的红细胞被破坏
E. 肝脏形成胆红素能力强

8-223 新生儿，女性，5日龄。面部黄染，血清胆红素85.5 μmol/L，吃奶好，大小便正常。家属询问出现黄疸的原因，护士正确的回答是

A. 生理性黄疸 B. 新生儿肝炎
C. 新生儿败血症 D. 新生儿溶血症
E. 新生儿胆道闭锁

8-224 新生儿，男性，7日龄。近几日来，皮肤黄染，来院就诊。体格检查：体温36.5℃，脉搏128次/分，呼吸24次/分，喂养及大小便均正常。其黄疸可能是

A. 生理性黄疸 B. 胆道闭锁
C. 新生儿脐炎 D. 新生儿败血症
E. 病理性黄疸

8-225* 新生儿，男性，足月顺产。出生后不久，其母发现该新生儿全身皮肤发黄，咨询后得知为生理性黄疸，是新生儿特殊生理状态之一。生理性黄疸开始出现的时间是

A. 出生后2～3天
B. 出生后5～7天
C. 出生后24小时以内
D. 出生后10～14天
E. 2周以上

8-226 新生儿，男性，7日龄。母乳喂养，吃奶好，皮肤、黏膜黄染明显，血清胆红素153 μmol/L。应采取的措施是

A. 蓝光照射 B. 口服泼尼松
C. 准备换血 D. 输血清白蛋白
E. 无须处理

8-227 早产儿，男性，3日龄。全身皮肤黄染、吸吮无力、嗜睡、肌张力下降、反应低下，诊断为新生儿溶血病。考虑该患儿并发了

A. 新生儿败血症
B. 新生儿颅内出血
C. 胆红素脑病
D. 病毒性脑炎
E. 新生儿缺氧缺血性脑病

8-228 新生儿，女性，3日龄，体重3 200 g。皮肤、巩膜黄染，血清胆红素280 μmol/L。对该新生儿最主要的病情观察是

A. 尿量 B. 瞳孔
C. 体重 D. 体温变化
E. 皮肤、巩膜黄染程度

8-229* 早产儿，男性，7日龄。出生后第2天出现皮肤黄染，精神尚佳，母乳喂养，吃奶好。最适合的护理措施是

A. 蓝光疗法
B. 吸氧
C. 观察黄疸进展情况
D. 将小儿抱到户外晒太阳
E. 换血疗法

8-230 新生儿，女性，7日龄。诊断为新生儿

黄疸,收治入院后行蓝光治疗。光疗时,护士应特别注意

A. 为患儿戴眼罩保护眼睛

B. 光疗的时间一般定为 24～48 小时,不宜超过 72 小时

C. 照射时间长时,注意补充维生素 B_2

D. 停止光疗应以黄疸消退和血清胆红素下降为依据

E. 光疗的同时应方便母乳喂养

8-231* 新生儿,女性。出生后 10 小时,皮肤即出现黄染,立即化验血清胆红素为 231 μmol/L,属于病理性黄疸,须进行治疗。新生儿黄疸首先采用的治疗方法是

A. 蓝光照射　　B. 退热处理

C. 注射抗生素　D. 腰椎穿刺

E. 换血疗法

8-232 新生儿,男性,胎龄 32 周出生,出生体重 2 000 g。出生后第 3 天出现黄疸,第 7 天最明显,精神尚可,吃奶好。肝肋下 1 cm。白细胞计数正常。家长很担忧,询问黄疸退去的时间,护士应回答

A. 最长出生后 2 周内消退

B. 最长出生后 3～4 周消退

C. 手术后可消退

D. 肝功能完全正常后可消退

E. 经治疗炎症消除后可消退

8-233 新生儿,女性,7 日龄。护士向家属讲解有关新生儿生理特点的知识。护士特别指出下列新生儿生理性黄疸的特点中错误的是

A. 足月儿出生后黄疸 2～3 天出现

B. 新生儿出生后黄疸 4～5 天达高峰

C. 新生儿精神状态萎靡,拒食

D. 足月儿黄疸 10～14 天消退,最迟不超过 2 周

E. 早产儿每天血清胆红素升高幅度 <85 μmol/L

8-234 新生儿,女性,3 日龄。皮肤发黄,经检查医生告知其母该患儿的黄疸为病理性黄疸,须进行治疗。新生儿病理性黄疸的特点不包括

A. 黄疸出现早

B. 血清胆红素升高快

C. 黄疸程度严重

D. 黄疸持续时间短

E. 黄疸退而复现

8-235 患儿,女性,足月顺产,7 日龄,母乳喂养。近 2 天来哭声低弱,不吃奶,黄疸加深。体格检查:体温不升,面色发灰,脐部有脓性分泌物。血清总胆红素 221 μmol/L,患儿血型为 O 型,母血型为 A 型。引起黄疸的原因是

A. 母乳性黄疸

B. 新生儿肝炎

C. 新生儿败血症

D. 新生儿 ABO 溶血病

E. 新生儿脐炎

8-236 患儿,男性,3 日龄,为孕母第 1 胎,足月顺产。出生 18 小时皮肤出现黄染,吃奶好。体格检查:反应好,皮肤、巩膜中度黄染,肝肋下 2 cm。患儿血型为 B 型,母血型为 O 型,血清胆红素 256 μmol/L。最可能的诊断为

A. 新生儿肝炎

B. 新生儿败血症

C. 新生儿 ABO 溶血病

D. 新生儿 Rh 溶血病

E. 新生儿病理性黄疸

8-237 早产儿,男性,3 日龄。全身皮肤黄染,诊断为新生儿溶血病。患儿出现嗜睡、反应低下、吸吮无力、肌张力松弛。血清胆红素 350 μmol/L。可能的诊断为

A. 新生儿颅内出血

B. 新生儿败血症

C. 胆红素脑病

D. 新生儿缺氧缺血性脑病

E. 病毒性脑炎

8-238 患儿,女性,4日龄,足月顺产。病理性黄疸,且黄疸进行性加重。应用光照疗法时,下列护理措施中错误的是

A. 光疗前为患儿进行沐浴,皮肤忌涂粉或油

B. 光疗中应严格限制液体输入

C. 保持箱内温湿度相对恒定,使体温维持在36.5~37.2℃

D. 患儿全身裸露,兜尿布、戴遮光眼罩入箱

E. 严密观察病情,注意不良反应

8-239* 足月新生儿,女性。出院回家后,出现吃奶少、精神差等现象。体格检查:体温37.8℃,脐部红肿伴有脓性分泌物。诊断为新生儿脐炎。该疾病最常见的致病菌是

A. 金黄色葡萄球菌

B. 大肠埃希菌

C. 克雷伯菌

D. 铜绿假单胞菌

E. 表皮葡萄球菌

8-240 患儿,男性,7日龄。吃奶差,精神欠佳,脐部出现红肿、渗液。最可能的诊断是

A. 新生儿感染　　B. 新生儿脐炎

C. 新生儿湿疹　　D. 新生儿破伤风

E. 新生儿败血症

8-241 新生儿,女性。出生后第2天,护士对其脐部进行的护理操作,下列做法中错误的是

A. 勤换尿布,尿布吸水、柔软

B. 脐部保持清洁、干燥

C. 接触新生儿前后要洗手,防止交叉感染

D. 严格执行无菌操作技术

E. 用3%过氧化氢清洗脐部

8-242* 患儿,女性,4日龄,母乳喂养。出生第3天食奶量明显减少,第4天皮肤出现黄染而就诊。体格检查:体温36℃,脐部红肿伴有脓性分泌物。诊断为新生儿脐炎。局部皮肤常用的消毒液是

A. 30%高锰酸钾溶液

B. 95%乙醇溶液

C. 1%苯扎氯铵溶液

D. 10%硝酸银溶液

E. 0.5%聚维酮碘

8-243* 早产儿,女性,胎龄35周出生。出生后第6天社区卫生服务中心护士进行家庭访视,检查发现该患儿患有寒冷损伤综合征,指导家长采取应对措施并带其到医院诊治。新生儿寒冷损伤综合征的最主要临床表现是

A. 易激惹

B. 食欲降低、少动、嗜睡

C. 少吃、少哭、体温不升

D. 皮肤黄染、少尿

E. 全身冰冷,皮肤硬肿,按之如橡皮

8-244* 新生儿,男性,7日龄。因近2天逐渐加重的拒乳、尿少,以及全身皮肤发凉、硬肿、暗红色而就医。诊断为重度新生儿寒冷损伤综合征,入院治疗。新生儿寒冷损伤综合征最先发生硬肿的部位是

A. 面颊部　　B. 大腿外侧

C. 臀部　　　D. 躯干部

E. 小腿

8-245* 患儿,女性,足月出生,4日龄。诊断为新生儿寒冷损伤综合征。下列处理措施中不妥的是

A. 为患儿供给足够液体和热量

B. 清理呼吸道

C. 应快速复温

D. 积极治疗原发性疾病

E. 为患儿进行抚触,促进血液循环

8-246 患儿,男性,4日龄。因全身冰冷、拒乳

入院。体格检查：体温35℃，反应低下，皮肤呈暗红色，心音低钝，双小腿皮肤按之如橡皮样，脐带已脱落。应首先采取的护理措施是

A. 指导母乳喂养
B. 循序渐进复温
C. 加强脐部护理
D. 给予氧气吸入
E. 遵医嘱用抗生素

8-247* 患儿，男性，4日龄。因食欲差、哭声低、尿少、体温不升，以及下肢皮肤发凉、硬肿就医。诊断为新生儿寒冷损伤综合征，入院治疗。治疗新生儿寒冷损伤综合征的关键是

A. 将患儿置于暖箱复温
B. 保持皮肤完整性
C. 保证热量和液体的供给
D. 合理用药
E. 密切观察病情

8-248 患儿，女性，足月顺产。该患儿皮肤冰冷，按之如橡皮样，吃奶少，少哭、少动、反应低下，拟诊断为寒冷损伤综合征。在进一步收集的评估资料中，对判断病情最有价值的是

A. 患儿体重　　B. 肛温
C. 呼吸　　　　D. 脉搏
E. 血压

8-249 早产儿，男性，胎龄35周出生。肛温为29℃，恢复至正常体温需要的时间是

A. 1～2小时　　B. 4～6小时
C. 6～12小时　　D. 12～24小时
E. 24～48小时

8-250 某弃婴被人从路旁捡回，抱至医院时哭声弱。体格检查：双下肢、臀部皮肤发凉、硬肿，呈紫红色。临床诊断为新生儿寒冷损伤综合征。其首位的护理诊断是

A. 营养失调，低于机体需要量：与能量摄入不足有关
B. 体温过低：与体温调节功能低下有关
C. 感染的风险：与免疫功能、皮肤、黏膜屏障功能低下有关
D. 气体交换受损：与窒息有关
E. 潜在并发症：肺出血、DIC

8-251 新生儿，女性，胎龄36周出生。第1天基本情况可，其母尚无乳汁分泌。为预防新生儿低血糖，护理措施的重点是

A. 每隔4小时监测1次血糖
B. 及时口服葡萄糖水
C. 应果断进行人工喂养
D. 进行静脉输注葡萄糖溶液
E. 等待母亲乳汁开始分泌再开奶，坚持母乳喂养

8-252* 早产儿，男性，胎龄34周出生。娩出经过尚顺利，送入婴儿室护理，每2小时血糖检测1次。新生儿低血糖的诊断标准是全血血糖低于

A. 1.75 mmol/L
B. 0.9 mmol/L
C. 2.6 mmol/L
D. 3.3 mmol/L
E. 2.2 mmol/L

8-253 足月儿，女性，20日龄。由于母亲乳汁分泌不足而牛乳喂养。晨起突然发生手足搐搦伴皮肤发绀，至急诊就医。医生为其体格检查后，考虑低钙血症，予以紧急处理后，情况好转。低钙血症是指

A. 血清总钙<1.75 mmol/L或血清游离钙<0.9 mmol/L
B. 血清总钙<0.8 mmol/L
C. 与生理性甲状旁腺功能低下无关
D. 早期低血钙发生在出生后72小时后
E. 症状多出现在出生后15天

A3型单项选择题(8-254~8-287)

(8-254~8-255共用题干)

足月新生儿,男性。出生时脐带绕颈。Apgar评分1分钟3分,5分钟8分。出生后6小时出现易激惹、肌张力高、拥抱反射增强及瞳孔扩大等症状。

8-254* 对该患儿的诊断首先考虑
　　A. 新生儿病理性黄疸
　　B. 新生儿窒息
　　C. 新生儿缺氧缺血性脑病
　　D. 新生儿颅内出血
　　E. 化脓性脑膜炎

8-255* 该患儿病情平稳后,为促进脑功能恢复,正确的护理措施是
　　A. 固定肢体在功能位
　　B. 高浓度吸氧
　　C. 保证足够的热量供给
　　D. 减少探视次数
　　E. 帮助制订符合该患儿情况的个体化康复计划,指导促进动作、语言功能的训练

(8-256~8-257共用题干)

新生儿,女性。出生后1分钟Apgar评分为2分,诊断为新生儿窒息。经抢救4小时后突然烦躁不安,前囟隆起,脑性尖叫,肌张力高。

8-256 该患儿最大可能是
　　A. 新生儿败血症
　　B. 新生儿脑膜炎
　　C. 新生儿颅内出血
　　D. 新生儿破伤风
　　E. 新生儿低钙血症

8-257 对该患儿的护理措施应除外的是
　　A. 保持安静,尽量减少移动和刺激患儿
　　B. 头肩部抬高15°~30°
　　C. 入院后每天洗澡1次
　　D. 静脉穿刺选用留置针,进针要轻、稳、准
　　E. 遵医嘱给予降颅内压药物

(8-258~8-259共用题干)

早产儿,男性,胎龄32周经自然分娩出生。Apgar评分1分钟2分。出生后第2天出现嗜睡、拒乳、呼吸快而不规则、阵发性发绀。体格检查:体温35℃,呼吸62次/分;面色苍白,刺激后四肢抖动,肌张力略高,前囟隆起,双肺听诊无异常。经头颅CT检查初步诊断为新生儿颅内出血。

8-258 对该患儿应该采取的体位是
　　A. 俯卧位
　　B. 头高足低位
　　C. 仰卧位
　　D. 头肩部抬高15°~30°
　　E. 中凹卧位

8-259 该患儿出生时Apgar评分属于
　　A. 轻度窒息　　B. 中度窒息
　　C. 重度窒息　　D. 正常
　　E. 青紫窒息

(8-260~8-262共用题干)

足月新生儿,女性。由于胎头过大,孕母在生产过程中使用胎吸助产分娩。该新生儿出生后2小时出现躁动不安,全身肌肉阵发性痉挛,继而松弛,并出现昏迷。

8-260* 最可能的出血部位是
　　A. 小脑出血
　　B. 硬脑膜下腔出血
　　C. 蛛网膜下隙出血
　　D. 脑室周围出血
　　E. 大脑表面静脉撕裂

8-261 为明确诊断,首选的辅助检查是
　　A. 血培养　　　B. 头颅B超
　　C. 脑脊液检查　D. X线
　　E. 头颅CT

8-262* 最可能的诊断是
　　A. 新生儿窒息
　　B. 新生儿败血症
　　C. 新生儿缺氧缺血性脑病
　　D. 新生儿颅内出血
　　E. 新生儿低钙血症

(8-263～8-264 共用题干)

新生儿,男性,胎龄 35 周出生,出生体重 2 300 g。出生后第 3 天出现黄疸,第 7 天最明显,精神尚可,吃奶好。肝肋下 1 cm。白细胞计数正常。

8-263* 其黄疸的预后情况为
　　A. 出生后 2 周内消退
　　B. 最长延迟至出生后 4 周消退
　　C. 经过换血治疗后消退
　　D. 肝功能完全正常后可消退
　　E. 黄疸会出现退而复现的状况

8-264 最可能的诊断是
　　A. 新生儿败血症
　　B. 新生儿脐炎
　　C. 先天性胆道闭锁
　　D. 新生儿生理性黄疸
　　E. 新生儿溶血症

(8-265～8-266 共用题干)

新生儿,女性,7 日龄。出生后第 4 天开始出现巩膜、皮肤黄染明显,来医院就诊。体格检查:体温 36.5℃,脉搏 130 次/分,呼吸 24 次/分,精神、食欲及大小便均正常。

8-265 其诊断可能是
　　A. 病理性黄疸　　B. 生理性黄疸
　　C. 胆道闭锁　　　D. 新生儿脐炎
　　E. 新生儿败血症

8-266 正确的治疗措施是
　　A. 给予白蛋白注射液
　　B. 给予光照疗法
　　C. 多晒太阳,减轻黄疸
　　D. 注射茵栀黄
　　E. 继续观察,无须处理

(8-267～8-268 共用题干)

新生儿,男性,2 日龄。皮肤、巩膜出现黄染,精神尚好,食欲佳。大便黄色,呈糊状,血清胆红素 168 μmol/L,血常规无异常。新生儿血型为 O 型,其母血型为 B 型。

8-267 该新生儿最可能的诊断是
　　A. 溶血性黄疸　　B. 阻塞性黄疸
　　C. 先天性黄疸　　D. 肝细胞性黄疸
　　E. 生理性黄疸

8-268 此时最佳的处理措施是
　　A. 给予肝药酶诱导剂
　　B. 立即蓝光照射治疗
　　C. 观察黄疸变化,暂时无须处理
　　D. 给予茵栀黄口服液
　　E. 输血浆或白蛋白

(8-269～8-271 共用题干)

新生儿,男性,7 日龄。近 2 天吃奶差,牙关紧闭,不能张口吸乳,体温 36.8℃,神志清。

8-269 对该患儿应考虑
　　A. 新生儿破伤风
　　B. 新生儿败血症
　　C. 新生儿颅内出血
　　D. 新生儿寒冷损伤综合征
　　E. 新生儿缺氧缺血性脑病

8-270 引起该患儿发病的主要原因最可能是
　　A. 口腔黏膜损伤
　　B. 皮肤破损
　　C. 挑破"马牙"或"螳螂嘴"
　　D. 未预防接种
　　E. 脐带结扎消毒不严

8-271 下列对该患儿的治疗中错误的是
　　A. 保持环境安静,减少刺激
　　B. 多翻身拍背
　　C. 动作宜轻巧、稳、准
　　D. 注意消毒隔离
　　E. 供给足够热量、液体

(8-272～8-273 共用题干)

足月新生儿,女性,1 日龄。胎膜早破。拒奶、呕吐、少哭、少动。体格检查:体温不升,颈无抵抗,全身黄染,心率 140 次/分,腹软,肝肋下 3.5 cm。

8-272 该患儿最大的可能是
　　A. 化脓性脑膜炎
　　B. 新生儿败血症
　　C. 新生儿肺炎
　　D. 新生儿颅内出血
　　E. 骨髓炎

8-273 该患儿的护理诊断不包括
　　A. 体温调节无效：与感染有关
　　B. 营养失调，低于机体需要量：与拒乳、摄入不足有关
　　C. 潜在的并发症：化脓性脑膜炎
　　D. 皮肤完整性受损：与胎膜早破感染有关
　　E. 婴儿喂养困难：与咀嚼肌痉挛有关

(8-274~8-275 共用题干)

患儿，女性，足月顺产，出生时急产，有不洁接生史。出生第3天出现食奶量明显减少，皮肤出现黄染。入院体格检查：体温38.0℃，脐部周围皮肤红肿。诊断为新生儿脐炎。

8-274 该病最常见的病原体为
　　A. 铜绿假单胞菌
　　B. 溶血性链球菌
　　C. 金黄色葡萄球菌
　　D. 破伤风杆菌
　　E. 大肠埃希菌

8-275 可选用下列哪种消毒液为该患儿进行脐部消毒
　　A. 10%硝酸银溶液
　　B. 0.1%苯扎氯铵溶液
　　C. 95%乙醇溶液
　　D. 3%过氧化氢溶液
　　E. 聚维酮碘

(8-276~8-278 题共用题干)

患儿，女性，4日龄。因全身皮肤冰冷、发硬24小时入院。体格检查：体温35℃，反应差，皮肤呈暗红色，心率减慢、心音低钝，双小腿皮肤按之如橡皮样感觉，脐带已脱落。

8-276 最可能的诊断是
　　A. 新生儿粟粒疹
　　B. 新生儿红斑
　　C. 新生儿寒冷损伤综合征
　　D. 新生儿败血症
　　E. 新生儿窒息

8-277 该疾病患儿重要的死亡原因是
　　A. 肺出血　　B. 感染
　　C. 急性肾衰竭　　D. 心功能损害
　　E. 热量摄入不足

8-278 该患儿恢复至正常体温需要的时间是
　　A. 1~2小时　　B. 4~6小时
　　C. 6~12小时　　D. 12~24小时
　　E. 72小时内

(8-279~8-282 共用题干)

患儿，男性，胎龄35周顺产，5日龄。出生后第3天开始出现哭声弱，吸吮无力，双下肢硬肿，精神不佳，皮肤黄染，体温32℃。患儿突然出现心率下降，从鼻腔涌出血性分泌物，肺部闻及湿啰音。

8-279* 最可能出现下列哪项并发症
　　A. 感染性休克　　B. 新生儿败血症
　　C. 心力衰竭　　D. DIC
　　E. 肺出血

8-280 引起患儿该疾病最主要的原因是
　　A. 棕色脂肪少，机体产热少
　　B. 机体摄入热量不足
　　C. 体温调节中枢发育不成熟
　　D. 体表面积相对较大、脂肪薄
　　E. 没有给患儿裹温毛毯

8-281* 该患儿首要的护理措施是
　　A. 保证热量和液体供给
　　B. 纠正酸中毒
　　C. 密切观察病情
　　D. 保持皮肤完整性，预防感染
　　E. 迅速逐步复温

8-282* 该患儿最主要的护理诊断是
　　A. 营养失调
　　B. 知识缺乏（家长）
　　C. 皮肤完整性受损
　　D. 体温过低
　　E. 有感染的风险

(8-283~8-284 共用题干)

患儿，女性，胎龄35周出生，小于胎龄儿。出生后出现哭声异常，皮肤发绀，肢体阵发性颤抖。实验室检查：血糖1.7 mmol/L。诊断为新生儿低血糖。

8-283* 下列哪种新生儿容易发生低血糖
　　A. 适于胎龄儿
　　B. 巨大儿
　　C. 早产儿、小于胎龄儿
　　D. 大于胎龄儿
　　E. 过期产新生儿

8-284* 输入葡萄糖时,主要的护理措施是
　　A. 合理喂养
　　B. 给予高蛋白饮食
　　C. 监测血糖变化
　　D. 防止外伤
　　E. 注意保暖

(8-285~8-287 共用题干)
　　早产儿,女性,胎龄32周出生。第2天出现烦躁不安、肌肉抽动及震颤,无窒息及产伤史。查血清总钙为1.65 mmol/L,血糖为2.8 mmol/L。

8-285 患儿最可能的诊断是
　　A. 新生儿缺氧缺血性脑病
　　B. 新生儿颅内出血
　　C. 新生儿胆红素脑病
　　D. 新生儿低血糖
　　E. 新生儿低钙血症

8-286 首要的护理诊断是
　　A. 有窒息的风险
　　B. 体温过低
　　C. 知识缺乏(家长)
　　D. 有感染的风险
　　E. 营养失调:低于机体需要量

8-287 应首先采取的护理措施是
　　A. 口服葡萄糖水
　　B. 按医嘱静脉推注10%葡萄糖溶液,每次2 ml/kg,每分钟1 ml
　　C. 循序渐进,逐渐复温
　　D. 用抗生素控制感染
　　E. 保证能量供给

✎ A4型单项选择题(8-288~8-302)

(8-288~8-290 共用题干)
　　患儿,男性,5日龄。因头盆不称发生宫内窘迫,出生时呼吸弱、喘息,全身皮肤苍白,心率缓慢,心律不规则,肌张力松弛,反应低下,经复苏5分钟后好转。Apgar 评分1分钟3分,5分钟8分。出生后一直反应差、吃奶少。

8-288* 首选的护理诊断是
　　A. 自主呼吸障碍
　　B. 体温过低
　　C. 潜在并发症
　　D. 有感染的风险
　　E. 低效性呼吸型态

8-289* 为进一步指导治疗,首选的检查是
　　A. 电解质　　　B. 血尿素氮
　　C. 颅脑CT　　 D. 胸部X线
　　E. 血气分析

8-290* 可能的诊断是
　　A. 新生儿缺氧缺血性脑病
　　B. 新生儿败血症
　　C. 新生儿颅内出血
　　D. 新生儿窒息
　　E. 新生儿肺透明膜病

(8-291~8-292 共用题干)
　　患儿,男性,1日龄。有窒息史、嗜睡、反应差、肌力减低。体格检查:前囟稍饱满,拥抱、吸吮反射弱。初步诊断:新生儿缺氧缺血性脑病。

8-291* 根据病情判断,可能出现脑损伤的部位是
　　A. 大脑皮质　　　B. 硬脑膜下腔
　　C. 大脑基底节　　D. 大脑矢状窦
　　E. 脑室周围白质

8-292* 欲行CT检查,最适合的检查时间为
　　A. 出生后24小时内
　　B. 出生后2~5天
　　C. 出生后1周左右
　　D. 出生后10天左右
　　E. 出生后2周左右

(8-293~8-295 共用题干)
　　足月新生儿,女性,经负压吸引娩出。出生后2小时出现躁动不安、全身肌肉阵发性痉挛,继而松弛,并出现昏迷。

8-293 该患儿最可能的诊断为
　　A. 新生儿败血症
　　B. 新生儿破伤风
　　C. 新生儿颅内出血
　　D. 新生儿化脓性脑膜炎
　　E. 新生儿肺炎

8-294 为进一步明确诊断,临床首选的检查是
　　A. 脑脊液　　B. 头颅CT
　　C. 血生化　　D. X线胸片
　　E. 脑电图

8-295 下列护理措施中不妥的是
　　A. 经常变换体位,以利于分泌物排出
　　B. 保持呼吸道通畅,必要时吸氧
　　C. 抬高头肩部15°～30°
　　D. 护理操作动作要轻、快、稳
　　E. 减少搬动和刺激患儿

(8-296～8-297 共用题干)

患儿,男性,2日龄,出生体重3 500 g。曾用产钳助产,今出现惊厥、脑性尖叫、双眼凝视及前囟饱满。

8-296 夜班护士在巡视中,发现患儿呼吸困难明显,呼吸不规则,双侧瞳孔不等大,瞳孔对光反射明显迟钝。此时应考虑的并发症是
　　A. 化脓性脑膜炎　B. 肺水肿
　　C. 脑积水　　D. 脑疝
　　E. 胆红素脑病

8-297 为抢救患儿,此时应采取的最重要的护理措施是
　　A. 按医嘱用抗生素控制感染
　　B. 20%甘露醇降低颅内压
　　C. 静脉缓慢注射呋塞米
　　D. 蓝光治疗
　　E. 静脉推注地塞米松

(8-298～8-302 共用题干)

患儿,女性,7日龄。近2天来不吃奶,全身皮肤黄染、发热。体温38.9℃,脐部有较多脓性分泌物,周围皮肤红肿。初步诊断为新生儿败血症。

8-298 有助于进一步明确诊断的辅助检查是
　　A. 血常规　　B. 血培养
　　C. 血清胆红素　D. 尿常规
　　E. 头颅B超或CT

8-299 患儿最可能的感染途径是
　　A. 皮肤、黏膜　B. 口腔黏膜
　　C. 呼吸道　　D. 泌尿道
　　E. 脐部

8-300 最可能的病原菌是
　　A. 金黄色葡萄球菌
　　B. 大肠埃希菌
　　C. 溶血性链球菌
　　D. 流感嗜血杆菌
　　E. 铜绿假单胞菌

8-301 以下护理措施中不正确的是
　　A. 做好脐部护理
　　B. 遵医嘱使用有效抗生素
　　C. 给予鼻饲喂养
　　D. 密切观察病情变化
　　E. 使用退热剂退热

8-302 若患儿出现面色发灰、呕吐、脑性尖叫、惊厥、双眼凝视及前囟饱满等表现,应考虑并发
　　A. 化脓性脑膜炎
　　B. 颅内出血
　　C. 低钙血症
　　D. 肺透明膜病
　　E. 低血糖

名词解释题(8-303～8-326)

8-303 新生儿

8-304 围生期

8-305 早产儿

8-306 过期产儿

8-307 正常出生体重儿

8-308 极低出生体重儿

8-309 超低出生体重儿

8-310 巨大儿
8-311 足月小样儿
8-312 高危儿
8-313 正常足月儿
8-314 生理性体重下降
8-315 适中温度
8-316 马牙
8-317 假月经
8-318 新生儿粟粒疹
8-319 Apgar 评分
8-320 呼吸暂停
8-321 ABCDE 复苏
8-322 新生儿缺氧缺血性脑病
8-323 新生儿呼吸窘迫综合征
8-324 新生儿黄疸
8-325 胆红素脑病
8-326 新生儿败血症

简述问答题(8-327~8-346)

8-327 什么是高危儿？有哪几种情况？
8-328 简述正常足月儿与早产儿的外观特点。
8-329 简述新生儿常见的几种特殊生理状况。
8-330 简述新生儿 Apgar 评分标准。
8-331 简述新生儿窒息的复苏步骤。
8-332 简述新生儿颅内出血的常见病因。
8-333 如何协助医生降低新生儿颅内出血患儿的颅内压？
8-334 简述新生儿呼吸窘迫综合征患儿氧疗及辅助呼吸的方法。
8-335 简述新生儿生理性黄疸的特点。
8-336 简述新生儿病理性黄疸的特点。
8-337 简述新生儿胆红素代谢的特点。
8-338 简述光照疗法的注意事项。
8-339 简述新生儿胎粪的特点。
8-340 如何观察新生儿黄疸患儿有无胆红素脑病？
8-341 简述为新生儿脐炎患儿进行脐部护理的措施。
8-342 简述新生儿败血症的主要临床表现。
8-343 简述新生儿寒冷损伤综合征复温原则及护理措施。
8-344 简述新生儿低血糖的主要护理措施。
8-345 简述新生儿低钙血症遵医嘱补钙的护理措施。
8-346 正常足月儿如何进行合理喂养？

综合应用题(8-347~8-352)

8-347 新生儿，男性，剖宫产出生 1 小时，胎龄 40 周，体重 3 000 g，身长 50 cm。哭声响亮，皮肤红润，四肢屈曲，头发分条清晰、有光泽，足底有较深的足纹。体格检查：心率 120 次/分，呼吸 45 次/分，无畸形。

请解答：
(1) 该新生儿属于哪类新生儿？
(2) 根据该新生儿目前的身心状况，请列出现有的主要护理诊断。
(3) 对该患儿的观察要点有哪些？

8-348 患儿，女性。胎龄 40^{+1} 周时因宫内窘迫、胎心慢，行急诊剖宫产手术出生，出生体重 3 900 g，哭声微弱，肤色苍白，喘息样呼吸，心率 80 次/分，四肢略屈曲。立即清理呼吸道，复苏气囊加压给氧，同步胸外心脏按压。5 分钟时患儿心率逐渐恢复至 100~120 次/分，肤色较前稍红润，出现抽泣样呼吸，反应差。继续给予正压通气，0.9%氯化钠溶液扩容，呼吸机辅助呼吸，心电监护。体格检查：体温 35.8℃，面色苍白，四肢末梢凉，反应差，抽泣样呼吸，四肢张力高，原始反射未引出。血糖 9.4~12.3 mmol/L，血气分析示：混合性酸中毒。

请解答：
(1) 该患儿出生时 Apgar 评分是几分？
(2) 该患儿属于哪种程度的窒息？
(3) 复苏程序是什么？

8-349 足月新生患儿，女性，3 日龄。出生时有窒息，嗜睡，吃奶差，肌张力低下，出现阵发性痉挛，原始反射未引出，72 小时后逐渐恢复正

第八章 新生儿与新生儿疾病患儿的护理

常。诊断为新生儿缺氧缺血性脑病。

请解答：

（1）列出对患儿的护理诊断。

（2）针对该患儿目前的临床表现，该病对患儿以后的生长发育有无影响？如何观察病情？

8-350 患儿，男性，14日龄，胎龄40周出生。出生体重3 800 g，Apgar评分10分。出生后第4天出现皮肤、巩膜黄染，家长未予特殊处理。之后出现黄染进行性加重，来院就诊。门诊经皮测胆红素最高达300 μmol/L。

请解答：

（1）该患儿首选的治疗方案是什么？

（2）试述该治疗的注意事项。

8-351 患儿，女性，胎龄32周时顺产出生。出生后48小时体温不升，少吃、少哭、少动，于出生后第4天入院。体格检查：肛温28℃，反应差；面颊、四肢及臀部皮肤发硬，呈暗红色，按之

如橡皮样；呼吸22次/分，心率92次/分，心音低钝，双肺未闻及啰音。诊断为新生儿寒冷损伤综合征。

请解答：

（1）列出主要护理诊断。

（2）如何为该患儿进行复温？

8-352 患儿，女性，14日龄。顺产，母乳喂养。因不吃、不哭、不动、发热、呕吐而急诊入院。体格检查：体温39℃，面色青灰，反应低下，巩膜黄染，脐部有明显脓液，皮下有小脓包，肝肋下2.5 cm。实验室检查：白细胞计数升高，中性粒细胞百分比增加；皮肤脓液培养出金黄色葡萄球菌。

请解答：

（1）该患儿的病因是什么？

（2）列出该患儿的临床诊断。

（3）列出合理的护理措施。

答案与解析

A1型单项选择题

8-1 D	8-2 A	8-3 C	8-4 C	8-69 C	8-70 C	8-71 B	8-72 E
8-5 B	8-6 E	8-7 D	8-8 A	8-73 B	8-74 E	8-75 C	8-76 C
8-9 D	8-10 B	8-11 E	8-12 D	8-77 E	8-78 B	8-79 A	8-80 B
8-13 A	8-14 E	8-15 A	8-16 D	8-81 A	8-82 C	8-83 B	8-84 C
8-17 E	8-18 D	8-19 D	8-20 D	8-85 D	8-86 E	8-87 B	8-88 A
8-21 E	8-22 E	8-23 D	8-24 B	8-89 D	8-90 E	8-91 B	8-92 D
8-25 E	8-26 E	8-27 C	8-28 E	8-93 B	8-94 B	8-95 C	8-96 D
8-29 E	8-30 C	8-31 E	8-32 B	8-97 D	8-98 C	8-99 D	8-100 D
8-33 C	8-34 D	8-35 E	8-36 A	8-101 E	8-102 E	8-103 D	8-104 A
8-37 E	8-38 B	8-39 D	8-40 C	8-105 C	8-106 C	8-107 C	8-108 E
8-41 B	8-42 C	8-43 D	8-44 C	8-109 D	8-110 E	8-111 B	8-112 D
8-45 B	8-46 E	8-47 A	8-48 B	8-113 C	8-114 E	8-115 D	8-116 B
8-49 E	8-50 B	8-51 E	8-52 E	8-117 E	8-118 E	8-119 E	8-120 A
8-53 C	8-54 C	8-55 D	8-56 D	8-121 D	8-122 C	8-123 D	8-124 A
8-57 D	8-58 D	8-59 D	8-60 C	8-125 D	8-126 B	8-127 C	8-128 E
8-61 A	8-62 B	8-63 B	8-64 A	8-129 C	8-130 C	8-131 D	8-132 C
8-65 B	8-66 D	8-67 A	8-68 D	8-133 C	8-134 A	8-135 D	8-136 D
				8-137 E	8-138 D	8-139 A	8-140 C

8-141	D	8-142	A	8-143	E	8-144	C
8-145	E	8-146	A	8-147	E	8-148	D
8-149	A	8-150	D	8-151	E	8-152	D
8-153	B	8-154	D	8-155	A	8-156	A
8-157	E	8-158	D	8-159	E	8-160	C

A2型单项选择题

8-161	D	8-162	E	8-163	C	8-164	B
8-165	A	8-166	B	8-167	D	8-168	D
8-169	A	8-170	A	8-171	C	8-172	A
8-173	B	8-174	E	8-175	D	8-176	E
8-177	D	8-178	E	8-179	E	8-180	D
8-181	E	8-182	A	8-183	E	8-184	D
8-185	C	8-186	A	8-187	B	8-188	B
8-189	C	8-190	D	8-191	E	8-192	D
8-193	C	8-194	D	8-195	B	8-196	A
8-197	D	8-198	E	8-199	D	8-200	A
8-201	A	8-202	B	8-203	E	8-204	E
8-205	E	8-206	A	8-207	D	8-208	D
8-209	A	8-210	E	8-211	C	8-212	D
8-213	C	8-214	E	8-215	D	8-216	D
8-217	A	8-218	B	8-219	E	8-220	D
8-221	B	8-222	E	8-223	E	8-224	A
8-225	A	8-226	E	8-227	C	8-228	E
8-229	C	8-230	A	8-231	D	8-232	B
8-233	C	8-234	D	8-235	C	8-236	C
8-237	C	8-238	E	8-239	D	8-240	B
8-241	E	8-242	E	8-243	E	8-244	E
8-245	C	8-246	E	8-247	D	8-248	B
8-249	D	8-250	B	8-251	B	8-252	E
8-253	A						

A3型单项选择题

8-254	C	8-255	E	8-256	C	8-257	C
8-258	D	8-259	C	8-260	D	8-261	B
8-262	D	8-263	B	8-264	D	8-265	B
8-266	C	8-267	D	8-268	C	8-269	A
8-270	E	8-271	B	8-272	B	8-273	E
8-274	C	8-275	D	8-276	C	8-277	A
8-278	C	8-279	E	8-280	A	8-281	E
8-282	D	8-283	C	8-284	C	8-285	E
8-286	A	8-287	B				

A4型单项选择题

8-288	A	8-289	E	8-290	D	8-291	E
8-292	B	8-293	C	8-294	B	8-295	A
8-296	D	8-297	B	8-298	B	8-299	E
8-300	A	8-301	E	8-302	A		

部分选择题解析

8-4、8-5和8-6 解析：早产儿是指胎龄>28周且<37周的新生儿，足月儿是指胎龄>37周且<42周的新生儿，过期产儿是指胎龄满42周的新生儿。

8-18 解析：正常新生儿外观除A、B、C、E的描述外，还具有指甲达到或超过指(趾)尖，哭声响亮，男婴睾丸降至阴囊，女婴大阴唇可覆盖小阴唇。故答案D为错误选项。

8-21 解析：新生儿的呼吸中枢及肋间肌发育不够成熟，呼吸运动主要依靠膈肌升降而呈腹式呼吸。新生儿呼吸浅表，节律不规则，即呼吸忽快忽慢。尤其在睡眠时，呼吸的深度和节律呈不规则的周期性改变，甚至可出现呼吸暂停，并伴有心率减慢，紧接着呼吸次数增多，心率增快。

8-31 解析：新生儿消化道面积相对较大，有利于吸收。胃呈水平位，贲门括约肌松弛，幽门括约肌发育较好，易发生溢乳和呕吐。新生儿肠壁较薄，通透性高，有利于吸收母乳中的免疫球蛋白，也易使肠腔内毒素及消化不全产物通过肠壁进入血液循环，引起中毒症状。

8-32 解析：新生儿出生后10~12小时开始排出墨绿色胎粪，2~3天排完后颜色转为黄绿色。如24小时内未排胎粪，要检查有无消化道畸形。

8-35 解析：新生儿出生后头几天内尿色深、稍浑，放置后有红褐色沉淀，为尿酸盐结晶，不需处理。

8-42 解析：新生儿脑相对较大,脊髓相对较长,出生时脑重约为 370 g,占体重的 25% 左右。

8-46 解析：胎儿可通过胎盘从母体获得 IgG,使新生儿不易感染如麻疹等传染病,而 IgA 和 IgM 不能通过胎盘,因而易致新生儿呼吸道、消化道感染。

8-68 解析：胎儿娩出后,护士应该进行的护理措施是：①清理呼吸道；②早开奶；③Apgar 评分；④保暖。首先应该保持呼吸道通畅。

8-69 解析：乙肝疫苗于出生后 24 小时内接种第 1 针。

8-78 解析：新生儿出生后进行的 Apgar 评分是指新生儿出生后 1 分钟内对其皮肤颜色、心率、弹足底或插胃管反应、肌张力和呼吸状况 5 项体征进行评分。

8-79 解析：轻度（青紫）窒息 Apgar 评分 4～7 分。新生儿面部与全身皮肤呈青紫色；呼吸表浅或不规律；心跳规则且有力,心率减慢（80～120 次/分）；对外界刺激有反应,喉反射存在；肌张力好,四肢稍屈。

8-80 解析：胎儿出生后立即擦干体表的羊水及血迹,减少散热,仰卧在 30～32℃ 的抢救床上进行抢救。因为在适宜的温度中,新生儿的新陈代谢及耗氧最低,有利于患儿复苏。确认呼吸道通畅后对无呼吸或心率<100 次/分的新生儿应进行正压人工呼吸。无须头低足高位。

8-83 解析：重度（苍白）窒息,Apgar 评分 0～3 分。新生儿皮肤苍白,口唇暗紫；无呼吸或仅有喘息样微弱呼吸；心跳不规则,心率<80 次/分,且弱；对外界刺激无反应,喉反射消失；肌张力松弛。如果不及时抢救可致死亡。

8-87 解析：此为记忆性题目,考核新生儿缺氧缺血性脑病的主要发病原因,需掌握。虽然出生后肺部疾病、心脏疾病、严重失血等都可引起该病,但围生期窒息是最主要的病因。由围生期窒息引起部分或完全缺氧、脑血流减少或暂停而导致胎儿和新生儿的脑损伤,是新生儿窒息的严重并发症。

8-96 解析：为新生儿颅内出血患儿进行护理时,应保持病房安静,减少噪声；护理操作要轻、稳、准,尽量减少对患儿移动和刺激,以防止加重颅内出血。

8-132 解析：乙醇消毒的最佳浓度为 70%～75%；0.1% 苯扎氯铵及 0.5% 聚维酮碘均为中效消毒剂；3% 过氧化氢溶液是高效消毒剂,可杀灭金黄色葡萄球菌和大肠埃希菌。

8-153 解析：新生儿暂时性低血糖是由于葡萄糖储存不足导致的,主要见于早产儿、小于胎龄儿、窒息缺氧、败血症、先天性心脏病患儿等；还可由于葡萄糖利用增加而致,主要见于糖尿病母亲的婴儿、Rh 溶血病患儿等。

8-154 解析：大多数新生儿低血糖者无临床症状；少数可出现反应差、喂养困难、嗜睡、青紫、哭声异常、颤抖、震颤,甚至惊厥等非特异性症状。低血糖对患儿脑损害是严重且不可逆的。

8-155 解析：无症状低血糖者首选葡萄糖口服补糖；有症状低血糖者应通过静脉注射途径补充葡萄糖；对持续或反复低血糖者除注射葡萄糖外,根据病情需要可增加氢化可的松、胰高血糖素进行治疗。所以,对新生儿低血糖患儿而言,不管有无症状,都要及时采取治疗措施。

8-157 解析：低血糖无论有无症状出现,均应给予治疗。对无症状低血糖患儿可给予口服葡萄糖治疗,效果不佳时改用静脉注射。

8-158 解析：早期低血钙指出生后 72 小时内发生的低血钙,早产儿、小样儿及感染、窒息等新生儿多见。

8-159 解析：低钙血症的症状多为烦躁不安、肌肉抽动及震颤,可见惊跳、手足搐搦；严重时出现呼吸暂停、喉痉挛等,但在发作间期一般情况良好。

8-160 解析：正常新生儿的心理护理包括：①多与新生儿说话。新生儿听不懂成人的语言,但可使新生儿尽快熟悉母亲的声音,增加安全感,这对新生儿的听觉也是一个刺激,促进其听力发育。②经常和新生儿进行目光交流。可以通过与新生儿眼神的交流,锻炼孩子的注意力。③进行皮肤接触。可轻轻抚摸新生儿皮肤,抚触的感觉可以促进新生儿的感知觉发育,也可使其对母亲产生亲切感、安全感。所以在新生儿出生后,将新生儿抱给母亲,使他们进行密切的皮肤接触,不仅有利于母婴之间的感情交流,也利于母亲体内催乳素的分泌,促进宫缩。④给新生儿一些色彩鲜艳、会转动的玩具,对新生儿的心理发展、感知觉发育都是有好处的。

8-163 解析:胎龄≥37周且<42周的新生儿为足月儿。出生体重为2 500~4 000 g的新生儿为正常出生体重儿。皮肤红润、毳毛少、足纹明显均为足月儿表现。

8-168 解析:正常新生儿以腹式呼吸为主,呼吸节律常不规则、频率较快,安静状态下呼吸频率约为40次/分。

8-169 解析:部分女婴在出生后5~7天阴道见血性分泌物是正常现象,称为假月经。因妊娠期母亲血液中雌激素进入胎儿体内,出生后突然中断,形成类似月经的出血,一般不需处理。

8-172 解析:考核生理性黄疸的出现时间,此为区分生理性或病理性黄疸的标志之一。胎儿出生后,体内过多的红细胞被破坏,产生大量的胆红素,而新生儿肝脏功能不健全,无法在短时间内将大量的胆红素代谢。因此,在出生后48~72小时出现黄疸,称为生理性黄疸。

8-173 解析:早产儿护理的常规措施包括预防窒息、预防感染、注意保暖、合理喂养及维持有效的呼吸等。早产儿如无其他并发症,不需要输液和输白蛋白。

8-174 解析:生理性体重下降是新生儿特殊的生理状态之一。在出生后数日内,由于摄入不足、胎粪排出和水分丢失,可出现暂时性体重下降,但一般不超过10%,出生后第7~10天恢复到出生时体重。

8-175 解析:新生儿上腭中线和齿龈上常有黄白色小斑点,民间称"马牙",是上皮细胞堆积或黏液腺分泌物积留所致,又称上皮珠,数周后可自然消失,不需处理。

8-177 解析:乳腺肿大是新生儿常见的特殊生理状态之一。男、女新生儿出生后4~7天可出现乳腺肿大,如蚕豆至鸽蛋大小的肿块。这是母体的黄体酮和催乳素经胎盘至胎儿体内所致,多于2~3周后消退,不需任何处理。

8-180 解析:早产儿体温调节能力差,容易出现低体温,在护理中尤其注意采取保暖措施,如置于暖箱中、头戴绒布帽、用温暖毛毯包裹等,以降低耗氧和散热。

8-181 解析:根据早产儿的体重、日龄及特殊病情,给予不同的保暖措施。如体重<2 000 g者,应尽早使用婴儿暖箱或远红外辐射床保暖,箱温的设定与早产儿体重有关,体重越轻,箱温应越高。

8-182 解析:由于早产儿各种消化酶分泌不足,消化、吸收能力较差,但生长发育所需营养物质多。因此,最好用母乳喂养,无法母乳喂养者以早产儿配方奶为宜。有吸吮无力及吞咽功能不良者,可用滴管或鼻饲喂养,必要时,静脉补充高营养液。

8-183 解析:早产儿缺乏维生素K依赖凝血因子,出生后应补充维生素K。肌内注射维生素K_1,连用3天,可预防出血症。

8-188 解析:早产儿的呼吸中枢功能不成熟,呼吸不规则,易发生呼吸暂停,护理中应注意维持有效呼吸。

8-189 解析:早产儿呼吸中枢不健全,易发生缺氧和呼吸暂停。有缺氧症状者给予氧气吸入,经皮血氧饱和度(SaO_2)维持在85%~93%。一旦症状改善,立即停用,防止发生早产儿视网膜病变。

8-190 解析:新生儿窒息是指胎儿因缺氧发生宫内窘迫或娩出过程中呼吸、循环障碍,以致1分钟内不能建立正常的自主呼吸或未能建立规律呼吸而导致混合性酸中毒及全身多脏器损伤。

8-198 解析:新生儿窒息的抢救中应首先清理呼吸道,胎头娩出后清除口、鼻、咽部黏液及羊

第八章　新生儿与新生儿疾病患儿的护理

水。断脐后,继续用吸痰管吸出新生儿咽部黏液和羊水,对无呼吸或心率<100次/分的新生儿以40~60次/分的呼吸频率进行正压人工呼吸。胸外心脏按压时按压胸骨下1/3部位,每分钟按压120次。纠正酸中毒常用5%碳酸氢钠溶液经脐静脉缓慢注入,在复苏过程中每30秒要评价患儿情况1次。

8-201 解析: 新生儿重度窒息,复苏后须加强新生儿护理,保证呼吸道通畅,密切观察面色、呼吸、心率和体温,预防感染,做好抢救、护理记录。窒息的新生儿应延迟哺乳,以静脉补液维持营养,预防肺部感染。

8-206 解析: 该病以意识改变及肌张力变化为主要表现,临床依病情不同分为轻、中、重3度。

8-208 解析: 该患儿嗜睡、面色微绀、前囟紧张、心音低钝、四肢肌张力减低和拥抱反射迟钝等表现基本符合中度缺氧缺血性脑病的诊断。

8-209 解析: 控制惊厥是针对该病的治疗要点之一,首选药物为苯巴比妥钠。顽固性抽搐者可加用地西泮或水合氯醛。

8-210 解析: 该病常见的主要表现为意识改变及肌张力变化。严重者伴有脑干功能障碍。

8-211 解析: 该病的治疗包括供氧、改善通气;苯巴比妥钠控制惊厥;呋塞米、20%甘露醇治疗脑水肿;病情平稳后,给予康复护理干预措施,促进脑功能恢复。因不是感染性疾病,无须使用抗生素。

8-213 解析: 新生儿颅内出血常见原因:32周以下早产儿,缺血缺氧,胎头过大、头盆不称、急产及臀位产等使胎儿头部受挤压,或者脑血管破裂出血、先天性脑血管畸形等。新生儿寒冷损伤综合征不是颅内出血的原因。

8-214 解析: 颅内出血一般于出生后数小时至1周出现。中枢神经兴奋为主的症状包括易激惹、烦躁不安、双目凝视、呕吐、脑性尖叫和肌张力增高等。

8-220 解析: 颅内出血的患儿应绝对静卧,尽量减少对患儿的移动和刺激,尤其是头部,避免出血加重。如需头部偏侧时,整个躯体也取同

向侧卧。因此,颅内出血患儿不应经常翻身。

8-222 解析: 新生儿出现生理性黄疸的原因包括:胆红素生成相对较多(因为出生后有大量的红细胞被破坏,生成胆红素);白蛋白联结、运送胆红素的能力不足;肝细胞处理胆红素的能力差;胆红素肝肠循环增加。与新生儿胆道、胆汁特点没有关系。

8-225 解析: 出生后,过多的红细胞被破坏,产生大量的胆红素,而新生儿肝脏功能不健全,无法在短时间内将大量的胆红素代谢掉。因此,在出生后48~72小时出现的黄疸,称为生理性黄疸。

8-229 解析: 由于胆红素代谢特点,早产儿在出生后2~3天即出现黄疸,最迟于3~4周消退,在此期间一般情况良好,食欲正常。该患儿目前尚属生理性黄疸范围,可以不采取治疗措施,但应注意密切观察。

8-231 解析: 治疗新生儿黄疸可采用蓝光疗法,适当输入人血浆和白蛋白,应用肝酶诱导剂,必要时可考虑应用换血疗法。

8-239 解析: 金黄色葡萄球菌是最常见的致病菌,其次为大肠埃希菌、铜绿假单胞菌、溶血性链球菌等。

8-242 解析: 彻底清除感染灶,用3%过氧化氢或0.5%聚维酮碘溶液从脐的根部由内向外环形彻底清洗擦拭,每天2~3次。

8-243 解析: 新生儿寒冷伤综合征的一般表现有拒乳、反应差、哭声低、心音低钝、心率减慢、尿少和体温低于35℃等。但最主要的表现是全身皮肤发凉、硬肿。

8-244 解析: 硬肿发生的顺序是小腿→大腿外侧→整个下肢→臀部→面颊→上肢→全身。

8-245 解析: 为寒冷损伤综合征患儿恢复正常体温是治疗的关键,但应逐渐复温,循序渐进。复温过快会导致心力衰竭和肺出血。

8-247 解析: 复温是治疗新生儿寒冷损伤综合征的关键措施,其他治疗方法包括支持疗法、正确用药及对症处理。

8-252 解析: 当新生儿全血血糖<2.2 mmol/L

时,无论其胎龄、日龄、出生体重如何,均诊断为新生儿低血糖。

8-254 解析:根据患儿出生后 Apgar 评分,易激惹、肌张力高、拥抱反射增强等表现,最有可能的诊断是缺氧缺血性脑病。

8-255 解析:在患儿病情平稳后,应个体化制订早期康复干预计划,如动作训练、给予感知觉刺激等措施,促进患儿脑功能恢复。

8-260 解析:足月儿颅内出血多由产伤引起,如胎头过大、臀产、急产、产程过长、高位产钳和负压吸引助产等,使胎头受挤压,导致大脑镰、小脑幕撕裂,造成硬脑膜下腔出血。根据该患儿孕母的分娩方式和患儿的临床表现,最有可能是硬脑膜下腔出血。

8-262 解析:产前、产程中和产后可引起胎儿或新生儿缺氧缺血的因素都可导致颅内出血。此类患儿出生时有窒息,复苏好转缓慢;出现激惹、过度兴奋或表情淡漠、嗜睡、昏迷等表现;呼吸系统出现呼吸增快、不规则或呼吸暂停的表现;前囟饱满、血压高、脑性尖叫、惊厥;瞳孔对光反射消失或减弱;肌张力早前增高,以后减低;出现皮肤苍白、黄疸等。该患儿的表现符合新生儿颅内出血的诊断。

8-263 解析:早产儿生理性黄疸消退时间略长于足月儿,可延迟至3~4周消退。

8-279 解析:新生儿寒冷损伤综合征严重者可导致肺出血、休克、循环和呼吸衰竭、急性肾衰竭等多脏器损害,合并 DIC 而危及生命。

8-281 解析:本题的关键是强调首要护理措施。因此,在各选项护理措施中应选择在治疗和护理中的关键措施——逐渐复温,循序渐进。

8-282 解析:根据该患儿是早产儿、体温低、下肢硬肿的表现,以及复温的关键措施,护理问题首选体温过低。

8-283 解析:因葡萄糖储存不足造成的低血糖主要见于早产儿、小于胎龄儿,符合该患儿的情况。

8-284 解析:静脉输入葡萄糖治疗低血糖时,除合理喂养、保暖等一般护理外,尤其需要定期监测血糖变化,以及时调整输液速度,保证血糖浓度稳定。

8-288 解析:该病由孕母因素、胎盘早剥等胎盘因素、脐带因素,以及难产、高位产钳、早产儿、巨大儿和宫内感染等原因引起,造成新生儿出生后不能建立正常的自主呼吸。患儿表现以呼吸微弱、喘息、全身皮肤苍白等为主,说明因自主呼吸障碍出现气体交换受阻,从而造成缺氧,须采取通畅气道、建立有效呼吸的抢救护理措施。

8-289 解析:血气分析结果可显示有效呼吸是否建立、有无缺氧及其程度、有无酸碱失衡等,对了解复苏效果、指导进一步的治疗与护理有重要作用。

8-290 解析:分娩后通过观察和测量新生儿皮肤的颜色、呼吸、心率、弹足底或插胃管反应,以及肌张力等进行 Apgar 评分。该类新生儿皮肤苍白;无呼吸或仅有喘息样微弱呼吸,心律不规则,且心率缓慢;对外界刺激反应差,喉反射消失,肌张力松弛。该患儿符合重度新生儿窒息诊断,5分钟后评分增至8分,说明转为轻度,复苏有效,但尚需加强护理。

8-291 解析:当不完全性或慢性缺氧时,大脑半球血流减少,矢状旁区及其下面的白质容易受损。

8-292 解析:CT 检查或 MRI 检查可以帮助确定病变的部位、范围和有无颅内出血,最适合检查的时间为出生后2~5天。

名词解释题

8-303 新生儿是指从出生后脐带结扎到出生后28天的婴儿。

8-304 围生期是指胎龄满28周至出生后7天。

8-305 早产儿是指胎龄不足37周的活产婴儿。

8-306 过期产儿是指胎龄超过42周的新生儿。

8-307 正常出生体重儿是指出生体重≥2 500 g

且≤4 000 g的新生儿。

8-308 极低出生体重儿是指出生体重不足1 500 g的新生儿。

8-309 超低出生体重儿是指出生体重不足1 000 g的新生儿。

8-310 巨大儿是指出生体重超过4 000 g的新生儿。

8-311 足月小样儿是指胎龄37～42周,出生体重<2 500 g的新生儿。

8-312 高危儿是指已发生或有可能发生危重疾病而需要监护的新生儿。

8-313 正常足月儿是指胎龄37～42周,体重≥2 500 g且<4 000 g,无任何畸形和疾病的活产婴儿。

8-314 生理性体重下降是指新生儿出生后第1周内体重下降,但下降幅度不超过10%,常于出生后第7～10天恢复到出生时的体重。

8-315 适中温度又称中性温度、适中的环境温度,指机体维持体温正常所需的代谢率和耗氧量最低时的环境温度。

8-316 马牙又称上皮珠,是指新生儿上腭中线和齿龈上常有的黄白色小斑点,由上皮细胞堆积或黏液腺分泌物积留所致,数周后可自然消失,无须处理。

8-317 假月经是指部分女婴在出生后5～7天阴道流出少量的血液,持续1周,因母体雌激素在孕期进入胎儿体内,出生后突然消失引起。

8-318 新生儿粟粒疹是由皮脂腺堆积在鼻尖、鼻翼和面部,形成小米粒大小的黄白色皮疹,蜕皮后自然消失。

8-319 Apgar评分是评定患儿窒息程度的标准,主要按照皮肤颜色、心率、弹足底或插胃管反应、肌张力及呼吸情况进行评分,每项2分,总分10分。8～10分为正常,4～7分为青紫窒息,0～3分为苍白窒息。

8-320 呼吸暂停是指呼吸停止超过15～20秒,伴心率低于100次/分,皮肤发绀及肌张力降低。

8-321 ABCDE复苏：①A(airway)为清理呼吸道;②B(breathing)为建立呼吸;③C(circulation)为维持正常循环;④D(drugs)为药物治疗;⑤E(evaluation)为评估。A、B、C最重要,其中A是根本,B是关键,E贯穿整个复苏过程。

8-322 新生儿缺氧缺血性脑病是由围生期窒息引起部分或完全缺氧、脑血流减少或暂停而导致胎儿和新生儿的脑损伤。

8-323 新生儿呼吸窘迫综合征是由于肺泡表面活性物质缺乏所致,为出生后不久即出现呼吸窘迫并进行性加重的临床综合征。

8-324 新生儿黄疸又称新生儿高胆红素血症,是由于血清胆红素浓度增高而引起皮肤、巩膜及其他器官黄染的现象。

8-325 胆红素脑病是指血清未结合胆红素透过血脑屏障使大脑神经核黄染,出现神经系统受损表现,可有听力受损、智能落后和眼球运动障碍等后遗症,若治疗不及时,病死率高。

8-326 新生儿败血症是指病原体侵入新生儿血液循环生长、繁殖,并产生毒素而造成的全身性炎症反应。

简述问答题

8-327 高危儿是指已发生或有可能发生危重情况而需要密切观察的新生儿。包括以下几种情况：①母亲有异常妊娠史的新生儿;②母亲有异常分娩史的新生儿;③出生时有异常的新生儿。

8-328 正常足月儿皮肤红润,四肢屈曲、肌张力正常。哭声响亮,胎毛少;指、趾甲达到或超过指、趾尖,足纹较深,遍及整个足底;乳晕清楚,乳头突起,可扪及结节。耳壳发育好,耳舟成形,皮下脂肪丰满。男婴:睾丸下降至阴囊。女婴:大阴唇遮盖小阴唇。

　　早产儿皮肤薄而红嫩,四肢肌张力低下;哭声微弱,胎毛多;指、趾甲未达指、趾尖,足底纹少而浅;乳晕不清,不能触到结节。耳壳软,耳舟不清楚,皮下脂肪少。男婴:睾丸未降或未全降。女婴:大阴唇未覆盖小阴唇。

8-329　新生儿常见的几种特殊生理状况：生理性体重下降、生理性黄疸、马牙、螳螂嘴、乳腺肿大、假月经、新生儿红斑和新生儿粟粒疹。

8-330　新生儿 Apgar 评分标准：①新生儿出生后 1、5、10 分钟各评 1 次，评分 8～10 分为正常。1 分钟评分是窒息诊断和分度的依据，5 分钟评分有助于判断复苏效果和预后。②主要依据皮肤颜色、心率、弹足底或插胃管反应、肌张力及呼吸情况进行评分。每项满分为 2 分，总分 10 分。轻度（青紫）窒息：4～7 分，全身青紫，呼吸表浅，肌张力正常或轻度增高。重度（苍白）窒息：0～3 分，全身苍白，呼吸微弱或无呼吸，肌肉松弛，羊水呈黄绿色，心率下降或不规则。

8-331　复苏按 A→B→C→D→E 步骤进行：①A（畅通气道），胎头娩出后及时清除口、鼻、咽部黏液及羊水，断脐后用吸痰管吸出新生儿咽部黏液和羊水；②B（建立呼吸），诱发自主呼吸，如无自主呼吸或心率<100 次/分的患儿进行正压人工呼吸；③C（恢复循环），正压通气 30 秒后，心率<60 次/分，进行胸外心脏按压。用拇指法或双指法按压胸骨下段 1/3 避开剑突处，按压深度 1～2 cm，频率 120 次/分；④D（药物治疗），建立有效静脉通路，保证药物的应用；⑤E（评估），复苏过程中及时评估患儿的情况，以确定下一步抢救措施。A、B、C 最重要，其中 A 是根本，B 是关键，E 贯穿于整个复苏过程中。

8-332　新生儿颅内出血的病因：①早产，胎龄<32 周的早产儿脑处于发育时期，胚胎生发基质是神经元增殖的部位，容易因解剖原因发生出血；②缺血缺氧，窒息时低氧或高碳酸血症可损害脑血流的自主调节功能，引起血管内压力增加，毛细血管破裂或静脉淤滞，血栓形成，脑静脉血管破裂出血；③产伤，如胎位不正、胎儿过大、产程延长等或使用助产器械造成颅内出血；④其他，如新生儿凝血因子不足或患其他出血性疾病等。

8-333　具体做法：①保持安静。所有护理操作与治疗尽量集中进行，静脉穿刺选用留置针，护理动作要轻、稳、准，尽量减少移动和刺激患儿。②护理体位。抬高头肩部 15°～30°，侧卧位或头偏向一侧。③遵医嘱给予降颅内压药物。④严密观察病情。观察意识、瞳孔、囟门等变化，及时发现颅内高压。

8-334　保持患儿呼吸道通畅，根据病情和血气分析结果选择给氧方式，使 PaO_2 维持在 50～80 mmHg，SaO_2 维持在 88%～93%。方法：①头罩给氧应选择与患儿相适应的头罩，氧流量不低于 5 L/min，以防止 CO_2 积聚在头罩内。②持续气道正压通气。早期可用呼吸机持续气道正压通气系统（continuous positive airway pressure，CPAP）给氧，以增加功能残气量，防止肺泡萎缩和不张。③气管插管给氧。如用 CPAP 后病情无好转，应行气管插管并采用间歇正压通气及呼气末正压通气。

8-335　新生儿生理性黄疸的特点：①50%～60% 的足月儿和超过 80% 的早产儿于出生后 2～3 天内出现黄疸，4～5 天达高峰；②一般情况良好的足月儿在 2 周内消退，早产儿可延迟至 3～4 周。

8-336　新生儿病理性黄疸的特点：①黄疸在出生后 24 小时内出现；②黄疸程度重，血清胆红素>205 μmol/L，或每天上升>85.5 μmol/L；③黄疸持续时间长，足月儿>2 周，早产儿>4 周；④黄疸退而复现；⑤血清结合胆红素>34 μmol/L。

8-337　新生儿胆红素代谢的特点：胆红素生成较多，白蛋白联结、运送胆红素的能力不足，肝细胞处理胆红素的能力差，胆红素肝肠循环增加。

8-338　光照疗法的注意事项：①患儿入箱前必须进行皮肤清洁，禁忌在皮肤上涂粉剂和油类；②光疗时随时观察患儿眼罩、会阴遮盖物有无脱落，注意皮肤有无破损；③患儿光疗时，如体温高于 37.8℃ 或低于 35℃，应暂时停止光疗；④光疗过程中，患儿出现烦躁、嗜睡、高热、皮疹、呕吐、拒奶、腹泻及脱水等症状时，及时与医生联系,妥善处理;⑤光疗超过24小时会造成体内核黄素缺乏,一般光疗时或光疗后应补充核黄素,以防止继发性红细胞谷胱甘肽还原酶活性降低导致的溶血;⑥保持灯管和反射板的清洁,每天擦拭,防止灰尘影响光照强度;⑦灯管与患儿的距离须遵照设备说明书调节,使用时间达到设备规定时间必须更换。

8-339 新生儿胎粪的特点:出生后24小时内排出,3~4天排完,由肠黏膜脱落上皮细胞、羊水及消化液组成,呈墨绿色。

8-340 注意观察患儿有无嗜睡、反应低下、吸吮无力、肌张力下降或增高、双眼凝视、尖叫和抽搐等神经系统表现,一旦出现立即报告医生并配合抢救。

8-341 具体措施:①彻底清除感染灶,局部用3%过氧化氢或聚维酮碘溶液清洗擦拭,每天2~3次。有慢性肉芽肿者可用硝酸银棒或10%硝酸银溶液涂擦。对于重者,遵医嘱使用抗生素治疗。护士进行脐部护理时应先洗手,并注意患儿腹部保暖。②密切观察病情变化。若患儿出现少吃、少哭、少动、体温不升(或发热)、体重不增或精神不好(萎靡、嗜睡),应警惕败血症的发生。③健康指导。向家长宣讲脐炎的相关知识,指导家长掌握脐炎的预防及护理方法。

8-342 新生儿败血症的主要临床表现:①全身中毒症状。早期表现为"三少",即少吃、少哭、少动。病情进展表现为"七不",即不吃、不哭、不动、体温不升(或发热)、体重不增、精神不好(萎靡、嗜睡)和面色不好(苍白或灰暗)。②如出现以下表现应高度怀疑败血症:黄疸不退或退而复现;肝、脾大;出血倾向;休克;其他(呼吸衰竭、腹胀、中毒性肠麻痹等)。③并发症。

8-343 复温是新生儿寒冷损伤综合征治疗及护理的关键,原则为逐渐复温、循序渐进。首选暖箱复温。①肛温超过30℃的轻、中度患儿,置于已预热至中性温度的暖箱中,一般于6~12小时内恢复正常体温。②肛温低于30℃的重度患儿,置于比体温高1~2℃的暖箱中,每

小时提高箱温1~1.5℃,箱温不超过34℃,于12~24小时内恢复正常体温。

8-344 新生儿低血糖的主要护理措施:①保证能量供给。出生后能进食者尽早喂养,根据病情给予母乳喂养或10%葡萄糖溶液;早产儿或窒息儿应尽快建立静脉通路,保证葡萄糖输入。②监测血糖。定期监测血糖,防止低血糖发生;静脉输注葡萄糖时应根据血糖变化及时调整输注量和速度,用输液泵控制并每小时观察记录1次。③观察患儿病情变化。注意有无震颤、惊厥、昏迷和呼吸暂停等,一旦发生,及时报告医生并处理。④告知家长新生儿出生后应尽早喂养,以保证能量供给;指导家长学会观察病情,一旦患儿出现反应低下、惊厥或昏迷等情况,应立即通知医生抢救。

8-345 新生儿低钙血症遵医嘱补钙的护理措施:①静脉注射钙剂。在心电监护下,10%葡萄糖酸钙溶液每次2 ml/kg,用5%或10%葡萄糖溶液稀释至少1倍后静脉缓慢注射(推注速度≤1 ml/min)或滴注,避免血钙浓度过高引起心动过缓,甚至心脏停搏。静脉推注时应保持心率>80次/分,确保输液通畅,避免药液外渗而造成局部组织坏死。一旦发生药液外渗,应立即停止注射,给予25%~50%硫酸镁局部湿敷。②口服钙剂时,应在2次哺乳之间给药。禁忌与牛乳同服,以免影响钙的吸收。

8-346 正常足月儿提倡母乳喂养。正常足月儿出生后半小时内即可让母亲怀抱新生儿,使其吸吮,以促进乳汁分泌,并可防止低血糖;做到按需哺乳;无法母乳喂养者可先试喂10%葡萄糖水,如无消化道畸形、吸吮、吞咽功能良好者可给予配方奶。人工喂养的足月儿,奶具专用并严格消毒,奶汁流速以连续滴入为宜,为防止发生低钙血症,应及时补充维生素D及钙剂。

综合应用题

8-347 (1)该新生儿属于足月儿。

(2)现有的主要护理诊断:①有感染的风险,与新生儿免疫功能发育不完善有关;②有

窒息的风险,与呛奶、呕吐等有关;③有体温改变的风险,与新生儿体温调节功能不完善有关。

(3)对该患儿的观察要点:①观察新生儿全身情况,如肢体活动、全身皮肤情况及脐带创面情况。②注意观察新生儿皮肤颜色、呼吸、哭声和吸吮力,了解有无呕吐、大小便情况及体重的增长。③出生 24 小时内密切观察有无胎尿及胎粪的排出。如出生后超过 24 小时无尿、无胎粪排出,及时通知医生。④保持呼吸道通畅,及时清除口鼻分泌物。保持患儿舒适体位,仰卧位时避免颈部前屈或过度后仰,俯卧时头偏向一侧。喂奶后头偏向一侧,专人看护,防止窒息。⑤注意保暖,监测体温变化。一般患儿测体温每天 4 次,暖箱内患儿测体温每 4 小时 1 次。对体温过高者,根据医嘱行物理降温或对症处理,如松解包被、温水浴等,复测至体温正常。对体温不升或低体重者,加强保暖或放入暖箱,治疗、护理集中操作,减少开箱次数。

8-348 (1)该患儿出生时 Apgar 评分是 3 分。

(2)该患儿为重度窒息。

(3)复苏程序是 ABCDE 复苏。详细内容请参考 8-321 题。

8-349 (1)该患儿的护理诊断:①低效性呼吸型态,与缺氧缺血致呼吸中枢损害有关。②潜在并发症,如颅内压增高、呼吸衰竭。③有废用综合征的风险,与缺氧缺血性脑病导致的后遗症有关。

(2)该疾病预后差,会产生脑功能发育滞后等后遗症。需要密切观察患儿的生命体征、神经系统的情况,如前囟、瞳孔大小及对光反射、肌张力等变化;监测患儿的血气分析、电解质和肾功能等指标;做好用药护理,并观察药物的不良反应,做好记录。

8-350 (1)该患儿首选治疗方案是光照疗法。

(2)详细内容请参考 8-338 题。

8-351 (1)该患儿的护理诊断:①体温过低,与体温调节功能低下及寒冷、早产、感染和窒息等因素有关。②皮肤完整性受损,与皮肤硬化、水肿有关。③营养失调,低于机体需要量,与吸吮无力、能量摄入不足有关。④潜在并发症,如休克、DIC 和肺出血等。

(2)复温原则是循序渐进,逐步复温。首选暖箱复温。对肛温<30℃的重度患儿,应置于比体温高 1~2℃的暖箱中,每小时提高箱温 1~1.5℃,箱温≤34℃,于 12~24 小时内恢复正常体温。

8-352 (1)该患儿的病因是断脐不清洁,脐部感染。

(2)拟诊断为新生儿败血症。

(3)护理措施:①维持体温稳定。遵医嘱应用抗生素;体温过高时,应采取多喂水、松解衣被等物理降温方式,遵医嘱应用退热剂;每 2~4 小时监测 1 次体温。②维持皮肤完整。清除局部感染灶,局部使用聚维酮碘清洗擦拭,每天 3 次;皮下有小脓包时,要保护皮肤清洁干燥,小脓包可用无菌针头挑破。③保证营养供给。少量多次给予母乳喂养,必要时采用静脉营养或鼻饲喂养。④防止交叉感染。医护人员严格执行消毒隔离制度,物品定期更换,每天消毒。⑤严密观察病情变化。加强巡视,及时记录病情变化。⑥健康教育。指导家长进行正确的新生儿护理和喂养,保持新生儿皮肤及脐部清洁干燥。

(陈 光)

第九章

营养障碍疾病患儿的护理

选择题(9-1~9-128)

A1型单项选择题(9-1~9-79)

9-1* 口服维生素D治疗佝偻病,一般持续多久改为预防量
A. 1个月　　　B. 2个月
C. 3个月　　　D. 6个月
E. 到骨骼征消失

9-2* 营养不良患儿常伴有多种维生素缺乏,以下列哪种最常见
A. 维生素A　　B. 维生素B
C. 维生素C　　D. 维生素D
E. 维生素B_{12}

9-3* 重度营养不良患儿腹壁皮下脂肪厚度应是
A. 0.7~0.8 cm　　B. 0.5~0.6 cm
C. 0.3~0.4 cm　　D. 0.1~0.2 cm
E. 基本消失

9-4* 预防佝偻病应强调
A. 母乳喂养　　B. 及早添加辅食
C. 及早服用鱼肝油　　D. 及早服用钙剂
E. 经常晒太阳

9-5* 佝偻病活动初期的主要表现是
A. 方颅　　　B. 肋骨串珠
C. 出牙延迟　　D. 肌张力低下
E. 易激惹、多汗

9-6* 维生素D缺乏性手足搐搦症患儿惊厥发作时,下列处理原则中哪项是正确的
A. 立即肌内注射维生素D_2或维生素D_3
B. 迅速口服大剂量维生素D
C. 快速静脉推注10%葡萄糖酸钙溶液
D. 缓慢静脉注射10%葡萄糖酸钙溶液
E. 大量维生素D和钙剂同时使用

9-7 维生素D缺乏性手足搐搦症发生喉痉挛多见于
A. 新生儿　　B. 婴儿
C. 幼儿　　　D. 学龄前儿童
E. 学龄儿童

9-8* 中度营养不良患儿体重低于正常值
A. 25%~40%　　B. 10%~15%
C. 15%~25%　　D. 5%~10%
E. 40%以上

9-9* 7~8月龄及以上佝偻病患儿不会出现的骨骼改变是
A. 枕后触之乒乓球样改变
B. 鸡胸
B. 出牙延迟
D. 手镯征、足镯征
E. X形腿

9-10* 佝偻病激期最突出的表现是
A. 骨骼改变
B. 头部多汗
C. 神经、精神症状
D. 易激惹
E. 运动发育迟缓

9-11* 维生素D缺乏性手足搐搦症与佝偻病发病机制的不同是
A. 钙吸收代谢障碍
B. 磷吸收代谢障碍

C. 碱性磷酸酶活性增高
D. 神经系统兴奋性降低
E. 甲状旁腺功能代偿不足

9-12 关于患儿营养不良最常见的病因,下列说法正确的是
A. 日照不足
B. 缺少锻炼
C. 饮食因素
D. 消化道发育畸形
E. 心理因素

9-13* 小儿易患佝偻病的原因是
A. 缺乏系统的身体训练
B. 消化酶分泌不足
C. 胃肠发育不成熟,对钙吸收差
D. 吸吮能力差,食物耐受力差
E. 生长发育快,需维生素D多

9-14* 佝偻病初期的主要临床特征不包括
A. 易激惹　　B. 多汗
C. 夜间啼哭　D. 骨骼改变
E. 枕秃

9-15* 关于维生素D缺乏性手足搐搦症的惊厥特点,下列错误的是
A. 发作次数为数天1次
B. 发作时意识丧失
C. 突然两眼上翻,面肌抽动,四肢搐搦
D. 醒后活动如常
E. 同时伴发热

9-16* 关于手足搐搦症的隐性体征,下列正确的是
A. 查多克征　　B. 布鲁金斯征
C. 面神经征　　D. 巴宾斯基征
E. 脑膜刺激征

9-17* 重度维生素D缺乏性佝偻病、佝偻病激期时应用
A. 维生素D 400 IU/d,口服
B. 维生素D 1万 IU/d
C. 维生素D_2 每次80万IU,肌内注射,每周1次,共3次
D. 维生素D_3 每次30万IU,肌内注射,每隔2周1次,共3次
E. 维生素D 10万 IU/d,口服

9-18* 预防维生素D缺乏性佝偻病时用
A. 维生素D 400 IU/d,口服
B. 维生素D 1万 IU/d,口服
C. 维生素D_2 每次80万IU,肌内注射,每周1次,共3次
D. 维生素D_3 每次30万IU,肌内注射,每隔2周1次,共3次
E. 维生素D 10万 IU/d,口服

9-19* 维生素D缺乏性佝偻病恢复期时应用
A. 维生素D 400 IU/d,口服
B. 维生素D 1万 IU/d,口服
C. 维生素D_2 每次80万IU,肌内注射,每周1次,共3次
D. 维生素D_3 每次30万IU,肌内注射,每隔2周1次,共3次
E. 维生素D 10万 IU/d,口服

9-20 为预防佝偻病,一般应该服用维生素D至
A. 3个月　　B. 2岁
C. 1岁　　　D. 3岁
E. 4岁

9-21* 冬季出生的足月儿,单纯牛乳喂养。近半月来烦躁、多汗,夜间睡眠不安、易惊,初步考虑佝偻病。护理体格检查时,应特别注意的体征是
A. 鸡胸　　　B. 枕秃
C. 颅骨软化　D. 头围大小
E. 前囟张力

9-22 冬季出生的足月儿,单纯牛乳喂养。近半月来烦躁、多汗,夜间睡眠不安、易惊,初步考虑佝偻病。对家长进行健康指导,下列叙述中正确的是
A. 添加含维生素D丰富的食物
B. 可选用浓缩鱼肝油滴剂补充维生素D
C. 鼓励患儿运动,尽量让患儿坐、立、行

D. 夏季气温高,最好在中午时外出晒太阳

E. 冬天天气寒冷,为防止着凉应关闭窗户

9-23* 营养不良的患儿早期表现主要是
A. 消瘦　　　　B. 体重不增
C. 皮肤苍白　　D. 肌张力降低
E. 精神烦躁

9-24 营养不良主要是指缺乏
A. 热量和(或)糖
B. 热量和(或)脂肪
C. 热量和(或)蛋白质
D. 热量和(或)维生素
E. 热量和(或)水

9-25* 营养不良患儿皮下脂肪最后减少的部位是
A. 腹部　　　　B. 面部
B. 躯干　　　　D. 臀部
E. 四肢

9-26* 营养不良早期诊断的可靠指标是
A. 血糖
B. 血浆蛋白
C. 血浆胆固醇
D. 血浆转铁蛋白
E. 血浆胰岛素样生长因子

9-27* 测量儿童皮下脂肪厚度常选用的部位是
A. 臀部　　　　B. 腹壁
C. 上肢　　　　D. 大腿
E. 面部

9-28* 下列预防佝偻病发生的措施中,错误的是
A. 孕母应多晒太阳
B. 孕母末3个月应补充预防剂量的维生素D
C. 坚持母乳喂养
D. 婴儿在出生后2个月起补充预防剂量的维生素D
E. 按时添加辅食

9-29* 佝偻病患儿出现肋骨串珠最明显的部位是
A. 1~2肋　　　B. 3~4肋
C. 5~6肋　　　D. 7~10肋
E. 11~12肋

9-30* 重度营养不良是指体重低于正常均值多少
A. 15%~25%　　B. 25%~40%
C. 40%以上　　D. 10%~15%
E. 10%以下

9-31* 营养不良的主要表现是
A. 体重不增
B. 乏力
C. 食欲缺乏
D. 消瘦
E. 皮下脂肪减少

9-32 晨起巡视病房时发现一名营养不良的患儿意识丧失、脉搏细弱、血压下降,应考虑患儿发生了
A. 休克
B. 心搏、呼吸骤停
C. 低血糖
D. 心力衰竭
E. 低血钙

9-33 判断营养不良的最重要指标是
A. 身高　　　　B. 腹部皮下脂肪
C. 肌张力　　　D. 皮肤弹性
E. 体重

9-34 判断患儿肥胖最简便的指标是
A. 体重　　　　B. BMI
C. 皮下脂肪厚度　D. 体脂率

9-35* 喂养不当导致营养不良发生的原因不包括
A. 消化系统畸形
B. 乳制品配置过稀
C. 偏食、挑食
D. 长期食入淀粉类食物
E. 母乳不足且未及时添加其他乳制品

9-36 轻度营养不良是指体重低于正常均值的
　　A. 40%　　　　B. 25%～40%
　　C. 15%～25%　　D. 10%～15%
　　E. 10%

9-37* 下列哪项是营养不良患儿最突出的表现
　　A. 血清酶活性降低
　　B. 血糖降低
　　C. 体重下降
　　D. 血浆胆固醇水平降低
　　E. 血清白蛋白降低

9-38* 关于营养不良患儿的护理措施,下列说法中不正确的是
　　A. 对中、重度营养不良的患儿,应直接供给其所需的能量
　　B. 遵医嘱给予各种消化酶和B族维生素以助消化
　　C. 保持皮肤清洁干燥,防止皮肤破损
　　D. 进行适当的户外活动和体格锻炼
　　E. 对轻度营养不良的患儿,应较早添加蛋白质和能量较高的食物

9-39* 人体内维生素D的主要来源是
　　A. 日光照射皮肤产生
　　B. 饮食中的动物肝脏提供
　　C. 饮食中的蔬菜类提供
　　D. 饮食中的水果类提供
　　E. 饮食中的蛋类提供

9-40* 患儿发生佝偻病最主要的病因是
　　A. 饮食中缺乏矿物质
　　B. 甲状旁腺功能不全
　　C. 日光照射不足
　　D. 慢性肝、肾疾病
　　E. 慢性胃肠道疾病

9-41* 母乳喂养有利于预防佝偻病的主要原因是母乳中
　　A. 乳蛋白含量多
　　B. 不饱和脂肪酸多
　　C. 糖含量高
　　D. SIgA多
　　E. 钙、磷比例合适

9-42* 婴儿佝偻病的主要病因是
　　A. 饮食中缺钙
　　B. 甲状旁腺激素缺乏
　　C. 缺乏维生素D
　　D. 缺乏维生素A
　　E. 饮食中钙、磷比例不当

9-43* 关于血钙降低的原因,下列叙述中错误的是
　　A. 使用维生素治疗
　　B. 使用含磷过高的奶制品
　　C. 合并发热、感染、饥饿
　　D. pH降低
　　E. 春季开始接触日光增多

9-44* 下列哪项是婴儿手足搐搦症的主要死亡原因
　　A. 心力衰竭　　B. 喉痉挛
　　C. 呼吸衰竭　　D. 手足搐搦
　　E. 无热惊厥

9-45 小儿机体需要的总能量中,为小儿所特有的是
　　A. 活动　　　　B. 基础代谢
　　C. 生长发育　　D. 排泄消耗
　　E. 食物特殊动力作用

9-46 机体能量最主要来源于
　　A. 脂肪　　　　B. 蛋白质
　　C. 维生素　　　D. 矿物质
　　E. 碳水化合物

9-47 婴儿期总的能量需要量为
　　A. 100 kJ/(kg·d)
　　B. 110 kJ/(kg·d)
　　C. 100 kcal/(kg·d)
　　D. 110 kcal/(kg·d)
　　E. 460 kcal/(kg·d)

9-48 关于牛乳的成分,下列叙述中哪项是正确的
　　A. 矿物质含量少
　　B. 甲型乳糖含量多

C. 富含各种免疫因子
D. 含不饱和脂肪酸较多
E. 蛋白质含量高,以白蛋白为主

9-49 全脂奶粉配成全牛奶按重量计算,奶粉与水的比例为
A. 1∶2 B. 1∶4
C. 1∶6 D. 1∶8
E. 1∶10

9-50 全脂奶粉配成全牛奶按容量计算,奶粉与水的比例为
A. 1∶2 B. 1∶4
C. 1∶6 D. 1∶8
E. 1∶10

9-51 母乳喂养儿佝偻病的发病率较牛乳喂养儿低的主要原因是母乳中
A. 含钙低 B. 含磷低
C. 含酪蛋白多 D. 含维生素D少
E. 钙、磷比例适当

9-52 下列关于母乳喂养的方法中,不正确的是
A. 母亲取坐位哺乳
B. 吸空一侧乳房再吸另一侧
C. 哺乳时,只将母亲乳头送入婴儿口中即可
D. 先给婴儿换尿布,然后母亲清洗双手和乳头
E. 哺乳完毕后,将婴儿竖抱起,并轻拍背让吸入的空气排出

9-53 乳母患下列哪种疾病时不能进行母乳喂养
A. 上呼吸道感染
B. 腹泻
C. 支气管炎
D. 活动性肺结核
E. 轻度缺铁性贫血

9-54 正常婴儿开始添加辅食及完全断奶的时间为
A. 1～2月龄添加辅食,10～12月龄断奶

B. 1～2月龄添加辅食,18月龄断奶
C. 3～4月龄添加辅食,2岁断奶
D. 4～6月龄添加辅食,1岁断奶
E. 6月龄添加辅食,2岁断奶

9-55 下列关于母乳成分的叙述中,正确的是
A. 含丰富的维生素,尤其是维生素K
B. 乳糖含量较高,且主要以乙型乳糖为主
C. 含蛋白质多,尤其是酪蛋白明显高于牛乳
D. 含丰富的矿物质,钙、铁、锌含量明显高于牛乳
E. 虽不含脂肪酶,但因其脂肪颗粒细小,所以易被消化、吸收

9-56 6月龄小儿添加下列哪种食物最合适
A. 软饭
B. 馒头片
C. 烂糊面、肉末
D. 水果汁、鱼肝油
E. 蛋黄、米糊

9-57 关于小儿水的需要量,下列叙述中正确的是
A. 年龄越小需水量相对越少
B. 年龄越小需水量相对越多
C. 婴儿需水量约200 ml/(kg·d)
D. 幼儿需水量约150 ml/(kg·d)
E. 小儿需水量约100 ml/(kg·d)

9-58 新生儿满月之前母乳喂养应
A. 按需哺乳
B. 每1小时喂1次
C. 每2小时喂1次
D. 每3小时喂1次
E. 每4小时喂1次

9-59 蛋白质、脂肪、碳水化合物在体内供能的比例为
A. 10%∶20%∶70%
B. 15%∶35%∶50%
C. 20%∶30%∶50%
D. 50%∶35%∶15%

E. 20%∶20%∶60%

9-60 3月龄婴儿,体重5 kg,人工喂养,最佳配方为
A. 鲜牛奶450 ml,糖50 g,水100 ml
B. 鲜牛奶550 ml,糖44 g,水200 ml
C. 鲜牛奶550 ml,糖30 g,水200 ml
D. 鲜牛奶600 ml,糖48 g,水300 ml
E. 鲜牛奶600 ml,糖44 g,水100 ml

9-61 为保证羊乳喂养的婴儿健康成长,还应添加
A. 钙和锌
B. 维生素B_1及铁剂
C. 维生素B_{12}及叶酸
D. 维生素B_{12}及铁剂
E. 维生素C及维生素B_1

9-62 牛奶中钙、磷比例为
A. 1∶2 B. 1.2∶1
C. 2∶1 D. 3∶1
E. 4∶1

9-63 关于人工喂养,下列叙述中正确的是
A. 人工喂养儿免疫力较母乳喂养儿差
B. 人工喂养儿免疫力较母乳喂养儿强
C. 人工喂养儿大便中的细菌主要为乳酸杆菌
D. 人工喂养儿大便中的细菌主要为双歧杆菌
E. 与母乳喂养儿相比,人工喂养儿不易发生缺钙现象

9-64 含8%糖的牛奶100 ml能产热
A. 100 kJ B. 200 kJ
C. 100 kcal D. 200 kcal
E. 300 kcal

9-65 人体维生素D来源不包括下列哪项
A. 皮肤光照合成维生素D
B. 蛋黄中的维生素D
C. 猪肝中的维生素D
D. 从母体获得维生素D
E. 自身合成维生素D

9-66 下列维生素D中生物活性最强的是

A. 维生素D_3
B. 维生素D_2
C. 25-$(OH)D_3$
D. 1,25-$(OH)_2D_3$
E. 24,25-$(OH)_2D_3$

9-67 导致儿童患佝偻病的原因不包括
A. 饮食中缺乏矿物质
B. 甲状旁腺功能不全
C. 不喜欢吃鱼
D. 慢性肝、肾疾病
E. 日光照射不足

9-68 判断佝偻病是否处于活动期的可靠依据是
A. 神经精神症状
B. 骨骼的改变
C. 运动功能发育迟缓
D. 肌肉、韧带松弛表现
E. 血液生化和长骨X线检查异常

9-69 维生素D在体内进行第1次羟化的器官是
A. 胃 B. 肠
C. 脾 D. 肝
E. 肾

9-70 维生素D缺乏性手足搐搦症最常见的症状是
A. 喉痉挛 B. 面神经征
C. 手足抽搐 D. 无热惊厥
E. 有佝偻病的症状和体征

9-71 缺乏下列哪种微量元素可以引起小儿佝偻病
A. 铁 B. 锌
C. 碘 D. 镁
E. 钙

9-72 下列哪项是维生素D缺乏性佝偻病骨样组织堆积的表现
A. 鸡胸 B. O形腿
C. 手镯征 D. 肋缘外翻
E. 按压颅骨有压乒乓球样感

9-73 4月龄佝偻病患儿可有下列哪项表现

A. 鸡胸   B. 漏斗胸
C. O 形腿   D. X 形腿
E. 颅骨软化

9-74 维生素 D 缺乏性佝偻病活动期的主要表现为
A. 前囟过大   B. 出牙延迟
C. 骨骼改变   D. 肌张力低下
E. 神经、精神症状

9-75 维生素 D 缺乏性佝偻病颅骨软化常发生于哪个年龄段
A. 3~6 月龄   B. 8~9 月龄
C. 10~12 月龄   D. 1 岁以上
E. 2 岁以上

9-76 维生素 D 的预防剂量一般为每天
A. 100~200 IU
B. 400~800 IU
C. 1 000~2 000 IU
D. 5 000~10 000 IU
E. 10 000~20 000 IU

9-77 有关佝偻病的发病机制，下列叙述中正确的是
A. 旧骨脱钙减少
B. 肠道吸收钙增加
C. 肠道吸收磷减少
D. 肾小管重吸收钙增加
E. 肾小管重吸收磷增加

9-78 关于维生素 D 缺乏性佝偻病的骨骼改变，下列叙述中不正确的是
A. 颅骨软化多见于 3~6 月龄患儿
B. 腕、踝畸形多见于 6 月龄以上患儿
C. 肋膈沟多见于 6~8 月龄患儿
D. 方颅多见于 8~9 月龄患儿
E. 1 岁半后前囟仍未闭

9-79 佝偻病患儿给予维生素 D 治疗期间出现食欲缺乏、烦躁、呕吐和便秘，应警惕
A. 肠炎
B. 钙剂过量
C. 消化功能紊乱
D. 维生素 D 过量中毒
E. 维生素 D 治疗的正常反应

A2 型单项选择题(9-80~9-118)

9-80* 患儿，女性，10 月龄。易激惹，夜间常哭闹、多汗、睡眠不安，方颅，肋骨串珠。下列护理措施中错误的是
A. 指导合理喂养
B. 操作轻柔，以防骨折
C. 多抱患儿到户外晒太阳
D. 添加富含维生素 D 的食物
E. 提倡进行站、立锻炼

9-81* 患儿，女性，6 岁。诊断为营养不良。该患儿皮下脂肪最先减少的部位是
A. 腹部   B. 躯干
C. 腰部   D. 大腿
E. 臀部

9-82 患儿，女性，8 月龄。重度营养不良，因迁延性腹泻入院。今晨起突发神志不清，面色苍白，出冷汗。首先应采取的措施为
A. 静脉注射洛贝林
B. 静脉注射甘露醇溶液
C. 静脉注射毛花苷 C
D. 静脉注射高渗葡萄糖溶液
E. 静脉注射葡萄糖酸钙溶液

9-83* 患儿，男性，4 岁，体重 25 kg。该患儿的营养状况属于
A. 轻度肥胖   B. 中度肥胖
C. 轻度营养不良   D. 重度肥胖
E. 中度营养不良

9-84* 患儿，男性，5 岁。初步诊断为营养不良。该病导致的代谢异常应除外下列哪项
A. 血清胆固醇降低
B. 血清总蛋白降低
C. 血糖偏低
D. 血钾、血钙偏低
E. 白细胞降低

9-85* 患儿，女性，8 岁。诊断为营养不良。

下列对该患儿治疗时要注意的原则中最重要的是
A. 补充营养物质
B. 控制继发感染
C. 使用促消化、吸收的药物
D. 祛除病因、调整饮食
E. 加强锻炼

9-86 患儿,女性,11月龄。单纯配方奶喂养,添加少量米粉和蔬菜泥作为辅食。因突发惊厥和手足抽搐急诊入院,查血清钙浓度为 0.75 mmol/L。诊断为维生素 D 缺乏性手足搐搦症。下列护理措施中不正确的是
A. 加压吸氧
B. 惊厥发作时,在上、下齿间放置牙垫
C. 惊厥发作时,用 10% 水合氯醛保留灌肠,控制惊厥
D. 惊厥发作时,保护患儿安全
E. 10% 葡萄糖酸钙溶液 10 ml 快速静脉注射

9-87* 患儿,男性,11月龄。因睡眠不安、多汗、易惊来院就诊。体格检查:明显方颅、肋骨串珠。诊断为佝偻病活动期。该患儿最合适的治疗方法是
A. 应用大剂量维生素 D
B. 应用大剂量钙剂
C. 先应用维生素 D 后用钙剂
D. 先应用钙剂后用维生素 D
E. 在应用维生素 D 的同时适当补充钙剂

9-88 患儿,男性,9月龄。单纯牛乳喂养,未添加辅食。因抽搐 2 次入院,血清钙 0.8 mmol/L。诊断为维生素 D 缺乏性手足搐搦症。下列对该患儿的护理措施中不正确的是
A. 惊厥时及时清除口、鼻分泌物
B. 遵医嘱应用镇静剂和钙剂
C. 补充钙剂时应快速静脉推注
D. 惊厥发作时,保护患儿安全
E. 保持安静,减少刺激

9-89 患儿,男性,10月龄。3月龄时因突然双眼上翻、面肌和四肢抽动,急诊入院。诊断为维生素 D 缺乏性手足搐搦症。该患儿出院时,下列护士对家长进行的健康指导中最重要的内容是
A. 母乳喂养
B. 站、立锻炼要适当
C. 多抱患儿到户外晒太阳
D. 添加富含维生素 D 的食物
E. 处理惊厥和喉痉挛的方法

9-90* 患儿,女性,6月龄。冬季出生,人工喂养,睡眠不安、多汗。近日户外活动增多,突然出现惊厥,约 10 秒。抽搐停止后,精神、食欲无异常。可能的诊断是
A. 癫痫　　　　B. 低血糖
C. 高热惊厥　　D. 营养不良
E. 手足搐搦症

9-91* 患儿,男性,8月龄。人工喂养,未添辅食。突然发生四肢抽动,持续 3 分钟。体格检查:体温 37.5℃;颈软,前囟 2 cm×2 cm,按压枕部有乒乓球样感;神经系统检查未见异常。该患儿最可能的诊断是
A. 化脓性脑膜炎
B. 癫痫
C. 高热惊厥
D. 维生素 D 缺乏性手足搐搦症
E. 低血糖

9-92* 患儿,女性,5月龄。低热,惊厥 4~5 次,发作后活泼如常,按压枕部有乒乓球样感。惊厥的原因可能是
A. 肺炎　　　　B. 佝偻病
C. 维生素 D 缺乏性手足搐搦症
D. 癫痫
E. 低血糖

9-93* 患儿,男性,1岁。头颈软弱无力,坐、立、行等运动功能落后。被诊断为维生素 D 缺乏性佝偻病。护士正确的护

第九章 营养障碍疾病患儿的护理

理是让患儿
- A. 多练走
- B. 多练站
- C. 多练坐
- D. 避免久站
- E. 用矫正器

9-94* 患儿,女性,6月龄。睡眠不安、夜间啼哭、多汗、枕秃。体格检查:胸部有肋骨串珠、肋膈沟。被诊断为维生素 D 缺乏性佝偻病。为治疗该病,口服维生素 D 的剂量是
- A. 400 IU/d
- B. 600 IU/d
- C. 800 IU/d
- D. 1 000 IU/d
- E. 2 000 IU/d

9-95* 患儿,男性,1岁。因食欲缺乏来院求医。护士应首先为其检查
- A. 前囟
- B. 体重
- C. 坐高
- D. 牙齿
- E. 骨骼发育

9-96* 患儿,男性,6月龄,体重5 kg。出生后母乳喂养,未添加辅食。体格检查:精神可、面色苍白,腹壁皮下脂肪厚度0.3 cm,肌肉稍松弛。最可能的诊断是
- A. 正常儿
- B. 佝偻病
- C. 轻度营养不良
- D. 中度营养不良
- E. 重度营养不良

9-97 患儿,男性,10月龄。易激惹,夜间常哭闹、多汗、睡眠不安。体格检查:方颅、肋骨串珠。下列护理措施中错误的是
- A. 鼓励母亲多抱患儿到户外晒太阳
- B. 增加富含维生素 D 的辅食
- C. 补充钙剂
- D. 口服维生素 D
- E. 加强站立和行走锻炼

9-98* 患儿,女性,8月龄。因维生素 D 缺乏性佝偻病、中度等渗性脱水入院。经输液治疗后脱水已纠正,出现面肌抽动。首先考虑为
- A. 低血糖症
- B. 低钙血症
- C. 低钾血症
- D. 低镁血症
- E. 低钠血症

9-99 患儿,3岁。体格检查:鸡胸及轻度 X 形腿。血钙及血磷正常。应诊断为
- A. 营养不良
- B. 佝偻病初期
- C. 佝偻病激期
- D. 佝偻病恢复期
- E. 佝偻病后遗症期

9-100* 患儿,男性,3月龄。因多汗、烦躁易惊、睡眠不安半月余就诊。诊断为佝偻病初期。护士指导家长患儿正确的日光照射方法是
- A. 每天在室内关窗晒太阳1小时
- B. 冬季应在室内活动
- C. 夏季可在太阳下直射
- D. 室内活动时应开窗,让紫外线能够透过
- E. 患儿室外活动时间应加长

9-101* 患儿,女性,6月龄。诊断为佝偻病。医嘱:鱼肝油6滴,每天1次。用药时,护士在杯中放少量温开水的目的是
- A. 有利于吞服
- B. 减少药量损失
- C. 减少药物毒性
- D. 避免药物挥发
- E. 稀释药物

9-102* 患儿,女性,10月龄,人工喂养。因惊厥反复发作入院。体格检查:体温37℃,方颅、枕秃,其他无特殊。诊断为维生素 D 缺乏性手足搐搦症。手足搐搦症发病机制中不同于佝偻病的是
- A. 维生素 D 严重缺乏
- B. 钙磷乘积下降
- C. 甲状旁腺功能亢进
- D. 甲状旁腺反应迟钝
- E. 神经系统发育异常

9-103 患儿,男性,7岁。食欲差,挑食,经常患上呼吸道感染。被诊断为轻度营养不良。判断营养不良程度的重要指标是
- A. 身高
- B. 体重

C. 肌张力　　　D. 皮肤弹性
E. 腹壁皮下脂肪厚度

9-104* 患儿,女性,11月龄。突然出冷汗、面色苍白、神志不清、脉搏缓慢和呼吸暂停。该患儿可能发生了
A. 呼吸衰竭　　B. 低血糖症
C. 感染性休克　D. 心力衰竭
E. 低钙血症

9-105 患儿,男性,10月龄。因家长不懂喂养知识,平时以米、面等食物为主。护士应首先为其检查
A. 前囟　　　　B. 体重
C. 坐高　　　　D. 牙齿
E. 骨骼发育

9-106* 患儿,男性,3月龄。诊断为营养不良。凌晨护士巡视病房时,发现患儿面色苍白、神志不清、脉搏减慢、四肢厥冷。针对上述情况,护士采取的下列护理措施中首选
A. 静脉注射毛花苷 C
B. 静脉注射25%的葡萄糖溶液
C. 静脉注射葡萄糖酸钙溶液
D. 静脉注射0.9%氯化钠溶液
E. 静脉注射肾上腺素

9-107* 患儿,女性,10月龄,足月产,体重4.8 kg。反复腹泻1个月余,每天5～6次,时稀时稠。出生后混合喂养,未添加辅食。体格检查:神清,表情呆滞;腹软,腹壁皮下脂肪消失。患儿住院第2天晨起突然神志不清,面色苍白,脉搏细弱,呼吸表浅,出冷汗。首先应静脉注射的是
A. 氨茶碱　　　B. 洛贝林
C. 地西泮　　　D. 葡萄糖
E. 地高辛

9-108 患儿,女性,11月龄,体重6.8 kg。其营养不良的程度为
A. 轻度营养不良
B. 中度营养不良
C. 重度营养不良
D. 体重正常
E. 重度营养不良

9-109* 患儿,男性,2岁,体重10 kg,身长89 cm。体格检查:腹壁皮下脂肪厚度0.6 cm,皮肤稍苍白。该患儿的营养程度为
A. 轻度营养不良
B. 中度营养不良
C. 重度营养不良
D. 营养良好
E. 营养过剩

9-110 患儿,男性,1岁。头颈软弱无力,坐、立、行等运动功能落后。诊断为维生素D缺乏性佝偻病。正确的护理是
A. 多练走　　　B. 避免久站
C. 多练坐　　　D. 多练站
E. 用矫正器

9-111* 患儿,男性,2岁。患佝偻病。应用维生素D的同时应补充
A. 铁　　　　　B. 钾
C. 镁　　　　　D. 钙
E. 锌

9-112 患儿,男性,3月龄。因多汗、烦躁、夜间睡眠不安半月余就诊。诊断为佝偻病初期。护士指导患儿正确的日光照射方法是
A. 每天在室内关窗晒太阳1小时
B. 每天在室内关窗晒太阳2小时
C. 每天保证30分钟户外活动
D. 每天保证1～2小时户外活动
E. 每天保证8小时户外活动

9-113 患儿,女性,2岁。1岁半开始出现方颅、鸡胸、O形腿,患儿母亲带患儿到医院门诊就诊。为改善患儿上述症状,吃下列哪种食物最好
A. 牛奶及乳制品
B. 动物肝脏
C. 海蜇

D. 蛋黄
E. 扁豆

9-114* 患儿,女性,6月龄。因发热、咳嗽3天,惊厥4次入院。患儿出生后人工喂养,未添加辅食。体格检查:体温37.3℃,咽部充血,颅骨软化。在体格检查过程中,该患儿再次惊厥发作,护士正确的抢救步骤是
A. 补钙、止惊、补维生素D
B. 补维生素D、补钙、止惊
C. 止惊、补维生素D、补钙
D. 止惊、补钙、补维生素D
E. 补维生素D、止惊、补钙

9-115 婴儿,女性,5月龄。母乳喂养,生长发育良好。现母乳量略有不足,下列做法中正确的是
A. 改为混合喂养
B. 改为人工喂养
C. 改为部分母乳喂养
D. 继续母乳喂养,并开始添加辅食
E. 改为人工喂养,并开始添加辅食

9-116 婴儿,女性,4月龄。人工喂养,体重6 kg。每天需总液体量及能量分别是
A. 660 ml,660 kcal
B. 900 ml,660 kcal
C. 900 ml,880 kcal
D. 1 200 ml,660 kcal
E. 1 200 ml,880 kcal

9-117 婴儿,男性,3月龄。人工喂养,体重5 kg。每天需含8%糖的牛乳
A. 550 ml   B. 660 ml
C. 800 ml   D. 900 ml
E. 1 000 ml

9-118 患儿,女性,22月龄。反应灵敏、多汗、易惊、烦躁、前囟未闭。体格检查:鸡胸、X形腿。最主要的护理措施是
A. 补充维生素D
B. 补充叶酸
C. 补充维生素B_{12}

D. 补充铁剂
E. 应用抗生素

A3型单项选择题(9-119～9-123)

(9-119～9-121共用题干)

患儿,男性,18月龄。有肋骨串珠、肋膈沟、手(足)镯征、O形腿。长骨X线检查示干骺端呈毛刷状及杯口状改变。

9-119 最可能的医疗诊断是
A. 软骨营养不良   B. 佝偻病初期
C. 佝偻病激期   D. 佝偻病恢复期
E. 佝偻病后遗症期

9-120 最主要的护理诊断是
A. 知识缺乏   B. 体温过高
C. 潜在并发症   D. 有感染的风险
E. 营养失调:低于机体需要量

9-121 最主要的护理措施是
A. 增加户外活动
B. 按医嘱补充维生素D
C. 预防维生素D中毒
D. 给家长进行健康指导
E. 预防骨骼畸形和骨折

(9-122～9-123共用题干)

患儿,女性,4月龄。人工喂养,未添加维生素D制剂,很少户外活动,平时易惊、多汗、睡眠少。近2天来咳嗽、低热,今晨突然双眼凝视,手足抽动。体格检查:按压枕后有乒乓球样感。

9-122 导致该患儿抽搐的直接原因是
A. 钙剂过量
B. 维生素D缺乏
C. 维生素D过量
D. 甲状旁腺功能低下
E. 低血钙导致神经肌肉兴奋性增高

9-123 最紧急的护理措施是
A. 多晒太阳
B. 按医嘱口服维生素D
C. 按医嘱肌内注射维生素D
D. 及时添加富含维生素D的食物

E. 按医嘱用止惊剂迅速控制惊厥，同时补钙

A4 型单项选择题(9-124～9-128)

(9-124～9-126 共用题干)

患儿，男性，5 岁，体重 12 kg，身高 98 cm。经常烦躁不安，皮肤干燥、苍白，腹壁皮下脂肪厚度 0.3 cm，肌肉松弛。

9-124 考虑诊断为
    A. 轻度营养不良
    B. 中度营养不良
    C. 重度营养不良
    D. 营养不良性贫血
    E. 中度脱水

9-125 该患儿次日起床后，突然出现面色苍白、出汗、脉搏细弱、肢体冰冷和意识障碍。首先考虑该患儿发生了
    A. 心力衰竭   B. 低血糖
    C. 脱水   D. 低血钙
    E. 缺氧

9-126 此时，首先应做的治疗是
    A. 静脉缓慢推注葡萄糖溶液
    B. 输入 0.9%氯化钠溶液
    C. 给予强心剂
    D. 补钙
    E. 吸氧

(9-127～9-128 共用题干)

患儿，女性，5 月龄。因发热、咳嗽 2 天，惊厥 5 次入院。患儿出生后人工喂养，未添加辅食。体格检查：体温 37.5℃；咽部充血，颅骨软化。在体格检查过程中，该患儿再次惊厥发作。

9-127 患儿最可能的诊断为
    A. 癫痫
    B. 低血糖
    C. 高热惊厥
    D. 化脓性脑膜炎
    E. 维生素 D 缺乏性手足搐搦症

9-128 应采取的治疗措施为
    A. 缓慢静脉推注 20%甘露醇
    B. 静脉注射 50%葡萄糖溶液
    C. 静脉给予大量抗生素
    D. 静脉给予镇静剂和钙剂
    E. 静脉给予镇静剂和维生素 D

名词解释题(9-129～9-134)

9-129 基础代谢
9-130 人工喂养
9-131 补授法
9-132 代授法
9-133 维生素 D 缺乏性佝偻病
9-134 陶瑟征

简述问答题(9-135～9-139)

9-135 维生素 D 缺乏性佝偻病的病因有哪些？
9-136 给维生素 D 缺乏性佝偻病患儿的家长进行健康教育的要点有哪些？
9-137 简述母乳喂养的优点。
9-138 简述添加辅食的原则。
9-139 简述维生素 D 缺乏性佝偻病初期的临床表现。

综合应用题(9-140)

9-140 患儿，男性，3 月龄，体重 6 kg。因烦躁、多汗就诊。该患儿出生后人工喂养，未增添辅食，户外活动几乎没有。体格检查：营养发育可；易激惹，哭吵明显；枕秃，枕部按压有乒乓球样感；心肺无异常。实验室检查：血清钙 2.25 mmol/L，血清磷 1.13 mmol/L，碱性磷酸酶升高。

(1) 请列出该患儿的诊断。

(2) 指导家长做好患儿护理的要点有哪些？

第九章　营养障碍疾病患儿的护理

答案与解析

A1 型单项选择题

9-1	A	9-2	A	9-3	E	9-4	E
9-5	E	9-6	D	9-7	B	9-8	A
9-9	A	9-10	A	9-11	E	9-12	C
9-13	E	9-14	D	9-15	E	9-16	C
9-17	D	9-18	E	9-19	A	9-20	B
9-21	B	9-22	A	9-23	B	9-24	C
9-25	B	9-26	E	9-27	E	9-28	D
9-29	D	9-30	C	9-31	D	9-32	C
9-33	E	9-34	B	9-35	E	9-36	E
9-37	E	9-38	A	9-39	E	9-40	C
9-41	E	9-42	C	9-43	E	9-44	B
9-45	C	9-46	E	9-47	E	9-48	B
9-49	D	9-50	E	9-51	E	9-52	E
9-53	D	9-54	E	9-55	E	9-56	E
9-57	B	9-58	E	9-59	E	9-60	E
9-61	C	9-62	B	9-63	A	9-64	C
9-65	E	9-66	D	9-67	E	9-68	E
9-69	D	9-70	D	9-71	E	9-72	C
9-73	E	9-74	C	9-75	E	9-76	B
9-77	C	9-78	C	9-79	D		

A2 型单项选择题

9-80	E	9-81	A	9-82	D	9-83	B
9-84	E	9-85	D	9-86	E	9-87	E
9-88	C	9-89	D	9-90	E	9-91	D
9-92	C	9-93	C	9-94	E	9-95	B
9-96	D	9-97	E	9-98	B	9-99	E
9-100	D	9-101	E	9-102	E	9-103	E
9-104	B	9-105	B	9-106	B	9-107	D
9-108	A	9-109	A	9-110	E	9-111	D
9-112	D	9-113	A	9-114	E	9-115	D
9-116	B	9-117	A	9-118	A		

A3 型单项选择题

9-119	C	9-120	E	9-121	B	9-122	E

A4 型单项选择题

9-123	E	9-124	B	9-125	B	9-126	A
9-127	E	9-128	D				

部分选择题解析

9-1 解析：佝偻病的用药目的在于控制病情活动，防止骨骼畸形。治疗原则应以口服为主，一般剂量为每天 50～100 μg(2 000～4 000 IU)，或者 1,25-$(OH)_2D_3$ 0.5～2 μg(20～80 IU)，1个月后改预防量（每天 400 IU）。

9-2 解析：营养不良患儿常伴有多种维生素缺乏，以维生素 A 缺乏最多见。其临床表现除了皮肤、黏膜改变（如毛囊角化、角膜软化等）和影响视网膜上视紫红质更新引起夜盲外，还能在此之前出现免疫功能损伤，导致易感性上升。这种"亚临床状态维生素 A 缺乏"现象已日益引起人们的重视。

9-3 解析：见第 5 章表 5-1。

9-4 解析：充足的日光照射可保证体内 25-$(OH)D_3$ 和 1,25-$(OH)_2D_3$ 浓度正常。因此，佝偻病的预防首先应强调婴儿要经常晒太阳，另外可给予预防剂量的维生素 D 和钙，并及时添加辅食。

9-5 解析：初期（早期）多见于 6 月龄以内，特别是 3 月龄以内小婴儿，多为神经兴奋性增高的表现，如易激惹、烦躁、多汗致刺激头皮而摇头等。6 月龄以内婴儿的佝偻病以颅骨改变为主，前囟边较软，颅骨薄，检查者用双手固定婴儿头部，指尖稍用力压迫枕骨或顶骨的后部，可有压乒乓球样感，即颅骨软化。7～8 月龄时，出现方颅和肋骨串珠；1 岁左右形成鸡胸畸形。

9-6 解析：维生素 D 缺乏性手足搐搦症患儿发生惊厥时，首先是急救处理，如止惊、吸氧。然后是钙剂治疗，提高血钙水平，可给予 10% 葡萄糖酸钙溶液缓慢静脉注射。最后是维生素 D

治疗。

9-8 解析：营养不良分度：轻度 15%～25%；中度 25%～40%；重度 40%以上。

9-9 解析：6 月龄以内佝偻病患儿头部可出现触之乒乓球样改变。

9-10 解析：佝偻病激期除非特异性神经、精神症状外，最主要的是不同年龄段所出现的头部、胸部、四肢的骨骼改变，以及肌肉、韧带松弛。

9-11 解析：维生素 D 缺乏性佝偻病是由甲状旁腺分泌增加引起的，而维生素 D 缺乏性手足搐搦症是由甲状旁腺分泌不足引起的。

9-13 解析：小儿每天维生素 D 的需要量为 400～800 IU，而小儿的食物中维生素 D 含量很少，即使维生素 D 含量较高的人乳、蛋黄和动物肝等食物，也不能满足小儿生长发育的需要，如不及时补充维生素 D，则小儿易患佝偻病。

9-14 解析：佝偻病初期以非特异性神经、精神症状为主，如易激惹、烦躁、睡眠不安及夜间啼哭。常伴与室温、季节无关的多汗，尤其是头部多汗，从而刺激头皮。此期常无明显的骨骼改变。

9-15 解析：惊厥常突然发生，持续时间短者数秒，长者达 10 分钟。每天发作数次至数十次不等。发作停止后意识恢复，活动如常。轻者仅有两眼凝视、惊跳或部分面肌抽动，一般不发热。伴感染、发作频繁或时间过久者，体温可升高。

9-16 解析：临床尚未出现手足搐搦症症状时，通过诱发试验患儿可出现以下隐性体征：面神经征、陶瑟征、腓神经征。

9-17 解析：佝偻病治疗的目的在于控制活动期，防止骨骼畸形。①口服法：一般剂量为每天 2 000～4 000 IU，或 1,25-(OH)$_2$D$_3$ 20～80 IU，1 个月后改预防量（每天 400 IU）。②突击疗法：重度佝偻病、佝偻病激期或无法口服者，可肌内注射维生素 D$_3$，每次 30 万 IU，每隔 2 周 1 次，共 3 次。

9-18 解析：佝偻病的预防：早产儿、低出生体重儿、双胎儿出生后 2 周开始补充维生素 D，每天 800 IU，3 个月后改预防量。足月儿出生后 2 周开始补充维生素 D，每天 400 IU，至 2 岁。

9-19 解析：佝偻病恢复期使用预防剂量，即每天补充维生素 D 400 IU。

9-21 解析：该患儿为佝偻病初期，初期主要的体征是枕秃，鸡胸、颅骨软化等均为激期表现。

9-23 解析：体重增加是儿童体格生长的表现，是反映营养状况的重要指标。营养不良患儿早期即表现为体重不增。

9-25 解析：营养不良患儿皮下脂肪消失的顺序是：腹部→臀部→四肢→面部。

9-26 解析：血浆胰岛素样生长因子反应灵敏，且不受肝功能的影响，是早期诊断营养不良的可靠指标。

9-27 解析：腹壁皮下脂肪厚度是判断小儿营养不良的重要指标之一。

9-28 解析：婴儿应在出生后 2 周开始服用维生素 D，每天 400 IU，同时补充钙剂。

9-29 解析：佝偻病胸廓畸形多见于 1 岁左右的儿童，胸部骨骼出现肋骨串珠，以第 7～10 肋最明显。

9-30 解析：2 岁以下儿童患营养不良，一般分轻、中、重 3 度。详见 9-3 解析。

9-31 解析：营养不良的主要表现是消瘦，最初表现是体重不增。

9-35 解析：消化系统畸形不属于喂养不当的原因。

9-37 解析：营养不良最突出的表现是血清白蛋白浓度降低，但不够灵敏。

9-38 解析：营养不良患儿的护理措施：对于中、重度营养不良患儿，能量和营养物质的供给应由低到高逐渐增加，从每天 45～55 kcal/kg 开始逐步少量增加。对于轻度营养不良患儿，在维持原膳食的基础上，较早添加含蛋白质和能量较高的食物。遵医嘱给予各种消化酶、胃蛋白酶、胰酶和 B 族维生素以助消化。保持皮肤清洁、干燥，防止皮肤破损。进行适当的户外活动和体格锻炼，促进新陈代谢，有利于生长发育。

第九章 营养障碍疾病患儿的护理

9-39 解析：日光中含有大量的紫外线。日光照射皮肤是人体内维生素D的主要来源。在北方，因寒冷季节长，日照时间短，儿童户外活动少，紫外线照射量明显不足，可使内源性维生素D生成不足。

9-40 解析：日光照射不足是引起佝偻病最主要的因素。人体内维生素D的主要来源为皮肤内7-脱氢胆固醇经紫外线照射生成。若日光照射不足，会导致维生素D合成障碍，从而导致婴幼儿发生佝偻病。

9-41 解析：佝偻病即维生素D缺乏性佝偻病，是由于婴幼儿、儿童、青少年体内维生素D不足，引起钙、磷代谢紊乱而产生的一种以骨骼病变为特征的全身慢性营养性疾病。母乳中的钙、磷比例合适，有利于预防佝偻病。

9-42 解析：婴儿佝偻病的主要病因是维生素D摄入不足，或者缺乏光照导致维生素D缺乏。

9-43 解析：诱发血钙降低的原因：①春季接触日光增多，或开始使用维生素D治疗时，骨脱钙减少，肠吸收钙相对不足，而骨骼已加速钙化，大量钙沉着于骨而血钙暂时下降；②人工喂养儿使用含磷过高的奶制品，导致高血磷、低血钙症状；③当合并发热、感染、饥饿时，组织细胞分解释放磷，使血磷增加，抑制25-(OH)D_3转化为1,25-(OH)$_2D_3$，致离子钙下降，可出现低钙抽搐；④血清钙离子水平还受pH的影响，pH增高离子钙降低，故合并酸中毒经纠正治疗后血pH上升，患儿出现低血钙抽搐。

9-44 解析：喉痉挛主要见于2岁以下的患儿。表现为喉部肌肉、声门突发痉挛，出现呼吸困难。吸气时喉鸣严重者可突然发生窒息而死亡。惊厥及手足搐搦都不能造成患儿死亡。

9-80 解析：除采用维生素D治疗外，应注意加强营养，及时添加其他食物，坚持每天户外活动。如果膳食中钙摄入不足，应补充适当钙剂。护理时应操作轻柔，以防骨折。营养性维生素D缺乏性佝偻病是一种自限性疾病，有研究证实日光照射和生理剂量的维生素D（每天400 IU）可预防佝偻病。因此，现认为确保小儿

每天获得维生素D(400 IU)是预防和治疗佝偻病的关键。不要让患儿站、立、走的时间太久，以免发生骨骼畸形和骨折。

9-81 解析：营养不良的早期表现为体重不增，之后皮下脂肪逐渐消失，体重减轻。久之，身长也会低于正常，出现身材矮小。患儿皮下脂肪消失的顺序：腹部→躯干→臀部→四肢→面部。

9-83 解析：1~6岁小儿的体重(kg)=年龄×2+8，该患儿标准体重为16 kg，现超出均值31%。以体重超过同性别、同身高正常均值20%以上为肥胖症标准判断，超过均值20%~29%为轻度肥胖；超过30%~39%为中度肥胖；超过40%~59%为重度肥胖；超过60%以上为极度肥胖。该患儿属中度肥胖。

9-84 解析：营养不良患儿新陈代谢异常包括血清蛋白下降、低蛋白性水肿；血清胆固醇下降、肝脂肪浸润及变性；低血糖症；细胞外液呈低渗状态，易出现低渗性脱水、低血钾、低血钙；常伴有缺锌及微量元素缺乏；体温偏低。

9-85 解析：营养不良的治疗原则是积极处理各种危及生命的并发症、祛除病因、调整饮食及促进消化功能。其中最重要的是祛除病因、调整饮食。

9-87 解析：该患儿为佝偻病活动期，治疗目的在于控制病情活动，防止骨骼畸形，治疗应以口服维生素D为主。此外应注意加强营养，及时添加辅食，坚持每天户外活动。膳食中钙摄入不足时，应适当补充钙剂。因此，最合适的治疗方法为在使用维生素D的同时适当补充钙剂。

9-90 解析：维生素D缺乏性手足搐搦症又称佝偻病性手足搐搦症或佝偻病性低钙惊厥，多见于1岁内婴儿，尤以3~9月龄婴儿发病率最高，春季多见。

9-91 解析：该患儿四肢抽动、人工喂养、未添加辅食和枕部按压有乒乓球样感等均是维生素D缺乏性手足搐搦症的表现。神经系统检查正常可排除神经系统疾病。

9-92 解析：枕部按压有乒乓球样感是维生素D缺乏的表现，该患儿出现惊厥，应属维生素D

缺乏性手足搐搦症。

9-93 解析:患儿为维生素 D 缺乏性佝偻病。为预防骨骼畸形和骨折,应衣着柔软、宽松,床铺松软,避免早坐、久坐,以防脊柱后突畸形。避免早站、久站和早行走,以防下肢弯曲形成 O 形或 X 形腿。

9-94 解析:治疗该病的目的在于控制病情活动,防止骨骼畸形。治疗应以口服维生素 D 为主,剂量为每天 2 000～4 000 IU,视临床和 X 线检查情况而定。1 个月后改为预防量,每天 400 IU。

9-95 解析:食欲缺乏首先影响的是体重,体重是判断儿童体格发育和营养状况的最重要指标,故应首先检查。

9-96 解析:轻度营养不良者腹壁皮下脂肪厚度为 0.4～0.8 cm;中度营养不良者腹壁皮下脂肪厚度<0.4 cm;重度营养不良者腹壁皮下脂肪消失。

9-98 解析:患儿为维生素 D 缺乏性佝偻病,出现面肌抽动,为低钙血症引起,在治疗该病的同时应注意补充钙剂。

9-100 解析:指导家长带患儿每天进行一定时间的户外活动,直接接受阳光照射。出生后 2～3 周即可带婴儿去户外活动,冬季也要保证每天 1～2 小时的户外活动时间。夏季气温高,应避免阳光直射,可在阴凉处活动,尽量多暴露皮肤。冬季室内活动时开窗,让紫外线能够透过。

9-101 解析:鱼肝油有腥味,加入温开水稀释药物,可减轻腥味。

9-102 解析:维生素 D 缺乏性佝偻病与维生素 D 缺乏性手足搐搦症的共同机制是维生素 D 严重缺乏、钙磷乘积下降、甲状旁腺功能亢进及神经系统发育异常等。不同的是维生素 D 缺乏性手足搐搦症在维生素 D 缺乏时,机体出现甲状旁腺反应迟钝,原因尚不清楚。

9-104 解析:营养不良患儿容易并发低血糖,尤其是在夜间和清晨。该患儿出冷汗、面色苍白、神志不清、脉搏缓慢和呼吸暂停,均符合低血糖症的常见表现。

9-106 解析:低血糖表现为疲乏、强烈饥饿感、出冷汗、脉速、恶心、呕吐,重者可昏迷,甚至死亡。一旦发现低血糖反应,除立即抽血检查血糖外,反应轻者可用白糖以温水冲服,严重者可以静脉注射 25% 葡萄糖溶液。

9-107 解析:患儿神志不清、面色苍白、脉搏细弱、呼吸表浅及出冷汗,为低血糖的表现,应立即给予葡萄糖。氨茶碱可以松弛呼吸道平滑肌;洛贝林主要用于各种原因引起的中枢性呼吸抑制;地西泮具有抗焦虑、抗癫痫、镇静、松弛骨骼肌及消除记忆的作用,常用于医治焦虑、失眠、肌肉痉挛及部分癫痫症;地高辛主要用于治疗心力衰竭。

9-109 解析:2～12 岁儿童体重推算公式如下:体重(kg)=年龄×2＋8。该患儿 2 岁,即体重(kg)=2×2＋8=12 kg。2～12 岁儿童身长(高)的估算公式:身长(cm)=年龄×7＋75。该患儿 2 岁,即身长(cm)=2×7＋75=89 cm。

该患儿体重与身高分别为 10 kg、89 cm,腹壁皮下脂肪厚度为 0.6 cm,符合轻度营养不良的诊断标准。

9-111 解析:钙被人体吸收、利用的过程中,受到维生素 D 的影响,维生素 D 缺乏会明显限制钙的吸收、利用。所以佝偻病患儿在应用维生素 D 的同时还应该补充钙剂。

9-114 解析:控制惊厥、喉痉挛应遵医嘱立即使用镇静剂、钙剂。静脉注射钙剂时须缓慢推注(10 分钟以上)或滴注,以免血钙骤升发生呕吐,甚至心搏骤停;避免药液外渗,以免造成局部坏死。

名词解释题

9-129 基础代谢是指在清醒、安静、空腹状态下,处于 18～25℃ 环境中,人体维持基本生理活动所需的最低能量。

9-130 人工喂养是指母亲因某种原因不能给婴儿哺乳,以其他代乳品完全代替母乳喂养。

9-131 补授法是指因母乳不足,在每次喂母乳后补充牛、羊乳或其他代乳品。

9-132 代授法是指一天内有数次完全用牛、羊乳代替母乳喂养。

9-133 维生素D缺乏性佝偻病是指儿童体内维生素D不足,引起钙、磷代谢紊乱,导致以骨骼病变为特征的全身慢性营养性疾病。

9-134 陶瑟征是指用血压计的袖带包裹上臂,打气使压力保持在收缩压和舒张压之间,5分钟内该手出现痉挛症状,称陶瑟征阳性。

简述问答题

9-135 维生素D缺乏性佝偻病的病因:日光照射不足;维生素D摄入不足;生长发育迅速;疾病和药物的影响。

9-136 健康教育指导内容:介绍佝偻病的预防及护理知识;多晒太阳;补充维生素D丰富的食物;预防感染;防止骨骼畸形;后遗症的护理;预防维生素D中毒。

9-137 母乳喂养的优点:营养丰富,比例合适;增强婴儿免疫力;有利于婴儿脑的发育;良好的心理-社会反应;喂哺简便;对母亲有利。

9-138 添加辅食的原则:由少到多;由稀到稠;由细到粗;由1种到多种。

9-139 维生素D缺乏性佝偻病初期的临床表现:多于3月龄左右开始发病;有神经、精神症状;枕秃。

综合应用题

9-140 (1)诊断为维生素D缺乏性佝偻病。

(2)指导家长做好患儿护理的要点:①多晒太阳,从妊娠开始应多到户外活动。②饮食,提倡母乳喂养,及时添加辅食,多食含有维生素D和钙的食物。③补充维生素D制剂,出生后1~2周的新生儿可开始服用预防量维生素D(400~800 IU/d)。④预防感染,尽量少带患儿去公共场所,加强皮肤护理,保持衣、被干燥,防止受凉。⑤防止骨骼畸形,活动期患儿不要急于坐、立或行走,以免加重骨骼畸形,护理时动作轻柔,以防骨折。⑥后遗症的护理,若患儿存在骨骼畸形,可向家长示范矫正方法。畸形严重者可进行外科矫正手术。

(张 燕)

第十章

消化系统疾病患儿的护理

✵ 选择题(10-1~10-109)

✎ A1 型单项选择题(10-1~10-50)

10-1 新生儿的食管长度为
　　A. 8~10 cm　　B. 12 cm
　　C. 12~16 cm　　D. 16 cm
　　E. 20~25 cm

10-2 水在胃里排空的时间是
　　A. 1~1.5 小时
　　B. 1.5~2 小时
　　C. 2~3 小时
　　D. 3~4 小时
　　E. 4~6 小时

10-3 母乳喂养儿的肠道中占绝对优势的肠道菌群是
　　A. 大肠埃希菌　　B. 嗜酸杆菌
　　C. 双歧杆菌　　D. 肠球菌
　　E. 乳酸杆菌

10-4 鹅口疮是由下列哪种病原体感染所致
　　A. 白色念珠菌
　　B. 金黄色葡萄球菌
　　C. 大肠埃希菌
　　D. 链球菌
　　E. 铜绿假单胞菌

10-5 疱疹性口炎是由下列哪种病原体感染所致
　　A. 柯萨奇病毒
　　B. 金黄色葡萄球菌
　　C. 链球菌
　　D. 白色念珠菌
　　E. 单纯性疱疹病毒Ⅰ型

10-6* 以下哪项不是反流性食管炎的常见症状
　　A. 烧灼感　　B. 吞咽困难
　　C. 呕血　　D. 便血
　　E. 腹泻

10-7 以下哪项不是食管黏膜屏障功能的构成部分
　　A. 黏膜层
　　B. 黏液层
　　C. 细胞内的缓冲液
　　D. 细胞代谢
　　E. 血液供应

10-8* 胃食管反流目前最可靠的诊断方式是
　　A. 食管钡剂造影
　　B. 食管 pH 动态监测
　　C. 食管动力功能检查
　　D. 食管内镜检查
　　E. 食管滴酸试验

10-9 婴幼儿腹泻的发病年龄多为
　　A. 6 月龄以内
　　B. 1 岁以内
　　C. 6 月龄至 2 岁
　　D. 1~2 岁
　　E. 2~3 岁

10-10 秋季腹泻主要由下列哪种病原体引起
　　A. 轮状病毒
　　B. 星状病毒
　　C. 杯状病毒
　　D. 肠道病毒
　　E. 双歧杆菌

10-11* 病程多久的腹泻为迁延性腹泻
A. 2周以内
B. 2周至2个月
C. 2个月以内
D. 2个月以上
E. 3周至3个月

10-12 婴儿生理性腹泻多见于下列哪个年龄段
A. 3月龄以内
B. 3~6月龄
C. 6月龄以内
D. 6~9月龄
E. 9月龄至1岁

10-13 中、重度脱水患儿第1天补液总量为
A. 累计损失量和继续损失量的总和
B. 继续损失量和生理需要量的总和
C. 累计损失量、继续损失量和生理损失量的总和
D. 累计损失量、继续损失量和生理需要量的总和
E. 生理需要量和累计损失量的总和

10-14* 尿布皮炎重度Ⅲ级临床表现为
A. 皮肤的血管充血、发红
B. 局部皮疹并伴有少量皮疹
C. 皮疹破溃并伴有脱皮
D. 皮疹破溃但不伴有脱皮
E. 皮肤局部发生较大面积糜烂或表皮部分脱落,皮疹面积增加

10-15 慢性肠套叠的主要表现为
A. 阵发性腹痛
B. 呕吐
C. 便血
D. 缓解期腹部包块
E. 发作期可不见包块

10-16 肠套叠的非手术疗法为
A. 单纯手法复位
B. 肠切除吻合术
C. 肠造瘘术
D. 肠切除术
E. 灌肠疗法

10-17 新生儿胆汁淤积最常见的原因是
A. 先天性胆道闭锁
B. 病毒性肝炎
C. 药物中毒
D. 先天性胆管扩张
E. 胆总管结石

10-18 先天性胆道闭锁的临床表现不包括
A. 腹痛
B. 黄疸
C. 白陶土样粪便
D. 肝、脾大
E. 发育迟缓

10-19 治疗先天性胆道闭锁唯一有效的方法为
A. 药物治疗   B. 保守治疗
C. 饮食疗法   D. 控制炎症
E. 手术治疗

10-20* 先天性巨结肠的术前护理不包括
A. 清洁肠道   B. 解除便秘
C. 心理护理   D. 改善营养
E. 胃肠减压

10-21 居小儿消化道畸形发病率第1位的是
A. 先天性直肠肛管畸形
B. 先天性胆管扩张
C. 先天性食管闭锁
D. 食管裂孔疝
E. 先天性巨结肠

10-22 先天性胆管扩张的典型临床表现为
A. 腹胀、便秘、腹部肿块
B. 腹胀、黄疸、腹部肿块
C. 腹痛、便秘、腹部肿块
D. 腹痛、腹泻、腹部肿块
E. 腹痛、黄疸、腹部肿块

10-23 腹泻患儿的护理措施不包括
A. 调整饮食
B. 清洁肠道
C. 维持水、电解质及酸碱平衡
D. 保持皮肤完整性
E. 控制感染

10-24* 以下胃食管反流的护理措施中正确的是
A. 睡眠时宜采取仰卧位及左侧卧位
B. 床头抬高 10~15 cm
C. 母乳喂养儿减少喂养次数
D. 睡前 2 小时少量进食
E. 年长儿以低蛋白、低脂饮食为主

10-25 口炎的护理措施不包括
A. 口腔护理　　B. 正确涂药
C. 发热护理　　D. 饮食护理
E. 糜烂的口腔黏膜可用力擦

10-26 婴儿唾液分泌增加开始于
A. 3~4 月龄　　B. 4~5 月龄
C. 5~6 月龄　　D. 3 月龄以下
E. 2~3 月龄

10-27 母乳喂养儿健康状况下大便颜色呈
A. 黄色或金黄色
B. 淡黄色或灰黄色
C. 灰白色
D. 黄绿色
E. 白色

10-28* 鹅口疮患儿局部应涂抹
A. 5％金霉素鱼肝油
B. 锡类散
C. 西瓜霜
D. 碘苷
E. 10 万~20 万 U/ml 制霉菌素鱼肝油混悬溶液

10-29 鹅口疮患儿的餐具应先用下列哪种溶液浸泡后再消毒
A. 2％利多卡因
B. 3％过氧化氢
C. 75％乙醇
D. 0.1％依沙吖啶
E. 5％碳酸氢钠

10-30 秋季腹泻的传播途径为
A. 粪-口传播　　B. 飞沫传播
C. 垂直传播　　D. 空气传播
E. 血液及体液传播

10-31 高渗性脱水患儿水的丢失比例大于电解质的丢失，血清钠含量
A. ＜130 mmol/L
B. ＞130 mmol/L
C. 135~145 mmol/L
D. 130~150 mmol/L
E. ＞150 mmol/L

10-32 人体内钾主要存在于细胞内，正常血清钾浓度为
A. 3.5~5.5 mmol/L
B. 135~145 mmol/L
C. 7.35~7.45 mmol/L
D. 2.25~2.27 mmol/L
E. 4.5~5.5 mmol/L

10-33 临床补钾原则为
A. 见尿补钾，尽量口服，不宜过浓，不宜过快
B. 见尿补钾，尽量静脉，不宜过浓，不宜过快
C. 见尿补钾，尽量口服，不宜过浓，不宜过慢
D. 见尿补钾，尽量静脉，不宜过浓，不宜过慢
E. 见惊补钾，尽量口服，不宜过浓，不宜过快

10-34 患儿液体疗法的补液原则为
A. 先快后慢，先浓后淡，先盐后糖，见尿补钾，防惊补钙
B. 先慢后快，先浓后淡，先盐后糖，见尿补钙，防惊补钾
C. 先快后慢，先浓后淡，先糖后盐，见尿补钾，防惊补钙
D. 先快后慢，先浓后淡，先盐后糖，见尿补钙，防惊补钾
E. 先慢后快，先淡后浓，先盐后糖，见尿补钾，防惊补钙

10-35 溃疡性口炎患儿局部应涂抹
A. 5％金霉素鱼肝油
B. 碘苷

C. 西瓜霜

D. 0.1%依沙吖啶

E. 10万~20万 U/ml 制霉菌素鱼肝油混悬溶液

10-36* 引起婴幼儿腹泻病的非感染因素为

A. 病毒感染　　B. 细菌感染

C. 真菌感染　　D. 寄生虫感染

E. 过敏因素

10-37 金黄色葡萄球菌肠炎的典型大便为

A. 暗绿色,量多带黏液

B. 黄绿色水样便

C. 蛋花汤样便

D. 黄绿色糊状便

E. 黄色稀便,可见豆腐渣样细块

10-38 假膜性小肠结肠炎是由下列哪种细菌引起的

A. 金黄色葡萄球菌

B. 白色念珠菌

C. 双歧杆菌

D. 大肠埃希菌

E. 难辨梭状芽孢杆菌

10-39 轮状病毒肠炎的典型大便为

A. 蛋花汤样便,无腥臭

B. 暗绿色便,伴腥臭

C. 黄绿色糊状便

D. 黄色泡沫状便伴黏液

E. 黄绿色水样便伴假膜

10-40 静脉补钾的浓度一般不超过

A. 0.15%　　B. 0.1%

C. 0.2%　　D. 0.3%

E. 0.5%

10-41* 重度脱水时患儿前囟及眼窝

A. 稍凹陷　　B. 凹陷

C. 明显凹陷　　D. 不凹陷

E. 稍隆起

10-42* 以下属于中度脱水患儿临床表现的是

A. 有眼泪

B. 无眼泪

C. 周围循环无衰竭

D. 精神烦躁或萎靡

E. 四肢厥冷

10-43* 腹泻的药物治疗不包括

A. 控制感染

B. 补锌疗法

C. 微生态疗法

D. 肠黏膜保护剂

E. 提倡使用止泻剂

10-44 腹泻患儿臀部局部皮肤发红处可涂

A. 40%氧化锌油

B. 75%乙醇

C. 2%过氧化氢

D. 5%碳酸氢钠

E. 0.1%依沙吖啶

10-45 溃疡性口炎的特征性表现为

A. 黄白色纤维素性渗出物

B. 白色或灰白色乳凝块样小点

C. 浅溃疡伴红晕

D. 浅溃疡伴周围红色小点

E. 溃疡表面有灰白色假膜

10-46* 低渗性脱水应补充

A. 1/3~1/5张含钠液

B. 1/2张含钠液

C. 2/3张含钠液

D. 等张含钠液

E. 1/3~1/2张含钠液

10-47 2006年 WHO 推荐使用的口服补液盐配方为

A. 氯化钠2.6 g,枸橼酸钠2.9 g,氯化钾1.5 g,葡萄糖13.5 g,温开水1 000 ml

B. 氯化钠2.9 g,枸橼酸钠2.6 g,氯化钾1.5 g,葡萄糖13.5 g,温开水1 000 ml

C. 氯化钠2.9 g,枸橼酸钠0.3 g,葡萄糖13.5 g,温开水1 000 ml

D. 氯化钠2.6 g,枸橼酸钠2.9 g,氯化钾0.3 g,葡萄糖13.5 g,温开水

1 000 ml

E. 氯化钠 2.6 g,枸橼酸钠 2.9 g,氯化钾 1.5 g,葡萄糖 13.5 g,温开水 500 ml

10-48 中度以上脱水患儿第1天补液应做到

A. 定量定性不定速,纠正酸中毒,纠正低血钾、低血钙和低血镁

B. 定量定性定速,纠正酸中毒,纠正低血钾、低血钙和低血镁

C. 定量定性定速,纠正碱中毒,纠正低血钾、低血钙和低血镁

D. 定量定速不定性,纠正酸中毒,纠正低血钾、低血钙和低血镁

E. 定性定量定速,纠正酸中毒,纠正高血钾、低血钙和低血镁

10-49 中度以上脱水患儿第1天补液总量的1/2应在几小时内输完

A. 24 小时

B. 8～12 小时

C. 6 小时

D. 12～16 小时

E. 16 小时

10-50* 腹泻患儿伴局部皮肤糜烂或溃疡者,不宜采取以下哪种方法促进愈合

A. 照射后局部涂以油膏

B. 暴露法

C. 鹅颈灯照射

D. 红外线灯照射

E. 蓝光灯照射

✎ A2型单项选择题(10-51～10-75)

10-51* 患儿,男性,2月龄。口腔颊黏膜上有散在的白色奶块状附着物,不易擦去,不影响吃奶,无全身症状。该患儿患了什么疾病

A. 鹅口疮

B. 疱疹性口炎

C. 疱疹性龈口炎

D. 溃疡性口炎

E. 真菌性口炎

10-52 患儿,男性,2岁。口腔黏膜充血水肿,表面有灰白色假膜,食欲差,进食疼痛。可在进食前涂

A. 3%过氧化氢

B. 2%利多卡因

C. 5%金霉素鱼肝油

D. 0.1%依沙吖啶

E. 5%利多卡因

10-53 患儿,女性,10月龄。深秋某日突然呕吐伴低热,随后出现腹泻,大便次数多、量多,为蛋花汤样便,无腥臭味。大便镜检有少量白细胞。该患儿诊断为

A. 大肠埃希菌肠炎

B. 轮状病毒肠炎

C. 金黄色葡萄球菌肠炎

D. 真菌性肠炎

E. 假膜性肠炎

10-54* 患儿,女性,1岁。每天大便10余次,为黄色稀水样便,泡沫较多伴黏液。肛周皮肤潮红,会阴处有散在斑丘疹。目前的护理措施不包括

A. 选用吸水性强的柔软布类或纸质尿布

B. 局部皮肤发红处涂氧化锌软膏并按摩片刻

C. 注意会阴部的清洁,预防上行性尿路感染

D. 每次便后用湿纸巾擦拭臀部并拭干

E. 局部皮肤糜烂或溃疡者采用暴露法或用鹅颈灯照射

10-55* 患儿,女性,5月龄,母乳喂养。近日出现腹泻,每天10余次,为蛋花汤样便,呕吐伴发热。体格检查:精神尚可,前囟平坦,肛周皮肤稍潮红。目前的护理措施不包括

A. 继续母乳喂养,减少哺乳次数

B. 呕吐严重时,可暂时禁食4～6小时,病情好转后继续喂食

C. 遵医嘱给予降温措施

D. 采用鹅颈灯照射

E. 勤换尿布,每次便后用温水清洗臀部并拭干

10-56* 患儿,女性,4月龄。添加辅食后发生腹泻2天,每天稀水样便5～6次,偶吐奶,尿量略减少。前囟及眼窝稍凹陷。下列护理措施中错误的是

A. 暂停辅食

B. 继续母乳喂养

C. 加强臀部护理

D. 给予抗生素

E. 给予补液盐口服

10-57 患儿,女性,5月龄,体重8 kg。母乳喂养,有湿疹,出生后不久即开始腹泻,每天5～7次,食欲好,生长发育正常,精神良好,大便检查未见异常。应考虑为

A. 真菌性肠炎　　B. 迁延性腹泻

C. 生理性腹泻　　D. 病毒性肠炎

E. 婴儿腹泻(轻型)

10-58* 患儿,男性,10月龄。因发热、呕吐4天,腹泻2天,无尿1天入院。体格检查:神志淡漠,前囟、眼窝明显凹陷,皮肤干燥,弹性极差,四肢厥冷,脉细弱。血清钠128 mmol/L。可能的诊断是

A. 中度等渗性脱水

B. 中度低渗性脱水

C. 重度等渗性脱水

D. 重度低渗性脱水

E. 中度高渗性脱水

10-59* 患儿,男性,3月龄。因呕吐、腹泻2天住院。入院时呼吸深快、节律不齐,呼气有酮味,口唇发绀。血气检查显示:pH 7.25,HCO$_3^-$ 8 mmol/L。可能的诊断是

A. 重度代谢性酸中毒

B. 重度代谢性碱中毒

C. 轻度代谢性酸中毒

D. 中度代谢性酸中毒

E. 重度呼吸性酸中毒

10-60 患儿,男性,1岁。因急性腹泻、重度脱水、酸中毒入院,血清钾3.8 mmol/L。经纠酸、补液后,脱水、酸中毒基本纠正,但患儿精神萎靡、四肢无力、心音低钝、腹胀、腱反射减弱。此时应考虑

A. 酸中毒　　　　B. 低血糖症

C. 低钙血症　　　D. 低镁血症

E. 低钾血症

10-61 患儿,男性,7月龄。腹泻2天,稀水便,每天5～6次,无呕吐、腹胀,医生建议口服补液。下列口服补液盐使用方法中错误的是

A. 轻度脱水补液量为50～80 ml/kg

B. 少量频服

C. 用于补充继续损失量和生理需要量时要适当稀释

D. 新生儿不宜

E. 服用期间不能饮水

10-62* 患儿,男性,4月龄。腹泻,中度脱水。经补液后脱水纠正,突然出现精神萎靡、嗜睡、呼吸变浅、心音低钝、腹胀,腱反射未引出,考虑低钾血症。关于补钾原则,以下说法中错误的是

A. 见尿补钾

B. 浓度一般不超过0.3%

C. 可以静脉推注,补钾效果更快

D. 静脉滴注时间不应短于8小时

E. 能口服者尽量口服

10-63* 患儿,女性,体重9 kg,呕吐、腹泻2天,皮肤弹性差,尿量明显减少,哭时泪少。该患儿的体液丢失量是

A. 200 ml　　　　B. 400 ml

C. 800 ml　　　　D. 1 200 ml

E. 1 500 ml

10-64* 患儿,女性,9月龄。因呕吐、腹泻1天就诊。入院时,精神稍差,轻微口渴,

皮肤弹性正常。根据患儿脱水程度，第一天静脉补液总量为
A. 60～90 ml/kg
B. 90～120 ml/kg
C. 120～150 ml/kg
D. 150～180 ml/kg
E. 180～210 ml/kg

10-65* 患儿,女性,12月龄。发热伴呕吐1天入院。入院时精神烦躁、前囟凹陷、哭时泪少、口唇黏膜干燥、皮肤弹性较差、尿量明显减少,血清钠128 mmol/L。该患儿入院第1天静脉补液宜用
A. 2∶1等渗液
B. 2∶3∶1液
C. 4∶3∶2液
D. 口服补液盐
E. 0.9％氯化钠溶液

10-66 患儿,男性。出生后第1周即出现呕吐,多发生在喂奶后,呕吐物为胃内容物,有时含少量胆汁。以下对于该患儿的护理措施中错误的是
A. 床头抬高30°
B. 少量多餐,母乳喂养儿减少哺乳次数
C. 睡眠时采取左侧卧位
D. 指导家属判断患儿反应状况和喂养是否耐受
E. 按医嘱给药并观察药物疗效和不良反应

10-67 患儿,男性。出生后1个月开始频繁呕吐,呈喷射状,呕吐物为胃内容物。对该患儿首选的辅助检查是
A. 食管内镜检查
B. 食管动力功能检查
C. 食管CT检查
D. 食管钡剂造影
E. 胸部X线检查

10-68* 患儿,男性,1岁。上午突然发生剧烈的阵发性腹痛、哭闹不安、屈膝缩腹、面色苍白、出汗、拒食,持续数分后缓解,反复发作。下午解果酱样黏液便。该患儿可能诊断为
A. 肠套叠   B. 巨结肠
C. 肠绞痛   D. 肠息肉
E. 溃疡性结肠炎

10-69* 患儿,男性,2岁。因腹痛2小时后出现呕吐,呕吐物为胃内容物,解果酱样便1天入院。入院后诊断为急性肠套叠。全身情况良好,无明显脱水及电解质紊乱。对于该患儿首选的治疗方法是
A. B超监视下水压灌肠
B. 空气灌肠
C. 钡剂灌肠
D. 单纯手法复位
E. 肠切除吻合术

10-70* 患儿,男性。因出生后2天腹胀、拒食、呕吐入院。入院后查腹部X线提示低位结肠梗阻,近端结肠扩张,盆腔无气体。该患儿可能诊断为
A. 肠套叠
B. 先天性巨结肠
C. 肠绞痛
D. 肠息肉
E. 溃疡性结肠炎

10-71* 患儿,男性,3日龄,体重3.5 kg。诊断为先天性巨结肠。全麻下切除无神经节细胞肠段和部分扩张结肠。术后开始扩肛的时间是
A. 1周左右   B. 2周左右
C. 3周左右   D. 4周左右
E. 5周左右

10-72 患儿,女性,2月龄。出生后即皮肤黄染,呈进行性加重。目前巩膜、皮肤黄染,粪便为陶土样,尿色为浓茶样。B超检查提示未见胆囊;放射性核素显影提示不能显示胆管。该患儿可能的

诊断为

A. 先天性胆道闭锁

B. 先天性胆管扩张

C. 婴儿肝炎综合征

D. 新生儿胆汁淤积症

E. 胆囊炎

10-73* 患儿,女性,5岁。因腹痛、黄疸、右上腹部包块入院。入院后辅助检查,诊断为先天性胆管扩张。对于该患儿首选的辅助检查为

A. B超

B. 腹部X线片

C. 经皮穿刺胆管造影

D. 胰胆管造影

E. 胆道镜

10-74* 患儿,女性,7岁。皮肤黄染,右上腹腹痛,间歇性发作,常屈膝俯卧位。体格检查:右上腹可触及表面光滑的囊性肿块。诊断为先天性胆管扩张,行手术治疗。术后最常见的并发症为

A. 胆瘘和腹部切口裂开

B. 出血

C. 感染

D. 休克

E. 疼痛

10-75 患儿,女性。出生后24小时无胎粪排出,少量胎粪从尿道口、会阴口排出,有恶心、呕吐。呕吐物初为胆汁,后为粪便样物。该患儿可能的诊断为

A. 肠套叠

B. 先天性巨结肠

C. 先天性直肠肛管畸形

D. 先天性胆道闭锁

E. 新生儿胃食管反流

A3型单项选择题(10-76～10-94)

(10-76～10-78共用题干)

患儿,男性,4月龄,体重5.3kg。腹泻2天,大便每天6～8次,呈蛋花汤样,无腥臭,喂奶后呕吐3次,哭时泪少。面色稍苍白,上腭裂,精神萎靡,皮肤弹性较差,眼窝及前囟凹陷,腹壁皮下脂肪厚度0.3 cm。血清钠125 mmol/L。

10-76 该患儿的脱水程度及性质是

A. 轻度低渗性脱水

B. 轻度等渗性脱水

C. 中度等渗性脱水

D. 中度低渗性脱水

E. 重度等渗性脱水

10-77* 根据其腹壁皮下脂肪厚度,该患儿营养不良程度为

A. 极重度   B. 重度

C. 中轻度   D. 中度

E. 轻度

10-78 对家长可做的健康教育不包括

A. 持续母乳喂养

B. 立即添加蛋黄

C. 注意餐具、尿布、玩具等的消毒

D. 加强气候变化时的护理

E. 必要时及时就医

(10-79～10-83共用题干)

患儿,女性,3岁。呕吐、腹泻3天,伴精神萎靡,眼窝明显凹陷,皮肤干燥,尿量明显减少,呼吸深快,口唇樱桃红色,血清钠138 mmol/L。

10-79* 该患儿的脱水程度与性质为

A. 中度低渗性脱水

B. 重度低渗性脱水

C. 中度等渗性脱水

D. 重度等渗性脱水

E. 中度高渗性脱水

10-80* 该患儿在脱水的同时伴有

A. 休克

B. 低钾血症

C. 中毒性脑病

D. 代谢性酸中毒

E. 低钙血症

10-81* 根据患儿脱水程度,第1天静脉补液总量为

A. 60～90 ml/kg

B. 90～120 ml/kg
C. 120～150 ml/kg
D. 150～180 ml/kg
E. 180～210 ml/kg

10-82 根据患儿脱水性质,静脉补液时应选择的溶液为
A. 1/3张1∶2液
B. 1/2张1∶1液
C. 1/2张2∶3∶1液
D. 2/3张4∶3∶2液
E. 等张2∶1含钠液

10-83 该患儿在给予静脉补液、纠正酸中毒后出现抽搐,最可能的原因是并发
A. 低血镁 B. 低血钙
C. 中毒性脑病 D. 低血钠
E. 低血糖

(10-84～10-86共用题干)

患儿,男性,10月龄。因进食饺子过量发生腹泻,6～8次/天。体温37.8℃,前囟平坦,尿量正常。大便镜检见少量脂肪球。诊断为轻型腹泻。

10-84 该患儿首要护理诊断是
A. 腹泻
B. 体温升高
C. 营养不足
D. 有体液不足的风险
E. 有皮肤完整性受损的风险

10-85 该患儿的首要护理措施应选择
A. 暂禁食8小时
B. 遵医嘱给患儿口服抗生素
C. 停止辅食,继续母乳喂养
D. 停喂乳类食物,改喂豆制品
E. 遵医嘱静脉输液

10-86* 遵医嘱给患儿服用口服补液盐,下列哪项操作是正确的
A. 应于1～2小时喂食完毕
B. 一般每10分钟喂5 ml
C. 如患儿出现眼睑水肿,应停止服用
D. 如呕吐应继续喂服,保持有效性

E. 明显腹胀者应减量服用口服补液盐

(10-87～10-88共用题干)

患儿,女性,8月龄。因腹泻4天就诊,每天大便数十次。就诊时发现患儿臀部皮肤潮红,伴有皮疹,有少许脱皮。

10-87 该患儿的臀红程度为
A. 轻度 B. 重Ⅰ度
C. 重Ⅱ度 D. 重Ⅲ度
E. 中度

10-88 针对该患儿红臀的护理措施,下列哪项不妥
A. 每次大便后用温水洗净臀部
B. 洗后用小毛巾吸干水分
C. 可用鹅颈灯照射臀部
D. 照射时间30分钟
E. 照射后可涂鱼肝油软膏

(10-89～10-92共用题干)

患儿,女性,8月龄。呕吐伴腹泻3天,大便每天10～18次,呈蛋花汤样,有腥臭味,尿量极少。皮肤弹性差,可见花纹;前囟明显凹陷,四肢厥冷。大便镜检见少量白细胞。血清钠138 mmol/L。

10-89 患儿的病原学诊断最可能是
A. 金黄色葡萄球菌肠炎
B. 难辨梭状芽孢杆菌肠炎
C. 空肠弯曲菌肠炎
D. 产毒性大肠埃希菌肠炎
E. 白色念珠菌肠炎

10-90 患儿脱水的程度及性质为
A. 中度等渗性脱水
B. 中度低渗性脱水
C. 重度低渗性脱水
D. 重度等渗性脱水
E. 重度高渗性脱水

10-91* 患儿进行液体治疗,首次静脉输液应给予
A. 2∶1等张含钠液20 ml/kg
B. 2∶1等张含钠液100～120 ml/kg

C. 1/2 张含钠液 100～120 ml/kg

D. 2/3 张含钠液 50～100 ml/kg

E. 1/2 张含钠液 50～100 ml/kg

10-92 患儿除上述治疗外,下列哪项处理正确

A. 暂禁食 4～6 小时

B. 立即给予止泻药

C. 给予大剂量青霉素

D. 立即口服补液盐

E. 立即给予足量的营养,防止发生营养不良

(10-93～10-94 共用题干)

患儿,男性,10 月龄。因腹泻 3 天入院。病后每天排水样便 10 余次,量较多,2 天来尿少,近 12 小时无尿。体格检查:前囟凹陷,哭无泪,皮肤弹性差,心音稍低,腹胀,肠鸣音减弱,膝反射消失,肢端凉。

10-93* 该患儿腹泻的临床分型为

A. 轻型腹泻 B. 轻症腹泻

C. 中型腹泻 D. 重型腹泻

E. 重症腹泻

10-94* 在补钾时下列哪项操作不正确

A. 补钾一般持续 4～6 天

B. 输液后见尿即可开始补钾

C. 补充氯化钾总量为 0.6 mmol/(kg·d)

D. 静脉输液中氯化钾浓度不得超过 0.3%

E. 第 1 天静脉输液时间不可少于 6～8 小时

A4 型单项选择题(10-95～10-109)

(10-95～10-102 共用题干)

患儿,男性,1 岁。呕吐、排稀水便 4 天。1 天来尿量极少,精神萎靡,前囟及眼窝极度凹陷,皮肤弹性差,四肢发凉,脉细弱,血清钠 136 mmol/L。

10-95 引起婴幼儿腹泻最常见的病因是

A. 感染 B. 过敏

C. 受凉 D. 生长过快

E. 饮食不当

10-96 引起婴幼儿腹泻最常见的致病菌是

A. 大肠埃希菌 B. 耶尔森菌

C. 变形杆菌 D. 空肠弯曲菌

E. 鼠伤寒沙门氏菌

10-97 该患儿脱水程度与性质是

A. 中度低渗性脱水

B. 重度低渗性脱水

C. 中度等渗性脱水

D. 重度等渗性脱水

E. 中度高渗性脱水

10-98 根据患儿脱水程度和性质,应首先给下列哪种液体

A. 2∶1 等张含钠液

B. 1/2 张含钠液

C. 1/4 张含钠液

D. 3/4 张含钠液

E. 2/3 张含钠液

10-99 第 1 天的静脉补液总量为

A. 60～90 ml/kg

B. 90～120 ml/kg

C. 120～150 ml/kg

D. 150～180 ml/kg

E. 180～210 ml/kg

10-100 护理腹泻患儿时,下列哪项措施不正确

A. 详细记录出入量

B. 加强臀部护理

C. 腹胀时应注意有无低钾血症

D. 急性腹泻早期应用止泻剂

E. 呕吐频繁者应禁食、补液

10-101* 患儿经输液 6 小时后,脱水情况明显好转,开始排尿。但又突然出现精神萎靡,心音低钝,腹胀,肠鸣音减弱。这时应首先考虑为

A. 酸中毒未纠正

B. 中毒性肠麻痹

C. 低血钾

D. 低血钙

E. 低血镁

10-102 如患儿需要补钾,应把氯化钾溶液稀释至下列哪种浓度后静脉缓慢滴注
A. 0.15%～0.3%
B. 0.3%～0.5%
C. 0.5%～1.0%
D. 1.0%～1.5%
E. 1.5%～3.0%

(10-103～10-109共用题干)

患儿,男性,4月龄,人工喂养,体重5.1 kg。腹泻2天,大便每天10～18次,呈水样,12小时未排尿。体格检查:体温37.6℃;意识模糊,四肢发凉,皮肤弹性极差;前囟及眼窝陷明显,可见颅骨软化。血清钠135 mmol/L,血清钾4.2 mmol/L。诊断为病毒性肠炎(重型)、佝偻病。

10-103 区别轻、重型婴幼儿腹泻的主要指标是
A. 热度高低
B. 大便次数
C. 呕吐次数
D. 病程长短
E. 有无水和电解质紊乱

10-104* 血清钾的正常值范围
A. 3.0～5.0 mmol/L
B. 3.5～5.5 mmol/L
C. 2.5～5.5 mmol/L
D. 2.25～3.75 mmol/L
E. 2.8～6.2 mmol/L

10-105 小儿无尿是指每天尿量少于
A. 30 ml
B. 50 ml
C. 100 ml
D. 150 ml
E. 200 ml

10-106 以下关于该患儿的饮食护理中,哪项正确
A. 禁食24小时
B. 继续用牛乳喂养
C. 暂停乳类,改喂豆制代乳品
D. 加服鱼肝油
E. 添加富含维生素D的辅食

10-107 下列对该患儿的护理措施中哪项错误
A. 记录排便次数、量、性状
B. 记录24小时出入液量
C. 记录第1次排尿时间
D. 开始补液速度为8～10 ml/(kg·h)
E. 观察尿量及脱水是否纠正

10-108 预防该患儿发生臀红的关键措施是
A. 臀下放置气垫
B. 臀部暴露
C. 勤换尿布
D. 臀部涂爽身粉
E. 每次大便后用温水清洗臀部

10-109 该患儿在入院当晚已有排尿,脱水症状消失,半夜突然全身抽搐,两眼上翻。应考虑
A. 心力衰竭
B. 低糖血症
C. 低钙血症
D. 低钠血症
E. 低镁血症

名词解释题(10-110～10-145)

10-110 生理性流涎
10-111 口炎
10-112 鹅口疮
10-113 疱疹性口炎
10-114 溃疡性口炎
10-115 胃食管反流
10-116 胃食管反流病
10-117 His角
10-118 反流性食管炎
10-119 Barrett食管
10-120 Sandifer综合征
10-121 婴儿哭吵综合征
10-122 小儿腹泻
10-123 渗透性腹泻
10-124 分泌性腹泻
10-125 渗出性腹泻
10-126 肠道功能异常性腹泻

10-127 轻型腹泻
10-128 抗生素相关性腹泻
10-129 生理性腹泻
10-130 乳糖不耐受
10-131 尿布皮炎
10-132 先天性直肠肛管畸形
10-133 伪膜性小肠结肠炎
10-134 真菌性肠炎
10-135 金黄色葡萄球菌肠炎
10-136 脱水
10-137 等渗性脱水
10-138 低渗性脱水
10-139 高渗性脱水
10-140 累计损失量
10-141 继续损失量
10-142 生理需要量
10-143 迁延性腹泻
10-144 慢性腹泻
10-145 急性腹泻

✽ 简述问答题(10-146～10-165)

10-146 2006年WHO推荐使用的口服补液盐配方是什么？
10-147 代谢性酸中毒的病因有哪些？
10-148 判断脱水程度的指标有哪些？
10-149 简述尿布皮炎的分度。
10-150 根据病程，腹泻可分为哪几类？
10-151 临床补钾原则是什么？
10-152 液体疗法的实施原则是什么？
10-153 简述预防腹泻病的健康教育内容。
10-154 重度脱水的临床表现有哪些？
10-155 简述婴幼儿腹泻的饮食指导。
10-156 简述婴幼儿腹泻的皮肤护理要点。
10-157 低钾血症的临床表现有哪些？
10-158 轮状病毒肠炎的临床特点是什么？
10-159 先天性巨结肠的常见并发症有哪些？
10-160 简述急性肠套叠的临床表现。
10-161 简述先天性胆管扩张症的临床表现。

10-162 简述先天性胆道疾病患儿术后并发症的护理措施。
10-163 婴幼儿腹泻的易感因素有哪些？
10-164 简述先天性巨结肠的临床表现。
10-165 简述先天性巨结肠的术前护理要点。

✽ 综合应用题(10-166～10-171)

10-166 患儿，女性，16月龄。平时发育、营养都正常，人工喂养。2天来发生腹泻，大便每天12～20次，呈蛋花汤样，伴低热，偶有呕吐。1天来尿少，6小时来无尿。体格检查：精神萎靡，口干；眼窝及前囟凹陷；皮肤弹性差，四肢凉。血压64/40 mmHg，血清钠140 mmol/L。

请解答：
(1) 该患儿的医疗诊断及其脱水程度和性质是什么？
(2) 该患儿的主要护理诊断有哪些？
(3) 该患儿主要的护理要点有哪些？

10-167 患儿，男性，4月龄。因腹泻呈中度脱水貌就诊。经补液后脱水征象明显好转。突然出现精神萎靡，嗜睡，呼吸变浅，心率145次/分，心音低钝；腹胀，肠鸣音1～2次/分；膝跳反射未引出。血清钠143 mmol/L。心电图检查示T波低平。

请解答：
(1) 该患儿的医疗诊断是什么？
(2) 针对该患儿应立即给予怎样的处理？

10-168 患儿，男性，1岁，人工喂养。因发热伴口腔疱疹1天入院。入院后行体格检查：体温38.5℃，脉搏128次/分，呼吸30次/分；神志清楚，反应正常；拒奶，流涎；咽部充血，口腔可见多个疱疹，颌下淋巴结肿大；心肺无异常；手足及臀部无疱疹。

请解答：
(1) 该患儿的医疗诊断是什么？
(2) 该患儿主要的护理诊断有哪些？
(3) 该患儿主要的护理要点有哪些？
(4) 对患儿及家长的健康教育有哪些？

10-169 患儿,女性,18月龄。半个月前,无明显诱因出现黄疸,先为巩膜、头面部黄染,后进展为躯干、四肢,逐渐加重,无呕吐,伴大便颜色变白,尿色加深。腹略膨隆,肝肋下3 cm可及,质软,边锐。肝功能检查示:总胆红素168.5 μmol/L,直接胆红素141.2 μmol/L,丙氨酸转氨酶166 U/L,天冬氨酸转氨酶341 U/L;放射性核素显影提示不能显示胆囊。

请解答:

(1) 该患儿的医疗诊断是什么?如何治疗?

(2) 该患儿的主要护理诊断有哪些?

(3) 该患儿术后主要的护理要点有哪些?

10-170 患儿,男性,6月龄。无明显诱因出现呕吐,进食后明显,共4次,呈非喷射状,呕吐物为胃内容物,未见胆汁及咖啡样物。体格检查:右上腹部触及腊肠样肿块,表面光滑,可移动。大便潜血试验弱阳性。腹部B超横断扫描检查可见同心圆样。

请解答:

(1) 该患儿的医疗诊断是什么?

(2) 该患儿首选的治疗方法是什么?

(3) 该患儿的观察要点有哪些?

10-171 患儿,男性,8岁。无明显诱因出现胸骨下端不适,伴反胃、反酸、嗳气,吞咽时疼痛,不愿进食,自服药物治疗后症状好转,但反复发作。近来体重增长不明显,伴反复呼吸道感染。

请解答:

(1) 该患儿的医疗诊断是什么?

(2) 该患儿主要的护理诊断是什么?

(3) 该患儿主要的护理措施有哪些?

答案与解析

A1型单项选择题

10-1 A 10-2 B 10-3 C 10-4 A
10-5 E 10-6 B 10-7 A 10-8 B
10-9 C 10-10 A 10-11 B 10-12 C
10-13 D 10-14 B 10-15 A 10-16 B
10-17 A 10-18 A 10-19 E 10-20 E
10-21 A 10-22 E 10-23 A 10-24 E
10-25 E 10-26 A 10-27 A 10-28 E
10-29 A 10-30 A 10-31 A 10-32 A
10-33 A 10-34 A 10-35 A 10-36 E
10-37 A 10-38 D 10-39 D 10-40 D
10-41 C 10-42 D 10-43 E 10-44 A
10-45 B 10-46 E 10-47 D 10-48 E
10-49 B 10-50 E

A2型单项选择题

10-51 A 10-52 B 10-53 B 10-54 D
10-55 D 10-56 D 10-57 C 10-58 D
10-59 E 10-60 E 10-61 E 10-62 C
10-63 C 10-64 B 10-65 C 10-66 B
10-67 D 10-68 A 10-69 B 10-70 B
10-71 B 10-72 A 10-73 A 10-74 A
10-75 C

A3型单项选择题

10-76 D 10-77 B 10-78 B 10-79 C
10-80 B 10-81 D 10-82 C 10-83 B
10-84 A 10-85 C 10-86 C 10-87 E
10-88 C 10-89 C 10-90 B 10-91 A
10-92 E 10-93 D 10-94 C

A4型单项选择题

10-95 A 10-96 C 10-97 D 10-98 A
10-99 D 10-100 D 10-101 C 10-102 A
10-103 E 10-104 D 10-105 D 10-106 C
10-107 C 10-108 D 10-109 C

部分选择题解析

10-6 解析:反流性食管炎的常见症状是灼烧感、吞咽困难、呕血和便血,不包括腹泻。

第十章 消化系统疾病患儿的护理

10-8 解析: 食管 pH 动态监测是 24 小时连续监测食管下端 pH,通过计算机软件进行分析,可区分生理性或病理性反流,是目前最可靠的诊断方法。

10-11 解析: 不同病因引起的腹泻常具有不同的临床过程。病程在 2 周以内的腹泻为急性腹泻;病程在 2 周至 2 个月的腹泻为迁延性腹泻;病程超过 2 个月的腹泻为慢性腹泻。

10-14 解析: 尿布皮炎轻度:皮肤的血管充血、发红。尿布皮炎重度Ⅰ级:局部皮疹并伴有少量皮疹;重度Ⅱ级:皮疹破溃并伴有脱皮;重度Ⅲ级:皮肤局部发生较大面积糜烂或表皮部分脱落,皮疹面积增加。

10-20 解析: 先天性巨结肠的术前护理措施:①清洁肠道、解除便秘。口服缓泻剂、润滑剂,帮助排便;使用开塞露、扩肛等刺激约肌,诱发排便;部分患儿需用 0.9%氯化钠溶液进行清洁灌肠,每天 1 次,肛管插入深度要超过狭窄段肠管,忌用清水灌肠,以免发生水中毒。②改善营养状况。对存在营养不良、低蛋白血症者应加强支持疗法。③观察病情。注意有无小肠结肠炎的征象,如高热、腹泻、排出奇臭便,伴酸中毒、脱水、电解质紊乱等,并做好术前准备;清洁肠道;术前 2 天按医嘱口服抗生素,检查脏器功能并做相应处理。④健康教育。向家长说明选择治疗的目的,消除其心理负担,争取治疗和护理的支持与配合。

10-24 解析: 胃食管反流的护理措施:①保持适宜体位,防止误吸。将床头抬高 30°,新生儿和小婴儿以前倾俯卧位为最佳,但为防止婴儿猝死综合征的发生,睡眠时宜采取仰卧位及左侧卧位。②合理喂养,促进生长发育。少量多餐,母乳喂养儿增加哺乳次数;年长儿以高蛋白、低脂饮食为主;睡前 2 小时不予进食,保持胃处于非充盈状态。③合理用药。缓解疼痛按医嘱给药,并观察药物疗效和不良反应;注意用法与剂量,不能吞服时应将药片研碎。④加强观察心率和心律的变化,做好健康教育。

10-28 解析: 疱疹性口炎可使用 5%金霉素鱼肝油、锡类散、西瓜霜、碘苷;鹅口疮可使用 10 万~20 万 U/ml 制霉菌素鱼肝油混悬溶液。

10-36 解析: 婴幼儿腹泻的病因分为易感因素、感染因素和非感染因素。感染因素分为肠道内感染因素(如病毒因素、细菌因素、真菌因素和寄生虫因素)和肠道外感染因素。非感染因素分为饮食因素、过敏因素、气候因素和其他因素。

10-41 解析: 轻度脱水:前囟和眼窝稍凹陷;中度脱水:前囟和眼窝凹陷;重度脱水:前囟和眼窝明显凹陷。

10-42 解析: 中度脱水患儿的临床表现:①精神萎靡或烦躁不安;②皮肤干、苍白、弹性差,黏膜干燥;③前囟和眼窝凹陷,眼泪少;④口渴明显,尿量明显减少;⑤四肢稍凉,周围循环衰竭不明显。

10-43 解析: 婴幼儿腹泻的药物治疗方法:①控制感染。病毒性肠炎以饮食疗法和支持疗法为主,一般不用抗生素,其他肠炎应对因选药。②肠道微生态疗法。有助于恢复肠道正常菌群的生态平衡。③肠黏膜保护剂。维护和修复肠黏膜屏障功能是治疗腹泻的方法之一,常用蒙脱石散(思密达)。④补锌治疗。WHO 和联合国儿童基金会建议,对于急性腹泻患儿,给予元素锌,可缩短病程。⑤对症治疗。腹泻一般不宜用止泻剂,因为止泻会增加毒素的吸收。⑥预防并发症。迁延性、慢性腹泻常伴营养不良或其他并发症,必须采取综合治疗措施。

10-46 解析: 脱水补液种类的选择根据脱水性质而定,一般低渗性脱水补给 2/3 张液体,等渗性脱水补给 1/2 张液体,高渗性脱水补给 1/3~1/5 张液体。若临床判断脱水性质有困难,可先按等渗性脱水处理。

10-50 解析: 腹泻患儿皮肤完整性的护理:①选用吸水性强、柔软布质或纸质尿布,勤更换,避免使用不透气塑料布或橡皮布。②每次便后用温水清洗臀部并擦干,以保持皮肤清洁、干燥。③局部皮肤发红处涂以 5%鞣酸软膏或 40%氧化锌油,并按摩片刻,促进局部血液循环。④局部皮肤糜烂或溃疡者,可采用暴露法,臀部下仅垫尿布,不加包扎,使臀部皮肤暴露于空气中或阳光下。⑤也可用灯光照射,每次照射20~30分钟,每天1~2次,使局部皮肤干燥。照射时护士必须坚持守护患儿,避免烫伤,照射后局部涂以油膏。

10-51 解析:鹅口疮的特征是在口腔黏膜表面出现白色或灰白色乳凝块样小点或小片状物,可逐渐融合成大片,不易拭去,不影响吃奶,一般无全身症状。

10-54 解析:尿布皮炎患儿每次便后不能用湿纸巾擦拭臀部,而应该用温水清洗臀部并擦干。

10-55 解析:局部皮肤糜烂或溃疡者采用暴露法或用鹅颈灯照射。本题目中患儿肛周皮肤稍潮红,暂不需要鹅颈灯照射。

10-56 解析:病毒性肠炎以饮食疗法和支持疗法为主,一般不用抗生素。

10-58 解析:患儿神志淡漠,前囟、眼窝明显凹陷,皮肤干燥,弹性极差,四肢厥冷,脉细弱,为重度脱水的临床表现。血清钠的水平低于130 mmol/L,故为重度低渗性脱水。

10-59 解析:代谢性酸中毒主要是由于细胞外液中 H^+ 增加或 HCO_3^- 丢失所致。患儿血 pH 7.25 提示酸中毒;血 HCO_3^- 低于 9 mmol/L,故为重度代谢性酸中毒。

10-62 解析:补钾切忌静脉推注,以免因心肌抑制而导致死亡。

10-63 解析:考核失水占体重比。根据题目可判断患儿属中度脱水,失水占体重比为50~100 ml/kg。患儿 9 kg,失水总量为 450~900 ml。

10-64 解析:第1天补液总量包括累计损失量、继续损失量及生理需要量。患儿为轻度脱水,第1天补液总量为90~120 ml/kg。

10-65 解析:考核液体疗法的定性及张力的计算。低渗性脱水补 2/3 张,等渗性脱水补 1/2 张,高渗性脱水补 1/5~1/3 张。4:3:2 液张力为 2/3 张。

10-68 解析:肠套叠的临床表现:阵发性腹痛、呕吐、果酱样血便和腹部包块,并发肠坏死或腹膜炎。

10-69 解析:肠套叠非手术治疗首选空气灌肠,即通过肛门注入空气,以空气压力将肠管复位。

10-70 解析:先天性巨结肠的临床表现:胎粪排出延迟、顽固性便秘和腹胀;呕吐、营养不良、发育迟缓。X线检查提示低位结肠梗阻,近端结肠扩张,盆腔无气体。

10-71 解析:先天性巨结肠的术后护理:指导家属术后2周左右开始每天扩肛1次,坚持3~6个月,同时训练排便习惯,以改善排便功能。如不能奏效,应进一步检查和处理。

10-73 解析:B超是胆道疾病首选检查,是一种安全、快速、简便、经济而准确的无创伤性检查,适用于胆道结石、肿瘤及囊性病变的诊断。

10-74 解析:胆瘘和腹部切口裂开是先天性胆管扩张术后主要的并发症,术后腹胀导致腹内压过高是切口裂开的直接原因,多发生在术后3~7天。

10-77 解析:婴幼儿不同程度营养不良的特点:①轻度,腹壁皮下脂肪厚度 0.4~0.8 cm;②中度,腹壁皮下脂肪厚度<0.4 cm;③重度,腹壁皮下脂肪消失。

10-79 解析:钠是决定细胞外液渗透压的主要成分,所以常用血清钠来判定细胞外液的渗透压。该患儿血清钠 138 mmol/L,符合等渗性脱水的标准(血清钠 130~150 mmol/L)。其他表现符合中度脱水标准。

10-80 解析:代谢性酸中毒是指 H^+ 增加或 HCO_3^- 降低。典型的酸中毒表现为精神萎靡或烦躁不安、呼吸深快、口唇樱桃红色、恶心、呕吐、昏睡和昏迷。

10-81 解析:腹泻引起脱水第1天的补液总量:中度脱水为 120~150 ml/kg。

10-86 口服补液盐的使用注意事项:①应于4~6小时喂服完毕;②一般每1~2分钟喂5 ml;③若呕吐,可停10分钟后再喂;④腹胀明显者不宜应用口服补液盐。

10-91 解析：液体疗法时，对伴有明显周围循环障碍者开始应快速输入2:1等张含钠液，按20ml/kg(总量不超过300ml)于30分钟至1小时内静脉输入。

10-93 解析：重型腹泻的特点有腹泻频繁，每天大便从十余次到数十次；伴有水、电解质和酸碱平衡紊乱，甚至有全身中毒症状，如烦躁不安、萎靡嗜睡，进而意识模糊、昏迷、休克等。

10-94 解析：严重脱水、肾功能障碍者补钾有引起高血钾的风险，故必须见尿补钾。每天补充氯化钾3 mmol/kg，严重低钾者可给4～6 mmol/kg。每天补钾总量静脉滴注时间不应短于8小时，浓度不超过0.3%。由于细胞内钾恢复较慢，治疗低钾血症须持续给钾4～6天，甚至更长时间。

10-101 解析：低血钾可出现下列症状：①平滑肌兴奋性降低，表现为肌无力、腱反射消失、肠麻痹；②心肌收缩乏力，表现为心音低钝；③心电图检查示S-T段下降、Q-T间期延长。

10-104 解析：血清钾正常浓度为3.5～5.5 mmol/L。血清钾低于3.5 mmol/L为低钾血症。血清钾高于5.5 mmol/L为高钾血症。

名词解释题

10-110 生理性流涎是指由于婴儿口底浅，不能及时吞咽所分泌的全部唾液而发生的现象。

10-111 口炎(stomatitis)是指口腔黏膜的炎症，若病变仅局限于舌、齿龈或口角，亦可分别称为舌炎、齿龈炎或口角炎。大多数由微生物(病毒、真菌、细菌和螺旋体)感染引起，亦可因局部受理化因素刺激而引起。

10-112 鹅口疮又名雪口病，为白色念珠菌感染所致，多见于新生儿，以及营养不良、腹泻、长期应用广谱抗生素或糖皮质激素的患儿。

10-113 疱疹性口炎亦称疱疹性龈口炎，由单纯性疱疹病毒Ⅰ型感染所致，多见于婴幼儿。无明显季节性，传染性极强，在卫生条件差的家庭和集体托幼机构容易传播。

10-114 溃疡性口炎多由金黄色葡萄球菌、链球菌、肺炎链球菌、铜绿假单胞菌或大肠埃希菌等引起，多见于婴幼儿，常发生于急性感染、长期腹泻等疾病致患儿免疫力低下时，口腔不洁更有利于细菌繁殖而致病。

10-115 胃食管反流(gastroesophageal reflux, GER)是指胃内容物，包括从十二指肠流入胃的胆盐和胰酶等物质反流入食管，甚至口咽部，分生理性和病理性两种。

10-116 胃食管反流病(gastroesophageal reflux disease, GERD)即病理性胃食管反流，是由于食管下端括约肌(lower esophageal sphincter, LES)功能障碍和(或)与其功能有关的组织结构异常，以致LES压力低下而出现的反流，常发生于睡眠、仰卧位及空腹时，引起一系列临床症状和并发症。

10-117 His角即食管角，由食管和胃贲门形成的夹角，正常为30°～50°。

10-118 反流性食管炎是指胃食管反流时因食管上皮细胞暴露于反流的胃内容物中所产生的病变，常见症状为烧灼感、吞咽疼痛、呕血和便血，严重时可发生缺铁性贫血。

10-119 Barrett食管是食管下端的鳞状上皮细胞被胃的柱状上皮细胞所取代的一种病理现象，是反流性食管炎的并发症之一。

10-120 Sandifer综合征是指病理性GER患儿出现类似斜颈样的一种特殊"公鸡头样"的姿势，此为一种保护性机制，以期保持气道通畅或减轻胃酸反流所致的疼痛，同时伴有杵状指、蛋白丢失性肠病及贫血。

10-121 婴儿哭吵综合征表现为易激惹、夜惊、进食时哭闹等。

10-122 小儿腹泻(infantile diarrhea)或称腹泻病，是一组由多种病原体、多种因素引起的，以大便次数增多和大便性状改变为特点的消化道综合征，严重者可引起水、电解质和酸碱平衡紊乱。一年四季均可发病，但夏秋季发病率最高。

10-123 渗透性腹泻是指肠腔内存在大量不能吸收的具有渗透活性的物质所导致的腹泻。

10-124 分泌性腹泻是指肠腔内电解质分泌过多所导致的腹泻。

10-125 渗出性腹泻是指炎症所致的液体大量渗出所导致的腹泻。

10-126 肠道功能异常性腹泻是指肠道运动功能异常所导致的腹泻。

10-127 轻型腹泻是指多由饮食因素或肠道外感染引起的腹泻,起病可急可缓,以胃肠道症状为主。表现为食欲缺乏,偶有溢奶或呕吐;大便次数增多,一般每天多在10次以内;每次大便量不多,稀薄或带水,呈黄色或黄绿色,有酸味,粪质不多,常见白色或黄白色奶瓣和泡沫;一般无脱水及全身中毒症状,多在数日内痊愈。

10-128 抗生素相关性腹泻（antibiotic-associated diarrhea, AAD）是指应用抗生素后发生的、与抗生素有关的腹泻。主要是因为抗生素的应用破坏了肠道的正常菌群。

10-129 生理性腹泻（physiological diarrhea）多见于6个月以内的婴儿,患儿外观虚胖,常有湿疹。表现为出生后不久即出现腹泻,但除大便次数增多外,无其他症状,食欲好,不影响生长发育。添加换乳期食物后,大便即逐渐转为正常。该类腹泻可能为乳糖不耐受的一种特殊类型。

10-130 乳糖不耐受是指由于乳糖酶分泌少,不能完全消化分解母乳或牛乳中的乳糖所引起的非感染性腹泻,又称乳糖酶缺乏症。

10-131 尿布皮炎是指婴儿皮肤长期受尿液、粪便及漂洗不干净的湿尿布刺激、摩擦或局部湿热（如用塑料膜、橡皮胶等）,引起皮肤潮红、破溃,甚至糜烂及表皮剥脱的现象。多发生于肛门附近、臀部和会阴部等处,有散在斑丘疹或疱疹,俗称红臀。

10-132 先天性直肠肛管畸形（congenital anorectal malformation）是新生儿常见病,发病率居消化道畸形第1位,是正常胚胎发育期发生障碍的结果。常伴发心血管、消化道、肢体等其他畸形,畸形并存率高达50%。

10-133 伪膜性小肠结肠炎由难辨梭状芽孢杆菌引起,主要症状为腹泻。轻者每天数次,停用抗生素后很快痊愈;重者腹泻频繁,呈黄绿色水样便,可有毒素致肠黏膜坏死所形成的伪膜排出。大便厌氧菌培养、组织培养法检测细胞毒素可协助诊断。

10-134 真菌性肠炎多为白色念珠菌感染所致,常并发于其他感染如鹅口疮。大便次数增多,黄色稀便,泡沫较多,带黏液,有时可见豆腐渣样细块（菌落）。大便镜检有真菌孢子和菌丝。

10-135 金黄色葡萄球菌肠炎多继发于应用大量抗生素后,与菌群失调有关。表现为发热、呕吐、腹泻、不同程度中毒症状、脱水和电解质紊乱,甚至发生休克。典型大便呈暗绿色,量多带黏液,少数为血便。

10-136 脱水是指水分摄入不足或丢失过多所引起的体液总量,尤其是细胞外液量的减少。

10-137 等渗性脱水是指水和电解质等比例丢失,血清钠130～150 mmol/L,血浆渗透压正常。

10-138 低渗性脱水是指电解质的丢失比例大于水的丢失,血清钠＜130 mmol/L,血浆渗透压低于正常。

10-139 高渗性脱水是指水丢失比例大于电解质的丢失,血清钠＞150 mmol/L,血浆渗透压高于正常。

10-140 累计损失量是指发病后至补液时水和电解质的总丢失量。

10-141 继续损失量是指补液开始后,由于呕吐、腹泻、胃肠引流等情况继续丢失的液体量。

10-142 生理需要量是指主要供给基础代谢所需的液量,为每天60～80 ml/kg,根据病情一般能口服者尽量口服,如需静脉补充,可用1/3～1/5张含钠液(加0.15%氯化钾)。

10-143 迁延性腹泻是指病程在2周至2个月的腹泻。

10-144 慢性腹泻是指病程超过2个月的腹泻。

10-145 急性腹泻是指病程在2周以内的腹泻。

简述问答题

10-146 2006年WHO推荐使用的口服补液盐配方是氯化钠2.6 g,枸橼酸钠2.9 g,氯化钾1.5 g,葡萄糖13.5 g。临用前用温开水1 000 ml溶解,总渗透压为245 mmol/L,其张力约为1/2张。

10-147 代谢性酸中毒的病因:①体内碱性物质丢失过多,如腹泻、肠瘘等;②酸性代谢产物产生过多或排出障碍,如糖尿病酮症酸中毒,缺氧,休克,急、慢性肾衰竭等;③酸性物质摄入过多,如氯化钙、氯化镁等;④静脉输入过多不含HCO_3^-的含钠液。

10-148 判断脱水程度的指标包括损失体液占体重的百分比、患儿前囟及眼窝凹陷情况、皮肤弹性、循环情况、尿量和精神症状。

10-149 尿布皮炎分为轻度和重度。①轻度:皮肤的血管充血、发红。②重度:Ⅰ级主要表现为局部皮疹并伴有少量皮疹;Ⅱ级主要表现为皮疹破溃并伴有脱皮;Ⅲ级主要表现为皮肤局部发生较大面积糜烂或表皮部分脱落,皮疹的面积也会增加,严重时会扩展到大腿及腹壁等部位。

10-150 根据病程,腹泻可分为急性腹泻、迁延性腹泻和慢性腹泻。病程在2周以内的腹泻为急性腹泻;病程在2周至2个月之间的腹泻为迁延性腹泻;病程超过2个月的腹泻为慢性腹泻。

10-151 临床补钾原则:①能口服者尽量口服。②轻型低钾血症患儿可每天口服氯化钾200～300 mg/kg。③重型需要静脉补钾,其原则:见尿补钾;全天总量一般为100～300 mg/kg(10%氯化钾1～3 ml/kg),应均匀分配于全天静脉输液中,浓度一般不超过0.3%(新生儿0.15%～0.2%);每天补钾总量静脉滴注时间不应短于8小时;切忌由静脉推注,以免发生心肌抑制而导致死亡;补钾时间一般须持续4～6天或更长。

10-152 液体疗法的实施原则:先快后慢、先浓后淡、先盐后糖、见尿补钾、防惊补钙。

10-153 预防腹泻病的健康教育内容:①指导合理喂养。提倡母乳喂养,避免在夏季断奶,按时逐步添加换乳期食物,防止过食、偏食及饮食结构突然变动。②注意饮食卫生。食物新鲜,餐具要定时消毒;教育儿童饭前便后洗手、勤剪指甲,培养良好的卫生习惯。③加强体格锻炼,适当进行户外活动。④注意气候变化,防止受凉或过热。⑤避免长期滥用广谱抗生素。

10-154 重度脱水的临床表现:①表情淡漠或神志昏迷;②皮肤干燥、花纹、弹性极差;③黏膜极干燥,眼窝及前囟明显凹陷,无眼泪;④尿量极少或无尿,口渴;⑤四肢厥冷,周围循环衰竭明显。

10-155 婴幼儿腹泻的饮食指导:①继续进食。母乳喂养者可继续哺乳,减少哺乳次数,缩短每次哺乳时间,暂停换乳期食物添加;人工喂养者可喂米汤、酸奶、脱脂奶等,待腹泻次数减少后给予流质或半流质饮食,如粥、面条,少量多餐,随着病情稳定和好转,逐步过渡到正常饮食。②呕吐严重者,可暂时禁食4～6小时(不禁水),待好转后继续喂食,由少到多,由稀到稠。③病毒性肠炎者不宜食用蔗糖,并暂停乳类喂养,改用酸奶、豆浆等。④腹泻停止后逐渐恢复营养丰富的饮食,并每天加餐1次,共2周。⑤对少数严重病例口服营养物质不能耐受者,应加强支持疗法,必要时全静脉营养。

10-156 婴幼儿腹泻的皮肤护理要点:①选用吸水性强、柔软的布质或纸质尿布,勤更换,避免使用不透气的塑料布或橡皮布;②每次便后用温水清洗臀部并擦干,以保持皮肤清洁、干燥;③局部皮肤发红处涂以5%鞣酸软膏或40%氧化锌油并按摩片刻,以促进局部血液循环;④局部皮肤糜烂或溃疡者,可采用暴露法,臀下仅垫尿布,不加包扎,使臀部皮肤暴露于空气或阳光下;⑤女婴尿道口接近肛门,应注意会阴部的清洁,预防上行性尿路感染。

10-157　低钾血症的临床表现：①神经肌肉兴奋性减低。表现为骨骼肌、平滑肌和心肌功能改变，如全身肌无力、腹壁反射和腱反射减弱或消失，重型出现呼吸肌麻痹或麻痹性肠梗阻。②心脏损害。出现心律失常、心肌收缩力降低、血压降低，甚至心力衰竭，心电图显示S-T段降低、T波低平、出现U波及Q-T间期延长等。③肾脏损害。低钾可致肾脏浓缩功能下降，出现多尿，重者可出现碱中毒症状。

10-158　轮状病毒肠炎的临床特点：①好发于秋冬季，以秋季流行为主，故又称秋季腹泻；②经粪-口传播，也可通过气溶胶形式经呼吸道感染而致病；③多见于6月龄至2岁的婴幼儿，潜伏期1～3天；④起病急，常伴有发热和上呼吸道感染症状，多无明显中毒症状；⑤病初即出现呕吐，大便次数多、量多，呈黄色或淡黄色，水样或蛋花汤样，无腥臭味，大便镜检偶有少量白细胞；⑥常伴脱水、酸中毒及电解质紊乱；⑦该病为自限性疾病，自然病程为3～8天。

10-159　先天性巨结肠的常见并发症有小肠结肠炎、肠穿孔及继发感染。

10-160　急性肠套叠的临床表现：①腹痛。突发剧烈的阵发性肠绞痛，患儿哭闹不安、屈膝缩腹、面色苍白、出汗、拒食，持续数分钟后腹痛缓解，间歇10～20分钟又反复发作。②呕吐。腹痛后数小时发生，早期为反射性呕吐，呕吐物为胃内容物，初为乳汁、乳块或食物残渣，后可含胆汁；晚期为梗阻性呕吐，可吐出粪便样液体。③血便。为重要症状，约85%病例在发病后6～12小时发生，呈果酱样黏液血便，或做直肠指检时发现指套染血。④腹部包块。多数病例在右上腹触及腊肠样肿块，表面光滑，略有弹性，稍可移动。⑤全身情况。早期一般状况尚好，体温正常，无全身中毒症状，随着病程延长，并发肠坏死或腹膜炎时，全身情况恶化，常有严重脱水、高热、嗜睡、昏迷及休克等中毒症状。

10-161　先天性胆管扩张症的临床表现：①腹痛。以右上腹多见，多为钝痛，严重者出现绞痛，间歇性发作，患儿常呈屈膝俯卧位。②黄疸。轻者临床上可无黄疸，随腹痛、发热后出现黄疸，呈间歇性发作，严重者粪便变灰白，小便赤黄。③腹部肿块。约80%年长患儿右上腹可触及表面光滑的囊性肿块。④其他临床表现，如合并急性感染时可有畏寒、发热等表现。

10-162　先天性胆道疾病患儿术后并发症的护理措施：胆瘘及腹部切口裂开是术后主要的并发症，术后腹胀导致腹内压升高是切口裂开的直接原因，多发生在术后3～7天。应立即报告医生，持续胃管、肛管减压，促进肠蠕动尽早恢复；腹带保护等是减轻腹胀、防止切口裂开的有效方法。

10-163　婴幼儿腹泻的易感因素：消化系统发育不成熟、生长发育快、机体防御功能差、肠道菌群失调和人工喂养。

10-164　先天性巨结肠的临床表现：胎粪排出延迟、顽固性便秘和腹胀、呕吐、营养不良和发育迟缓；并发症有小肠结肠炎、肠穿孔及继发感染。

10-165　先天性巨结肠的术前护理要点：①清洁肠道，解除便秘。口服缓泻剂、润滑剂，帮助排便；使用开塞露、扩肛等刺激括约肌，诱发排便；部分患儿须用0.9%氯化钠溶液清洁灌肠，每天1次。②改善营养，加强支持疗法。③观察病情，做好术前准备，清洁肠道。术前2天按医嘱口服抗生素，检查脏器功能并做相应处理。④健康教育。

综合应用题

10-166　(1) 该患儿的医疗诊断为轮状病毒肠炎，其脱水程度及性质为中度等渗性脱水。

(2) 该患儿主要的护理诊断：①腹泻，与感染、肠功能紊乱有关；②体液不足，与腹泻、呕吐致体液丢失过多有关；③体温过高，与肠道感染有关；④有皮肤完整性受损的风险，与大便刺激臀部皮肤有关。

(3) 该患儿主要的护理要点：①调整饮食，满足机体需要。母乳喂养者可继续哺乳；人工喂养者可喂米汤等，待腹泻次数减少后给予流质或半流质饮食,随病情稳定和好转,逐步过渡到正常饮食。②控制感染。遵医嘱选用针对病原菌的抗生素以控制感染;严格执行消毒隔离;护理患儿前后认真洗手;患儿用过的尿布、便盆应分类消毒,以防交叉感染;对于发热的患儿,根据情况给予物理降温或药物降温。③保持皮肤完整性。选用吸水性强、透气性强、柔软的尿布,勤更换;每次便后用温水洗净臀部并擦干,以保持皮肤清洁、干燥;局部皮肤发红涂以5%鞣酸软膏或40%氧化锌并按摩片刻,促进局部血液循环;女婴尿道口接近肛门,应注意会阴部的清洁,防止上行性尿路感染。

10-167 (1) 该患儿的医疗诊断为腹泻、低钾血症。

(2) 对该患儿的处理:①积极治疗原发病,遵医嘱选用针对病原菌的抗生素以控制感染。②静脉补钾。见尿补钾,每天补钾总量静滴时间不应短于8小时,浓度不超过0.3%。③治疗过程中,严密观察临床症状和体征的变化,监测血钾及心电图,随时调整输入含钾溶液的浓度及速度。④维持水、电解质及酸碱平衡。⑤观察患儿每天尿量,记录24小时出入量,若有异常,及时通知医生配合处理。⑥观察患儿腹胀情况,严重时可禁食、胃肠减压,营养液维持,保证机体需要。

10-168 (1) 该患儿的医疗诊断为疱疹性口炎。

(2) 该患儿主要的护理诊断:①口腔黏膜受损,与口腔感染有关;②体温过高,与口腔炎症有关;③营养失调,低于机体需要量,与口咽疼痛影响进食有关;④疼痛,与口腔黏膜受损有关。

(3) 该患儿主要的护理要点:①口腔护理。多饮水,可用3%过氧化氢溶液清洗口腔,避免刺激性食物;流涎者,及时清除分泌物,保持皮肤干燥、清洁,避免引起皮肤湿疹及糜烂。②正确用药。局部可涂碘苷抑制病毒,也可喷西瓜霜、锡类散等;为预防继发感染可涂2.5%~5%金霉素鱼肝油;对疼痛严重者,可在进食前用2%利多卡因涂局部;为保局部用药达到目的,涂药前应先将纱布或干棉球放在颊黏膜腮腺管口处或舌系带两侧,以隔断唾液,防止药物被冲掉,用干棉球将病变部位表面吸干后再涂药。涂药后嘱患儿闭口10分钟后取出纱布或棉球,并嘱患儿不可立即漱口、饮水或进食。③发热护理。密切监测体温变化,根据患儿具体情况选择物理降温或药物降温。④饮食护理。供给高热量、富含维生素的温凉流质或半流质食物,食物宜甜、不宜咸,避免摄入酸辣或粗硬食物;对不能进食者,可管饲喂养或肠外营养,以确保能量与液体的供给。

(4) 对患儿及家长的健康教育:教育患儿养成良好的卫生习惯,纠正吸吮手指、不刷牙等不良习惯;应教导年长儿进食后漱口,避免用力过度或动作粗暴而擦伤口腔黏膜;宣传均衡饮食对提高机体抵抗力的重要性,避免偏食、挑食,培养良好的饮食习惯,指导家长患儿餐具专用,使用过的餐具应煮沸消毒或压力灭菌消毒。

10-169 (1) 该患儿的医疗诊断为先天性胆道闭锁。手术治疗是唯一有效的方法。肝门肠吻合术是胆道闭锁的首选手术方法。手术争取在出生后2个月内进行,最迟不超过3个月,以避免发展为不可逆性肝硬化。

(2) 主要的护理诊断:①营养失调,低于机体需要量,与肝功能受损有关;②生长发育迟缓,与肝功能受损致消化吸收功能障碍有关;③疼痛,与胆管扩张、胰胆液反流有关;④有感染的风险,与肝功能受损致机体抵抗力下降有关。

(3) 术后主要的护理要点:①保持引流通畅。适当约束患儿,妥善固定导管,严防脱出;妥善连接导管与各型引流收集器,维持其重力引流与负压引流状态;观察记录引流液的量、颜色及性状,若有异常,应立即联系医生;保持导管通畅,必要时按无菌原则疏通管腔;如果发生导管脱出,应立即报告医生,不可尝试重新置入,防止损伤吻合口或脏器,导致出血、感染或吻合口瘘;加强导管周围皮肤护理,可涂氧化锌软膏,及时更换敷料;拔除导管时间须待组织愈合,或在体腔内导管周围形成纤维包绕,或经造影检查确定。②饮食护理。术后应尽早恢复母乳喂养,指导乳母定时哺乳或挤出乳汁喂养患儿是确保患儿健康的最佳选择;对贫血、低蛋白血症或术后并发胆瘘、肠瘘等的患儿,应给予静脉补液,或短期实施胃肠外营养支持。③并发症护理。胆瘘及腹部切口裂开是术后主要的并发症,术后腹胀导致腹内压过高是切口裂开的直接原因,多发生在术后3~7天。患儿突然哭闹不安,腹肌紧张并有压痛,切口有胃肠液、胆汁样液体溢出,应警惕胆瘘、肠瘘,并立即报告医生。持续胃管、肛管减压,能促进肠蠕动尽早恢复;腹带保护等是减轻腹胀、防止切口裂开的有效方法。④心理护理。安抚家属,给家属心理上的支持,鼓励其参与护理过程;治疗和护理按计划按时集中进行,保证患儿充分的睡眠。

10-170 (1)该患儿的医疗诊断为肠套叠。

(2)首选的治疗方法是空气灌肠。灌肠疗法适用于病程在48小时以内,全身情况良好,无腹胀、明显脱水及电解质紊乱者。包括B超监视下水压灌肠、空气灌肠和钡剂灌肠复位3种,首选空气灌肠,钡剂灌肠复位目前已很少用。

(3)观察要点:密切观察患儿腹痛、呕吐、腹部包块情况。灌肠复位成功的表现:①拔出肛管后排出大量带臭味的黏液血便或黄色粪水;②患儿安静入睡,不再哭闹及呕吐;③腹部平软,触不到原有的包块;④复位后给予口服0.5~1g活性炭,6~8小时后可见大便内活性炭末排出。如患儿仍然烦躁不安、阵发性哭闹,腹部包块仍存在,应怀疑是否套叠还未复位或重新发生套叠,应立即通知医生做进一步处理。

10-171 (1)该患儿的医疗诊断为胃食管反流。

(2)主要的护理诊断:①有窒息的风险,与反胃、反酸有关;②营养失调,低于机体需要量,与吞咽疼痛、不愿进食有关;③疼痛,与胃内容物反流致反流性食管炎有关。

(3)主要的护理措施:①保持适宜体位,以直立位和坐位为最佳;睡眠时宜采取左侧卧位,将床头抬高20~30 cm,以促进胃排空,减少反流频率及反流物误吸。左侧卧位能够显著降低短暂性食管下端括约肌松弛的发生次数,而右侧卧位会增加松弛次数和液体反流。②合理饮食。以高蛋白、低脂饮食为主;睡前2小时不予进食,保持胃处于非充盈状态;避免食用降低食管下端括约肌张力和增加胃酸分泌的食物,如碳酸饮料、高脂饮食、巧克力和辛辣食品。③按医嘱给药并观察药物疗效和不良反应,注意用法、用量,不能吞服时应将药片研碎。

(李 丹 张 凯)

第十一章

呼吸系统疾病患儿的护理

选择题(11-1~11-100)

A1型单项选择题(11-1~11-50)

11-1 上、下呼吸道的分界线是
A. 会厌和喉
B. 环状软骨
C. 甲状软骨下缘
D. 咽
E. 气管和支气管分叉处

11-2* 以下哪项不是婴幼儿呼吸系统容易感染的原因
A. 气管、支气管纤毛丰富,运动强
B. 婴幼儿鼻根扁而宽
C. 鼻窦黏膜与鼻腔黏膜相连
D. 黏液腺分泌不足,气道干燥
E. 乳铁蛋白数量和活性不足

11-3 婴幼儿患鼻炎、咽炎时易导致
A. 咽喉壁脓肿   B. 中耳炎
C. 喉头狭窄   D. 声音嘶哑
E. 吸气性呼吸困难

11-4* 以下关于儿童扁桃体的描述,哪项是正确的
A. 出生后3个月咽扁桃体开始发育
B. 6月龄时腭扁桃体才逐渐增大
C. 4~10岁时腭扁桃体发育达高峰
D. 12岁时腭扁桃体逐渐退化
E. 扁桃体炎常见于婴幼儿

11-5 婴幼儿胸廓的特点是
A. 上下径较短
B. 前后径相对较短

C. 纵隔相对较成人小
D. 膈肌位置较低
E. 肺扩张受限制

11-6* 儿童气胸时易发生纵隔移位的原因是
A. 纵隔相对成人小
B. 纵隔占胸腔空间小
C. 纵隔周围组织松软有弹性
D. 肺扩张不易受限制
E. 膈肌位置较高

11-7 婴儿呼吸频率正常值为
A. 40~45次/分   B. 30~40次/分
C. 25~30次/分   D. 20~25次/分
E. 18~20次/分

11-8 婴幼儿呼吸类型是
A. 胸式呼吸   B. 腹式呼吸
C. 混合式呼吸   D. 腹膈式呼吸
E. 胸膈式呼吸

11-9* 婴幼儿易患呼吸道感染与下列哪种免疫球蛋白低下有关
A. SIgA   B. IgD
C. IgE   D. IgG
E. IgM

11-10 婴幼儿呼吸困难的第一征象是
A. 三凹征
B. 呼吸频率加快
C. 发绀
D. 呼吸时呻吟
E. 闭锁肺

11-11 以下哪项是小儿呼吸急促的表现
A. 婴幼儿<2月龄,呼吸≥40次/分

B. 婴幼儿<2月龄，呼吸≤30次/分
C. 婴幼儿 2～12 月龄，呼吸≥40次/分
D. 幼儿 1～5 岁，呼吸≥40 次/分
E. 婴幼儿 2～12 月龄，呼吸≥40次/分

11-12 婴幼儿容易出现呼吸不规则的原因是
A. 呼吸器官发育不完善
B. 呼吸肌发育不完善
C. 肺弹性组织发育不完善
D. 呼吸中枢发育不完善
E. 呼吸功能储备能力差

11-13 婴儿上呼吸道感染的临床特点是
A. 以鼻咽部症状为主,鼻塞、流涕
B. 以呼吸道症状为主,咳嗽、咳痰
C. 全身症状轻,局部症状重
D. 全身症状重,局部症状轻
E. 易引起急性肾炎、风湿热

11-14* 婴幼儿急性上呼吸道感染早期需预防的并发症是
A. 中耳炎   B. 支气管肺炎
C. 热性惊厥   D. 咽喉壁脓肿
E. 麻疹

11-15 急性上呼吸道感染患儿,出现阵发性脐周疼痛的常见原因是
A. 并发阑尾炎   B. 并发腹膜炎
C. 并发肠穿孔   D. 并发肠出血
E. 并发肠系膜淋巴结炎

11-16 预防上呼吸道感染最重要的措施是
A. 避免着凉
B. 母乳喂养
C. 增强体质
D. 积极预防慢性病
E. 保护性隔离

11-17 引起上呼吸道感染最主要的病原体是
A. 细菌   B. 病毒
C. 支原体   D. 衣原体
E. 真菌

11-18 引起儿童疱疹性咽峡炎的病原体是

A. 柯萨奇病毒   B. 流感病毒
C. 合胞病毒   D. EB病毒
E. 腺病毒

11-19 引起儿童咽结合膜热的病原体是
A. 柯萨奇病毒   B. 流感病毒
C. 合胞病毒   D. EB病毒
E. 腺病毒

11-20 上呼吸道感染最严重的并发症是
A. 鼻窦炎   B. 咽喉壁脓肿
C. 颈淋巴结炎   D. 支气管炎
E. 肺炎

11-21 有肾炎病史的上呼吸道感染患儿,青霉素疗程为
A. 3～7 天   B. 5～9 天
C. 7～11 天   D. 10～14 天
E. ≥12 天

11-22* 以下哪项不是急性感染性喉炎的临床特征
A. 犬吠样咳嗽
B. 声音嘶哑
C. 喉鸣
D. 吸气性呼吸困难
E. 呼气性呼吸困难

11-23 儿童急性感染性喉炎引起的喉梗阻可分几度
A. 1 度   B. 2 度
C. 3 度   D. 4 度
E. 5 度

11-24* 在以下什么时间段,急性感染性喉炎患儿喉部充血、水肿症状加重
A. 白天   B. 傍晚
C. 夜间   D. 进食前
E. 进食后

11-25 为急性感染性喉炎患儿消除黏膜水肿,可采用下列哪种药物进行雾化吸入
A. 1%～3%麻黄碱
B. 0.9%氯化钠溶液
C. 布地奈德
D. 硫酸沙丁胺醇

E. 异丙托溴铵

11-26 儿童最常见的肺炎是
A. 支气管肺炎　B. 大叶性肺炎
C. 间质性肺炎　D. 吸入性肺炎
E. 感染性肺炎

11-27 支气管肺炎的典型体征是肺部可闻及
A. 移动的中、细湿啰音
B. 较固定的中、细湿啰音
C. 较固定的中、粗湿啰音
D. 散在的中、粗湿啰音
E. 散在的中、细湿啰音

11-28 服用下列哪种药物后,不宜立即饮水
A. 磺胺类药物　B. 激素类药物
C. β内酰胺类药物　D. 糖浆类药物
E. 水杨酸类药物

11-29 在发展中国家,支气管肺炎以下列哪种病原体感染为主
A. 细菌　B. 病毒
C. 支原体　D. 衣原体
E. 真菌

11-30 关于支气管肺炎使用抗生素的原则,下列哪项不正确
A. 根据病原菌选用敏感药物
B. 足量、足疗程
C. 重症宜静脉给药
D. 选用广谱高级抗生素
E. 早用药,对某些病原菌要联合用药

11-31* 以下哪项不是重症肺炎患儿循环系统的病理改变
A. 肺小动脉反射性收缩
B. 肺循环压力升高
C. 微循环障碍
D. 左心负荷加重
E. 病原体和毒素作用引起心肌炎

11-32* 重症肺炎患儿的酸碱平衡失调属于
A. 代谢性酸中毒
B. 呼吸性酸中毒
C. 混合性酸中毒
D. 代谢性碱中毒
E. 呼吸性碱中毒

11-33 重症肺炎与轻症肺炎的区别是
A. 持续高热
B. 伴有多系统功能障碍
C. 咳嗽较重
D. 肺部闻及中、细湿啰音
E. 发绀

11-34 重症肺炎患儿发生严重腹胀、肠鸣音减弱的常见原因是
A. 低钾血症
B. 低钠血症
C. 低钙血症
D. 消化道功能紊乱
E. 中毒性肠麻痹

11-35 治疗儿童肺炎链球菌肺炎时,首选
A. 青霉素或阿莫西林
B. 万古霉素
C. 红霉素
D. 庆大霉素
E. 头孢曲松钠

11-36 治疗儿童支原体肺炎时,首选
A. 青霉素或阿莫西林
B. 万古霉素
C. 红霉素
D. 庆大霉素
E. 头孢曲松钠

11-37 护理肺炎患儿时,室内的温、湿度应控制在
A. 18～22℃,40%
B. 18～22℃,60%
C. 20～24℃,40%
D. 20～24℃,60%
E. 18～20℃,40%

11-38 一般肺炎患儿鼻导管吸氧时,氧流量为
A. 0.5～1.0 L/min
B. 1.0～1.5 L/min
C. 1.5～2.0 L/min
D. 2.0～2.5 L/min

E. 2.5～3.0 L/min

11-39* 婴幼儿哮喘与喘息性肺炎的根本区别为
A. 反复喘息发作
B. 外周血白细胞计数及分类正常
C. 可应用β受体激动剂
D. 年龄＜3岁
E. 气道高反应性

11-40 为患儿进行吸痰操作,宜在何时进行
A. 饮水后15分钟
B. 饮水后30分钟
C. 进食后15分钟
D. 进食后30分钟
E. 进食后1小时

11-41* 以下哪项不是支气管哮喘患儿发作时引起气流受限的原因
A. 支气管痉挛
B. 气道壁肿胀
C. 慢性黏液栓形成
D. 气道壁重塑
E. 气道壁穿孔

11-42 关于支气管哮喘的描述,下列哪项不正确
A. 气道处于高反应状态
B. 气道炎症是基础病变
C. 大多在3岁前起病
D. 与变态反应有关
E. 不可逆的气道阻力性疾病

11-43 支气管哮喘患儿发生呼吸困难的类型是
A. 吸气性呼吸困难
B. 呼气性呼吸困难
C. 混合性呼吸困难
D. 阵发性呼吸困难
E. 进行性呼吸困难

11-44 长期控制哮喘的首选药物是
A. 白三烯调节剂
B. 缓释茶碱
C. 长效β₂受体激动剂

D. 吸入性糖皮质激素
E. 肥大细胞膜稳定剂

11-45 哮喘急性发作时,需采取端坐位,该体位属于
A. 主动体位   B. 被动体位
C. 强迫体位   D. 稳定体位
E. 不稳定体位

11-46 提示哮喘患儿病情严重的情况是
A. 大汗淋漓   B. 出现奇脉
C. 张口呼吸   D. 发绀
E. 哮鸣音减弱或消失

11-47* 以下哪项是哮喘急性发作期的治疗重点
A. 抗感染、平喘
B. 防止症状加重
C. 避免诱发因素
D. 做好自我管理
E. 注重药物和非药物治疗相结合

11-48 哮喘急性发作期,予以患儿鼻导管或面罩吸氧,定时进行血气分析,及时调整氧流量,保持动脉血氧分压(PaO_2)在
A. 50～70 mmHg
B. 60～80 mmHg
C. 70～90 mmHg
D. 60～70 mmHg
D. 70～80 mmHg

11-49 哮喘慢性持续期治疗时,多久应进行病情评估并调整治疗方案
A. 每1个月   B. 每2个月
C. 每3个月   D. 每6个月
D. 每12个月

11-50 咳嗽变异性哮喘的主要特点是
A. 咳嗽伴明显的喘息
B. 咳嗽持续2周以上
C. 咳嗽常在下午发作或加重
D. 有严重感染征象
E. 以咳嗽为唯一或主要表现

✎ A2型单项选择题(11-51～11-75)

11-51* 患儿,女性,2月龄。因发热、咳嗽3

天,气促1天收治入院。入院后护士测量其生命体征,体温36.8℃,呼吸70次/分。该患儿出现了
A. 呼吸急促　　B. 呼吸困难
C. 呼吸窘迫　　D. 呼吸衰竭
E. 呼吸呻吟

11-52　患儿,男性,12月龄。患支气管肺炎,半天来烦躁不安。体格检查:呼吸60次/分,心率180次/分;口周发绀,鼻翼扇动;三凹征阳性;双肺闻及大量湿啰音;心音低钝;肝肋下3.0 cm。患儿最可能并发了
A. 脓胸　　　　B. 肺不张
C. 气胸　　　　D. 急性呼吸衰竭
E. 急性心力衰竭

11-53* 患儿,女性,6岁。支气管哮喘急性发作1小时,烦躁,发绀。测量生命体征,呼吸30次/分,心率120次/分,律齐。以下哪项处理措施不当
A. 协助患儿采取舒适的坐位
B. 给予吸氧2 L/min
C. 守候患儿床旁,按摩患儿背部
D. 吸入β₂受体激动剂
E. 禁用氨茶碱

11-54　患儿,女性,5月龄。因发热、咳嗽3天入院。体格检查:体温39℃,脉搏180次/分,呼吸50次/分;烦躁不安,气促,口唇发绀;肺部可闻及较多细湿啰音,心音低钝;肝肋下3 cm。下列对患儿的护理措施中错误的是
A. 面罩给氧
B. 置患儿于半卧位
C. 避免各种刺激
D. 加快输液速度
E. 备好抢救用品

11-55　患儿,男性,10月龄。因发热、流涕2天就诊。体格检查:体温39.7℃,脉搏135次/分;神志清;咽部充血;心肺检查正常。体格检查时,患儿突然双眼

上翻,四肢强直性、阵挛性抽搐。引起患儿病情变化的原因最可能是
A. 癫痫　　　　B. 低血糖症
C. 高热惊厥　　D. 病毒性脑炎
E. 化脓性脑膜炎

11-56　患儿,男性,3岁。因寒战、高热伴咳嗽、声音嘶哑入院。体格检查:咽部明显充血,扁桃体肿大、充血。诊断为急性上呼吸道感染(急性扁桃体炎)。正确的护理措施是
A. 给予温度适宜的普通饮食或流质饮食
B. 每小时测量体温1次
C. 并发细菌感染时仅给予对症治疗
D. 允许经常探视
E. 可以吃辛辣、刺激的食物

11-57　患儿,男性,5月龄。受凉后第2天出现咳嗽,体温38.5℃,呼吸急促,有喘憋症状,精神较差,食欲下降。体格检查:呼吸50次/分,脉搏120次/分;神清;鼻翼扇动,口唇微发绀,三凹征阳性;双肺下部可闻及中等量细湿啰音。最主要的护理诊断是
A. 体温过高　　B. 活动无耐力
C. 心输出量减少　D. 有感染的危险
E. 气体交换受损

11-58　患儿,女性,10岁。发热伴咳嗽、咳痰6天。体格检查:体温38.2℃,呼吸24次/分;肺部听诊有少量湿啰音。痰液黏稠,不易咳出。下列对患儿及家长进行的健康指导中,哪项不必要
A. 指导吸痰的方法
B. 介绍该病的原因
C. 指导有效的咳嗽技巧
D. 解释雾化吸入的作用
E. 解释祛痰剂的作用

11-59* 患儿,男性,12岁。因反复咳嗽、咳痰1个月入院,确诊为原发型肺结核。根据患儿病情,护士对其家属实施健

康教育,下列叙述中不恰当的是

A. 对患儿餐具进行消毒处理

B. 给予高热量、高蛋白饮食

C. 避免与其他急性传染病患儿接触

D. 定期复查

E. 坚持全程正规服药,出现不良反应亦不可停用或减量

11-60 患儿,男性,4岁。低热、咳嗽3天,气喘2天。体温37.8℃,咽充血;双肺散在哮鸣音,少许中湿啰音;心音强,心率100次/分。应询问的第1个问题是

A. 血常规检查结果

B. 胸部X线检查结果

C. 以往发作及过敏史

D. 血培养结果

E. 特异性抗体检查结果

11-61 患儿,女性,7岁。发热、咳嗽、咳痰6天,痰液黏稠,不易咳出。体格检查:体温37.5℃,呼吸24次/分;肺部听诊有少许粗湿啰音。此时最恰当的护理措施是

A. 立即物理降温

B. 给予镇咳药

C. 面罩吸氧

D. 对患儿及家长进行健康教育

E. 雾化吸入,保持气道通畅

11-62 患儿,男性,2岁。因发热、咳嗽加重3天入院,诊断为支气管肺炎。经治疗,症状好转后又突发高热、呼吸困难,右肺叩诊浊音。该患儿可能并发了

A. 急性心力衰竭   B. 呼吸衰竭

C. 中毒性脑病   D. 中毒性心肌炎

E. 脓胸

11-63 患儿,男性,3岁,以肺炎收住入院。住院第2天,突然出现烦躁不安,在吸氧条件下仍有发绀,经皮SaO_2 85%。体格检查:烦躁,呼吸60次/分;心率160次/分,律齐;前囟尚平;气管略偏左;

叩诊右肺上方呈鼓音,下方呈浊音;右肺呼吸音较低。此时考虑患儿发生了

A. 呼吸性酸中毒

B. 合并心力衰竭

C. 中毒性脑病

D. 并发脓气胸

E. 肺部炎症加重

11-64 患儿,男性,13岁。有哮喘病史6年。长期使用低剂量糖皮质激素吸入,近3年来没有哮喘急性发作。该患儿最需要的是

A. 急性发作期治疗

B. 慢性持续期治疗

C. 哮喘持续状态治疗

D. 预防复发

E. 不参加任何活动

11-65 患儿,男性,9岁。有哮喘病史3年。患儿长期使用低剂量糖皮质激素吸入,近年来没有哮喘急性发作。该患儿需要多久进行一次病情评估,以便对治疗方案进行调整

A. 每1个月   B. 每2个月

C. 每3个月   D. 每6个月

D. 每12个月

11-66 患儿,女性,11月龄。发热、咳嗽2天,拟诊肺炎收入院。入院第2天突然烦躁不安、呼吸急促、发绀。体格检查:体温38℃,呼吸70次/分,心率186次/分;心音低钝,双肺细湿啰音增多;肝肋下3.5cm。此时最关键的治疗措施是

A. 大剂量应用镇静剂

B. 指导合理喂养

C. 应用利尿剂

D. 应用快速洋地黄制剂

E. 进行物理降温

11-67 患儿,10月龄。因发热、咳嗽、气促就诊。体格检查:体温39.5℃,脉搏150次/分,呼吸50次/分;口周发绀;双肺

有细湿啰音。诊断为肺炎。该患儿住院期间护士应重点观察的内容是
A. 睡眠状况
B. 进食状况
C. 大小便状况
D. 咳嗽频率及轻重
E. 脉搏、呼吸的改变

11-68* 患儿,男性,5月龄。因发热、咳嗽加重5天入院,诊断为支气管肺炎。现测量体温40℃,惊厥、昏迷、前囟门紧张。提示合并
A. 婴儿手足搐搦症
B. 高热惊厥
C. 低血糖
D. 中毒性脑病
E. 心力衰竭

11-69 患儿,女性,8月龄。因肺炎入院,现突然烦躁不安、发绀,且进行性加重。呼吸60次/分,脉搏180次/分,心音低钝,双肺布满细湿啰音。诊断为肺炎合并心力衰竭。使用强心苷类药物时,为预防中毒反应须做到
A. 注射前先测量心率
B. 可与其他药物混合注射
C. 注射速度宜快
D. 及时补充含钙食品
E. 心率<100次/分时应报告医生

11-70* 患儿,女性,2月龄。发热2天,体温38.6~39.8℃,面色苍白,呼吸困难,呼吸55次/分,心率160~180次/分,听诊呼吸音低。X线胸片提示双肺大小不等的片状阴影,右上肺大片浓密阴影,阴影内似有液气平。该患儿可能的诊断为
A. 金黄色葡萄球菌肺炎
B. 呼吸道合胞病毒肺炎
C. 腺病毒肺炎
D. 支原体肺炎
E. 衣原体肺炎

11-71 患儿,女性,1岁。诊断为肺炎。今天突然烦躁不安、呼吸困难、发绀。体格检查:呼吸65次/分,心率160次/分,右肺叩诊呈鼓音,听诊呼吸音减低,肝肋下2.5 cm。X线片提示纵隔向左移位。护士判断该患儿最可能发生了
A. 脓胸   B. 肺不张
C. 支气管异物   D. 张力性气胸
E. 支气管哮喘

11-72 患儿,女性,1岁。3天前因受凉出现发热、咳嗽、喘憋及食欲减退等现象。体格检查:体温37.5℃,心率140次/分,呼吸58次/分;口唇发绀,鼻翼扇动,肺部听诊有中量湿啰音。护士应为患儿鼻导管吸氧,吸氧的流量是
A. 0.5~1 L/min   B. 1.5~2 L/min
C. 2~3 L/min   D. 3~4 L/min
E. 4 L/min以上

11-73 患儿,女性,7月龄。因重症肺炎入院。在治疗中突然烦躁不安,呼吸困难加重,呼吸60次/分,心率170次/分,心音低,肝脏在短期内增大,疑并发心力衰竭。下列应急处理措施中哪项最为重要
A. 立即更换体位以减轻肺部淤血
B. 镇静、吸氧
C. 吸痰,保持呼吸道通畅
D. 应用快速洋地黄制剂
E. 应用强力利尿剂

11-74 患儿,男性,10月龄。以发热、咳嗽、气促就诊。体格检查:体温39.5℃,脉搏150次/分,呼吸50次/分;口唇发绀,双肺有细湿啰音。诊断为肺炎。对该患儿应立即采取的护理措施是
A. 调节病房的温、湿度
B. 取舒适的平卧位
C. 雾化吸入
D. 物理降温
E. 翻身、拍背、吸痰

11-75 患儿,男性,3月龄。因肺炎收治入院。家长诉患儿出生后不久即发生哭闹时面部青紫,已反复发生肺炎3次。应考虑该患儿可能存在
A. 肺发育不良　　B. 先天性心脏病
C. 慢性肺炎　　　D. 慢性支气管炎
E. 先天性免疫缺陷病

A3型单项选择题(11-76~11-84)

(11-76~11-78共用题干)

患儿,男性,11月龄。因支气管肺炎入院。体格检查:体温39.6℃,脉搏123次/分,呼吸25次/分。医嘱给予青霉素40万U,肌内注射,每天2次;维生素C 0.2g及止咳糖浆5ml口服,每天3次。

11-76 应采用降温的方法是
A. 温水擦浴　　　B. 口服退热药物
C. 头部放置冰袋　D. 注射解热药液
D. 腋下、腹股沟放置冰袋

11-77* 青霉素皮试阴性后,肌内注射应选择在
A. 臀大肌　　　　B. 三角肌
C. 臀中肌、臀小肌 D. 三角肌下缘
E. 股外侧肌

11-78 帮助患儿服药的正确方法是
A. 先喂止咳糖浆,后喂维生素
B. 最后喂止咳糖浆,之后不能喂水
C. 喂止咳糖浆后多喂水
D. 在患儿咳嗽时喂药
E. 吃奶后喂药并多喂水

(11-79~11-81共用题干)

患儿,女性,5岁。弛张高热、气促、咳嗽有黄痰,突然出现明显的呼吸困难、烦躁、剧烈咳嗽、面色发绀、不能平卧。体格检查:胸廓饱满,叩诊肺上方呈鼓音、下方呈实音,听诊呼吸音减弱,心率140次/分,肝肋下2.0cm。

11-79 该患儿最可能合并
A. 气胸　　　　　B. 肺不张
C. 脓气胸　　　　D. 心力衰竭

E. 中毒性脑病

11-80 引起肺炎最可能的病原体是
A. 腺病毒
B. 支原体
C. 流感嗜血杆菌
D. 呼吸道合胞病毒
E. 金黄色葡萄球菌

11-81 最紧急的护理措施是
A. 吸氧
B. 控制输液量
C. 减慢输液速度
D. 按医嘱应用利尿剂
E. 配合医生进行胸腔穿刺或胸腔闭式引流

(11-82~11-84共用题干)

患儿,男性,8月龄。因肺炎入院。突然烦躁不安、发绀且进行性加重。体格检查:呼吸60次/分,心率170次/分;心音低钝,双肺布满细湿啰音。诊断为肺炎合并心力衰竭。

11-82 对该患儿首先采取的护理措施是
A. 超声雾化吸入
B. 限制钠、水摄入量
C. 设法让其安静
D. 取右侧卧位
E. 清理其呼吸道

11-83 此时给予的下列护理操作中,哪项不妥
A. 控制输液量
B. 减慢输液速度
C. 及时给氧气吸入
D. 监测生命体征
E. 做体位引流以帮助排痰

11-84 判断患儿心力衰竭缓解的主要指标是
A. 心率是否减慢
B. 呼吸频率是否减慢
C. 烦躁不安是否缓解
D. 呼吸困难是否缓解
E. 肺部啰音是否消失

第十一章 呼吸系统疾病患儿的护理

✎ A4型单项选择题(11-85～11-100)

(11-85～11-92共用题干)

患儿,女性,6月龄。因低热1天伴咳喘收治入院。家长主诉患儿吃奶时有呛咳,哭吵时口唇轻度发绀。体格检查:体温38℃,呼吸50次/分;精神及面色尚可;呼吸规则,听诊呼气相延长,双肺呼吸音对称,有较多哮鸣音;心率160次/分,心音强;肝肋下2.5 cm。X线检查可见双肺小点片状、斑片状阴影。

11-85 对该患儿首选的诊断是
　　A. 吸入性肺炎
　　B. 合胞病毒肺炎
　　C. 金黄色葡萄球菌肺炎
　　D. 重症肺炎
　　E. 婴幼儿哮喘

11-86 为明确诊断,应首选下列哪项检查
　　A. 呼吸道病原体检测
　　B. 血气分析
　　C. X线胸片
　　D. 肺功能
　　E. 过敏原检测

11-87* 该患儿在病程进展中,出现极度烦躁不安、精神萎靡、气促加重伴口唇发绀,心率增至180次/分,左肺啰音增多,右肺叩诊呈鼓音伴呼吸音减弱。应首先考虑下列哪种情况
　　A. 心力衰竭　　B. 呼吸衰竭
　　C. 中毒性脑病　D. 气胸
　　E. 呼吸肌疲劳

11-88 鉴别诊断时可选择下列辅助检查,但不包括
　　A. 胸部X线平片
　　B. 心电图和超声心动图
　　C. 脑电图
　　D. 血气分析
　　E. 肌电图

11-89 该患儿病程进展中首要的治疗措施是
　　A. 选择合适的方式进行氧疗
　　B. 胸腔闭式引流
　　C. 支气管扩张剂雾化吸入治疗
　　D. 静脉应用抗生素
　　E. 应用镇静药物

11-90 该患儿病程进展中主要的护理诊断是
　　A. 气体交换受损
　　B. 低效性呼吸型态
　　C. 组织灌注不足
　　D. 营养失调,低于机体需要量
　　E. 焦虑与恐惧

11-91 对该患儿采取下列哪项护理措施是不恰当的
　　A. 观察患儿胸痛、咳嗽、呼吸困难的程度
　　B. 半卧位,给予氧气吸入
　　C. 应用强力镇咳药物
　　D. 保持大便通畅
　　E. 予以清淡、易消化饮食

11-92 对该患儿家长的健康指导,下列哪项不妥
　　A. 提供给患儿高蛋白、高热量、高维生素饮食
　　B. 定期到医院复查
　　C. 少去公共场所,预防交叉感染
　　D. 多饮水
　　E. 卧床休息为主,减少运动

(11-93～11-100共用题干)

患儿,女性,23月龄。因发热、咳嗽6天,加重伴气急2天收治入院。体格检查:心率160次/分,呼吸50次/分;精神萎靡,口唇轻度发绀;明显三四征,肺部闻及湿啰音,心音低钝;肝脏肋下2 cm。实验室检查:白细胞计数19.2×10^9/L,中性粒细胞百分比0.62,淋巴细胞百分比0.38;肝、肾功能正常。呼吸道病毒抗原核酸检测结果:腺病毒抗原阳性。X线胸片示肺部大小不等的片状阴影。遵医嘱予以吸氧、祛痰、利尿、抗感染和改善循环等治疗,静脉滴注人血丙种球蛋白、激素。

11-93 关于腺病毒肺炎,下列叙述中错误的是

  A. 多见于 6 月龄至 2 岁的小儿
  B. 稽留热、精神萎靡
  C. 喘憋、发绀
  D. 肺部体征出现较早
  E. X 线表现大小不等阴影

11-94* 腺病毒肺炎在哪个时期传染性最强
  A. 潜伏期初期 B. 潜伏期中期
  C. 急性发病期 D. 缓解期
  E. 恢复期

11-95* 以下哪种是腺病毒肺炎主要的传播途径
  A. 飞沫传播 B. 粪-口传播
  C. 接触传播 D. 母婴传播
  E. 虫媒传播

11-96* 患儿在病程中突然出现 SaO_2 持续下降,为 85%,予以面罩吸氧无法缓解。X 线胸片示双肺弥漫性渗出。听诊肺部有细湿啰音。血气分析: PaO_2 < 50 mmHg, $PaCO_2$ > 70 mmHg, pH 7.25,提示呼吸性酸中毒,该患儿可能出现了
  A. 呼吸衰竭
  B. 呼吸窘迫综合征
  C. 纵隔气肿
  D. 脓毒血症
  E. 中毒性脑病

11-97 针对该患儿发生的情况,需要立即采取的措施是
  A. 呼吸机辅助通气
  B. 支气管镜检查和治疗
  C. 血液净化
  D. 抗感染治疗
  E. 隔离治疗

11-98* 针对该患儿采取医院感染防护措施,以下哪项操作不正确
  A. 安置多人病房时,床间距>1 m
  B. 听诊器、体温计专人专用
  C. 污染的物品表面用乙醇擦拭
  D. 患儿餐具、便具专用
  E. 医护人员和探视人员落实手卫生

11-99 该患儿在静脉输注人血丙种球蛋白时,以下哪项不是护理要点
  A. 输注前完善输注血液制品的必要检查
  B. 输注时使用输血皮条
  C. 冰箱取出后需要室温放置 20 分钟
  D. 输注中观察有无不良反应
  E. 防止药物过期,尽快完成输注

11-100 该患儿住院期间进行气管镜检查,以下哪项是气管镜检查后的护理要点
  A. 术前 2 小时禁食、禁饮
  B. 术后禁食 1 小时,防止误吸
  C. 术后鼓励患儿说话,恢复声带功能
  D. 术后卧床休息,避免咳嗽
  E. 术后咽部疼痛,可给予雾化吸入

名词解释题(11-101~11-130)

11-101 上呼吸道
11-102 下呼吸道
11-103 急性上呼吸道感染
11-104 急性支气管炎
11-105 支气管肺炎
11-106 重症肺炎
11-107 非典型性肺炎
11-108 呼吸道合胞病毒肺炎
11-109 腺病毒肺炎
11-110 金黄色葡萄球菌肺炎
11-111 肺炎支原体肺炎
11-112 急性肺炎
11-113 迁延性肺炎
11-114 慢性肺炎
11-115 支气管哮喘
11-116 咳嗽变异性哮喘
11-117 哮喘持续状态
11-118 三凹征
11-119 闭锁肺
11-120 血气分析
11-121 Ⅰ型呼吸衰竭

第十一章 呼吸系统疾病患儿的护理

11-122　Ⅱ型呼吸衰竭
11-123　呼吸窘迫综合征
11-124　体位引流
11-125　机械通气
11-126　发绀
11-127　低效性呼吸型态
11-128　β₂受体激动剂
11-129　糖皮质激素
11-130　抗胆碱药物

简述问答题(11-131～11-145)

11-131　小儿的肺组织有哪些特点？
11-132　简述小儿一般类型上呼吸道感染轻症的临床表现。
11-133　如何预防上呼吸道感染患儿热性惊厥的发生？
11-134　简述对上呼吸道感染患儿家长的健康指导。
11-135　简述感染性喉炎喉梗阻的分度及临床特点。
11-136　简述预防急性喉炎喉梗阻患儿窒息的措施。
11-137　简述保持急性支气管炎患儿呼吸通畅的护理措施。
11-138　简述肺炎合并心力衰竭患儿的临床表现。
11-139　简述肺炎合并心力衰竭患儿的护理措施。
11-140　支气管肺炎常见并发症有哪些？如何早期发现？
11-141　简述肺炎患儿的氧疗。
11-142　简述哮喘患儿的诊断标准。
11-143　简述咳嗽变异性哮喘的诊断标准。
11-144　简述哮喘持续状态的治疗。
11-145　简述哮喘患儿的治疗目标。

综合应用题(11-146～11-151)

11-146　患儿，男性，2岁。因刺激性干咳、气喘逐渐加重1天入院。体格检查：体温38.8℃，脉搏136次/分，呼吸40次/分；呼气性呼吸困难，烦躁；胸廓饱满，叩诊呈鼓音；听诊双肺布满哮鸣音，心音有力、律齐、无杂音；肝、脾不大。血常规：白细胞计数$10\times10^9/L$，中性粒细胞百分比0.40，淋巴细胞百分比0.60。诊断为哮喘性支气管炎。

请解答：
(1)该患儿的护理诊断。
(2)针对该患儿的护理诊断，简述应采取的护理措施。

11-147　患儿，男性，4岁。2天前无明显诱因出现发热，高达40℃，伴畏寒、流涕、肌肉酸痛，无抽搐，偶有咳嗽。家属自行给予患儿口服头孢克洛2天，无明显好转。为求进一步诊治收入院。体格检查：体温39.4℃，脉搏133次/分，呼吸24次/分，血压80/50 mmHg；神志清楚，精神稍差；面色无发绀；浅表淋巴结未及肿大；咽部充血明显，双侧扁桃体Ⅱ度肿大；呼吸平稳，双肺呼吸音清，未闻及干、湿啰音；心音有力、律齐、未闻及病理杂音；腹平软，肝、脾肋下未及，全腹无压痛及反跳痛；四肢关节无红肿，活动正常；病理反射未引出。血常规：白细胞计数$6.18\times10^9/L$，中性粒细胞百分比0.32，淋巴细胞百分比0.5，血红蛋白126 g/L，SaO_2 90%。入院诊断为流行性感冒。

请解答：
(1)流行性感冒与普通感冒有何区别？
(2)如何做好患儿高热的护理？

11-148　患儿，女性，11岁。5年前受凉后出现喘息、气急，喉中喘鸣有声，伴有咳嗽，咳大量白色稀薄痰液，易咳出；病情时重时轻，每于换季或饮食不当时发作。此次因反复发作性呼吸困难5年，加重伴咳痰7天收入院。体格检查：体温36.5℃，脉搏105次/分，呼吸28次/分，血压100/72 mmHg；神志清楚，精神差；口唇轻度发绀；双侧胸廓对称，双肺呼吸音粗，可闻及干啰音；腹软，无压痛、反跳痛及肌紧张。血气分析检查：pH 7.38，PaO_2 93 mmHg，$PaCO_2$

55 mmHg,SaO_2 90%。胸部CT提示双肺炎症;肺功能检查提示轻度阻塞性病变。入院诊断为支气管哮喘。治疗方案:间断吸氧2 L/min;甲强龙、头孢曲松钠静脉滴注;沙丁胺醇、异丙托溴铵、布地奈德雾化吸入。

请解答:
(1) 支气管哮喘的诱发因素有哪些?
(2) 如何指导患儿进行正确的雾化吸入?

11-149 患儿,女性,5岁。因发热伴咳嗽7天入院。患儿7天前无明显诱因出现发热,体温最高39℃,伴有寒战,无抽搐。家长予以美林口服,体温可降至正常。咳嗽为阵发性,有痰不易咳出,咳嗽剧烈时可有呕吐,混合铁锈色黏液痰,后来患儿主诉左侧胸痛,遂于急诊就诊。急诊医生予抗感染、雾化化痰等对症处理。为进一步治疗,收治入院。体格检查:体温39.2℃,脉搏139次/分,呼吸28次/分,血压102/62 mmHg;神志清楚,气稍促,咽充血;听诊左胸呼吸活动度降低,触诊语颤增强,叩诊呈浊音,双肺呼吸音粗,右肺闻及湿啰音。血常规检查:白细胞计数$12×10^9$/L,中性粒细胞百分比0.85,C反应蛋白26 mg/L;SaO_2 94%。X线胸片示左肺大片致密影。入院诊断为急性左肺下叶大叶性肺炎。

请解答:
(1) 大叶性肺炎的主要临床表现有哪些?
(2) 该患儿的主要护理诊断是什么?针对护理诊断,可采取哪些护理措施?

11-150 患儿,男性,9月龄。因发热2天,气促、呻吟2小时入院。患儿2天前受凉出现发热,最高达39℃,当地医院予以输液治疗,具体不详,疗效欠佳。2小时前,患儿出现气促、呻吟,为求进一步诊治,来院就诊。患儿既往体健,按计划接种疫苗,无家族史。体格检查:体温38.6℃,脉搏201次/分,呼吸70次/分,血压78/50 mmHg;精神萎靡,呼吸急促,三凹征阳性,鼻翼扇动,口唇发绀,肺部可闻及中粗湿啰音及大量哮鸣音;心前区未闻及杂音;肝肋下3 cm。血常规:白细胞计数$33.1×10^9$/L,中性粒细胞百分比0.89,血红蛋白126 g/L,血小板计数$338×10^9$/L。SaO_2 88%。X线胸片:双肺纹理增粗,右下肺高密度影,边缘模糊,提示肺炎。

请解答:
(1) 该患儿出现了什么情况,依据是什么?
(2) 患儿目前首要护理问题是什么?该采取哪些护理措施?

11-151 患儿,男性,3岁。因发热伴咳嗽加重3天收入院。患儿从3天前游乐园游玩后即开始发热,伴有咳嗽且逐渐加重,自行服用退热药,热可退。昨天起患儿食欲降低,咳嗽时伴面色涨红,痰液不能自行咳出。为求进一步诊治,来院就诊。体格检查:体温38.7℃,脉搏155次/分,呼吸40次/分,血压85/47 mmHg;呼吸费力,三凹征阳性,口唇明显发绀。血常规:白细胞计数$15×10^9$/L,C反应蛋白45 mg/L。血气分析:PaO_2 50 mmHg,$PaCO_2$ 80 mmHg;SaO_2 88%。胸部CT:双肺纹理增多,右肺大片高密度影,提示肺部感染。入院诊断:呼吸衰竭(Ⅱ型),肺炎。

请解答:
(1) Ⅱ型呼吸衰竭的主要临床表现有哪些?
(2) 该患儿如何正确进行氧疗?

答案与解析

A1型单项选择题
11-1 B 11-2 A 11-3 B 11-4 C
11-5 A 11-6 C 11-7 B 11-8 D
11-9 A 11-10 B 11-11 D 11-12 D
11-13 D 11-14 C 11-15 E 11-16 C
11-17 B 11-18 A 11-19 E 11-20 E

第十一章 呼吸系统疾病患儿的护理

11-21 D 11-22 E 11-23 D 11-24 C
11-24 A 11-26 A 11-27 B 11-28 D
11-29 A 11-30 D 11-31 D 11-32 C
11-33 B 11-34 E 11-35 A 11-36 C
11-37 B 11-38 A 11-39 E 11-40 E
11-41 E 11-42 E 11-43 B 11-44 D
11-45 C 11-46 E 11-47 A 11-48 C
11-49 C 11-50 E

A2型单项选择题

11-51 A 11-52 E 11-53 E 11-54 D
11-55 C 11-56 A 11-57 E 11-58 A
11-59 E 11-60 C 11-61 E 11-62 E
11-63 D 11-64 D 11-65 C 11-66 D
11-67 E 11-68 E 11-69 E 11-70 A
11-71 D 11-72 A 11-73 D 11-74 D
11-75 B

A3型单项选择题

11-76 B 11-77 C 11-78 B 11-79 C
11-80 E 11-81 E 11-82 C 11-83 E
11-84 A

A4型单项选择题

11-85 B 11-86 A 11-87 D 11-88 E
11-89 B 11-90 A 11-91 C 11-92 E
11-93 D 11-94 C 11-95 A 11-96 B
11-97 A 11-98 C 11-99 E 11-100 E

部分选择题解析

11-2 解析：婴幼儿气管、支气管黏膜血管丰富，黏液腺分泌不足，气道较干燥，纤毛运动差，清除能力弱。因此，易发生感染，导致呼吸道阻塞。

11-4 解析：小儿生后6个月咽扁桃体已发育，1岁末腭扁桃体才逐渐增大，在4～10岁时发育达高峰，14～15岁时又逐渐退化。因此，扁桃体炎常见于年长儿。

11-6 解析：儿童的纵隔相对成人大，占胸腔内相当大的空间，因而肺的扩张易受限制；纵隔周围组织松软，富有弹性，在气胸或胸腔积液时易发生纵隔移位。

11-9 解析：儿童呼吸道的非特异性免疫功能和特异性免疫功能均较低。婴幼儿的SIgA低，同时，其他免疫球蛋白（IgG、IgM）含量也较低，肺泡巨噬细胞功能不足，乳铁蛋白、溶菌酶、干扰素、补体等的数量和活性不足，故婴幼儿时期易患呼吸道感染。

11-14 解析：对上呼吸道感染患儿，须密切注意体温变化，警惕热性惊厥的发生。上呼吸道感染可并发中耳炎、鼻窦炎、咽后壁脓肿、颈淋巴结炎、喉炎、支气管炎和肺炎等。年长儿溶血性链球菌感染可并发急性肾小球肾炎、风湿热。

11-22 解析：急性感染性喉炎为喉部黏膜急性弥漫性炎症，以犬吠样咳嗽、声嘶、喉鸣和吸气性呼吸困难为临床特征。儿童喉部的解剖特点与成人不同，发生炎症时易充血、水肿而出现喉梗阻。

11-24 解析：急性感染性喉炎患儿一般白天症状较轻，夜间入睡后因喉部肌肉松弛、分泌物阻塞而症状加重。喉梗阻者若抢救不及时，可窒息死亡。

11-31 解析：重症肺炎患儿的循环系统可发生心肌炎、心力衰竭及微循环障碍。缺氧和二氧化碳潴留可使肺小动脉反射性收缩，肺循环压力增高，致使右心负荷加重。病原体和毒素的作用可引起中毒性心肌炎，导致心力衰竭。肺动脉高压和中毒性心肌炎是诱发心力衰竭的主要原因。

11-32 解析：重症肺炎可出现混合性酸中毒。因为严重缺氧时，体内需氧代谢障碍，酸性代谢产物增加，常可引起代谢性酸中毒；而二氧化碳潴留、碳酸氢根增加又可导致呼吸性酸中毒。

11-39 解析：婴幼儿哮喘与喘息性肺炎是临床需鉴别的常见疾病。两者均可引起呼吸系统症状和喘息，但肺炎发病与感染关系密切，而哮喘患儿本身体内存在过敏倾向，呼吸道表现为气道高反应性，导致喘息反复发作。

11-41 解析：哮喘的发病机制复杂,主要为慢性气道炎症、气流受限及气道高反应性。气道的慢性炎症是哮喘的本质,以肥大细胞激活、嗜酸性粒细胞与活化T淋巴细胞浸润、产生许多炎性介质为特点。哮喘发作时有4种原因致气流受限,即急性支气管痉挛、气道壁肿胀、慢性黏液栓形成和气道壁重塑。

11-47 解析：哮喘患儿的治疗坚持长期、持续、规范和个体化的原则。急性发作期的治疗重点是抗感染、平喘,以便快速缓解症状。慢性持续期和临床缓解期的治疗以防止症状加重和预防复发为主,如避免触发因素、抗感染、降低气道高反应性及防止气道重塑,并做好自我管理。

11-51 解析：呼吸频率加快是婴儿呼吸困难的第一征象,年龄越小越明显。《世界卫生组织儿童急性呼吸道感染防治规划》强调呼吸加快是肺炎的主要表现。呼吸急促指:<2月龄,呼吸≥60次/分;2~12月龄,呼吸≥50次/分;1~5岁,呼吸≥40次/分。在呼吸系统疾病过程中出现慢或不规则呼吸是危险的征象,须特别注意。

11-53 解析：茶碱类药物可舒张支气管平滑肌,并可强心、利尿、扩张冠状动脉。静脉滴注氨茶碱可用于哮喘急性发作的治疗,而不单独用于治疗哮喘。务必注意药物浓度不能过高,滴注速度不能太快,以免引起心律失常、血压下降等不良反应。

11-59 解析：护士应向患儿及家长宣教结核病的隔离、预防知识。指导家长做好患儿的日常护理,坚持正规治疗,树立战胜疾病的信心。用药期间,观察患儿有无胃肠道反应、耳鸣、耳聋、眩晕、视力减退或视野缺损、手足麻木和皮疹等现象,定期复查肝功能。出现上述症状时,应及时来院就诊。

11-68 解析：患儿体温40℃,可致高热惊厥,但该患儿还伴有昏迷、前囟紧张。前囟紧张说明颅内压高,不能用高热惊厥解释。根据该患儿的表现,提示合并中毒性脑病。

11-70 解析：金黄色葡萄球菌肺炎起病急、病情重、进展快,中毒症状明显。多呈弛张热。患儿烦躁不安、咳嗽、呻吟、呼吸困难,面色苍白,时有呕吐、腹胀,严重者出现惊厥,甚至休克。肺部体征出现较早,早期呼吸音减低,双肺可闻及散在中、细湿啰音。在发展过程中迅速出现肺脓肿、脓胸和脓气胸是该病的特点。X线胸片表现依病变不同,可出现小片浸润影、小脓肿、脓大疱或胸腔积液等。

11-77 解析：1岁婴幼儿肌内注射时,因臀大肌尚未发育完全,该部位注射容易损伤坐骨神经。三角肌、股外侧肌的肌肉很薄,不可选,故选用臀中肌、臀小肌注射。

11-87 解析：在病程中患儿病情加重,出现呼吸极度代偿、发绀、心率加快,伴两侧肺体征不对称,单纯心力衰竭、呼吸衰竭均难以解释全部情况,而肺部并发症——气胸,能解释全部表现。

11-94 解析：人腺病毒感染潜伏期一般为2~21天,平均为3~8天。潜伏期末至急性发病期传染性最强。有症状的感染者和无症状的隐性感染者均为传染源。

11-95 解析：腺病毒肺炎的传播途径：①飞沫传播,是呼吸道感染腺病毒的主要传播方式;②接触传播,手接触被腺病毒污染的物体或表面后,未经洗手而触摸口、鼻或眼睛;③粪-口传播,也称为经消化道传播,接触腺病毒感染者的粪便,污染了手或食物,会病从口入。

11-96 解析：该患儿出现了急性呼吸窘迫综合征。该病以顽固性低氧血症为特征,缺氧症状用鼻导管或面罩吸氧等常规氧疗方法无法缓解;影像学表现为双肺弥漫性渗出,肺部有细湿啰音;血气分析早期多为不同程度的低氧血症和呼吸性碱中毒,随着病情加重,血氧分压持续下降,晚期无效腔通气增加,出现二氧化碳潴留,表现为呼吸性酸中毒。

11-98 解析：腺病毒在一些物体(如水槽和毛巾)的表面可存活较长时间,且其对乙醇、乙醚等常用消毒剂不敏感。因此,被腺病毒污染的物体表面和器具需要使用含氯和过氧乙酸等成分的消毒剂消毒或采用加热消毒处理。

名词解释

11-101 上呼吸道是指从鼻腔开始到环状软骨以上的气道,包括鼻、鼻窦、咽、咽鼓管、会厌及喉。鼻、咽、喉是气体进出肺的通道,兼有湿化和净化空气的作用;会厌、声门、声带的保护性反射作用可防止口腔分泌物和食物误吸入呼吸道。

11-102 下呼吸道是指环状软骨以下的气道,包括气管、支气管、毛细支气管、呼吸性毛细支气管、肺泡管及肺泡,是连接喉与肺之间的管路部分。

11-103 急性上呼吸道感染简称上感,是外鼻孔至环状软骨下缘(包括鼻腔、咽或喉部)急性炎症的总称。多发于冬季,主要病原体是病毒,少数是细菌。通常病情较轻、病程短、可自愈,并且预后良好。

11-104 急性支气管炎是由生物、物理、化学刺激或过敏等因素引起的气管、支气管黏膜的急性炎症。多为散发,年老体弱者易感。临床症状主要为咳嗽和咳痰。常发生于寒冷季节或气候突变时,也可由急性上呼吸道感染迁延不愈所致。

11-105 支气管肺炎又称小叶性肺炎,为儿童时期最常见的肺炎。以2岁以下婴幼儿最多见。起病急,四季均可发病,以冬、春寒冷季节多见。最常由细菌、病毒、真菌及肺炎支原体等病原体引起,也可由病毒、细菌引起"混合感染"。

11-106 重症肺炎是指除呼吸系统受累外,其他系统亦受累,全身中毒症状明显的肺炎。诊断标准:①意识障碍;②呼吸频率>30次/分;③PaO_2<60 mmHg,氧合指数<300,需要行机械通气治疗;④血压<90/60 mmHg;⑤X线胸片显示双肺或多肺叶受累,或入院48小时内病变范围扩大≥50%;⑥少尿,尿量<20 ml/h或<80 ml/4 h,或者急性肾衰竭需要透析治疗。

11-107 非典型性肺炎是根据肺炎临床表现典型与否分类的,非典型性肺炎常见的病原体为肺炎支原体、衣原体、军团菌和病毒等。

11-108 呼吸道合胞病毒肺炎由呼吸道合胞病毒感染所致,是最常见的病毒性肺炎。一般认为其发病机制是呼吸道合胞病毒直接侵害肺,引起肺间质炎症。多见于婴幼儿,尤以1岁以内的婴儿多见。

11-109 腺病毒肺炎由腺病毒感染引起,是儿童社区获得性肺炎中较为严重的类型之一。多见于6月龄至5岁儿童,冬、春季多发。部分患儿临床表现严重,肺外并发症多,重症病例易遗留慢性气道和肺疾病,是目前婴幼儿肺炎患儿死亡和致残的重要原因之一。

11-110 金黄色葡萄球菌肺炎由金黄色葡萄球菌感染所致,多见于新生儿及婴幼儿,冬、春季多发。病原体可由呼吸道侵入或经血行播散入肺。

11-111 肺炎支原体肺炎由肺炎支原体感染所致,全年均可发生。各年龄段的儿童均可发病,发病率占儿童肺炎的20%左右。

11-112 急性肺炎是指病程在1个月以内的肺炎。

11-113 迁延性肺炎是指病程为1~3个月的肺炎。

11-114 慢性肺炎是指病程在3个月以上的肺炎。

11-115 支气管哮喘(bronchial asthma),简称哮喘,是由多种细胞(如肥大细胞、嗜酸性粒细胞、T细胞、中性粒细胞和气道上皮细胞等)及细胞组分参与的慢性气道炎症性疾病。在敏感人群中,这种炎症可引起广泛的可逆性气道狭窄、通气受阻,引起反复发作性喘息、呼气性呼吸困难、胸闷、咳嗽和咳痰等症状,常在夜间或清晨发作、加剧,多数患者可自行缓解或经治疗后缓解。

11-116 儿童慢性或反复咳嗽有时可能是支气管哮喘的唯一症状,即咳嗽变异性哮喘(cough variant asthma,CVA),常在夜间和清晨发作,运动可加重咳嗽。

11-117 哮喘发作一般可自行或用平喘药物后缓解。若哮喘严重发作,经合理应用药物后仍有严重或进行性呼吸困难者,称为哮喘危重状态,即哮喘持续状态。

11-118　三凹征是指吸气时胸骨上窝、锁骨上窝和肋间隙出现明显凹陷,是由于上部气道部分梗阻所致的吸气性呼吸困难。常见于气管异物、喉水肿和白喉等。

11-119　闭锁肺是指哮喘危重状态时,由于通气量减少,双肺几乎听不到呼吸音,是支气管哮喘危重的体征。

11-120　血气分析是指应用血气分析仪,通过测定人体血液的 H^+ 浓度和溶解在血液中的气体(主要指二氧化碳、氧气),来了解人体呼吸功能与酸碱平衡状态的一种检查方法。它能直接反映肺换气功能及其酸碱平衡状态,采用的标本常为动脉血。

11-121　Ⅰ型呼吸衰竭即缺氧性呼吸衰竭,$PaO_2 < 60$ mmHg,无二氧化碳潴留,或伴 $PaCO_2$ 降低。主要见于肺换气功能障碍。

11-122　Ⅱ型呼吸衰竭即高碳酸性呼吸衰竭,缺氧伴二氧化碳潴留、$PaO_2 < 60$ mmHg、$PaCO_2 > 50$ mmHg,是肺泡通气不足所致。若伴换气功能损害,则缺氧更为严重。

11-123　呼吸窘迫综合征包括急性呼吸窘迫综合征和新生儿呼吸窘迫综合征。急性呼吸窘迫综合征是指严重感染、创伤、休克等肺内外袭击后出现的以肺泡毛细血管损伤为主要表现的临床综合征,属于急性肺损伤。其临床特征是呼吸频速和窘迫、进行性低氧血症,X线片呈现弥漫性肺泡浸润。新生儿呼吸窘迫综合征多见于早产儿,是由肺成熟度差、肺泡表面活性物质缺乏所致,表现为出生后进行性呼吸困难及呼吸衰竭,病死率高。

11-124　体位引流是指利用重力作用使肺、支气管内分泌物排出体外。适用于肺脓肿、支气管扩张等有大量痰液排出不畅时。禁用于呼吸衰竭、有明显呼吸困难和发绀、严重心血管疾病、年老体弱不能耐受,以及近1~2周内曾有大咯血者。

11-125　机械通气是指在患者自然通气和(或)氧合功能出现障碍时,运用器械(主要是呼吸机)使患者恢复有效通气并改善氧合的技术方法。机械通气已成为治疗呼吸衰竭、多器官功能障碍综合征的重要手段之一。

11-126　发绀是指血液中还原血红蛋白增多,导致皮肤和黏膜呈青紫色改变的一种临床表现。全身皮肤、黏膜均可出现发绀,但在皮肤较薄、色素较少和毛细血管丰富的部位,如口唇、鼻尖、舌、颊部等处较明显。

11-127　低效性呼吸型态是指个体呼气、吸气活动过程中,肺组织不能有效扩张和排空的状态。

11-128　β_2 受体激动剂是一类能够激动分布在气道平滑肌上的 β_2 受体,产生支气管扩张作用的药物。这类药物属于支气管扩张药,是哮喘急性发作的首选药物,能够迅速改善哮喘急性发作时的呼吸困难、咳嗽等症状。

11-129　糖皮质激素是机体内极为重要的一类调节因子,它对机体的发育、生长、代谢及免疫功能等起着重要的调节作用,可通过抑制炎症细胞的迁移和活化,抑制细胞内因子的生成和炎症介质的释放,增强平滑肌细胞 β_2 受体的反应性,从而抑制非特异性炎症。该类药物是目前控制哮喘发作最有效的药物。

11-130　抗胆碱药物又称胆碱受体阻滞剂,是一类能与胆碱受体结合而本身不产生或较少产生拟胆碱作用,但可妨碍胆碱能神经递质或拟胆碱药与受体结合,从而产生抗胆碱作用的药物。可抑制细胞内环磷酸鸟苷(cyclic guanosine monophosphate, cGMP)生成,降低迷走神经张力,使支气管舒张。临床常用药物有异丙托溴铵,适用于中、重度哮喘急性发作患者。

简述问答题

11-131　小儿肺组织的特点:肺泡数量较少、肺的弹力纤维发育差、血管丰富、间质发育旺盛,使肺含血量丰富,而含气量相对较少,故易发生肺部感染,引起间质性炎症、肺不张或肺气肿等。肺门处有大量的淋巴结与肺脏各部分相联系,肺部炎症可引起肺部淋巴结反应

11-132 上呼吸道感染轻症患儿只有局部症状和体征,主要表现为鼻、咽部症状,如鼻塞、流涕、喷嚏、干咳和咽痛等,多于3~4天自然痊愈。新生儿和小婴儿可因鼻塞而出现张口呼吸或拒乳。体格检查可见咽部充血、淋巴滤泡、扁桃体可肿大、充血并有渗出物,颌下淋巴结肿大、触痛;肠道病毒引发者可出现不同形态的皮疹;肺部听诊一般正常。

11-133 预防上呼吸道感染患儿热性惊厥发生时须密切观察患儿体温变化:发热患儿每4小时测量体温1次,并准确记录。如为超高热或有热性惊厥史者,每1~2小时测量1次,退热处置1小时后还应复测体温。体温超过38.5℃时给予物理降温,或遵医嘱给予对乙酰氨基酚等退热药物,防止热性惊厥的发生。

11-134 指导家长学习预防上呼吸道感染的知识,掌握相应的处理措施。如穿衣要适当,逐渐适应气温的变化,避免过热或过冷;做好呼吸道隔离,接触者应戴口罩;在儿童集体机构中,应早期隔离患儿;增强体质,提倡母乳喂养;按时预防接种;加强体育锻炼,多进行户外活动,不要到人群拥挤的公共场所;要积极防治佝偻病、营养不良及贫血等各种慢性疾病。

11-135 感染性喉炎喉梗阻的分度和临床特点如表11-1所示。

表11-1 感染性喉炎喉梗阻的分度和临床特点

分度	临床特点
Ⅰ度	患儿安静时无症状,仅于活动或哭闹后出现吸气性喉鸣和呼吸困难
Ⅱ度	患儿安静时有喉鸣和吸气性呼吸困难
Ⅲ度	除上述喉梗阻症状外,患儿因缺氧出现烦躁不安,口唇及指、趾发绀,双眼圆睁,惊恐,头面部出汗
Ⅳ度	患儿呈衰竭状态,昏睡或昏迷,面色苍白或发灰。由于无力呼吸,三凹征可不明显

11-136 预防急性喉炎喉梗阻患儿窒息的措施:①保持室内空气清新,温、湿度适宜,以减少对喉部的刺激,减轻吸气困难;雾化吸入可迅速消除喉头水肿,恢复气道通畅;有缺氧症状时给予氧气吸入。②置患儿于舒适体位,保持患儿安静,合理安排护理操作,尽可能减少对患儿的刺激。③避免直接检查咽部,以防喉部突然痉挛引起喉梗阻。④遵医嘱应用抗生素、糖皮质激素及镇静剂,并观察药物的疗效和不良反应。

11-137 保持急性支气管炎患儿呼吸通畅的护理措施:①保持空气新鲜,温、湿度适宜,以避免痰液干燥,有利于排痰;②避免剧烈的活动及游戏,注意休息;③保证充足的水分及营养,鼓励患儿多饮水,使痰液稀释,易于咳出;④鼓励患儿有效咳嗽,对咳嗽无力及卧床患儿,宜经常更换体位、拍背,促使呼吸道分泌物的排出,促进炎症消散;⑤按医嘱给予止咳剂、平喘药、抗生素,并注意观察疗效及不良反应;⑥若患儿出现呼吸困难、发绀,应给予吸氧,并协助医生积极处理。

11-138 肺炎合并心力衰竭患儿的临床表现:突然烦躁不安,面色苍白或发灰,心率明显增快,安静时患儿心率>180次/分,而不能用体温升高或呼吸困难来解释;呼吸困难,发绀加重,安静时呼吸频率增快,呼吸>60次/分;颈静脉怒张或心脏扩大,心音低钝,有奔马律等;肝脏增大1.5 cm以上,或肝肋下3 cm以上;尿少或无尿,颜面或下肢水肿等。

11-139 肺炎合并心力衰竭患儿的护理措施:①密切观察病情,若出现心力衰竭的表现,如呼吸加快、心率突然加速、肝脏短时间内迅速增大、心音低钝及颈静脉怒张等,及时通知医生;②应立即给予半坐卧位、吸氧、减慢输液速度,并报告医生,做好抢救准备;③若患儿咳出粉红色泡沫样痰,为肺水肿表现,可给患儿吸入20%~30%乙醇湿化的氧气,每次吸入时间不宜超过20分钟。

11-140 支气管肺炎常见并发症有脓胸、气胸、肺大泡等。观察并早期发现并发症的方法是密切观察病情,若发现以下情况,提示有出现并发症的可能,应及时报告医生,做相应疾病的护理：①发热持续不退或退而复升,中毒症状加重,频繁咳嗽,呼吸困难,咳出大量脓痰,多提示可能并发了肺脓肿；②若患儿病情突然加重,出现剧烈咳嗽、烦躁不安、呼吸困难、胸痛、面色青紫及患侧呼吸运动受限等,提示并发了气胸或脓气胸。

11-141　肺炎患儿有低氧血症表现,如气促、发绀,应尽早给氧。一般采用鼻导管给氧,氧流量 0.5～1 L/min,氧浓度不超过 40%；缺氧明显者可用面罩给氧,氧流量为 2～4 L/min,氧浓度为 50%～60%；出现呼吸衰竭时,应使用人工呼吸器或机械通气给氧。对于新生儿、婴幼儿,不主张持续高流量吸氧,氧浓度应低于 60%,以免氧中毒。

11-142　根据中华医学会儿科学分会呼吸学组 2008 年修订的《儿童支气管哮喘诊断与防治指南》,哮喘患儿的诊断标准为：①反复发作喘息、咳嗽、气促和胸闷,多与接触变应原、冷空气、物理、化学性刺激、呼吸道感染,以及运动等有关,常在夜间和(或)清晨发作或加剧；②发作时双肺可闻及散在或弥漫性、以呼气相为主的哮鸣音,呼气相延长；③上述症状和体征经抗哮喘治疗有效或自行缓解；④除外其他疾病所致的喘息、咳嗽、气促和胸闷。

11-143　咳嗽变异性哮喘是儿童慢性咳嗽最常见的原因之一,以咳嗽为唯一或主要表现,不伴有明显喘息。诊断依据：①咳嗽持续 4 周以上,常在夜间和(或)清晨发作或加重,以干咳为主；②临床上无感染征象,或经较长时间抗生素治疗无效；③抗哮喘药物诊断性治疗有效；④除外其他原因引起的慢性咳嗽；⑤支气管激发试验阳性和(或)肺功能最大呼气流量(peak expiratory flow, PEF)每天变异率(连续监测 1～2 周)≥20%；⑥患儿或一、二级亲属有特应性疾病史,或变应原检测阳性。以上①～④项为诊断基本条件。

11-144　哮喘持续状态的治疗措施：给氧、补液、纠正酸中毒。早期较大剂量全身应用糖皮质激素可在 2～3 天内控制气道炎症。可通过静脉滴注氨茶碱、吸入 β_2 受体激动剂、皮下注射肾上腺素缓解气道痉挛。对严重的持续性呼吸困难者可给予机械通气。

11-145　哮喘患儿的治疗目标：达到并维持症状的控制；维持正常活动,包括运动能力；使肺功能水平尽量接近正常；预防哮喘急性发作；避免因哮喘药物治疗导致的不良反应；预防哮喘导致的死亡。

综合应用题

11-146　(1)护理诊断：①清理呼吸道无效,与痰液黏稠不易咳出、气道分泌物堆积有关；②体温过高,与细菌或病毒感染有关。

(2)护理措施：①保持呼吸道通畅。协助患儿更换体位；用手轻拍患儿背部,促使痰液排出；对痰稠不易咳出者,可按医嘱给予雾化吸入,以稀释痰液,有利于咳出；呼吸道分泌物较多且排出不畅,可进行体位引流,必要时给予吸痰；遵医嘱使用解痉、祛痰等药物,促进排痰。②维持正常体温。密切观察体温变化,体温超过 38.5℃,给予物理降温或遵医嘱给予药物降温,防止发生惊厥。③保证充足的水分及营养供给。④保持口腔清洁。婴幼儿可在进食后喂适量温开水,以清洁口腔；年长儿应在晨起、餐后、睡前漱口。

11-147　(1)流行性感冒与普通感冒的区别见表 11-2。

表 11-2　流行性感冒与普通感冒的区别

项目	流行性感冒	普通感冒
病原体	流感病毒	鼻病毒、冠状病毒等
传染性	丙类传染病(按乙类管理)	非传染病
发病季节	有明显季节性	季节性不明显
发热程度	多高热(39～40℃),可伴寒战	不发热或轻、中度发热,无寒战
全身症状	头痛、全身肌肉酸痛、乏力	少或没有

续表

项目	流行性感冒	普通感冒
并发症	可见中耳炎、肺炎、心肌炎和脑膜炎等	罕见
发热持续时间	3～5天	1～2天
病程	5～10天	1～3天
病死率	较高,死亡多由并发症引起	较低

(2)护理措施：①创造安静、舒适的环境,酌情通风；②给予物理降温,松散包被,头部湿冷敷,乙醇擦浴,伴有大汗时及时更换衣裤和被褥,注意保持皮肤清洁卫生和床单干燥、舒适,防止皮肤受压和破损,注意有无虚脱现象；③饮食宜清淡,给予细软、易消化、高热量、高维生素、高蛋白和低脂饮食,鼓励多饮水,多吃新鲜水果和蔬菜；④严密观察体温、呼吸、脉搏和神志的变化,用药后观察治疗反应,及时复测体温并做好记录。

11-148 (1)支气管哮喘的诱发因素：①遗传因素；②变应原,屋螨是最常见的室内变应原,还有职业性变应原、药物及食物添加剂；③促发因素,如大气污染、吸烟、呼吸道病毒感染及围生期胎儿的环境；④其他,如剧烈运动、气候转变及多种非特异性刺激。

(2)指导患儿进行正确的雾化吸入的措施：①选择合适体位。1岁以上患儿采取坐位,若患儿不配合,可变换其他体位。②协助排痰。家属及时帮患儿清理呼吸道分泌物及鼻腔分泌物,保持呼吸道通畅,可有效提高雾化吸入的作用。对于年幼咳嗽无力、痰液黏稠不易排出的患儿,应选择在雾化中及雾化后轻扣其后背,手法为五指并拢呈杯状,由下向上,由外向内,利用手腕部力量叩击,借助于外力作用,促使痰液排出；扣背后,痰液多且黏稠、仍不易排出的患儿,可向护士寻求帮助,采取吸痰护理。③观察反应。雾化吸入时,出现一些情况应该及时停止,如患儿频繁咳嗽,则应暂停吸入,待呼吸平稳后再开始吸入。④雾化后的皮肤清洁。雾化完,嘱年长患儿漱口,用温毛巾擦净口鼻周围的雾水,防止药物刺激皮肤引起不适。

11-149 (1)大叶性肺炎的临床表现：高热、寒战、胸痛、咳嗽、咳痰及咳铁锈色痰(肺炎链球菌感染),严重者可有呼吸困难。

(2)主要护理诊断：①体温过高,与肺部感染有关；②清理呼吸道无效,与呼吸道分泌物过多有关；③气体交换受损,与肺部炎症有关；④潜在并发症：心力衰竭和(或)呼吸衰竭,与严重缺氧、酸中毒有关。

护理措施：①监测患儿生命体征,观察呼吸的性质、频率、节律、深度及有无呼吸困难。②持续监测体温,并给予物理降温,超过38.5℃时遵医嘱给予药物降温,为家属讲解物理降温的方法。③加强皮肤护理,保持患儿皮肤干燥,协助做好口腔护理。④保持呼吸道通畅,协助患儿更换体位。可抬高床头30°,必要时给予半卧位；指导患儿家属掌握拍背的方法,做到有效拍背、有效咳嗽；为患儿进行雾化吸入治疗,必要时给予吸痰,吸痰前指导家属拍背,吸痰过程中注意患儿SaO_2情况,吸痰后做好相应的护理记录；遵医嘱给予祛痰药,并观察用药后效果。⑤保持室内空气新鲜,早晚通风,注意为患儿保暖。⑥保持室内安静环境。

11-150 (1)该患儿出现了心力衰竭。依据：①呼吸加快,>60次/分；②心率加快,>180次/分,不能用哭吵、发热解释；③烦躁不安,面色苍白；④心音低钝,奔马律,颈静脉怒张；⑤肝脏迅速增大。

(2)首要护理问题：气体交换受损,与肺循环淤血及肺部感染有关。

护理措施：①应立即给予半坐卧位、吸氧、建立静脉通路,并报告医生,做好抢救准备；②遵医嘱予以心电、SaO_2监测,密切观察病情变化；③若患儿咳粉红色泡沫样痰,为肺水肿表现,可给患儿吸入20%～30%乙醇湿化的氧气,每次吸入时间不宜超过20分钟；④遵医嘱应用强心、利尿、抗炎等药物,静脉用药时滴速宜慢;⑤安抚患儿,保持病房舒适的温、湿度,增加患儿的舒适感。

11-151 (1) Ⅱ型呼吸衰竭临床表现:发绀,$PaO_2 \leqslant 60$ mmHg,$PaCO_2 > 50$ mmHg,缺氧伴有二氧化碳潴留;呼吸困难明显,心率、呼吸加快;神志淡漠,食欲下降。

(2) 正确氧疗措施:Ⅱ型呼吸衰竭患儿既有缺氧,又有二氧化碳潴留,此时呼吸中枢对二氧化碳的刺激已不敏感,主要依靠缺氧来维持其兴奋性。因此,应该使用低流量鼻导管(或鼻塞)吸氧,氧浓度为24%～28%,氧流量为1～2 L/min。若氧疗浓度及吸氧方式不当,常导致氧疗失败。

(胡禅静 江艳)

第十二章

循环系统疾病患儿的护理

选择题(12-1～12-90)

A1 型单项选择题(12-1～12-32)

12-1 胚胎约于第几周开始建立循环功能
A. 第 2 周 B. 第 4 周
C. 第 6 周 D. 第 8 周
E. 第 12 周

12-2* 妊娠期,影响心脏形成的关键时期是胚胎发育的
A. 2 周内 B. 第 2～8 周
C. 第 10～18 周 D. 第 20～28 周
E. 28 周以后

12-3* 正常胎儿血液循环中下列哪个部位的血氧含量最高
A. 脐动脉 B. 脐静脉
C. 右心房 D. 右心室
E. 主动脉

12-4 正常情况下,婴儿出生后,血液循环发生改变,大多数人卵圆孔闭合是在出生后的
A. 3～5 个月 B. 5～7 个月
C. 7～9 个月 D. 12 个月
E. 18 个月

12-5* 正常情况下 2 岁以内小儿的心尖搏动位置在
A. 左锁骨中线第 5 肋间交界处
B. 左侧第 5 肋间与锁骨中线以内 0.5～1 cm 处
C. 左侧第 5 肋间锁骨中线外侧
D. 左侧第 4 肋间锁骨中线外侧
E. 左侧第 4 肋间与锁骨中线以内 0.5～1 cm 处

12-6* 新生儿正常心率范围为
A. 120～140 次/分
B. 110～130 次/分
C. 100～120 次/分
D. 80～100 次/分
E. 60～80 次/分

12-7* 3 岁儿童正常血压大约为
A. 86/57 mmHg B. 72/48 mmHg
C. 90/60 mmHg D. 88/58 mmHg
E. 90/60 mmHg

12-8* 出生 15 小时后,婴儿动脉导管功能性关闭,大约 95% 婴儿的动脉导管在出生后多久解剖性闭合
A. 3～4 个月 B. 5～7 个月
C. 7～9 个月 D. 1 岁
E. 18 个月

12-9* 房间隔缺损的血流动力学改变常会引起
A. 左心房、左心室扩大
B. 右心房、右心室扩大
C. 右心房、右心室、左心室扩大
D. 左心房、左心室、右心室扩大
E. 左心房、右心房、右心室扩大

12-10* 体格检查时,听诊肺动脉瓣区第二心音固定分裂见于
A. 房间隔缺损 B. 肺动脉狭窄
C. 法洛四联症 D. 室间隔缺损
E. 动脉导管未闭

12-11* 最常见的先天性心脏病类型是
A. 房间隔缺损　　B. 室间隔缺损
C. 法洛四联症　　D. 肺动脉狭窄
E. 动脉导管未闭

12-12* 房间隔缺损患儿的最佳手术时间是
A. 1岁以内　　B. 1～2岁
C. 3岁以前　　D. 3～5岁
E. 6岁以后

12-13* 下列哪种情况是行房间隔缺损修补术的绝对禁忌证
A. 患儿＜12月龄
B. 患儿合并不可逆性肺动脉高压
C. 患儿合并卵圆孔未闭
D. 患儿房间隔缺损较大时
E. 患儿合并动脉导管未闭

12-14* 患有以下哪种先天性心脏病时，患儿会出现下半身青紫
A. 主动脉缩窄　　B. 房间隔缺损
C. 室间隔缺损　　D. 法洛四联症
E. 动脉导管未闭

12-15* 最容易并发脑脓肿的先天性心脏病类型是
A. 动脉导管未闭　　B. 室间隔缺损
C. 房间隔缺损　　D. 肺动脉狭窄
E. 法洛四联症

12-16* 左向右分流型先天性心脏病最易继发
A. 充血性心力衰竭
B. 呼吸道感染
C. 体格发育障碍
D. 脑血栓形成
E. 亚急性细菌性心内膜炎

12-17* 室间隔缺损患儿出现持续性青紫的病理生理改变最主要的原因是
A. 左心室压力增高
B. 肺动脉压力增高
C. 主动脉狭窄程度
D. 右心房负荷加重
E. 左心房增大

12-18* 下列先天性心脏病中，哪种属于无分流型
A. 房间隔缺损　　B. 室间隔缺损
C. 动脉导管未闭　　D. 法洛四联症
E. 右位心

12-19* 以下哪项是动脉导管未闭的特征性体征
A. 左心房、左心室增大
B. 股动脉枪击音
C. 胸骨左缘第2肋间连续性机器样杂音
D. 水冲脉
E. 严重贫血

12-20* 早产的动脉导管未闭患儿可以通过口服下列哪种药物，促进动脉导管关闭
A. 吲哚美辛　　B. 普萘洛尔
C. 吗啡　　D. 呋塞米
E. 前列腺素抑制剂

12-21* 肺动脉狭窄患儿合并以下哪种情况时会有青紫的临床表现
A. 房间隔缺损　　B. 室间隔缺损
C. 肺动脉高压　　D. 动脉导管未闭
E. 右心室肥大

12-22* 右向左分流型心脏病又称为青紫型先天性心脏病，下面哪项属于此类
A. 室间隔缺损　　B. 房间隔缺损
C. 动脉导管未闭　　D. 法洛四联症
E. 肺动脉狭窄

12-23* 法洛四联症患儿出现蹲踞现象，是为了
A. 增加心、脑血液供应量
B. 缓解疲劳
C. 减少回心血量
D. 增加体循环压力，减少静脉回心血量，减轻心脏负荷
E. 减少下肢耗氧量

12-24* 法洛四联症患儿突然缺氧发作，是由于
A. 长期脑缺氧　　B. 并发脑血栓
C. 并发脑脓肿　　D. 心力衰竭
E. 肺动脉狭窄处肌肉痉挛

12-25* 法洛四联症患儿的青紫程度取决于

A. 室间隔缺损的大小
B. 肺动脉狭窄的程度
C. 主动脉骑跨的程度
D. 房间隔缺损的程度
E. 右心室肥厚的程度

12-26* 护理法洛四联症患儿,要注意保证入水量,防止脱水。其目的是为了防止
A. 便秘
B. 休克
C. 血栓栓塞
D. 心力衰竭
E. 肾衰竭

12-27* 使用洋地黄类药物治疗急性心力衰竭患儿时,以下哪项操作是错误的
A. 每次用药前应测量患儿脉搏,脉率<90次/分时应停药
B. 注意按时、按量给药
C. 注意观察有无恶心、呕吐、色视等现象
D. 同时给服钙剂,以增强其作用
E. 鼓励患儿进食含钾丰富的食物

12-28* 儿童心肌炎最常见的病原体是
A. 柯萨奇病毒   B. 腺病毒
C. 轮状病毒   D. 流感病毒
E. 疱疹病毒

12-29* 儿童病毒性心肌炎常见的病原体中不包括
A. 柯萨奇病毒
B. 脊髓灰质炎病毒
C. 流感病毒
D. EB病毒
E. 轮状病毒

12-30* 下列哪项不是病毒性心肌炎的临床表现
A. 心动过速   B. 心律不齐
C. 心音低钝   D. 心前区不适
E. 面色青紫

12-31* 病毒性心肌炎急性期患儿在体温稳定后仍需卧床休息
A. 1~2周   B. 3~4周

C. 5~6周   D. 3~4个月
E. 5~6个月

12-32* 在病毒性心肌炎的治疗中,能够通过清除自由基的作用来改善心肌细胞代谢的药物是
A. 维生素C   B. FDP
C. 丹参或黄芪 D. 丙种球蛋白
E. 糖皮质激素

✎ A2型单项选择题(12-33~12-55)

12-33* 患儿,女性,2.5岁。既往多次感染肺炎,平时无青紫,活动后稍有气促。体格瘦小,体格检查时胸骨左缘第2~3肋间可闻及收缩期杂音。其最可能的诊断是
A. 房间隔缺损   B. 室间隔缺损
C. 法洛四联症 D. 动脉导管未闭
E. 肺动脉狭窄

12-34 患儿,男性,3岁。自1岁时出现活动后气促、乏力,常喜下蹲位,发绀。胸骨左缘2~4肋间闻及Ⅲ级收缩期杂音,可见杵状指。首先考虑
A. 房间隔缺损   B. 动脉导管未闭
C. 法洛四联症 D. 室间隔缺损
E. 右位心

12-35* 患儿,男性,4岁。平时无青紫,但活动后气短,易患肺炎,发育落后于同龄儿。胸骨左缘第3~4肋间可闻及Ⅳ级全收缩期杂音,肺动脉瓣第二心音亢进。考虑为
A. 房间隔缺损
B. 室间隔缺损
C. 动脉导管未闭
D. 肺动脉狭窄
E. 艾森曼格综合征

12-36* 患儿,男性,2岁。出生后6个月开始出现口唇青紫,活动时喜蹲踞,近2天起出现发热、腹泻。体格检查见轻度杵状指,胸骨左缘第3肋间可闻及Ⅲ

级全收缩期杂音,肺动脉瓣第二心音减弱。护理该患儿时,尤其应注意

A. 预防感染
B. 绝对卧床休息
C. 供给足够的能量
D. 供给足够的液体
E. 保持呼吸道通畅

12-37* 患儿,女性,4岁。生长发育正常。胸骨左缘第3～4肋间可闻及Ⅱ/Ⅵ级收缩期吹风样杂音,柔和,卧位较坐位响亮。最可能的诊断是

A. 生理性杂音　　B. 室间隔缺损
C. 肺动脉狭窄　　D. 动脉导管未闭
E. 法洛四联症

12-38* 患儿,男性,7月龄。体格检查发现胸骨左缘第2肋间有Ⅱ级收缩期杂音,肺动脉瓣第二心音稍亢进。胸部X线示右心室、右心房稍大。对该患儿最合适的处理是

A. 口服吲哚美辛治疗
B. 无须特殊处理
C. 立即做开胸手术治疗
D. 进行心内导管介入治疗
E. 建立合理生活制度,必要时择期手术

12-39 患儿,女性,9岁。平时经常咳嗽、气急。体格检查时发现胸骨左缘第2肋间有连续性机器样杂音,下半身青紫,杵状趾。应考虑

A. 房间隔缺损　　B. 室间隔缺损
C. 动脉导管未闭　D. 法洛四联症
E. 肺动脉狭窄

12-40 患儿,女性,4岁。曾诊断为先天性心脏病。2天前出现发热、咳嗽,2小时前出现烦躁、气促、发绀。护士应首先采取下述哪项措施

A. 吸氧　　　　　B. 镇静
C. 给予强心剂　　D. 给予利尿剂
E. 给予扩血管药

12-41* 患儿,男性,3岁。自幼青紫,生长发育落后,活动后喜蹲踞,现突然发生晕厥、抽搐。护士应意识到患儿最可能的情况是

A. 低钙抽搐
B. 化脓性脑膜炎
C. 高血压脑病
D. 法洛四联症脑缺氧发作
E. 低血糖

12-42 患儿,男性,8月龄。因肺炎并发急性心力衰竭,现用强心苷药物治疗。当出现下列哪种情况时,应及时停止用强心苷药物

A. 尿量增多　　　B. 心动过缓
C. 肝脏回缩　　　D. 水肿消退
E. 呼吸困难

12-43* 患儿,男性,5岁。曾患过肺炎,当时出现青紫,恢复后青紫消失,初步考虑为左向右分流型先天性心脏病。下列护理措施中错误的是

A. 避免剧烈运动
B. 取消免疫接种
C. 积极预防感染
D. 防止心力衰竭
E. 合理安排学习

12-44 患儿,男性,12岁。主诉胸闷、心悸、头晕、乏力,1周前有上呼吸道感染。心电图检查:室性期前收缩,T波低平。X线检查:心肺无特殊表现。应考虑该患儿患

A. 贫血　　　　　B. 支气管肺炎
C. 心力衰竭　　　D. 病毒性心肌炎
E. 先天性心脏病

12-45* 患儿,女性,6岁。患动脉导管未闭,病情较重,平时需用地高辛维持心脏功能。现因上呼吸道感染后诱发急性心力衰竭,按医嘱护士给患儿用毛花苷C,患儿出现恶心、呕吐、视物模糊。此时护士应采取的措施是

A. 调快输液速度
B. 禁食、胃肠减压
C. 密切观察患儿心率变化
D. 遵医嘱给予强心、利尿药
E. 暂停使用强心苷药物并通知医生

12-46* 患儿,女性,3岁。出生4个月后出现青紫,有剧烈哭闹时抽搐史。发育比同龄儿童差,平时经常感冒。体格检查:杵状指,嘴唇青紫明显;心前区闻及Ⅲ级收缩期喷射样杂音。X线胸片:肺血少、右心室增大。最可能的临床诊断是
A. 房间隔缺损   B. 室间隔缺损
C. 动脉导管未闭 D. 法洛四联症
E. 肺动脉狭窄

12-47* 患儿,男性,4岁。诊断为房间隔缺损,拟择期手术治疗。下列门诊护士对家长的健康教育要点中,错误的是
A. 该病为一种先天性心脏病
B. 经过治疗,大多数情况下预后良好
C. 治疗方案以手术为主
D. 术前最重要的是防止皮肤破损
E. 术前注意保暖、避免着凉、感冒

12-48* 患儿,女性,6月龄。患室间隔缺损,哭闹时常有口唇发绀。下列饮食护理中正确的是
A. 勿边喂食边吸氧
B. 每餐宜喂饱,以保证营养
C. 提供低蛋白、易消化食物
D. 喂哺后取仰卧位,以易消化
E. 喂哺过程中可暂停,予休息

12-49* 患儿,女性,2岁。出生时青紫,初步诊断为法洛四联症。近日家长带患儿就诊,准备手术。下列护理措施中错误的是
A. 进一步诊断检查
B. 预防感染
C. 保证睡眠和休息
D. 增加活动量

E. 吸氧

12-50* 患儿,女性,3岁。出生后即发现心脏有杂音,曾患肺炎3次,剧烈活动后气促,有时出现青紫。体格检查:生长发育落后。对患儿家长进行健康教育时,下列叙述中错误的是
A. 要求患儿绝对卧床休息
B. 供给充足的营养
C. 预防感冒,及时控制肺炎
D. 适时实施手术治疗
E. 做好保护性隔离,防止感染

12-51* 患儿,男性,8月龄。患室间隔缺损,因咳喘3天收入院。半小时前,患儿突发面色灰白、烦躁不安、呼吸困难,心率180次/分,呼吸60次/分,肝脏肋下5cm。最可能的原因是
A. 急性呼吸衰竭   B. 急性心力衰竭
C. 肺水肿   D. 病毒性心肌炎
E. 急性重型肝炎

12-52* 患儿,女性,3岁。患法洛四联症,心功能Ⅳ级。建议该患儿最佳手术时机为
A. 立即   B. 择期
C. 学龄前   D. 成年后
E. 心功能改善后

12-53* 患儿,女性,9岁。患先天性心脏病,应用强心苷类药物治疗。对其家长进行有关饮食营养的健康教育时,应强调多给患儿进食
A. 富含钠的食物
B. 富含钾的食物
C. 富含钙的食物
D. 富含镁的食物
E. 富含铁的食物

12-54 患儿,男性,10岁。患室间隔缺损,拟次日行室间隔缺损修补术。夜间护士巡视病房时,发现患儿不肯入睡,哭诉不想手术。此时患儿的主要护理问题是
A. 活动无耐力

B. 营养失调:低于机体需要量
C. 潜在并发症:心力衰竭
D. 有感染的风险
E. 恐惧和(或)焦虑

12-55* 患儿,男性,3岁。患病毒性心肌炎。出院时,护士对其进行健康教育,建议其限制重体力活动,预防病毒的重复感染。其目的是防止以下哪种疾病的发生
A. 风湿性心瓣膜病
B. 二尖瓣脱垂
C. 肥厚型心肌病
D. 扩张型心肌病
E. 限制型心肌病

A3型单项选择题(12-56~12-72)

(12-56~12-58共用题干)

患儿,女性,3岁。消瘦,生长发育落后。体格检查可闻及第2~3肋间Ⅲ级收缩期喷射性杂音,胸骨左缘下方可闻及舒张期隆隆样杂音。

12-56 该患儿最可能的诊断是
A. 房间隔缺损   B. 室间隔缺损
C. 法洛四联症   D. 动脉导管未闭
E. 肺动脉狭窄

12-57* 该患儿可能合并
A. 二尖瓣狭窄   B. 三尖瓣狭窄
C. 肺动脉瓣狭窄   D. 卵圆孔未闭
E. 主动脉瓣狭窄

12-58* 该患儿在以下哪种情况下会出现持续性青紫
A. 肺循环减少,体循环增多
B. 右心室压力大于左心室压力
C. 右心房压力大于左心房压力
D. 二尖瓣关闭不全,左心室增大
E. 二尖瓣关闭不全,右心室增大

(12-59~12-61共用题干)

患儿,男性,4岁。曾多次患肺炎,平时无发绀,活动后气促。体格瘦小,心前区隆起,胸骨左缘第2肋间闻及Ⅲ级连续性杂音,伴有水冲脉。

12-59 最可能的医疗诊断为
A. 房间隔缺损   B. 室间隔缺损
C. 法洛四联症   D. 动脉导管未闭
E. 肺动脉狭窄

12-60* 血流动力学改变主要为
A. 双向分流
B. 右向左分流
C. 体循环、肺循环血流量无变化
D. 体循环血流量增加,肺循环血流量减少
E. 体循环血流量减少,肺循环血流量增加

12-61* 该患儿的最佳治疗方法是
A. 口服阿司匹林治疗
B. 开胸根治手术
C. 介入封堵术
D. 吲哚美辛保守治疗
E. 先行姑息手术,等患儿长大后再手术治疗

(12-62~12-65共用题干)

患儿,男性,2.5岁。多汗、消瘦,生长发育落后于同龄小儿,哭闹时出现下半身青紫,现因发热、咳嗽、气急2天入院。体格检查:体温39.2℃;口唇发绀;双肺呼吸音粗,可闻及细湿啰音;心前区隆起,心率140次/分,胸骨左缘第2肋间可闻及粗糙、响亮的连续性机器样杂音,肺动脉瓣区第二心音增强;有毛细血管搏动征。

12-62* 护士认为该患儿可能患有的疾病是
A. 室间隔缺损   B. 房间隔缺损
C. 动脉导管未闭   D. 法洛四联症
E. 肺动脉狭窄

12-63* 该患儿已出现的并发症是
A. 支气管肺炎
B. 心力衰竭
C. 脑血栓
D. 亚急性细菌性心内膜炎
E. 脑脓肿

12-64* 患儿出现毛细血管搏动征的原因是
A. 收缩压增高
B. 收缩压降低
C. 舒张压增高
D. 舒张压降低,脉压增大
E. 收缩压和舒张压均降低

12-65 患儿出院时,护士对其家长做健康指导,以下哪项不妥
A. 合理安排患儿的饮食、生活
B. 按时进行预防接种
C. 避免到公共场所、人群集中的地方
D. 应卧床休息,手术前避免一切活动
E. 定期复查,择期手术

(12-66~12-68 共用题干)

患儿,3 月龄。消瘦、多汗、气短,因肺炎住院治疗。体格检查中发现有心脏杂音,经 X 线、超声心动图等检查,诊断为室间隔缺损。

12-66 该患儿先天性心脏病的类型是
A. 右向左分流型
B. 左向右分流型
C. 无分流型
D. 青紫型
E. 以上均不是

12-67* 该类先天性心脏病易并发
A. 支气管肺炎
B. 心力衰竭
C. 亚急性细菌性心内膜炎
D. 上呼吸道感染
E. 以上均是

12-68* 该患儿在以下哪种情况下会发生青紫表现
A. 左心室压力增高
B. 肺动脉压力增高
C. 主动脉狭窄增大
D. 右心房负荷加重
E. 主动脉压力增高

(12-69~12-72 共用题干)

患儿,女性,2岁。自幼青紫,生长发育落后于同龄儿,反复上呼吸道感染,现因发热、咳嗽 3 天入院。体格检查:体温 38.5℃;口唇发绀;咽部充血;双肺呼吸音粗,无干、湿啰音,心率 136 次/分,胸骨左缘第 2～4 肋间可闻及Ⅱ～Ⅲ级喷射性收缩期杂音;指(趾)端青紫明显,有杵状指。

12-69 该患儿可能患的疾病是
A. 室间隔缺损   B. 房间隔缺损
C. 动脉导管未闭 D. 法洛四联症
E. 肺动脉狭窄

12-70* 安排患儿做胸部 X 线检查,预计其结果可能是
A. 肺野充血
B. 肺血管影增粗,肺动脉段突出
C. 心尖圆钝上翘,肺动脉凹陷,呈"靴形"心影
D. 两侧肺纹理增粗,有斑片状阴影
E. 左、右心室扩大

12-71 患儿入院后 1 小时,因哭闹突然晕厥、抽搐,可能出现了
A. 脑缺氧发作   B. 脑脓肿
C. 脑血栓   D. 中毒性脑病
E. 脑出血

12-72 此时护士应首先采取下述哪项措施
A. 吸氧
B. 镇静
C. 置患儿于膝胸卧位
D. 报告医生
E. 准备吗啡、普萘洛尔等抢救药品

✎ A4 型单项选择题(12-73~12-90)

(12-73~12-75 共用题干)

患儿,男性,3 岁。哭闹时出现口唇发绀,听诊闻及胸骨左缘收缩期杂音。

12-73* 考虑其为先天性心脏病最具有诊断价值的检查是
A. 心电图   B. X 线
C. 超声心动图   D. 血常规
E. 心肌标志物

12-74 患儿 X 线检查提示心影增大、呈"靴

形",肺门血管影缩小,肺纹理减少,透亮度增加。该患儿最可能的诊断是
A. 房间隔缺损   B. 室间隔缺损
C. 法洛四联症   D. 动脉导管未闭
E. 肺动脉狭窄

12-75 患儿近期有腹泻症状,医护人员除了正常的对症治疗外,还需要嘱咐家长回家后要特别注意
A. 嘱患儿多饮水
B. 增加患儿活动量
C. 做好保护性隔离
D. 减少外出,避免感染
E. 增加摄入量,补充营养

(12-76~12-79 共用题干)
患儿,女性,9岁。体格消瘦,平素生长发育落后同龄儿,经常咳嗽、气急。体格检查:胸骨左缘第2肋间有连续性机器样杂音。超声心动图提示左心房和左心室内径增宽,主动脉内径增宽,肺动脉与降主动脉之间有导管存在。

12-76 该患儿可能的诊断是
A. 房间隔缺损   B. 室间隔缺损
C. 动脉导管未闭 D. 法洛四联症
E. 肺动脉狭窄

12-77 患儿近期出现下半身青紫的症状,可能发生了
A. 肺动脉压力升高
B. 大动脉起源异常
C. 肺动脉狭窄
D. 右心室负荷增加
E. 主动脉痉挛

12-78 患儿今晨出现咳嗽、气促。听诊双肺布满湿啰音,心音低钝,可闻及奔马律。此时患儿可能的病情变化是
A. 支气管肺炎
B. 脑血栓
C. 亚急性细菌性心内膜炎
D. 脑脓肿
E. 心力衰竭

12-79* 患儿目前应采取的治疗方案是

A. 阿司匹林口服保守治疗
B. 使用抗生素控制感染
C. 绝对卧床休息,避免一切活动
D. 安排紧急手术
E. 强心、利尿治疗后择期手术

(12-80~12-82 共用题干)
患儿,男性,5岁。1周前曾有呕吐、腹泻3天,诊断为肠道感染。近日出现胸闷、乏力。体格检查:心脏扩大,第一心音低钝,心率快,达145次/分。心电图提示室性心动过速。心肌酶检查:血清肌酸激酶及其同工酶、肌钙蛋白T升高。

12-80* 该患儿最可能的诊断是
A. 病毒性心肌炎 B. 扩张型心肌病
C. 心力衰竭   D. 心肌缺血
E. 房间隔缺损

12-81 患儿在急性期需要卧床休息多长时间
A. 1~2 周   B. 2~3 周
C. 3~4 周   D. 4~5 周
E. 5~6 周

12-82* 患儿在治疗过程中,遵医嘱应用毛花苷C静脉推注,使用过程中应注意
A. 为达到最好疗效,应该快速静脉推注
B. 发现心率明显减慢,立即暂停推注
C. 出现心律失常,可继续静脉推注
D. 在推注过程中出现头晕、恶心症状,可放慢速度继续推注
E. 使用后未明显好转者,可立即予第2剂

(12-83~12-86 共用题干)
患儿,女性,3月龄。出生后反复发生3次支气管肺炎。胸骨左缘第3肋间可闻及Ⅲ级收缩期杂音,肺动脉瓣第二心音增强。超声心动图提示室间隔上段见大量左向右红色过隔血流信号,室间隔上段见4.7mm回声失落,各组瓣膜形态、结构未见异常,主动脉及肺动脉内径正常。

12-83 该患儿可能的诊断是

A. 房间隔缺损　　B. 室间隔缺损
C. 动脉导管未闭　D. 肺动脉狭窄
E. 大动脉起源异常

12-84* 患儿患先天性心脏病最主要的病因是
A. 宫内病毒感染
B. 孕母接触放射线
C. 孕母受药物影响
D. 孕母患代谢性疾病
E. 孕母妊娠年龄较大

12-85* 该患儿最佳的手术时机是
A. 即刻　　　　B. 6月龄后
C. 1岁后　　　D. 3岁后
E. 保守治疗,无须手术

12-86* 以下护士对家长的健康教育中,哪项是错误的
A. 保证患儿睡眠休息时间
B. 为保证充足营养,可增加患儿每顿奶量
C. 注意患儿体温及天气变化,及时添减衣物
D. 患儿没有特殊情况,可以按时预防接种
E. 尽量避免去人群密集的地方,避免交叉感染

(12-87~12-90 共用题干)

患儿,女性,6月龄。咳嗽2天,发热1天伴喘入院。患儿精神欠佳,时有烦躁、哭闹,吃奶量减少。急性病容,呼吸急促,口周发绀。

12-87* 该患儿目前首要的护理问题是
A. 活动无耐力
B. 气体交换受损
C. 体液不足
D. 有感染的风险
E. 疼痛

12-88* 入院给予鼻导管氧气吸入后行体格检查,体温38.5℃,呼吸54次/分,脉搏180次/分,肝肋下3cm左右。目前该患儿可能发生了
A. 呼吸衰竭　　B. 心力衰竭

C. 心肌缺血　　D. 哮喘发作
E. 肺部感染

12-89* 对该患儿应立即采取的措施是
A. 静脉注射10%葡萄糖溶液
B. 静脉注射地塞米松
C. 静脉滴注10%葡萄糖酸钙溶液
D. 静脉注射毛花苷C
E. 静脉滴注酚妥拉明

12-90* 患儿病情缓解后,进一步检查,胸骨左缘第2肋间可闻及Ⅲ级收缩期喷射性杂音,肺动脉瓣第二心音增强。可诊断为
A. 室间隔缺损伴肺动脉狭窄
B. 房间隔缺损伴肺动脉狭窄
C. 室间隔缺损伴三尖瓣狭窄
D. 房间隔缺损伴肺动脉狭窄
E. 动脉导管未闭伴肺动脉狭窄

名词解释题(12-91~12-100)

12-91 青紫型先天性心脏病
12-92 VSD
12-93 动脉导管未闭
12-94 艾森曼格综合征
12-95 肺动脉狭窄
12-96 TOF
12-97 肺门舞蹈症
12-98 差异性紫绀
12-99 病毒性心肌炎
12-100 心力衰竭

简述问答题(12-101~12-112)

12-101 出生后人体血液循环是如何变化的?
12-102 根据心脏左、右心腔或大血管间有无直接分流和临床有无青紫,将先天性心脏病分为哪几大类?
12-103 室间隔缺损按照缺损位置可分为哪几种常见的类型?

12-104 动脉导管未闭的临床表现有哪些?

12-105 法洛四联症一般由哪几种畸形组成?

12-106 法洛四联症的临床表现有哪些?

12-107 心导管介入治疗术后的护理要点有哪些?

12-108 肺动脉狭窄的临床表现有哪些?

12-109 洋地黄类药物的不良反应有哪些?

12-110 儿童应用强心苷药物治疗心力衰竭时,应注意什么?

12-111 病毒性心肌炎的临床表现及分期有哪些?

12-112 简述儿童心力衰竭的临床诊断指征。

综合应用题(12-113～12-115)

12-113 患儿,男性,3.5岁,体重10 kg。发现心脏杂音3年,咳嗽、咳痰2天,加重伴发热1天。体格检查:体温38℃,呼吸40次/分;神志清楚,发育落后,消瘦,皮肤、黏膜未见发绀;心前区膨隆,心率136次/分,律齐,胸骨左缘第3～4肋间可闻及Ⅲ～Ⅳ级粗糙的全收缩期反流性杂音,可触及收缩期震颤,肺动脉瓣第二心音增强;双肺叩诊清音,呼吸音粗,左肺底部可闻较密中、小湿啰音;腹软,肝肋下0.5 cm,脾未及。胸部X线检查:心脏外形中度增大,以左心室为主,肺纹理粗。心电图检查显示左心室肥大。

请解答:

(1) 该患儿患哪种先天性心脏病?

(2) 目前可能发生了什么并发症?

(3) 列出目前患儿存在的护理问题(至少3项)。

(4) 主要的护理措施。

12-114 患儿,女性,1.5岁,身长82 cm,体重7 kg。出生后3个月起青紫逐渐明显,活动后出现气急,吃奶后出现呼吸困难、烦躁,进而青紫加重,继而出现晕厥,后急诊入院。体格检查:生长发育明显落后,体温36.5℃,心率134次/分,血压75/58 mmHg;口唇、指(趾)甲发绀明显,伴杵状指(趾);听诊双肺呼吸音清,胸骨左缘可闻及Ⅲ级收缩期杂音,肺动脉瓣第二心音减弱。胸部X线提示心影增大,呈现"靴形";SaO_2 82%;心电图提示右心室肥大。

请解答:

(1) 该患儿最可能的诊断是什么?

(2) 患儿气促,青紫加重,继而出现晕厥时,护士应该怎么处理?

(3) 该患儿目前的主要护理诊断是什么?

(4) 根据护理诊断,请制订出相应的护理方案。

12-115 患儿,女性,10岁。发热2天,呕吐3次,今晨主诉胸闷不适、乏力。体格检查:心率120次/分,血压73/50 mmHg。SaO_2 95%。心电图显示室性心动过速,T波压低。

请解答:

(1) 该患儿可能的诊断是什么?为明确诊断需行什么检查?

(2) 该患儿目前的治疗方案有哪些?

(3) 该患儿如果突发呼吸急促、面色苍白、心率增快,听诊心音低钝,可能发生了什么?

(4) 应如何处理?

答案与解析

A1型单项选择题

12-1 B	12-2 B	12-3 B	12-4 B
12-5 D	12-6 B	12-7 A	12-8 D
12-9 B	12-10 A	12-11 B	12-12 D
12-13 B	12-14 E	12-15 E	12-16 B
12-17 B	12-18 E	12-19 C	12-20 A
12-21 A	12-22 B	12-23 D	12-24 E
12-25 B	12-26 C	12-27 D	12-28 A

第十二章 循环系统疾病患儿的护理

12-29 E 12-30 E 12-31 B 12-32 A

A2 型单项选择题

12-33 A 12-34 C 12-35 B 12-36 D
12-37 A 12-38 E 12-39 C 12-40 B
12-41 D 12-42 B 12-43 B 12-44 D
12-45 E 12-46 D 12-47 D 12-48 A
12-49 D 12-50 A 12-51 B 12-52 E
12-53 B 12-54 E 12-55 D

A3 型单项选择题

12-56 A 12-57 B 12-58 C 12-59 D
12-60 E 12-61 C 12-62 C 12-63 B
12-64 D 12-65 D 12-66 B 12-67 A
12-68 B 12-69 D 12-70 C 12-71 A
12-72 C

A4 型单项选择题

12-73 C 12-74 C 12-75 A 12-76 C
12-77 A 12-78 E 12-79 E 12-80 A
12-81 C 12-82 A 12-83 B 12-84 C
12-85 B 12-86 B 12-87 B 12-88 B
12-89 D 12-90 B

部分选择题解析

12-2 解析： 心脏于胚胎第 2 周开始形成，约于第 4 周起有循环功能，第 8 周形成具有 4 个腔的心脏。因此，妊娠第 2～8 周是胚胎心脏发育的关键时期，也是预防先天性心血管畸形的重要时期。

12-3 解析： 胎儿时期的营养代谢和气体交换是通过脐血管在胎盘与母体之间以弥散的方式进行。含氧量较高的动脉血经脐静脉进入胎儿体内，然后在肝脏下缘分流成 2 支，故脐静脉含氧量最高。

12-5 解析： 儿童心脏在胸腔中的位置随着年龄的改变而改变，2 岁以内的婴幼儿心脏多呈横位，心尖冲动位于左侧第 4 肋间锁骨中线外侧。

12-6 解析： 随着年龄的增长，儿童心率逐渐减慢，新生儿平均 120～140 次/分，1 岁以内为 110～130 次/分，2～3 岁为 100～120 次/分，4～7 岁为 80～100 次/分，8～14 岁为 70～90 次/分。

12-7 解析： 2 岁以后患儿收缩压计算公式：收缩压(mmHg)＝年龄×2＋80 mmHg，舒张压为收缩压的 2/3。

12-8 解析： 出生后肺循环压力降低，体循环压力增高，使得流经动脉导管内的血流逐渐减少，最后停止。婴儿在出生 15 小时后动脉导管功能性关闭，出生后 3～4 个月时 80% 的婴儿、1 岁时 95% 的婴儿动脉导管解剖性闭合。

12-9 解析： 房间隔缺损分流导致右心房和右心室舒张期负荷过重而产生右心房和右心室增大、肺循环血量增多和体循环血量减少。

12-10 解析： 房间隔缺损听诊时可闻及胸骨左缘第 2～3 肋间 Ⅱ～Ⅲ 级收缩期喷射性杂音，肺动脉瓣区第二心音增强或亢进，并呈不受呼吸影响的固定分裂。

12-11 解析： 室间隔缺损是最常见的先天性心脏病，发病率占儿童先天性心脏病的 30%～50%。

12-12 解析： 1 岁以内患儿分流量小，无症状，有自行闭合的可能，一般不主张手术治疗。1 岁以上者只要明确诊断，即可手术修补治疗，最佳手术年龄为 3～5 岁。

12-13 解析： 房间隔缺损患儿唯一的手术禁忌证是不可逆性肺动脉高压。当静息时肺血管阻力升高到 8～12 U/m² 以上，使用肺血管扩张剂也不能下降至 7 U/m² 以下，即为手术禁忌证。

12-14 解析： 动脉导管的开放使主动脉和肺动脉之间存在通路，分流量的大小与导管粗细以及主、肺动脉之间的压差有关。由于主动脉压力高于肺动脉压力，故无论收缩期或舒张期动脉分流，肺循环血量增加，长期的左向右分流，刺激肺小动脉痉挛，肺循环压力升高，致右心室负荷加重，右心室逐渐肥大。当肺动脉压力超过主动脉时，即产生右向左分流，患儿呈现下半

221

身青紫。

12-15 解析: 法洛四联症由于长期缺氧、红细胞增加,血液黏稠度高、血流变慢引起脑血栓,若为细菌性血栓,易形成脑脓肿。

12-16 解析: 左向右分流型心脏病患儿由于体循环血流量减少,患儿多生长发育迟缓、消瘦、喂养困难,活动后乏力、多汗和气急。由于肺循环血液量增多,易反复患呼吸道感染。

12-17 解析: 室间隔缺损主要是左、右心室之间有一异常通道。由于左心室压力高于右心室,室间隔缺损随着病情的发展或分流量大时,可产生肺动脉高压。此时自左向右分流量减少,最后出现双向分流或反向分流而呈现持续性青紫。

12-18 解析: 无分流型心脏病是指心脏左、右两侧或动、静脉之间无异常通路或分流。右位心是在解剖位置上的心脏位置在右侧,但是从解剖结构上来说没有其他异常,所以是无分流型。

12-19 解析: 动脉导管未闭时,胸骨左缘第2肋间可闻及连续性机器样杂音,占据整个收缩期和舒张期,以收缩末期最响,向左锁骨下、颈部和肩部传导,常伴有震颤,肺动脉瓣第二心音亢进。由于脉压增宽,可出现周围血管征,如毛细血管搏动、水冲脉及股动脉枪击音等。

12-20 解析: 治疗早产儿动脉导管未闭可以应用吲哚美辛或阿司匹林口服,以抑制前列腺素合成,促使导管平滑肌收缩而关闭导管,但是对足月儿无效,不应使用。

12-21 解析: 由于肺动脉狭窄,右心室排出受阻,收缩期负荷加重,压力升高,导致右心室肥厚。当右心室失代偿时,右心房压力也升高,出现右心衰竭。如伴有房间隔缺损或卵圆孔未闭,可产生右向左分流而出现青紫。

12-22 解析: 青紫型先天性心脏病是先天性心脏病中最严重的一组,畸形的存在导致右心压力增高并超过左心,而使血液从右向左分流;或者大动脉起源异常时,导致大量回心静脉血进入体循环,引起全身持续性青紫,常见的有法洛四联症和大动脉错位等。

12-23 解析: 蹲踞时下肢屈曲受压,体循环阻力增加,使右向左分流减少,可使肺血流量增加。同时,下肢屈曲使静脉回心血量减少,减轻了右心室负荷,使右向左分流减少,从而缺氧症状暂时得以缓解。婴儿常喜竖抱时将双膝屈曲,大腿贴腹部,侧卧时双膝屈曲。年长儿常将双腿交叉,坐时更喜屈膝。在行走、活动或站立过久时,因气急而主动下蹲片刻再行走,为一种无意识的自我缓解缺氧和疲劳的体位。

12-24 解析: 法洛四联症患儿缺氧发作是由于在肺动脉漏斗部狭窄的基础上,突然发生该处肌肉痉挛,引起一时性肺动脉梗阻,使脑缺氧加重所致。每次发作可持续数分钟至数小时,常能自行缓解。年长儿常诉头晕、头痛。

12-25 解析: 法洛四联症患儿青紫的严重程度及出现的早晚与肺动脉狭窄程度成正比。

12-26 解析: 法洛四联症患儿血液黏稠度高,发热、出汗、呕吐、腹泻的时候体液减少,加重血液浓缩,易形成血栓,所以要注意补充充足的液体,必要时予以静脉输液支持。

12-27 解析: 洋地黄类药物易导致洋地黄中毒,在使用过程中须严密监测患儿心率情况,按时、按量服用。洋地黄中毒的不良反应有心律失常、胃肠道及神经系统反应,在使用过程中易导致血钾降低,须严密监测电解质,补充钾。

12-28 解析: 很多病毒感染可引起心肌炎,主要是肠道和呼吸道病毒,尤其是柯萨奇病毒最常见,约占半数以上。

12-29 解析: 病毒性心肌炎的发病机制尚不完全清楚,一般认为与病毒及其毒素早期经血液循环直接侵犯心肌细胞有关。主要是肠道和呼吸道病毒,尤其是柯萨奇病毒最常见,约占半数以上,其次为埃可病毒。其他病毒如腺病毒、脊髓灰质炎病毒、流感和副流感病毒、单纯疱疹病毒及腮腺炎病毒等均可引起心肌炎。轮状病毒是导致婴幼儿秋季腹泻的病原体,也可引起心肌的损害。另外,病毒感染后的变态反应和自身免疫也与该病的发病有关。

第十二章 循环系统疾病患儿的护理

12-30 解析: 轻型心肌炎患儿可无自觉症状,仅表现为心电图的异常;一般患儿表现为精神萎靡、疲乏无力、食欲缺乏、恶心呕吐、腹痛、气促、心悸和心前区不适或胸痛。体格检查时第一心音低钝,出现奔马律,安静时心动过速,伴心包炎者可听到心包摩擦音;严重时甚至血压下降,发展为充血性心力衰竭或心源性休克。

12-31 解析: 急性期卧床休息,至体温稳定后3～4周,基本恢复正常时逐渐增加活动量。恢复期继续限制活动量,一般总休息时间不少于6个月。

12-32 解析: 治疗病毒性心肌炎可应用大剂量维生素C。维生素C有清除自由基的作用,可改善心肌代谢及促进心肌恢复,对心肌炎有一定疗效。

12-33 解析: 房间隔缺损患儿体格检查可见发育落后、消瘦、心前区隆起、心尖冲动弥散、心浊音扩大,胸骨左缘第2～3肋间可闻及Ⅱ～Ⅲ级收缩期喷射性杂音,肺动脉瓣第二心音增强或亢进,并呈不受呼吸影响的固定分裂。

12-35 解析: 室间隔缺损患儿体格检可见心前区隆起、心界向左下扩大,胸骨左缘第3～4肋间可闻及Ⅲ～Ⅴ级粗糙的全收缩期杂音,向心前区广泛传导,并可在杂音最响处触及收缩期震颤,肺动脉瓣第二心音增强。明显肺动脉高压者,肺动脉瓣第二心音显著亢进而心脏杂音较轻,此时右心室肥大较明显,左向右分流减少,当出现右向左分流时,患儿出现青紫表现。

12-36 解析: 患儿可能诊断为法洛四联症。法洛四联症患儿由于长期缺氧,血液黏稠度增加,易引起血栓,结合患儿有发热、腹泻症状,血容量不足,要注意液体的供给。

12-37 解析: 患儿为一个生长发育正常的健康小儿,结合听诊位置考虑为生理性杂音。生理性杂音,又称为无害性或功能性杂音,是指心血管系统无疾病存在或心脏内外无解剖及功能异常时所听到的杂音。健康小儿约半数有此杂音,部位在胸骨左缘第3～4肋间、心尖部或胸骨左缘与心尖之间。

12-38 解析: 题干中体格检查提示胸骨左缘第2肋间可闻及收缩期杂音,肺动脉瓣第二心音增强,考虑该患儿为房间隔缺损。房间隔缺损在1岁以内如果分流小,存在闭合可能性,所以可以帮助该患儿建立合理的生活作息制度,待后期复查情况或出现其他并发症时,再行择期手术。

12-41 解析: 法洛四联症脑缺氧发作常发生在晨起吃奶时或大便、哭闹后,出现阵发性呼吸困难、烦躁、青紫加重,严重者可突然昏厥、抽搐或发生脑血管意外。

12-43 解析: 对于青紫型心脏病患儿要注意建立合理的生活制度,供给充分的营养,预防感染,控制输液速度和量,预防心衰。同时注意观察病情,预防并发症的发生。发作期可延迟预防接种,在恢复后补种。

12-45 解析: 在使用洋地黄类药物时,要警惕其药物毒性。因其治疗量和中毒量之间相差很小,每个患儿对其耐受性和消除速度又有很大差异。而所列各种洋地黄剂量大都是平均剂量,在使用过程中,须根据患儿的临床表现进行剂量调整或停止用药。该患儿头痛、头晕、视物模糊的症状符合洋地黄中毒表现,应立即停止给药,继续观察。

12-46 解析: 患儿有青紫、杵状指的临床表现,高度怀疑患儿为法洛四联症,哭吵时抽搐考虑其缺氧发作。体格检查心前区闻及Ⅲ级收缩期喷射样杂音,以及X线胸片提示肺血少、右心室增大,均符合法洛四联症的症状及表现。

12-47 解析: 1岁以内的房间隔缺损分流小、无症状,有自行闭合的可能。1岁以上明确诊断者一般需要行手术治疗,最佳手术时间为3～5岁。其唯一的手术禁忌证就是不可逆性肺高压,行外科手术之前要注意避免交叉感染和手术时机延误,房间隔修补术预后情况良好。

12-48 解析: 左向右分流型先天性心脏病患儿出现发绀表现时,应考虑缺氧发作,应该先停止喂养,待症状缓解后继续,或者必要情况下予以鼻导管吸氧。但是不要一边吸氧一边喂奶,以防发生呛咳或呼吸困难。

12-49 解析：法洛四联症患儿需要建立合理的生活制度，保证睡眠和休息，根据病情安排合理的活动量，尽量减少心脏负担。同时还要注意保持充足的营养，喂养困难的患儿可以少食多餐。平时要注意体温变化，避免呼吸系统感染。

12-50 解析：先天性心脏病患儿需要建立合理的生活制度，保证睡眠和休息，根据病情安排合理的活动量，尽量减少心脏负担，病情严重的应卧床休息。供给充足的营养，避免感染，同时预防并发症的发生。

12-51 解析：先天性心脏病患儿出现呼吸急促、呼吸困难、缺氧的时候考虑其可能发生肺循环淤血。结合该患儿心率增快、肝脏增大的情况，此时该患儿可能发生了心力衰竭。

12-52 解析：法洛四联症患儿自然预后差，应尽早手术治疗。除突然缺氧发作不可缓解需要紧急手术外，法洛四联症心功能Ⅳ级者，最好等心功能改善后再行择期手术治疗。

12-53 解析：强心苷类药物可加强心肌收缩力，减慢心率、增加心输出量，从而改善各器官的血流灌注，改善心功能不全患儿的血流动力学变化。但其也有很多不良反应，在使用强心苷类药物时，观察患儿有无胃肠道、神经系统及心脏方面的不良反应；同时注意补充钾盐，可口服或静脉滴注氯化钾，停用排钾利尿剂。

12-55 解析：病毒性心肌炎患儿心肌收缩力减弱，组织供氧不足，在恢复期需要限制活动量，卧床休息，控制心力衰竭，预防继发扩张型心肌病。

12-57 解析：肺动脉瓣延迟关闭分流量大时，胸骨左缘下方可闻及舒张期隆隆样杂音(三尖瓣相对狭窄)。

12-58 解析：随年龄增长，房间隔缺损患儿体循环压力增高，肺阻力及右心室压力降低，心房水平自左向右的分流增加。分流造成右心房和右心室负荷过重而产生右心房和右心室增大、肺循环血流量增多和体循环血流量减少。分流量大时可致肺动脉压力升高，晚期当右心房压力大于左心房压力时，则可产生右向左分流，出现持续性青紫。

12-60 解析：动脉导管的开放使主动脉和肺动脉之间存在通路，分流量的大小与导管的粗细及主、肺动脉之间的压力差有关。由于主动脉压力高于肺动脉压力，故无论收缩期或舒张期，血液均自主动脉向肺动脉分流，肺循环血流量增加，回流至左心房和左心室的血流量增加，致左心房、左心室压力和负荷加重而肥厚扩大，甚至出现左心衰竭。

12-61 解析：近年来，介入性治疗已成为动脉导管未闭的首选方法，对于早产儿动脉导管未闭者，可早期应用吲哚美辛或阿司匹林口服，但对于足月儿是无效的。

12-62 解析：动脉导管未闭患儿因动脉导管的开放使主动脉和肺动脉之间存在通路，长期的左向右分流，刺激肺小动脉痉挛，肺循环压力升高，致右心室负荷加重，右心室逐渐肥大。如肺循环持续高压，则由功能性转变为器质性肺动脉高压。当肺动脉压力超过主动脉时，即产生右向左分流，患儿呈现下半身青紫。

12-63 解析：动脉导管未闭易导致反复呼吸道感染及充血性心力衰竭。该患儿出现心率增快，听诊满肺细湿啰音，足以判断患儿此时可能合并心力衰竭。

12-64 解析：由于肺动脉分流使得动脉舒张压降低，收缩压多正常，脉压多＞40 mmHg，因可产生水冲脉、毛细血管搏动和股动脉枪击音等周围血管征。

12-67 解析：由于左心室压力高于右心室，室间隔缺损所引起的分流是自左向右，所以一般无青紫。左向右分流型心脏病患儿由于体循环血流量减少，患儿多生长发育迟缓、消瘦、喂养困难，活动后乏力、多汗和气急。由于肺循环血液量增加，易反复患呼吸道感染。

12-68 解析：随着病情发展或分流量增大，可产生肺动脉高压。此时自左向右分流量减少，最后出现双向分流或反向分流而呈现青紫。

12-70 解析：胸部X线检查可见右心室肥大，

使心尖圆钝上翘和漏斗部狭窄,心影呈"靴形"。肺门血管影缩小,肺纹理减少,透亮度增加。

12-73 解析:超声心动图是先天性心脏病诊断的首选检查方法,在术前首先可以明确是否存在先天性心脏病。比如,是简单的房间隔缺损、室间隔缺损,还是复杂的法洛四联症、大动脉转位等。在术中,通过超声的引导监测,有助于手术的顺利完成。

12-79 解析:动脉导管未闭患儿原则上都应该进行手术治疗,且应尽早治愈,可防止心力衰竭和感染性内膜炎的发生。

12-80 解析:题干中患儿1周前有过肠道感染,近期出现胸闷、乏力症状。根据病毒性心肌炎的发病机制,早期大多有呼吸道或肠道病毒感染,结合发病时的疲乏、胸闷症状,以及心电图检查,可以考虑该患儿的诊断为病毒性心肌炎。

12-82 解析:使用洋地黄时剂量应偏小,注意观察有无出现心率过慢、新的心律失常和恶心、呕吐等消化系统症状。如有上述症状,暂停用药并及时与医生联系处理,避免洋地黄中毒。

12-84 解析:儿童先天性心脏病主要由孕早期宫内感染导致,如风疹、流行性感冒、流行性腮腺炎或柯萨奇病毒感染等。

12-85 解析:室间隔缺损若缺损不大(≤5 mm),可等到患儿6月龄以后,根据情况处理。如无自愈可能,则可择期手术。对于位置合适的室间隔缺损,亦可考虑选择介入治疗,但不是所有类型的室间隔缺损都可选择介入治疗。

12-86 解析:先天性心脏病患儿宜少食多餐,避免突然增加液体摄入量导致心力衰竭发生。

12-87 解析:患儿目前首先要解决的是缺氧问题。根据题干,考虑目前存在呼吸道感染,目前首要护理问题是气体交换受损。

12-88 解析:心率、呼吸增快,肝脏增大均提示患儿此时可能发生了急性心力衰竭。

12-89 解析:心力衰竭伴有心率增快时可考虑静脉使用毛花苷C强心治疗,在推注前须关注

心率情况。

12-90 解析:房间隔缺损体格检查可见:体格发育落后、消瘦,心前区隆起,心尖搏动弥散,心浊音界扩大,胸骨左缘2~3肋间可闻及Ⅱ~Ⅲ级收缩期喷射性杂音(肺动脉瓣相对狭窄),肺动脉瓣第二心音增强或亢进。如果遇到并发胸骨左缘下方可闻及舒张期隆隆样杂音,提示存在三尖瓣相对狭窄。其相关并发症常见的为肺炎,至青中年期可合并心律失常、肺动脉高压和心力衰竭。

名词解释题

12-91 青紫型先天性心脏病又称为右向左分流型心脏病,是先天性心脏病中最严重的一组。由于畸形的存在导致右心压力增高并超过左心而使血液从右向左分流;或者大动脉起源异常时导致大量回心静脉血进入体循环,引起全身持续性青紫。常见的有法洛四联症和大动脉错位等。

12-92 VSD 即室间隔缺损(ventricular septal defect),是最常见的先天性心脏病,发病率占儿童先天性心脏病的30%~50%。室间隔缺损是心脏胚胎发育异常而形成左、右心室间的异常通道,它可单独存在,也可与其他心脏畸形同时存在。

12-93 动脉导管是胎儿时期肺动脉与主动脉间的正常通道,是胎儿血液循环的重要途径。出生后,随着呼吸的开始,肺循环压力降低,PaO_2 升高,动脉导管于出生后数小时至数天在功能上关闭;出生后3个月左右解剖上亦完全关闭。若持续开放并出现左向右分流即为动脉导管未闭。根据未闭的动脉导管大小、长短和形态,一般分为3型:管型、漏斗型和窗型。

12-94 艾森曼格综合征是一组先天性心脏病发展的结果。室间隔缺损是左、右心室之间有一异常通道,由于左心室压力高于右心室,随着病情发展或分流量大时,可产生肺动脉高压,当肺动脉高压显著并产生自右向左分流时,临床出现持久性青紫,即称艾森曼格综合征。

12-95　肺动脉狭窄为右心室流出道梗阻的先天性心脏病,按狭窄部位的不同,可分为肺动脉瓣狭窄、漏斗部狭窄、肺动脉干及肺动脉分支狭窄,其中以肺动脉瓣狭窄最常见。其发病率占先天性心脏病的10%～20%。

12-96　TOF,即法洛四联症(tetralogy of fallot),是1岁以后儿童最常见的青紫型先天性心脏病,由以下4种畸形组成:肺动脉狭窄、室间隔缺损、主动脉骑跨、右心室肥厚。

12-97　胸部X线检查时,可见心脏外形呈轻、中度扩大,以右心房、右心室增大为主,肺动脉段突出,肺门血管影增粗,肺野充血,主动脉影缩小,透视下可见肺门、肺动脉总干及分支随心脏搏动而一明一暗的情景称为肺门舞蹈症。

12-98　差异性紫绀是指动脉导管的开放使主动脉和肺动脉之间存在通路,长期的左向右分流,刺激肺小动脉痉挛,肺循环压力升高,致右心室负荷加重,右心室逐渐肥大。若肺循环持续高压,则由功能性转变为器质性肺动脉高压。当肺动脉压力超过主动脉时,即产生右向左分流,患儿呈现下半身青紫。

12-99　病毒性心肌炎是指病毒侵犯心肌,引起心肌细胞变性、坏死和间质炎症。除心肌炎外,部分病例可伴有心包炎和心内膜炎。该病临床表现轻重不一,轻者预后大多良好;重者可发生心力衰竭、心源性休克,甚至猝死。近年统计,儿童病毒性心肌炎的发病率在上升,但重型患儿仍仅占少数。

12-100　心力衰竭,简称心衰,是指心肌收缩或舒张功能下降,即心输出量绝对或相对不足,不能满足全身组织代谢需要的病理状态,是小儿危重急症之一。

简述问答题

12-101　出生后人体血液循环的主要改变是胎盘血液循环停止而肺循环建立,血液气体交换由胎盘转移至肺。①肺循环阻力下降:出生后脐血管被剪断结扎,呼吸建立,开始在肺进行气体交换,由于肺泡的扩张和氧分压的增加,使肺小动脉管壁肌层逐渐退化,管壁变薄、扩张,肺循环压力降低,故肺血流量明显增多。②卵圆孔关闭:肺膨胀后肺血流量增多,由肺静脉回流到左心房的血液增多,左心房压力因而也增高,当左心房压力超过右心房压力时,卵圆孔则发生功能上的关闭。出生后5～7个月时,卵圆孔解剖上大多闭合,15%～20%的人可保留卵圆孔,但无左向右分流。③动脉导管关闭:自主呼吸使体循环SaO_2增高,直接促使动脉导管壁平滑肌收缩、前列腺素E浓度下降(前列腺素E是维持胎儿动脉导管开放的重要因素),故导管逐渐闭塞,动脉导管形成功能性关闭。出生后3～4个月80%的婴儿、1岁时95%的婴儿会形成解剖上的闭合。

12-102　先天性心脏病的分类:①左向右分流型(潜伏青紫型)。在左、右心之间或主动脉与肺动脉之间有异常通路,正常情况下,由于体循环压力高于肺循环,所以血液从左向右分流而不出现青紫。当屏气、剧烈哭闹或其他病理情况致肺动脉和右心室压力增高并超过左心压力时,可出现含氧量低的血液自右向左分流的情况,从而出现暂时性青紫,故又称为潜伏青紫型。②右向左分流型(青紫型)。为先天性心脏病中最严重的一组,由于心脏畸形的存在,导致右心压力增高并超过左心而使血液从右向左分流,或者大动脉起源异常时,导致大量回心静脉血进入体循环,引起全身持续性青紫。③无分流型(无青紫型)。在心脏左、右两侧或动、静脉之间没有异常分流或交通存在,故无青紫现象。

12-103　室间隔缺损的常见类型:①膜周部缺损,是缺损最常见的部位,可单独存在,也可与其他心脏畸形同时存在。根据缺损部位的不同又分为单纯膜部缺损、嵴下型缺损、隔瓣后型缺损。②漏斗部缺损,又分为干下型缺损和嵴内型缺损。③肌部缺损,较少见。

12-104　动脉导管未闭的临床症状取决于动脉导管的粗细和肺动脉压力的大小。导管口径较细者,分流量小及肺动脉压力正常,临床可无症状,仅在体格检查时发现心脏杂音。导管粗大者,分流量大,影响生长发育,患儿活动后气急、疲劳、多汗,易发生反复呼吸道感染及充血性心力衰竭,如合并重度肺动脉高压,即出现青紫,偶因扩大的肺动脉压迫喉返神经而引起声音嘶哑。

12-105 法洛四联症由以下4种畸形组成:①肺动脉狭窄(以漏斗部狭窄多见);②室间隔缺损;③主动脉骑跨(主动脉骑跨于室间隔之上);④右心室肥厚(为肺动脉狭窄后,右心室负荷增加的结果)。以上4种畸形中以肺动脉狭窄最主要,对患儿的病理生理和临床表现有重要影响。

12-106 法洛四联症的临床表现:①青紫。青紫的严重程度及出现的早晚与肺动脉狭窄程度成正比。一般出生时青紫多不明显,出生3～6个月后渐明显,并随年龄的增加而加重。肺动脉狭窄严重或闭锁的患儿,在出生后不久即有青紫。青紫常于唇、球结合膜、口腔黏膜、耳垂、指(趾)等毛细血管丰富的部位明显。由于血氧含量下降致患儿活动耐力差,稍一活动,如吃奶、哭闹、走动等,即出现呼吸急促和青紫加重。②缺氧发作。2岁以内的患儿多有缺氧发作,常在晨起吃奶时或大便、哭闹后出现阵发性呼吸困难、烦躁、青紫加重,严重者可突然昏厥、抽搐或发生脑血管意外,这是由于在肺动脉漏斗部狭窄的基础上,突然发生该处肌肉痉挛,引起一时性肺动脉梗阻,使脑缺氧加重所致。每次发作可持续数分钟至数小时,常能自行缓解,年长儿常诉头晕、头痛。③蹲踞。蹲踞是法洛四联症患儿活动后常见的症状。蹲踞时下肢屈曲受压,体循环阻力增加,使右向左分流减少,可使肺血流量增加。同时下肢屈曲,使静脉回心血量减少,减轻了右心室负荷,使右向左分流减少,从而缺氧症状暂时得以缓解。婴儿常喜竖抱时将双膝屈曲,大腿贴腹部,侧卧时双膝屈曲。年长儿常将双腿交叉,坐时更喜屈膝,常于行走、活动或站立过久时,因气急而主动下蹲片刻再行走,为一种无意识的自我缓解缺氧和疲劳的体位。④杵状指(趾)。由于患儿长期缺氧,致使指(趾)端毛细血管扩张、增生,局部软组织和骨组织也增生肥大,随后指(趾)末端膨大如鼓槌状。

12-107 心导管介入治疗术后护理要点:①患儿回病房后,让其去枕平卧6小时,股静脉穿刺者应卧床12小时,股动脉穿刺者需卧床24小时以上,以防局部形成血肿。在敷料外点式压迫2小时,检查伤口有无渗血,如有渗血应请医生重新止血、包扎。②定时测量心率、心律、血压、呼吸、经皮SaO_2。观察足背动脉搏动情况,注意穿刺侧与对侧比较是否有搏动减弱和肢体温度的变化。③按医嘱输液给药,尤其对青紫型先天性心脏病患儿应补足液量,防血液浓缩。④术后禁食6小时,或麻醉完全清醒后才能进食,进食前先喂少许温开水,无呛咳和呕吐发生方可进食。⑤注意并发症的观察,并发症较少见,常见的有残余分流、封堵器脱落、心律失常、血栓形成等;⑥嘱家长坚持给患儿口服小剂量阿司匹林6个月。

12-108 轻型肺动脉狭窄一般无症状,只有在体格检查时才发现。狭窄程度越重,症状越明显,主要为活动后气急、乏力和心悸,生长发育落后。重型肺动脉狭窄患儿在婴儿期即可发生青紫及右心衰竭,青紫主要是因为血液通过未闭的卵圆孔左向右分流所致。发生心力衰竭前,生长发育尚可。体格检查可见心前区隆起,胸骨左缘搏动较强。肺动脉瓣区可触及收缩期震颤,并可闻及响亮的喷射性全收缩期杂音,向颈部传导。轻、中度狭窄杂音为Ⅱ～Ⅳ级,重度狭窄可达Ⅴ级,但极重度狭窄时杂音反而减轻。杂音部位与狭窄的类型有关:瓣膜型狭窄以第2肋间最响,漏斗部狭窄以第3、4肋间最响。如右心室代偿失调而扩大,则于三尖瓣区可闻及收缩期吹风样杂音,同时可有颈静脉怒张、肝大、下肢水肿等右心衰竭表现。

12-109 洋地黄类药物的治疗量与中毒量很接近,有以下不良反应:①胃肠道反应,如恶心、呕吐、食欲缺乏等;②神经系统反应,如头痛、头晕、视觉改变等;③心脏反应,如各种心律失常,多见于室性期前收缩(甚至二联律)、室上性心动过速伴房室传导阻滞、交界区心律、房室传导阻滞等;④过敏,很少见。

12-110　儿童应用强心苷药物治疗心力衰竭时,应注意询问和倾听患儿的不适主诉,注意观察患儿的心电图情况。当患儿主诉食欲减退、恶心、呕吐、心悸、头痛、黄绿视和视物模糊时,或当患儿心电图出现各种心律失常表现时,应及时通知医生。在给患儿应用强心苷药物之前,应先数心率。若心率减慢,应告知医生暂停用药。门诊随访时,检查心电图和药物浓度。

12-111　轻型病毒性心肌炎患儿可表现无自觉症状,仅表现为心电图的异常。一般患儿表现为精神萎靡、疲乏无力、食欲缺乏、恶心呕吐、腹痛、气促、心悸和心前区不适或胸痛。重型患儿则暴发心源性休克、急性心力衰竭,可在数小时或数天内死亡。

分期:①急性期,多为新发病例,症状及检查结果阳性发现明显且多变,一般病程在半年以内。②迁延期,临床症状反复出现,客观检查指标持续阳性,病程多在半年至1年。③慢性期,进行性心脏增大,反复心力衰竭或心律失常,病情时轻时重,病程在1年以上。

12-112　儿童心力衰竭的临床诊断指征:①安静时心率增快,婴儿>180次/分,幼儿>160次/分,不能用发热或缺氧解释;②呼吸困难,呼吸急促,呼吸频率达60次/分以上;③肝脏增大,肝肋缘下移;④心音明显低钝,或者听诊可闻及奔马律;⑤突发烦躁不安、面色发白或发灰,不能用原有疾病解释;⑥尿少、下肢水肿,或者双肺可闻及湿啰音。

综合应用题

12-113　(1) 结合案例中体格检查所见,该患儿符合室间隔缺损的临床诊断。

(2) 患儿有发热症状,X线胸片检查示肺纹理增粗,考虑原发病室间隔缺损并发支气管肺炎。因此,该患儿目前可能合并有支气管肺炎。

(3) 目前患儿存在的护理问题:①体温过高,与感染有关;②营养失调,低于机体需要量,与先天性心脏病喂养困难及体温升高有关;③活动无耐力,与心输出量减少、氧供不足有关;④潜在并发症,有发生感染性心内膜炎、充血性心力衰竭的风险。

(4) 主要的护理措施:①一般护理。安排患儿卧床休息,尽量保持安静;保持病房安静,光线充足,有利于观察患儿神志、面色、呼吸等情况,便于及时发现病情变化;保持空气流通,每天定时开窗通风,以保持空气新鲜;保持舒适,温、湿度适宜,室内人员不宜太多。②发热护理。予冰袋物理降温,如果体温升高至38.5℃以上,告知医生予药物对症处理,减少探视人员,避免交叉感染。③呼吸道护理。患儿如出现呼吸困难、发绀、喘憋明显,应给予鼻导管吸氧,必要时可予以雾化吸入,湿化痰液,以便痰液能顺利排出;教会患儿家长正确拍背姿势,鼓励患儿咳嗽、咳痰,在不能自主排痰的情况下,可予以吸痰护理。④病情观察。防止心力衰竭发生,必要时予心电监测,严密监测患儿呼吸、心率、SaO_2的变化;观察患儿有无呼吸困难、喘息、哭闹不止、面色苍白或发绀等症状。如有,立即告知医生,准备强心利尿药物,及时处理。

12-114　(1) 该患儿最可能的诊断是法洛四联症。

(2) 护士应做以下处理:①对于轻症者,将其置于膝胸位即可缓解;②及时吸氧并保持患儿安静;③皮下注射吗啡0.1~0.2 mg/kg,可抑制呼吸中枢和消除呼吸急促;④静脉应用碳酸氢钠,纠正代谢性酸中毒;⑤对于重症者,可静脉缓慢注射β受体阻滞剂普萘洛尔减慢心率,缓解发作。口服普萘洛尔可预防缺氧再次发作。

(3) 该患儿目前主要的护理诊断:①活动无耐力,与心内分流、气体交换障碍和体循环淤血所致组织灌注不足、组织缺氧有关;②营养失调,低于机体需要量,与体循环淤血、胃肠功能差有关;③生长发育迟缓,与体循环血流量减少或血氧含量下降有关;④有感染的风险,与肺血流增多有关;⑤潜在并发症,有心力衰竭、感染性心内膜炎和脑血栓的风险;⑥焦虑,与患儿家属对疾病的不了解,以及对预后情况的担心有关。

(4)护理方案:①建立合理的生活制度,安排好患儿的作息时间。保证睡眠、休息,根据病情安排适当活动,以减少心脏负担;治疗护理尽量集中完成,尽量减少搬动和刺激患儿,避免引起情绪波动,病情严重的患儿应卧床休息。②供给充足的营养,注意营养搭配。供给充足的能量、蛋白质和维生素,保证营养需要,以增强体质,提高对手术的耐受;对喂养困难的儿童要耐心喂养,可少量多餐,避免呛咳和呼吸困难,必要时让家长陪护;心功能不全伴有水、钠潴留者,应根据病情,采用无盐饮食或低盐饮食。③预防感染。注意体温变化,按气温变化及时加减衣服,避免受凉引起呼吸系统感染;注意保护性隔离,以免交叉感染;做各种口腔小手术时,应给予抗生素预防感染,防止感染性心内膜炎发生,一旦发生感染应积极治疗。④严格控制输液速度和量,用输液泵控制滴速。⑤注意观察病情,防止并发症发生。防止法洛四联症患儿因活动、哭闹、便秘引起缺氧发作。一旦发生,应将患儿置于膝胸卧位。此体位可增加体循环阻力,使右向左分流减少。同时给予吸氧,并与医生合作,给予吗啡及普萘洛尔抢救治疗。法洛四联症患儿血液黏稠度高,发热、出汗、吐泻时,体液量减少,加重血液浓缩,易形成血栓。因此,要注意供给充足液体,必要时可静脉输液。观察有无心率增快、呼吸困难、端坐呼吸、吐泡沫样痰、水肿和肝大等心力衰竭的表现。如出现上述表现,立即置患儿于半卧位,给予吸氧,及时与医生取得联系,并按心力衰竭护理。⑥心理护理。对患儿表示关心、爱护,态度和蔼,建立良好的护患关系,消除患儿的紧张情绪;向家长解释病情和检查、治疗经过,取得他们的理解和配合。⑦健康教育。指导家长掌握先天性心脏病的日常护理,建立合理的生活制度,合理用药,预防感染和其他并发症;定期复查,调整心功能到最好状态。

12-115 (1)该患儿可能的诊断是病毒性心肌炎。为明确诊断需行血清心肌酶谱测定。

(2)治疗方案:①休息,减轻心脏负担;②应用保护心肌和清除自由基的药物;③应用肾上腺皮质激素,改善心肌功能、减轻心肌炎性反应和抗休克;④应用人血丙种球蛋白,2 g/kg,单剂 24 小时静脉缓慢滴注;⑤控制心力衰竭,应用地高辛或毛花苷 C。

(3)可能发生了心力衰竭。

(4)处理方式:①立即通知医生,置患儿于半坐卧位,予氧气吸入,准备好抢救用物;②嘱患儿保持安静,必要时使用镇静药;③静脉给药时,应注意点滴的速度不要过快,以免加重心脏负担,使用毛花苷 C 时应缓慢推注,观察有无出现心率过慢、新的心律失常和恶心、呕吐等消化系统症状;④注意生命体征变化,警惕心源性休克。

(陈嘉玲 杨晓亚)

第十三章

泌尿系统疾病患儿的护理

❋ 选择题(13-1～13-68)

✎ A1型单项选择题(13-1～13-33)

13-1* 下列哪项不是儿童泌尿系统的解剖特点
A. 婴幼儿肾脏相对比成人大
B. 婴幼儿肾脏位置较低,触诊易扪及
C. 女婴尿道短,仅1cm长,易致上行感染
D. 婴幼儿肾盂及输尿管较宽,弯曲度大,易发生感染
E. 婴儿膀胱位置比年长儿低,尿液充盈时,膀胱顶部不易达到耻骨联合

13-2* 下列儿童排尿特点中哪项错误
A. 正常排尿机制在婴儿期由脑干-大脑皮质控制
B. 93%的新生儿在出生后24小时内排尿
C. 新生儿出生后几天内,因摄入量少,每天排尿仅4～5次
D. 1岁时每天排尿15～16次,至学龄前和学龄期每天6～7次
E. 新生儿出生1周后因新陈代谢旺盛,进水量较大而膀胱容量小,排尿可增至20～25次

13-3* 下列哪项尿渗透压及比重是错误的
A. 幼儿尿渗透压为500～1 000 mmol/L
B. 新生儿尿渗透压平均为240 mmol/L
C. 婴儿尿渗透压为50～600 mmol/L
D. 1岁后儿童渗透压接近成人水平
E. 儿童尿比重通常为1.011～1.025

13-4* 大多数急性肾小球肾炎由下列哪种微生物引起
A. 大肠埃希菌   B. 轮状病毒
C. 金黄色葡萄球菌 D. 支原体
E. A组乙型溶血性链球菌

13-5* 下列哪项不是急性肾小球肾炎患儿的典型临床表现
A. 水肿   B. 多尿
C. 蛋白尿   D. 血尿
E. 高血压

13-6 急性肾小球肾炎患儿伴有肉眼血尿,下列哪段叙述正确
A. 肉眼血尿一般1～2月后转为显微镜下血尿
B. 肉眼血尿一般4～5周后转为显微镜下血尿
C. 肉眼血尿呈深红色
D. 肉眼血尿一般1～2月后转为显微镜下血尿,少数持续3～4周

13-7 急性肾小球肾炎氮质血症患儿的蛋白质摄入应控制在多少为宜
A. 2 g/(kg·d)
B. 0.5 g/(kg·d)
C. 1 g/(kg·d)
D. 不限制
E. 5 g/(kg·d)

13-8* 下列哪项急性肾小球肾炎的康复指导是错误的
A. 起病2周内应卧床休息
B. 病程1～2个月内限制活动量

C. 待水肿消失、血压恢复正常、肉眼血尿消失后可参加体育活动

D. 病程2~3个月后,离心尿红细胞数在10个/HP以下,红细胞沉降率正常可上学

E. 尿阿迪氏(Ad-discount,Addis)计数正常后可恢复正常生活

13-9 关于肾脏的生理功能,下列哪项不正确
A. 排泄机体的代谢产物
B. 调节机体水、电解质平衡
C. 调节机体酸碱平衡
D. 存储尿液
E. 调节机体内分泌功能

13-10 下面关于儿童泌尿系统感染的说法,哪项是错误的
A. 泌尿道感染按病原体侵袭的部位不同,分肾盂肾炎、膀胱炎、尿道炎
B. 肾盂肾炎称为上尿路感染
C. 膀胱炎称为中尿路感染
D. 儿童尿路感染根据有无临床症状,分为症状性尿路感染和无症状性菌尿
E. 尿道炎属于下尿路感染

13-11* 肾病综合征的临床特点不包括下列哪项
A. 大量蛋白尿　B. 低蛋白血症
C. 高胆固醇血症　D. 大量血尿
E. 明显水肿

13-12 新生儿出生后48小时正常尿量一般每小时为
A. 1~3 ml/kg
B. 4~8 ml/kg
C. 10~30 ml/kg
D. 0.5~0.8 ml/kg
E. 12~13 ml/kg

13-13 学龄儿童每天尿量少于多少毫升为少尿;每天尿量少于多少毫升为无尿
A. 600 ml;20 ml　B. 500 ml;30 ml
C. 400 ml;50 ml　D. 300 ml;60 ml

E. 200 ml;70 ml

13-14 学龄前儿童每天尿量少于多少毫升为少尿
A. 400 ml　　B. 500 ml
C. 300 ml　　D. 600 ml
E. 100 ml

13-15* 肾病综合征常见的并发症不包括
A. 感染
B. 慢性肾衰竭
C. 电解质紊乱和低血容量
D. 血栓形成和栓塞
E. 生长延迟

13-16 关于隐睾症的叙述,下列哪项是正确的
A. 隐睾又称睾丸未降
B. 双侧隐睾比单侧多见
C. 隐睾症发病率早产儿为80%,足月儿为40%
D. 单侧隐睾的发生率左侧略高于右侧
E. 儿童2岁以内睾丸仍可继续下降,2岁以后继续下降的机会明显减少

13-17 尿道下裂的发病率为
A. 1%~3%　　B. 5%~8%
C. 1‰~3‰　　D. 5‰~8‰
E. 10%

13-18 关于肾小球滤过率的叙述,下列哪项是正确的
A. 是评价肾小球滤过功能的次要指标
B. 新生儿出生时肾小球滤过率比成人低
C. 早产儿肾小球滤过率高于学龄期儿童
D. 6~12月龄的婴儿肾小球滤过率为成人的1/2
E. 3~6月龄的婴儿肾小球滤过率为成人的3/4

13-19* 泌尿道感染时行尿培养细菌学检查，下列哪项叙述正确
A. 菌落计数超过 10^5 cfu/ml 便可确诊
B. 菌落计数在 (10^2～10^3) cfu/ml 为可疑
C. 伴有严重尿路刺激症状的女性患儿，中段尿细菌定量培养≥10^4 cfu/ml 可确诊
D. 伴有严重尿路刺激症状的女性患儿，培养病菌为大肠埃希菌即可确诊
E. 菌落计数<10^3 cfu/ml 且多种杂菌生长时可能为尿液污染

13-20* 包皮环切术后下列哪项护理措施是错误的
A. 保持尿路通畅，注意观察尿液颜色、性质及量
B. 术后 1～3 天疼痛最明显，可适当给予镇静止痛剂
C. 保持大便通畅，避免过度用力，必要时可使用开塞露
D. 保持伤口辅料清洁，一旦被污染立即更换
E. 术后 5 天可参加体育运动

13-21 急性肾小球肾炎患儿应用青霉素是为了
A. 降压
B. 控制链球菌感染和清除病灶
C. 止痉
D. 预防并发症发生
E. 缓解血尿

13-22 水肿是肾病最常见的表现。水肿一般从哪里开始
A. 腹部　　　　B. 双下肢
C. 双上肢　　　D. 胸部
E. 眼睑

13-23 肾病综合征患儿高凝状态易致各种动、静脉血栓形成。临床上，下列哪个位置血栓最常见

A. 下肢深静脉　　B. 肝静脉
C. 肺　　　　　　D. 脑
E. 肾静脉

13-24 肾病综合征首选治疗药物是
A. 糖皮质激素
B. 免疫抑制剂
C. 血管紧张素转换酶抑制剂
D. 抗生素
E. 中药

13-25 正常儿童尿液中仅含微量蛋白，通常含量多少定性为阴性
A. ≤200 mg/(m^2·24 h)
B. ≤300 mg/(m^2·24 h)
C. ≤150 mg/(m^2·24 h)
D. ≤120 mg/(m^2·24 h)
E. ≤100 mg/(m^2·24 h)

13-26 下列对婴儿尿渗透压的叙述，哪项是正确的
A. 婴儿尿渗透压为 40 mmol/L
B. 婴儿尿渗透压出生后即接近成人水平
C. 婴儿尿渗透压为 660 mmol/L
D. 婴儿尿渗透压出生 1 周后即接近成人水平
E. 婴儿尿渗透压 1 岁后接近成人

13-27 肾病综合征患儿足量激素治疗期间每天给予维生素 D 及钙的量分别为
A. 200 IU；800～1 200 mg
B. 20 IU；80～120 mg
C. 200 IU；80～120 mg
D. 40 IU；80～120 mg
E. 400 IU；800～1 200 mg

13-28 对于激素治疗失败的隐睾症患儿，唯一的治疗选择是
A. 药物治疗　　B. 手法复位
C. 中医治疗　　D. 包皮环切术
E. 睾丸固定术

13-29* 隐睾症患儿最佳治疗年龄在
A. 3 岁以内　　B. 6 岁以内

第十三章　泌尿系统疾病患儿的护理

C. 出生时　　　　D. 8 岁以内
E. 2 岁以内

13-30　肾病综合征患儿在激素治疗期间不可能出现的不良反应是
A. 脱发　　　　　B. 消化道溃疡
C. 骨质疏松　　　D. 高血压
E. 库欣综合征

13-31　诊断泌尿道感染的主要检查为
A. 尿培养细菌学检查
B. 尿常规
C. 影像学检查
D. B超
E. 血常规

13-32　儿童泌尿系统感染的最主要途径是
A. 血行感染　　　B. 上行感染
C. 淋巴感染　　　D. 直接蔓延
E. 下行感染

13-33　泌尿系统感染于疗程结束后应定期随访。除尿常规外，还应做中段尿培养，连续几个月如无复发可认为治愈
A. 1　　　　　　B. 3
C. 2　　　　　　D. 5
E. 6

✎ A2 型单项选择题（13-34～13-52）

13-34　患儿，女性，8 岁。入院诊断为肾炎型肾病。全身水肿明显，水肿呈可凹性，入院时有腹水，每天尿量约为 350 ml。现用泼尼松 2 mg/(kg·d) 治疗。针对"有感染的风险"这一护理诊断，下列不正确的护理措施是
A. 与感染性疾病患儿分室收治
B. 水肿严重时，臀部和四肢受压部位可用垫圈
C. 为防止静脉外渗，尽量肌内注射
D. 做好会阴部清洁，可每天用 3% 硼酸坐浴 1～2 次
E. 检测体温、血常规等，及时发现感染灶，发生感染者给予抗生素治疗

13-35*　患儿，女性，1 岁。因泌尿道感染入院，2 周抗生素治疗后出院。出院时下列哪项健康宣教是错误的
A. 勤换尿布
B. 单独使用洁具
C. 穿开裆裤
D. 定期复查
E. 臀部清洗时应由前向后清洗

13-36*　患儿，男性，5 岁。肾病综合征病史 1 年余。近几天全身水肿明显，尿量减少，24 小时尿量为 400 ml，活动无耐力，伴有食欲缺乏、乏力等不适。护理措施不包括下列哪项
A. 卧床休息
B. 限制钠、水的摄入量
C. 每天适当补充维生素
D. 给予低蛋白饮食
E. 保护性隔离，预防感染

13-37　患儿，女性，12 岁。眼睑水肿 4 天，尿色呈茶色，入院前 6 小时出现呕吐数次，呕吐物为胃内容物，主诉头痛、胸闷。入院时血压 140/100 mmHg，烦躁，并出现复视。尿常规：尿蛋白（++），尿红细胞 20～30/HP。首先应考虑的诊断是
A. 急性肾炎合并高血压脑病
B. 急性肾炎合并氮质血症
C. 急进性肾炎
D. 慢性肾炎合并右心衰竭
E. 急性肾炎合并高血压

13-38　患儿，女性，3 岁。眼睑水肿 3 天，肉眼血尿、少尿 1 天，伴气促、烦躁，血压 92/78 mmHg。首选用药是
A. 呋塞米　　　　B. 青霉素
C. 毛花苷 C　　　D. 糖皮质激素
E. 硝苯地平

13-39*　患儿，女性，6 岁。因急性肾小球肾炎入院。患儿出现高血压脑病，遵医嘱给予硝普钠治疗。下列哪种反应不是

该药的不良反应
A. 胸痛　　　B. 头痛
C. 情绪不稳　D. 肌肉痉挛
E. 呕吐

13-40　患儿,男性,9岁。因急性肾小球肾炎入院。入院前1个月出现水肿、高血压;入院前3天出现少尿。该患儿的食盐量应控制在多少为宜
A. 无盐
B. 60 mg/(kg·d)
C. 80 mg/(kg·d)
D. 100 mg/(kg·d)
E. 120 mg/(kg·d)

13-41　患儿,男性,7岁。眼睑水肿4天,伴呼吸气促、少尿1天。体格检查:血压156/92 mmHg,呼吸30次/分;听诊两肺底部有少许湿啰音;肝肋下2 cm。诊断为急性肾小球肾炎。该患儿已存在下列哪种并发症
A. 咽炎　　　B. 支气管肺炎
C. 急性肾衰竭　D. 高血压脑病
E. 严重循环充血

13-42　患儿,女性,5岁。肾病综合征病史2年。近日出现不明原因下肢疼痛伴足背动脉搏动消失等症状及体征。应警惕该患儿出现下列哪种问题
A. 下肢骨折
B. 双下肢软组织损伤
C. 缺钙
D. 下肢动脉血栓形成
E. 肌腱炎

13-43　患儿,男性,8岁。肾病综合征病史1年,用环磷酰胺治疗中,最近3天感疲乏、食欲缺乏,伴脱发。1周前出现发热、大量血尿。体格检查:体温38.2℃;全身水肿明显。下列该患儿目前的护理诊断中哪项不妥
A. 体液过多
B. 营养失调

C. 体温升高
D. 皮肤黏膜完整性受损
E. 潜在并发症:高血压脑病

13-44　患儿,女性,5岁。因发热、尿频、尿急、尿痛及尿液浑浊入院,入院诊断为泌尿系统感染。不应采取的护理措施是
A. 鼓励多饮水、勤排尿
B. 清洗外阴时应从前向后清洗
C. 按时服药,定时做尿培养
D. 饮食应清淡
E. 服用磺胺类药物时应禁食、禁饮

13-45　患儿,男性。因患肾病综合征住院。患儿全身高度水肿且皮肤张力增加,加之营养不良及使用激素,下肢皮肤及口腔黏膜受损较为明显,口腔内有数个溃疡,阴囊处皮肤破溃。下列对该患儿的皮肤护理措施中不妥的是
A. 臀部和四肢受压部位衬棉圈或用气垫床
B. 水肿的阴囊可用棉垫或吊带托起
C. 皮肤破损处可聚维酮碘附预防感染
D. 因疾病缘故,卧床制动
E. 保持皮肤清洁干燥,及时更换内衣

13-46　患儿,女性,8岁。近日出现发热,排尿时尿频、尿急、尿痛,并伴有食欲降低、乏力、腰痛。最可能的诊断是
A. 外阴炎　　B. 肾小球肾炎
C. 单纯性肾病　D. 尿路感染
E. 肾炎型肾病

13-47　患儿,男性,3岁。因尿道开口异常3年来院诊治。门诊以"尿道下裂"收入院。患儿于出生后即发现阴茎发育异常,阴茎弯曲,尿道外口不在龟头正中,不能站立排尿,经常尿湿裤子,排尿畅通。曾在当地医院就诊,未做特殊治疗。对该患儿唯一的治疗方法是
A. 心理治疗
B. 中医疗法

第十三章 泌尿系统疾病患儿的护理

C. 手术治疗

D. 无须特殊治疗

E. 药物治疗

13-48 患儿,男性,11岁。患有包茎。因家长给患儿上翻包皮过程中,包皮环口嵌顿于冠状沟,局部水肿明显,无法复位,来院就诊。手法复位失败后入院行包皮背侧切开术。术后下列对该患儿的护理措施中不妥的是

A. 保持伤口敷料的完整、干燥及清洁

B. 术后1周内避免剧烈活动即可

C. 术后可口服乙烯雌酚防止阴茎勃起,造成疼痛、出血

D. 术后防止便秘,必要时可使用开塞露

E. 术后饮食宜清淡

13-49 患儿,女性,7岁,患肾病综合征已愈。近日感冒,服用抗病毒合剂后出现眼睑及下肢明显水肿,连续3天尿蛋白检查(++++)。患儿"体液过多"这一护理诊断的主要相关因素是

A. 与低蛋白血症导致的水、钠潴留有关

B. 与药物不良反应有关

C. 与免疫力低下有关

D. 与病毒感染有关

E. 与膀胱炎症有关

13-50 患儿,女性,9岁。2个月前因眼睑水肿、肉眼血尿及高血压来院就诊,以"急性肾小球肾炎"收入院,2周前好转出院。患儿家属询问是否能上体育课。急性肾小球肾炎患儿能上体育课的原则是

A. 水肿消退、血压降至正常、肉眼血尿消失

B. 红细胞沉降率正常

C. 尿Addis计数正常后

D. 出院1周

E. 出院2周

13-51 患儿,男性,7岁。近几天出现眼睑水肿,尿量明显减少,肉眼可见大量洗肉水样尿。诊断为急性肾小球肾炎。入院后3小时,患儿主诉剧烈头痛,出现呕吐,呕吐物为胃内容物,测得血压为152/102 mmHg。该患儿可能发生了

A. 急性胆囊炎 B. 高血压脑病

C. 急性胃炎   D. 咽炎

E. 脑炎

13-52 患儿,女性,8岁。患肾病综合征2年,现应用环磷酰胺治疗中。护理人员除了观察有无白细胞计数减少、脱发,以及恶心、呕吐等反应,还应特别注意观察的不良反应是

A. 急性胆囊炎

B. 出血性膀胱炎

C. 阴道炎

D. 骨质疏松

E. 血栓形成

A3型单项选择题(13-53~13-60)

(13-53~13-55 共用题干)

患儿,女性,7岁。尿频、尿急、尿痛及尿液浑浊3天,诊断为泌尿道感染。护理体格检查发现患儿肾区叩击痛和肋脊角压痛。

13-53 泌尿系统感染中最常见的致病菌是

A. 金黄色葡萄球菌

B. 沙门杆菌

C. 铜绿假单胞菌

D. 肺炎克雷伯菌

E. 大肠埃希菌

13-54 目前最主要的护理诊断是

A. 知识缺乏   B. 排尿异常

C. 功能障碍   D. 体液不足

E. 疼痛

13-55 下列健康教育内容中错误的是

A. 介绍疾病的性质和治疗方案

B. 指导按医嘱服药

C. 定期复查尿常规和尿培养

D. 绝对卧床休息

E. 鼓励多饮水、勤排尿

(13-56～13-57 共用题干)

患儿,男性,14岁。患肾病综合征6年。长期食用不含钠的食盐代用品,近几天感到乏力、懒言、嗜睡,甚至出现头晕目眩,情绪尚可。

13-56 目前最主要的护理诊断是

A. 有感染的风险

B. 营养失调

C. 潜在并发症:电解质紊乱和低血容量

D. 生活自理能力缺陷

E. 体液过多

13-57 下列护理措施中不妥的是

A. 肾病活动期应坚持体育锻炼,以增强体质

B. 预防感染,做好保护性隔离

C. 多给患儿心理支持,使其保持良好情绪

D. 每天钠盐摄入量控制在 1～2 g

E. 脂肪摄入以植物性脂肪为主

(13-58～13-60 共用题干)

患儿,女性,6岁。因剧烈头痛、恶心、呕吐1天入院。2周前患猩红热,近几天尿量减少,颜面及双下肢水肿。入院测血压 154/104 mmHg;尿常规检查见大量红细胞、尿蛋白(+++)。

13-58 该患儿的诊断首先应考虑

A. 肾病综合征

B. 急性肾小球肾炎

C. 膀胱炎

D. 上呼吸道感染

E. 流行性乙型脑炎

13-59 该患儿目前最可能发生的情况是

A. 急性肾衰竭

B. 低血容量性休克

C. 高血压脑病

D. 消化道溃疡

E. 出血性膀胱炎

13-60 下列护理措施中不正确的是

A. 观察患儿血压变化

B. 每天观测患儿尿量变化

C. 如用硝普钠,应现配现用

D. 开放静脉,快速输液

E. 嘱患儿卧床休息

✎ **A4 型单项选择题(13-61～13-68)**

(13-61～13-68 共用题干)

患儿,男性,5岁。眼睑水肿、尿少1个月。体格检查:全身水肿明显,血压 130/90 mmHg。尿常规(离心尿):尿蛋白(+++),红细胞(++)。血胆固醇 10.24 mmol/L;红细胞沉降率 58 mm/h;血浆总蛋白 20 g/L。

13-61 该患儿可能的诊断是

A. 急性肾小球肾炎 B. 肾盂肾炎

C. 慢性肾炎   D. 膀胱炎

E. 肾炎型肾病

13-62 造成该患儿全身水肿的主要原因是

A. 肾小管对水、钠的重吸收减少

B. 有效循环血量增多

C. 长期应用免疫抑制剂

D. 高胆固醇血症

E. 低蛋白血症

13-63 目前应首选下列哪种药物治疗

A. 泼尼松   B. 青霉素

C. 布洛芬   D. 环磷酰胺

E. 呋塞米

13-64 目前该患儿首要的护理诊断是

A. 体液过多

B. 清理呼吸道无效

C. 排尿障碍

D. 潜在并发症:心力衰竭

E. 活动无耐力

13-65 对该患儿采取下列哪项护理措施是不恰当的

A. 做好会阴部清洁,以预防尿路感染

B. 激素治疗期间每天注意观察尿量及激素的不良反应

C. 严重水肿和高血压时需卧床休息

第十三章 泌尿系统疾病患儿的护理

D. 尽量使用肌内注射,避免静脉注射,以保护血管

E. 激素治疗过程中,食欲增加者应适当控制食量

13-66 患儿在住院过程中,突然右下肢疼痛伴足背动脉搏动消失,估计患儿发生了下列哪种情况

A. 右足肌腱炎
B. 右小腿软组织损伤
C. 下肢动脉血栓
D. 右小腿骨折
E. 低钙引起右小腿抽搐

13-67 护士观察时以下列哪项内容为重点

A. 小腿腿围
B. 足背动脉搏动
C. 跟腱反射
D. 膝跳反射
E. 双下肢皮温

13-68 对该患儿的保健指导,下列哪项不妥

A. 局部按摩,必要时热敷患肢
B. 抬高患肢 20°~30°
C. 避免剧烈活动
D. 避免碰撞患肢
E. 患肢侧禁忌静脉注射

❈ 名词解释题(13-69~13-87)

13-69 肾小球滤过率
13-70 急性肾小球肾炎
13-71 泌尿系统感染
13-72 隐睾症
13-73 嵌顿包茎
13-74 尿道下裂
13-75 肾病综合征
13-76 肾炎型肾病
13-77 包茎
13-78 包皮过长
13-79 慢性泌尿道感染
13-80 无症状性菌尿

13-81 上行感染
13-82 继发性肾病
13-83 少尿
13-84 蛋白尿
13-85 低蛋白血症
13-86 高脂血症
13-87 异位尿道口

❈ 简述问答题(13-88~13-101)

13-88 简述急性肾小球肾炎的典型临床表现。
13-89 简述肾病综合征的临床特点。
13-90 简述肾病综合征患儿的营养管理。
13-91 简述急性肾小球肾炎严重的临床表现。
13-92 糖皮质激素作为治疗肾病综合征的首选药物,治疗可分为哪两个阶段?每个阶段的治疗方案是什么?
13-93 如何观察肾病综合征患儿药物治疗期间的药物疗效及不良反应?
13-94 简述急性肾小球肾炎患儿的饮食管理。
13-95 简述婴幼儿易发生酸中毒的主要原因。
13-96 简述肾病综合征患儿发生水肿的原因。
13-97 简述尿道下裂3个典型的临床表现。
13-98 简述急性肾小球肾炎的非典型表现。
13-99 泌尿系统感染有哪些感染途径?
13-100 异位尿道口按尿道口部位不同分为哪几种类型?
13-101 尿道下裂术后并发症有哪些?

❈ 综合应用题(13-102~13-104)

13-102 患儿,女性,12岁,在校中学生。因水肿、少尿、血尿2天,头痛、恶心、乏力1天入院。患儿1周前曾患口腔溃疡和扁桃体炎,在其他医院就诊,给予青霉素口服5天,服药后症状好转,1天后再次出现头痛、恶心,故来院就诊,收治入院。

体格检查:体温 37.2℃,脉搏 100 次/分,呼吸 22 次/分,血压 158/110 mmHg;眼睑、颜面

水肿;双肺未闻及干、湿啰音;心脏听诊无病理性杂音,心音低钝,律齐;双下肢非凹陷性水肿。

实验室及其他检查:红细胞计数 $4.54\times 10^{12}/L$,血红蛋白 112 g/L,白细胞计数 $4.0\times 10^{9}/L$;血清补体 C_3 降低;尿蛋白(++),尿液镜下可见大量红细胞。

请解答:
(1) 列出主要的医疗诊断。
(2) 列出主要的护理诊断。
(3) 请列出该病的护理要点。

13-103 患儿,男性,7岁,小学生。全身水肿1周、尿少2天入院。1周前开始眼睑出现水肿,渐及四肢、全身;2天前出现尿量减少,24小时尿量为 300 ml。

体格检查:体温 37.8℃,脉搏 109 次/分,呼吸 24 次/分,血压 100/70 mmHg;神志清楚,面色苍白,眼睑、脸面明显水肿,腹部移动性浊音(+);神经系统未见异常。

实验室及其他检查:尿蛋白(+++),尿血细胞4个/HP,未见红细胞管型。血浆白蛋白 18 g/L,球蛋白 0.6 g,胆固醇 6.5 mmol/L。红细胞沉降率 43 mm/h。

请解答:
(1) 列出初步的医疗诊断。
(2) 列出主要的护理诊断。
(3) 列出该病的健康宣教要点。

13-104 患儿,女性,8岁。因发热、尿频、尿急及尿痛入院。1周前在家中休息时突然发生血尿,伴轻微尿频、尿急、尿痛,于当地医院就诊,给予青霉素口服。口服5天后血尿消失,症状明显缓解,自行停药。2天前突发发热,体温达39℃,再次出现尿频、尿急、尿痛及尿液浑浊,并伴有腰痛,由急诊收治入院。

体格检查:体温 38.5℃,脉搏 102 次/分,呼吸 24 次/分,血压 96/70 mmHg。神志清楚;体形消瘦;心肺无异常;外阴尿道口稍红肿伴异味,其余无异常。

实验室及其他检查:尿红细胞(++),尿蛋白(-),尿白细胞 20 个/HP。B超示肝、胆、胰、脾、双肾、输尿管均未见异常。

请解答:
(1) 列出该患儿的医疗诊断。
(2) 列出该患儿的护理诊断。
(3) 简述该患儿的护理措施。

答案与解析

A1 型单项选择题

13-1 E	13-2 A	13-3 A	13-4 E
13-5 B	13-6 D	13-7 E	13-8 C
13-9 D	13-10 C	13-11 E	13-12 A
13-13 C	13-14 C	13-15 E	13-16 A
13-17 C	13-18 A	13-19 D	13-20 E
13-21 A	13-22 E	13-23 E	13-24 A
13-25 E	13-26 E	13-27 E	13-28 E
13-29 E	13-30 A	13-31 A	13-32 E
13-33 B			

A2 型单项选择题

13-34 C 13-35 C 13-36 D 13-37 A
13-38 A 13-39 A 13-40 B 13-41 E
13-42 D 13-43 E 13-44 E 13-45 D
13-46 D 13-47 C 13-48 B 13-49 A
13-50 C 13-51 B 13-52 B

A3 型单项选择题

13-53 E 13-54 B 13-55 D 13-56 C
13-57 A 13-58 B 13-59 C 13-60 D

A4 型单项选择题

13-61 E 13-62 E 13-63 A 13-64 A
13-65 D 13-66 C 13-67 B 13-68 A

第十三章 泌尿系统疾病患儿的护理

部分选择题解析

13-1 解析：肾脏位于腹后壁、脊柱两侧；婴幼儿输尿管长而弯曲，容易受压及扭曲而发生梗阻，引起尿潴留而诱发感染；婴儿膀胱位置比年长儿高；新生女婴尿道长仅1cm，外口暴露且接近肛门，易受细菌污染。

13-2 解析：93%的新生儿在出生后24小时内排尿，99%新生儿在48小时内排尿。出生后头几天的新生儿每天排尿4~5次，1岁时每天排尿15~16次，至学龄前和学龄期每天6~7次。正常排尿机制在婴儿期由脊髓反射完成。

13-3 解析：尿渗透压和尿比重：新生儿尿渗透压平均为240 mmol/L，尿比重为1.006~1.008，随年龄增长逐渐增高；婴儿尿渗透压为50~600 mmol/L，1岁后接近成人水平；儿童尿渗透压为通常为500~800 mmol/L，尿比重为1.003~1.030，通常为1.011~1.025。

13-4 解析：急性肾小球肾炎大多数病例属于急性链球菌感染后引起的免疫复合物型肾小球肾炎，主要与溶血性链球菌A组中的致肾炎菌株感染有关。

13-5 解析：急性肾小球肾炎的典型表现：水肿、少尿、血尿、蛋白尿和高血压。

13-8 解析：急性肾小球肾病患儿的休息原则：起病2周患儿应卧床休息，待水肿消退、血压降至正常、肉眼血尿消失，可下床在室内轻微活动；红细胞沉降率正常可上学，但应避免体育运动和重体力活动；尿Addis计数正常后方可恢复体力活动。

13-11 解析：肾病综合征特点：大量蛋白尿、低蛋白血症、高胆固醇血症、明显水肿。

13-15 解析：肾病综合征常见的并发症：感染、电解质紊乱、低血容量、血栓形成和栓塞、急性肾衰竭、生长延迟。

13-19 解析：清洁中段尿细菌培养菌落计数超过 10^5 cfu/ml 便可确诊泌尿道感染；菌落计数在 10^4~10^5 cfu/ml 为可疑；菌落计数少于 10^4 cfu/ml 或多种杂菌生长时，则尿液污染的可能性大；中段尿细菌定量培养≥10^2 cfu/ml，且致病菌为大肠埃希菌类或腐物寄生球菌等，也可诊断为泌尿道感染。

13-20 解析：包皮环切术后，应帮助家长及年长儿预防因畸形和矫治术引起的心理障碍；教会家长观察患儿术后排尿、阴囊的触诊等检查技术；术后1~2个月内避免剧烈活动；培养良好的卫生习惯，预防泌尿道感染；若患儿出现尿路梗阻、尿道憩室、尿瘘、尿频及尿痛等症状，应及时就诊。

13-29 解析：治疗隐睾的目的在于尽早促使睾丸降入并固定于阴囊内，有利于睾丸的正常发育并获得生育功能。隐睾最佳的治疗年龄在2岁以内。

13-35 解析：儿童泌尿道感染时，应向患儿及家长解释该病的护理要点及预防知识，如幼儿不穿开裆裤，勤换尿布，便后洗净臀部，保持清洁；女孩清洗外阴时从前向后擦洗，单独使用洁具，防止因肠道细菌污染尿道引起上行感染。

13-36 解析：肾病综合征患儿不需要特别限制饮食，但消化道黏膜水肿使其消化能力减弱，应注意减轻消化道负担，给予易消化的饮食，如优质的蛋白（乳类、蛋、鱼、家禽等）、少量脂肪、足量碳水化合物及高维生素食物；激素治疗过程中，食欲增加者应适当控制食量。

13-39 解析：应用硝普钠时要现用现配；整个输液系统要避光，以免药物遇光分解；严格控制输液速度，严密监测血压、心率变化。应用硝普钠后应观察有无恶心、呕吐、头痛、情绪不稳定和肌肉痉挛等不良反应出现。

名词解释题

13-69 肾小球滤过率是指每分钟两侧肾生成的超滤液量（原尿量），是评价肾小球滤过功能的主要指标。

13-70 急性肾小球肾炎简称急性肾炎，是指一组病因不一，临床表现为急性起病，多有前驱感染，以血尿、水肿、高血压为主，伴不同程度蛋白尿或肾功能不全等特点的肾小球疾病。可分为急性链球菌感染后肾小球肾炎和非链球菌感染后肾小球肾炎。

13-71　泌尿系统感染是指病原体直接侵入尿路,在尿液中生长繁殖,并侵犯尿道黏膜或组织,从而引起损伤。按病原体侵袭部位的不同,分为肾盂肾炎、膀胱炎和尿道炎。肾盂肾炎称为上尿路感染;膀胱炎、尿道炎合称为下尿路感染。

13-72　隐睾症又称睾丸未降,是指睾丸未能按照正常的发育过程从腰部腹膜后经腹股沟管下降达阴囊底部。

13-73　嵌顿包茎是指包皮被向上翻至阴茎头上后方,未及时予以复位,狭小的包皮环口嵌顿于冠状沟,循环受阻而引起水肿,甚至坏死的现象。

13-74　尿道下裂是一种男性的尿道发育畸形,因前尿道发育不全而致尿道开口未能到达正常龟头顶端的位置,而是开口在阴茎腹侧、正常尿道口近端至会阴部的途径上。尿道下裂是儿童泌尿生殖系统最常见的畸形之一,男婴发病率为1‰~3‰。

13-75　肾病综合征简称肾病,是一组由多种原因所致的肾小球基底膜通透性增高,大量血浆蛋白自尿丢失而引起的临床综合征。临床具有四大特点:①大量蛋白尿;②低蛋白血症;③高胆固醇血症;④明显水肿。以上①、②两项为诊断的必备条件。

13-76　肾炎型肾病除具备肾病四大特征外,还具有以下4项之一或多项:①2周内3次以上离心尿检查红细胞≥10个/HP,并证实为肾小球源性血尿;②反复或持续高血压(学龄儿童≥130/90 mmHg,学龄前儿童≥120/80 mmHg),并除外糖皮质激素等原因所致;③肾功能不全,并排除由于血容量不足等所致;④持续低补体血症。

13-77　包茎是指包皮口狭小,紧包着阴茎头,不能向上翻开使阴茎头外露。

13-78　包皮过长是指包皮冗长,完全遮盖阴茎头,但可随意上牵及翻转露出阴茎头。包皮过长是正常婴幼儿常有的现象,不能认为是病理性的。

13-79　慢性泌尿道感染是指病情迁延或反复发作达6个月以上,表现为间歇性发热、乏力、腰酸,或反复发作的尿路刺激症状,伴进行性贫血、消瘦、生长发育迟缓。重者出现间歇性或持续性高血压及肾功能减退。多由急性感染治疗不当、尿路结石、畸形引发。

13-80　无症状性菌尿是指在常规的尿筛查中,可以发现健康儿童存在着有意义的菌尿,但无任何尿路感染症状。这种现象可见于各年龄组,在儿童中以学龄女孩常见。无症状性菌尿患儿常同时伴有尿路畸形和既往有症状的尿路感染史。

13-81　上行感染是指致病菌从尿道口上行并进入膀胱,引起膀胱炎,膀胱内的致病菌再经输尿管移行至肾脏,引起肾盂肾炎。这是儿童泌尿道感染的最主要途径。

13-82　继发性肾病是指在诊断明确的原发病基础上出现肾病表现,多见于过敏性紫癜、系统性红斑狼疮和乙型肝炎病毒相关性肾炎等疾病。

13-83　当新生儿尿量每小时少于1.0 ml/kg,婴幼儿每天排尿量少于200 ml、学龄前儿童少于300 ml、学龄儿童少于400 ml时为少尿。

13-84　蛋白尿的定义为尿蛋白定性试验阳性,尿蛋白定量试验>150 mg/24 h。按程度可分为轻度蛋白尿(24 h尿蛋白定量为25 mg/kg)、中度蛋白尿(24 h尿蛋白定量为25~50 mg/kg)和重度蛋白尿(24 h尿蛋白定量>50 mg/kg)。

13-85　由于大量血浆蛋白自尿中丢失,当血浆白蛋白<25 g/L时即为低蛋白血症。

13-86　高脂血症是指血浆胆固醇>5.7 mmol/L。

13-87　异位尿道口是指尿道口可开口于从正常尿道口近端至会阴部的尿道行径的任何部位。

简述问答题

13-88　急性肾小球肾炎起病时可有低热、食欲减退、疲乏、头晕和腰部钝痛等非特异性症状,部分患者尚可见呼吸道或皮肤感染病灶。典型的临床表现:①水肿。70%患儿有水肿,初期多为眼睑及颜面部水肿,逐渐波及躯干、四肢,重者遍及全身,常呈非凹陷性。②少尿。早期常有尿色深,尿量明显减少,严重者可出现无尿。③血尿。50%～70%的患儿有肉眼血尿,呈茶褐色或烟蒂水样(酸性尿),也可呈洗肉水样(中性或弱碱性尿);一般1～2周后转为镜下血尿,少数持续3～4周。一般持续数月,运动后或并发感染时血尿可暂时加重。④蛋白尿。程度不等,约有20%患儿的蛋白尿达肾病综合征水平。⑤高血压。30%～80%患儿可有血压增高。学龄前儿童超过120/80 mmHg,学龄儿童超过130/90 mmHg,一般在1～2周内随尿量增多而恢复正常。

13-89 肾病综合征具有四大临床特点:大量蛋白尿、低蛋白血症、高胆固醇血症和明显水肿。

13-90 肾病综合征患儿一般不需要特别限制饮食,但因消化道黏膜水肿使消化能力减弱,应注意减轻消化道负担,供给易消化的饮食,如优质蛋白(乳类、蛋、鱼、家禽等)、少量脂肪、足量碳水化合物及高维生素饮食;激素治疗过程中,食欲增加者应适当控制食量。①热量。总热量依年龄不同而不同。其中碳水化合物占40%～60%,一般为多糖和纤维,可增加富含可溶性纤维的食物如燕麦、米糠及豆类等。②脂肪。为减轻高脂血症,应少食动物脂肪,以植物脂肪为宜,脂肪摄入量一般为2～4 g/(kg·d),植物油占50%。③蛋白质。大量蛋白尿期间,蛋白摄入量不宜过多,高蛋白膳食虽然使体内合成蛋白质增加,但其分解及尿中排除增加,并可能使肾小球硬化。患儿蛋白质供给1.5～2.0 g/(kg·d)为宜,三餐中蛋白质的分配宜重点放在晚餐。尿蛋白消失后,长期用糖皮质激素治疗期间应多补充蛋白,因糖皮质激素可使机体蛋白质分解代谢增强,出现负氮平衡。

13-91 急性肾小球肾炎少数患儿在疾病早期(2周内)可出现严重表现:①严重循环充血。由于水、钠潴留,血浆容量增加而出现循环充血,轻者仅有呼吸增快和肺部湿啰音;严重者表现为明显气促、端坐呼吸、咳嗽和咳粉红色泡沫样痰;双肺布满湿啰音,心脏扩大,心率增快,有时可出现奔马律,肝大而硬,水肿加重,可出现胸腔积液和腹水等;少数可突然发生病情急剧恶化。②高血压脑病。由于脑血管痉挛,导致缺血、缺氧、血管通透性增高而发生脑水肿,也有人认为是由脑血管扩张所致。常发生在疾病早期,血压可达(150～160)/(100～110)mmHg以上。年长儿会主诉剧烈头痛、呕吐、复视或一过性失明,严重者突然出现惊厥、昏迷。③急性肾衰竭。常发生于疾病初期,出现尿少、无尿等症状,引起暂时性氮质血症、电解质紊乱和代谢性酸中毒,一般持续3～5天,常不超过10天。

13-92 糖皮质激素作为治疗肾病综合征的首选药物,对初发肾病综合征患儿的激素治疗可分为2个阶段:①诱导缓解阶段。泼尼松2 mg/(kg·d)(按身高的标准体重计算),最大剂量不超过80 mg/d,先分次口服,尿蛋白转阴后改为每天晨起顿服,疗程6周。②巩固维持阶段。隔天晨起顿服1.5 mg/(kg·d),最大剂量60 mg/d,共6周,再逐渐减量。一般巩固维持阶段予以泼尼松原足量2天量的2/3,隔天晨起顿服,4周。如尿蛋白持续转阴,以后每2～4周减2.5～5 mg,至0.5～1 mg/kg时维持3个月,以后每2周减2.5～5 mg,直至停药。

13-93 对肾病综合征患儿应用各类药物时应注意:①激素治疗期间注意每天尿量、尿蛋白变化及血浆蛋白恢复等情况,注意观察不良反应,如库欣综合征、高血压、消化道溃疡和骨质疏松等。遵医嘱及时补充维生素D及钙质,以免发生手足搐搦症。②应用利尿剂时注意观察尿量,定期查血钾、血钠。尿量过多时应及时与医生联系,因大量利尿可加重血容量不足,有出现低血容量性休克或形成静脉血栓的风险。③使用免疫抑制剂(如环磷酰胺)治疗时,注意有无白细胞计数下降、脱发、胃肠道反应及出血性膀胱炎等现象。用药期间多饮水和定期查血常规。④抗凝和溶栓疗法能改善肾病的临床症状,改变患儿对激素的效应,从而达到理想的治疗效果。在使用肝素过程中,注意监测凝血时间及凝血酶原时间。

13-94　对肾小球肾炎患儿,应适当限制盐和水的摄入,食盐以 60 mg/(kg·d)为宜,水分一般以不显性失水加尿量计算。有氮质血症者应适当限制蛋白,可给优质动物蛋白 0.5 g/(kg·d)。尿量增多、氮质血症消除后可恢复蛋白质供给,以保证儿童生长发育的需要。

13-95　婴幼儿易发生酸中毒的主要原因:①肾保留碳酸氢根的能力差,碳酸氢盐的肾阈低,仅为 19~22 mmol/L;②肾脏分泌氨和氢离子的能力低;③从尿中排磷酸盐量少,故机体排酸的能力受限,易出现代谢性酸中毒。

13-96　肾病综合征患儿水肿的原因:①低蛋白血症使血浆胶体渗透压降低,使水由血管内转移到组织间隙,当血浆白蛋白低于 25 g/L 时,液体主要在间质区潴留;低于 15 g/L 时,可同时形成胸腔积液和腹水。②由于水由血管内转移到组织间隙,有效循环血量减少,肾素-血管紧张素-醛固酮系统激活,使远端肾小管对水、钠的重吸收增多,造成水、钠潴留。③低血容量使交感神经兴奋性增高,近端肾小管对钠的重吸收增加。

13-97　尿道下裂 3 个典型的临床表现:异位尿道口、阴茎下弯、包皮异常分布。

13-98　急性肾小球肾炎的非典型表现有 2 个:①无症状性急性肾炎,患儿仅有镜下血尿或仅有血清补体 C_3 降低,而无其他临床表现;②肾外症状性急性肾炎,患儿水肿、高血压明显,甚至有严重循环充血及高血压脑病,但尿常规检查改变轻微或正常,可有链球菌前驱感染和血清补体 C_3 明显降低。

13-99　泌尿系统感染途径:①上行感染。致病菌从尿道口上行进入膀胱,引起膀胱炎,膀胱内的致病菌再经输尿管移行至肾脏,引起肾盂肾炎,是儿童泌尿道感染的最主要途径。②血源性感染。通常为全身性败血症的一部分,主要见于新生儿和小婴儿,经血源途径侵袭尿路的致病菌主要是金黄色葡萄球菌。③淋巴感染和直接蔓延。结肠和盆腔内的细菌可通过淋巴管感染肾脏,肾脏周围邻近器官和组织的感染也可直接蔓延至肾脏。

13-100　异位尿道口按尿道口部位不同分为 4型:①阴茎头型,尿道口位于包皮系带部;②阴茎型,尿道口位于阴茎体部;③阴囊型,尿道口位于阴茎根部与阴囊交界处;④会阴型,尿道口位于会阴部。

13-101　尿道下裂术后并发症包括尿瘘形成、尿道口狭窄和尿道吻合口狭窄。

综合应用题

13-102　(1) 医疗诊断:急性肾小球肾炎。

(2) 护理诊断:①体液过多,与肾小球滤过率下降有关;②活动无耐力,与水肿、血压升高有关;③潜在并发症,有高血压脑病、严重循环充血、急性肾衰竭;④焦虑,与病程长、医疗性限制及知识缺乏有关。

(3) 护理要点:①休息原则。起病 2 周内患儿应卧床休息,待水肿消退、血压降至正常、肉眼血尿消失,可下床在室内轻微活动;红细胞沉降率正常可上学,但应避免体育运动和重体力活动;尿 Addis 计数正常后方可恢复体力活动。②饮食原则。对于有水肿、血压高、尿少的患儿,适当限制盐和水的摄入,食盐以 60 mg/(kg·d)为宜,水分一般以不显性失水加尿量计算;有氮质血症者应适当限制蛋白,可给予优质动物蛋白 0.5 g/(kg·d),尿量增多、氮质血症消除后可恢复蛋白质供给,以保证儿童生长发育的需要。③遵医嘱给予利尿药和降压药,同时观察药物疗效和不良反应。经控制水和盐的摄入后仍有水肿、少尿者,遵医嘱给予利尿药,应用利尿剂前后,要注意尿量、水肿及体重的变化并随时记录。静脉应用呋塞米后要注意观察有无脱水、电解质紊乱等现象。经休息、控制水和盐及应用利尿剂后血压仍高者,遵医嘱给予降压药。应用降压药后应监测血压的变化,并避免患儿突然站立,以防直立性低血压的发生。患儿出现高血压脑病时遵医嘱给予硝普钠治疗。应用硝普钠时要现用现配,整个输液系统要避光,以免药物遇光分解,严格控制输液速度,严密监测血压、心率变化。应用硝普钠后应观察有无恶心、呕吐、头痛、情绪不稳定和肌肉痉挛等不良反应。④密切观察病情变化,预防并发症发生。观察患儿水肿有无消退或减轻,每天观察体重有无减轻、腹围有无缩小。观察尿量、尿色,准确记录24小时液体出入量,遵医嘱留尿标本送检。患儿尿量增加,肉眼血尿消失,提示病情好转;如尿量持续减少,出现头痛、恶心、呕吐等现象,要警惕急性肾衰竭的发生,及时纠正水和电解质及酸碱平衡紊乱。观察患儿血压变化,如果突然血压增高,出现剧烈头痛、呕吐、头晕眼花等现象,提示高血压脑病,立即报告医生并配合抢救,遵医嘱给予镇静剂、脱水剂等药物治疗。观察患儿有无咳嗽及咳粉红色泡沫样痰,观察呼吸、心律、心率或脉率变化,警惕严重循环充血的发生。若发生严重循环充血,应将患儿置于半卧位、吸氧,并遵医嘱使用药物治疗。⑤健康教育。向患儿及家长讲解该病是一种自限性疾病,多数能治愈,预后良好。强调急性期休息和限制患儿活动的重要性。告知家长该疾病不同时期饮食调整的重要性和必要性,并介绍适合的食谱。告知患儿及家长,减少链球菌感染是预防的关键,一旦发生上呼吸道感染或皮肤感染,应及早用抗生素彻底治疗。溶血性链球菌感染后1~3周内定期检查尿常规。指导家长及患儿出院后定期门诊复查。

13-103 (1) 医疗诊断:肾病综合征。

(2) 主要的护理诊断:①体液过多,与蛋白尿引起低蛋白血症导致水、钠潴留有关;②有皮肤完整性受损的风险,与高度水肿的皮肤受压、摩擦损伤有关;③有感染的风险,与免疫功能低下有关;④营养失调,与大量蛋白质从尿中丢失有关;⑤潜在并发症,有电解质紊乱、血栓形成、药物治疗的不良反应;⑥焦虑,与病情反复、病程长、学习中断、形象改变及知识缺乏有关。

(3) 健康教育要点:①介绍病情与预后。根据患儿及家长的文化程度和理解能力选择适当方式介绍该病的相关知识、护理要点及预后;强调激素治疗对该病的重要性,使患儿及家长主动配合并坚持按医嘱服药,出院后定期来院随访、复查。②指导饮食与休息。向患儿及家长讲解该病对饮食及活动的要求,选择优质蛋白饮食。症状明显期适当限制钠盐摄入,强调过度限制钠盐的危害及选择优质蛋白饮食的重要性。指导患儿适当活动,病情缓解后可以上学,但不能参加剧烈活动,否则病情会加重或复发。③预防感染与皮肤护理。使患儿及家长了解感染是该病最常见的并发症及复发的诱因,因此采取有效措施预防感染至关重要。指导预防感染的措施,加强护理,避免到人多的公共场所。④指导合理用药。指导患儿及家长严格遵医嘱用药,不能随意减量、停药及突然停药;每天给予维生素 D 400 IU 和适量钙剂;利尿药不能长期应用等。⑤心理支持及减轻焦虑。多与患儿及家长沟通,讲解糖皮质激素治疗引起的向心性肥胖、免疫抑制剂造成的脱发等均为暂时性的,随着药物减量和停药,可恢复正常体态,解除患儿及家长的后顾之忧。指导家长多给患儿心理支持,使其保持良好情绪,关心、爱护患儿,做好患儿的生活护理,满足其各种生理需要。创造良好的住院或生活环境,组织同病房的患儿相互讲故事、进行小活动量的游戏等,减轻患儿的孤独感。活动时注意安全,避免奔跑和打闹,以防摔伤和骨折。⑥病情观察与复查。教会家长或年长儿用试纸监测尿蛋白的变化,早期识别呼吸道感染、低钾血症和低钠血症等并发症。出院后定期复查,病情完全缓解停药3个月后方可进行预防接种,以防肾病复发。

13-104 (1) 医疗诊断:泌尿系统感染。

(2) 护理诊断:①体温过高,与细菌感染有关;②排尿异常,与膀胱、尿道炎症有关;③知识缺乏,与家长缺乏该病的防护知识有关。

(3)护理措施:①一般护理。急性期需卧床休息,鼓励患儿大量饮水,通过增加尿量起到冲洗尿道的作用,减少细菌在尿道的停留时间,促进细菌和毒素排出;多饮水还可降低肾髓质及乳头部组织的渗透压,阻碍细菌生长繁殖;监测体温变化,高热或伴不适者给予降温处理。②减轻排尿异常。保持会阴部清洁,便后冲洗外阴,小婴儿勤换尿布,尿布用开水烫洗、晒干、煮沸和高压消毒。尿道刺激症状明显者,遵医嘱应用抗胆碱药。遵医嘱应用抗生素,注意药物不良反应,口服抗生素可出现恶心、呕吐和食欲下降等现象,饭后服药可减轻胃肠道症状。服用磺胺药时应多喝水,并注意有无血尿、尿少和尿闭等现象。定期复查尿常规和进行尿培养,以了解病情的变化和治疗效果。③健康教育。向患儿及家长解释该病的护理要点及预防知识,如女孩清洗外阴时从前向后擦洗,单独使用洁具,防止肠道细菌污染尿道,引起上行感染。及时发现女孩处女膜伞、蛲虫前行尿道等情况,并及时处理。指导按时服药,定期复查,防止复发与再次感染。一般急性感染于疗程结束后每月随访1次,除尿常规外,还应做中段尿培养,连续3个月。如无复发可认为治愈,反复发作者每3~6个月复查1次,共2年或更长时间。

(范 苓 叶丽钦)

第十四章

血液系统疾病患儿的护理

选择题(14-1~14-61)

A1型单项选择题(14-1~14-25)

14-1 小儿生理性贫血常见于出生后
A. 1~2个月 B. 2~3个月
C. 3~4个月 D. 4~6个月
E. 6~12个月

14-2 小儿发生生理性贫血,红细胞和血红蛋白分别可降至
A. $2.7×10^{12}$/L,90 g/L
B. $2.8×10^{12}$/L,100 g/L
C. $3.0×10^{12}$/L,100 g/L
D. $3.0×10^{12}$/L,115 g/L
E. $3.0×10^{12}$/L,120 g/L

14-3 新生儿出生后主要的造血器官是
A. 肝脏 B. 脾脏
C. 淋巴结 D. 骨髓
E. 胸腺

14-4* 下列关于血友病的叙述中哪项正确
A. 血友病A女性传递,男性发病
B. 血友病B男性传递,女性发病
C. 血友病A为Ⅸ因子缺乏
D. 血友病B为Ⅷ因子缺乏
E. 血友病A为常染色体显性遗传

14-5 治疗小儿贫血时服用铁剂的最佳时间为
A. 餐前 B. 餐后
C. 进餐时 D. 两餐之间
E. 睡前

14-6 观察缺铁性贫血患儿铁剂疗效最可靠的早期指标是
A. 面色改变 B. 食欲恢复
C. 心率减慢 D. 血红蛋白上升
E. 网织红细胞升高

14-7 服用铁剂后网织红细胞达到高峰的时间是
A. 1~2天 B. 3~4天
C. 5~7天 D. 1~2周
E. 3~4周

14-8 下列哪项不符合儿童血液的生理特点
A. 出生时红细胞数和血红蛋白量较高,出生后2~3个月时出现生理性贫血
B. 新生儿血容量占体重的8%~10%
C. 血小板数与成人相近
D. 新生儿白细胞数较成人高
E. 中性粒细胞与淋巴细胞比例变化的2个交叉分别出现在出生后4~6天和4~6岁

14-9 血友病最常见的致死原因是
A. 脑血栓 B. 肺栓塞
C. 颅内出血 D. 泌尿道出血
E. 消化道出血

14-10 免疫性血小板减少症的治疗首选
A. 输注血小板
B. 糖皮质激素
C. 大剂量静脉注射丙种球蛋白
D. 阿司匹林
E. 脾切除

14-11* 下列属于小细胞低色素性贫血的是

A. 营养性缺铁性贫血
B. 营养性巨幼细胞性贫血
C. 再生障碍性贫血
D. 急性失血性贫血
E. 骨髓纤维化

14-12 重度贫血时,血红蛋白含量是
A. 95 g/L　　B. 75 g/L
C. 65 g/L　　D. 55 g/L
E. <30 g/L

14-13 小儿营养性缺铁性贫血最常见的原因是
A. 红细胞结构缺陷
B. 红细胞丢失过多
C. 红细胞酶缺乏
D. 造血物质缺乏
E. 自身免疫因素

14-14 关于铁剂治疗,下列叙述中不正确的是
A. 口服铁剂为宜
B. 常用二价铁盐制剂
C. 可与果汁同服
D. 注射铁剂易发生过敏反应
E. 服用至血红蛋白达正常水平即可停药

14-15 6月龄的婴儿纯母乳喂养易发生
A. 白血病
B. 地中海贫血
C. 再生障碍性贫血
D. 缺铁性贫血
E. 营养性巨幼细胞性贫血

14-16 胚胎期造血最早出现在
A. 卵黄囊　　B. 肝脏
C. 脾脏　　　D. 骨髓
E. 淋巴结

14-17 下列哪项叶酸检查结果符合叶酸缺乏的诊断
A. <7 μg/L　　B. <6 μg/L
C. <5 μg/L　　D. <4 μg/L
E. <3 μg/L

14-18 儿童最常见的出血性疾病是

A. 白血病
B. 血友病
C. G-6-PD 缺乏症
D. 免疫性血小板减少性紫癜
E. 再生障碍性贫血

14-19 下列关于免疫性血小板减少症的叙述中不正确的是
A. 皮肤、黏膜自发性出血和束臂试验阳性
B. 血小板相关抗体含量明显升高
C. 病毒感染是导致血小板减少的直接原因
D. 急性型发病前常有呼吸道病毒感染史,病程多为自限性
E. 病程超过 6 个月为慢性型,血小板相关抗体阳性率 95%

14-20 区别叶酸缺乏与维生素 B_{12} 缺乏所致的营养性巨幼细胞性贫血的表现是
A. 贫血程度　　B. 肝、脾大
C. 血象改变　　D. 骨髓象改变
E. 精神神经症状

14-21* 下列免疫性血小板减少症的治疗措施中不正确的是
A. 轻型无须特殊治疗
B. 出血明显,血小板计数 $<30\times10^9$/L,给予免疫抑制剂治疗
C. 忌用阿司匹林和抗组胺药
D. 激素治疗无效的急性型,给予大剂量静脉注射丙种球蛋白
E. 主张输血小板,预防颅内或消化道出血

14-22 血友病 A 最具特征性的表现是
A. 关节出血
B. 皮肤、黏膜出血
C. 外伤后严重出血
D. 深部肌肉、软组织出血
E. 女性携带者也可出血

14-23 食用蚕豆或服用氧化型药物后发生溶血,有此症状的疾病是

第十四章 血液系统疾病患儿的护理

A. 再生障碍性贫血
B. G-6-PD 缺乏症
C. 地中海贫血
D. 营养性巨幼细胞性贫血
E. 缺铁性贫血

14-24 在体内叶酸转化成四氢叶酸的过程中起催化作用的是下列哪种维生素
A. 维生素 D
B. 维生素 C
C. 维生素 B
D. 维生素 A
E. 维生素 B_{12}

14-25 下列哪种疾病不伴有血小板减少
A. 缺铁性贫血
B. 脾功能亢进
C. 再生障碍性贫血
D. 营养性巨幼细胞性贫血
E. 免疫性血小板减少症

A2 型单项选择题 (14-26～14-44)

14-26 患儿，男性，8 月龄。患缺铁性贫血。口服铁剂治疗，2 天后解出黑色软便，无腹痛、腹泻。下列护理措施中不正确的是
A. 首选二价铁
B. 不可与牛奶同服
C. 向患儿家长宣教服用铁剂的注意事项
D. 安慰家长，不必惊慌，停药后可恢复正常
E. 贫血纠正后即可停药

14-27 患儿，女性，8 月龄。纯母乳喂养，面色苍白，反应差，可见双上肢震颤。实验室检查：血红蛋白 78 g/L，红细胞计数 $3.2×10^9$/L，中性粒细胞百分比 0.65，淋巴细胞百分比 0.36，平均红细胞体积 99 fL，平均红细胞血红蛋白量 36 pg，平均红细胞血红蛋白浓度 34%。该患儿发生贫血最可能的原因是
A. 碘缺乏
B. 铁缺乏

C. 叶酸缺乏
D. 维生素 B_{12} 缺乏
E. 维生素 C 缺乏

14-28 患儿，男性，9 月龄。因长期腹泻导致缺铁性贫血。今天开始口服硫酸亚铁治疗。3～5 天后，判断疗效最主要的指标是
A. 血清铁蛋白
B. 血红蛋白
C. 红细胞计数
D. 平均红细胞体积
E. 网织红细胞

14-29 患儿，女性，2.5 岁。面色苍白约半年，不爱活动，食欲差，肝、脾大。实验室检查：血红蛋白 72 g/L，红细胞计数 $3.0×10^9$/L，白细胞计数 $3.8×10^9$/L，血小板计数 $180×10^9$/L。血涂片：红细胞大小不等，以小细胞为主，中央淡然区扩大。下列治疗用药中最合理的是
A. 叶酸
B. 维生素 C
C. 硫酸亚铁
D. 维生素 B_{12}
E. 糖皮质激素

14-30 患儿，男性，2 岁。消瘦、食欲差、面色苍白，会说短语，不会叫爸妈，1 岁半时会走。肝肋下 4 cm，脾肋下 3 cm。血常规提示大细胞性贫血。最主要的护理诊断是
A. 生长发育改变
B. 有感染的风险
C. 躯体活动障碍
D. 有受伤的风险
E. 营养失调：低于机体需要量

14-31* 患儿，女性，8 月龄。因面色、口唇苍白、头发枯黄就诊。经检查后，被诊断为贫血。其血红蛋白应低于
A. 110 g/L
B. 120 g/L
C. 130 g/L
D. 140 g/L
E. 150 g/L

14-32 患儿，女性，7 月龄。确诊为营养性缺

铁性贫血，遵医嘱予服用铁剂治疗。下列促进铁剂吸收的方法中不正确的是
A. 与鲜牛奶同服　B. 两餐间服用
C. 从小剂量开始　D. 与果汁同服
E. 使用二价铁

14-33 患儿，男性，4岁。外伤、碰撞后易出血不止。体格检查：发育可，营养一般；神志清楚，精神反应可；全身皮肤散在瘀斑；心、肺、腹无异常，双膝关节肿胀。最可能的诊断是
A. 过敏性紫癜
B. 免疫性血小板减少症
C. 白血病
D. 血友病
E. 溶血性贫血

14-34 患儿，女性，2月龄。血常规：血红蛋白100 g/L，红细胞计数 3.0×10^{12}/L，其余血细胞正常。最可能的诊断是
A. 溶血性贫血
B. 缺铁性贫血
C. 生理性贫血
D. 再生障碍性贫血
E. 失血性贫血

14-35 患儿，女性，7月龄。因面色蜡黄、手足震颤就诊。羊奶喂养。血红蛋白75 g/L。血涂片：红细胞大小不等，以大细胞为多，中央淡染区不明显。首先考虑的诊断是
A. 溶血性贫血
B. 缺铁性贫血
C. 再生障碍性贫血
D. 营养性巨幼细胞性贫血
E. 生理性贫血

14-36 患儿，男性，10月龄。因面色渐苍白1个月就诊。其为足月顺产儿，既往无疾病史。母乳喂养，母亲在孕期和哺乳期均健康。经检查诊断为缺铁性贫血。考虑缺铁的主要原因是

A. 先天储铁不足
B. 铁摄入量不足
C. 铁吸收障碍
D. 铁丢失过多
E. 生长发育过快

14-37* 患儿，男性，7月龄。因严重感染入院。体格检查：肝、脾、淋巴结肿大。血红蛋白80 g/L，外周血出现有核红细胞与幼稚中性粒细胞。该患儿可能是出现了
A. 中胚叶造血　B. 骨髓造血
C. 红髓造血　D. 黄髓造血
E. 髓外造血

14-38 患儿，男性，3岁。2周前患急性上呼吸道感染，近2天全身出现针尖样出血点，以双下肢为多。血常规：血小板计数 10×10^9/L，红细胞及白细胞正常。血涂片：血小板形态大而松散。最有可能的诊断是
A. 血友病
B. 白血病
C. 再生障碍性贫血
D. 免疫性血小板减少症
E. G-6-PD缺乏症

14-39 患儿，女性，7月龄。因面色、口唇苍白1个月收入院。目前诊断为营养性缺铁性贫血。与发病无关的喂养方式是
A. 纯母乳喂养　B. 纯牛乳喂养
C. 纯羊乳喂养　D. 纯米糊喂养
E. 母乳喂养＋含铁辅食

14-40 患儿，2岁。医院体格检查发现血清铁蛋白降低，红细胞游离原卟啉正常，未出现贫血表现。考虑为以下哪种情况
A. 铁缺少期
B. 红细胞生成缺铁期
C. 缺铁性贫血期
D. 缺铁性贫血恢复期
E. 缺铁性贫血愈合期

14-41* 患儿，男性，8岁。因外伤后出血不止

收治入院,诊断为血友病。以下措施中不正确的是
A. 卧床休息,避免活动
B. 头痛、发热时用阿司匹林
C. 输注凝血因子制品
D. 增强保护意识,学会应急措施
E. 压迫止血、加压包扎、局部冷敷

14-42* 患儿,男性,1岁。长期腹泻引起营养性缺铁性贫血,近1个月来患支气管肺炎。血红蛋白45 g/L,红细胞$2.7×10^{12}$/L。应首先采用下列哪项治疗措施
A. 口服硫酸亚铁
B. 肌内注射右旋糖酐铁
C. 抗感染治疗
D. 增加含铁食物摄入
E. 输血

14-43 新生儿,男性,3日龄,出生体重2 kg。家长来电咨询:出生后多久可补充铁剂预防贫血
A. 出生后1个月
B. 出生后2个月
C. 出生后3个月
D. 出生后4个月
E. 出生后5个月

14-44 患儿,女性,10月龄,是双胎34周早产儿之一。近1个月面色苍白、烦躁易怒,少哭不笑。7月龄会坐,现坐不稳,无发热。首先考虑
A. 早产儿大脑发育不全
B. 先天愚型
C. 化脓性脑膜炎后遗症
D. 颅内出血
E. 维生素B_{12}缺乏所致营养性巨幼细胞性贫血

✎ A3型单项选择题(14-45~14-53)
(14-45~14-47共用题干)
患儿,女性,7月龄,牛乳喂养,未添加辅食。腹泻近1个月,食欲减退,有异食癖。面色、口唇苍白;肝肋下2 cm,脾肋下0.5 cm;血红蛋白72 g/L。外周血涂片:红细胞大小不等,以小细胞为主。

14-45 考虑该患儿患下列哪种疾病
A. 生理性贫血
B. 溶血性贫血
C. 营养性缺铁性贫血
D. 营养性巨幼细胞性贫血
E. 再生障碍性贫血

14-46* 下列哪项辅助检查可能对该病的诊断意义不大
A. 血清铁
B. 血清叶酸含量
C. 总铁结合力
D. 红细胞内游离原卟啉
E. 转铁蛋白饱和度

14-47 对该患儿的护理措施中下列哪项不妥
A. 母乳喂养,添加辅食
B. 遵医嘱给予胃蛋白酶、胰酶等药物
C. 服用铁剂时,不宜与果汁同服
D. 铁剂不宜与牛奶、钙片同服
E. 观察服用铁剂后的不良反应,及时采取措施

(14-48~14-50共用题干)
患儿,男性,9月龄,母乳喂养。因近2周面色苍黄,动作及智力发育落后,有倒退现象而收入院。

14-48 入院后首要的实验室检查是
A. 血常规,包括细胞形态检查
B. 骨髓检查
C. 血清维生素B_{12}和叶酸含量测定
D. 溶菌酶检查
E. 智力测定

14-49 该患儿最可能的诊断是
A. 脑瘫
B. 呆小病
C. 脑发育迟缓
D. 营养性缺铁性贫血
E. 营养性巨幼细胞性贫血

14-50 最主要的护理措施是
A. 限制活动
B. 预防外伤
C. 遵医嘱使用镇静剂
D. 遗传咨询
E. 指导喂养,加强营养

(14-51～14-53 共用题干)

患儿,女性,4月龄,足月顺产,单纯母乳喂养,未添加辅食。体格检查:皮肤、巩膜无黄染;前囟平软,口唇苍白;心肺无异常;肝肋下 3 cm,脾肋下 2 cm。血红蛋白 80 g/L,白细胞计数 $8.5×10^9$/L,中性粒细胞百分比 0.38,淋巴细胞百分比 0.65,网织红细胞百分比 0.05,平均红细胞体积 70 fL,平均红细胞血红蛋白量 25 pg,平均红细胞血红蛋白浓度 26%,血红蛋白 F 7%。

14-51 最可能的医疗诊断是
A. 生理性贫血
B. 地中海贫血
C. 再生障碍性贫血
D. 营养性缺铁性贫血
E. 营养性巨幼细胞性贫血

14-52 引起贫血最可能的原因是缺乏
A. 铁   B. 碘
C. 叶酸   D. 维生素 B_{12}
E. 维生素 C

14-53 最主要的护理措施是
A. 注意休息
B. 补充铁剂
C. 加强锻炼
D. 纠正不良的饮食习惯
E. 多晒太阳

✎ A4 型单项选择题(14-54～14-61)

(14-54～14-61 共用题干)

患儿,9月龄,早产儿,出生体重 2 000 g,牛奶喂养,未添加辅食。发现面色苍白 4 个月。体格检查:体重 7 kg,肝肋下 3 cm,脾肋下 1.5 cm。血常规:红细胞计数 $3.5×10^{12}$/L,血红蛋白 75 g/L,白细胞计数 $5.0×10^9$/L,中性粒细胞百分比 0.3,淋巴细胞百分比 0.68,单核细胞百分比 0.02,网织红细胞百分比 0.004。平均红细胞体积 68 fL,平均红细胞血红蛋白量 25 pg,平均红细胞血红蛋白浓度 28%。

14-54 估计患儿最可能的诊断是
A. 生理性贫血
B. 营养性缺铁性贫血
C. 溶血性贫血
D. 营养性巨幼细胞性贫血
E. 地中海贫血

14-55 评估患儿的贫血程度是
A. 轻度贫血   B. 中度贫血
C. 重度贫血   D. 极重度贫血
E. 无贫血

14-56 目前应首选下列哪种药物治疗
A. 叶酸
B. 肾上腺皮质激素
C. 雄激素
D. 维生素 B_{12}
E. 硫酸亚铁

14-57 下列哪项不是主要的护理诊断
A. 活动无耐力
B. 有出血的可能
C. 营养缺乏,低于机体需要量
D. 有感染的风险
E. 知识缺乏

14-58 对该患儿采取下列哪项护理措施是不恰当的
A. 每周测体重
B. 辅食添加的指导
C. 铁剂与牛奶一起服用
D. 铁剂从小剂量开始逐渐加至全量
E. 保护性隔离,减少探视

14-59* 患儿首次注射右旋糖酐铁半小时后,突然出现面色苍白、荨麻疹、气促、四肢湿冷、血压下降。估计患儿发生了下列哪种情况
A. 过敏性休克
B. 心源性休克

C. 感染性休克

D. 低血容量性休克

E. 神经源性休克

14-60 下列哪项护理措施不妥

A. 松解衣领,头偏一侧

B. 清除呼吸道分泌物

C. 吸氧

D. 建立静脉通路

E. 1:1 000 肾上腺素静脉推注

14-61 对该患儿家长的健康指导,下列哪项不妥

A. 科学喂养指导

B. 注意空气和温、湿度,预防感染

C. 保证患儿适当的休息

D. 铁剂在两餐之间服用

E. 血红蛋白恢复正常后即可停药

❋ 名词解释题(14-62~14-76)

14-62 胚胎期造血

14-63 中胚叶造血期

14-64 肝造血期

14-65 骨髓造血期

14-66 出生后造血

14-67 髓外造血

14-68 贫血

14-69 生理性贫血

14-70 缺铁性贫血

14-71 营养性巨幼细胞性贫血

14-72 免疫性血小板减少症

14-73 血友病

14-74 再生障碍性贫血

14-75 G-6-PD 缺乏症

14-76 地中海贫血

❋ 简述问答题(14-77~14-86)

14-77 简述 WHO 儿童贫血诊断标准。

14-78 简述国内儿童贫血的诊断标准。

14-79 简述缺铁性贫血的发病机制。

14-80 简述应用铁剂后的疗效观察。

14-81 简述注射铁剂的不良反应。

14-82 简述不同程度贫血患儿休息与活动时的护理要点。

14-83 简述免疫性血小板减少症患儿急性期的临床表现。

14-84 简述血友病 A 关节出血的临床分期。

14-85 简述血友病患儿关节出血的护理措施。

14-86 简述血友病患儿的出院健康教育。

❋ 综合应用题(14-87~14-89)

14-87 患儿,男性,2 岁。因面色苍白伴乏力、反复腹泻来院就诊。平素偏食,近来食欲下降,无恶心、呕吐。

体格检查:体温 36.8℃;脉搏 124 次/分,呼吸 28 次/分;神志清楚,眼睑、口唇苍白;心、肺无异常;肝肋下 2 cm,脾肋下 1 cm;神经系统无殊。

实验室及其他检查:血红蛋白 76 g/L,红细胞计数 $2.9×10^9$/L,血小板计数 $220×10^9$/L。血涂片:红细胞大小不等,以小细胞为多,中央淡染区扩大。

请解答:

(1) 该患儿初步的医疗诊断。

(2) 该患儿用药的健康指导。

14-88 患儿,男性,2 岁。因皮肤出血点加重 3 天就诊。3 天前患儿在家中玩耍时前额不慎撞击到桌角,该处出现一 1.0 cm×1.5 cm 瘀斑。夜间家长发现患儿躯干及四肢新发红色针尖样出血点,不高出皮面。患儿 2 周前有上呼吸道感染史。

体格检查:体温 36.6℃;脉搏 104 次/分,呼吸 24 次/分;血压 98/62 mmHg;神经系统未见异常。

实验室及其他检查:血小板计数 $36×10^{12}$/L,血红蛋白 106 g/L,白细胞计数 $4.6×10^9$/L;出血时间延长,血块收缩不良,束臂试验阳性。骨髓象:以小型巨核细胞增多为主。

请解答:

(1) 该患儿的医疗诊断和护理诊断。
(2) 该患儿的治疗要点。
(3) 该患儿的护理要点。

14-89 患儿,女性,8月龄。表情呆滞,对周围反应迟钝,嗜睡,少哭不笑,反复腹泻。母亲长期素食。

体格检查:体温37℃,脉搏138次/分,呼吸32次/分;神志清楚;皮肤蜡黄,口唇、指甲苍白;心、肺无异常;动作发育落后。

实验室及其他检查:血小板计数$86×10^{12}/L$,血红蛋白66 g/L,白细胞计数$2.6×10^9/L$。骨髓象:骨髓增生活跃,以红系增生为主,各期红细胞均出现巨幼变。血清维生素B_{12} 90 ng/L。

请解答:
(1) 该患儿的医疗诊断和护理诊断。
(2) 该患儿的护理要点。

答案与解析

A1 型单项选择题

14-1 B	14-2 C	14-3 D	14-4 A
14-5 D	14-6 E	14-7 C	14-8 B
14-9 C	14-10 B	14-11 A	14-12 D
14-13 D	14-14 E	14-15 D	14-16 A
14-17 E	14-18 D	14-19 C	14-20 E
14-21 E	14-22 A	14-23 B	14-24 E
14-25 A			

A2 型单项选择题

14-26 A	14-27 D	14-28 E	14-29 C
14-30 E	14-31 A	14-32 A	14-33 D
14-34 C	14-35 D	14-36 B	14-37 E
14-38 D	14-39 E	14-40 A	14-41 B
14-42 E	14-43 B	14-44 E	

A3 型单项选择题

14-45 C	14-46 B	14-47 C	14-48 C
14-49 E	14-50 E	14-51 D	14-52 A
14-53 B			

A4 型单项选择题

14-54 B	14-55 B	14-56 E	14-57 B
14-58 C	14-59 A	14-60 E	14-61 E

部分选择题解析

14-4 解析: 血友病是一组X连锁隐性遗传性出血性疾病。血友病A为凝血因子Ⅷ缺陷,血友病B为凝血因子Ⅸ缺陷。由女性传递,男性发病。

14-11 解析: 缺铁性贫血为小细胞低色素性贫血,急性失血和骨髓纤维化为正常细胞性贫血,营养性巨幼细胞性贫血和再生障碍性贫血为大细胞性贫血。

14-21 解析: 免疫性血小板减少症可能会因反复多次输血而产生血小板抗体,因此,只在严重出血危及生命时输血小板。

14-31 解析: WHO 儿童贫血诊断标准:6月龄至6岁,血红蛋白<110 g/L;国内诊断标准:3月龄至6岁,血红蛋白<110 g/L。

14-37 解析: 正常情况下,骨髓外造血极少见。出生后,尤其在婴儿期,遇到感染或贫血时,肝、脾、淋巴结可恢复到胎儿时期的造血状态,因而出现肝、脾、淋巴结增大的体征。同时,外周血液中可出现有核红细胞和(或)幼稚中性粒细胞。此为儿童造血系统的一种特殊现象。

14-41 解析: 阿司匹林有抑制血小板聚集的作用,血友病患者使用后会加重出血。

14-42 解析: 按照儿童贫血的分度,血红蛋白60～30 g/L是重度贫血,易并发心力衰竭。首先给予输注红细胞,同时限制活动,减少氧耗,预防心血管系统并发症。

14-46 解析: 血清铁、总铁结合力和转铁蛋白饱和度是反映血浆中含铁量,红细胞内游离原卟啉含量反映细胞内缺铁情况。

14-59 解析：注射右旋糖酐铁偶可引起过敏性休克，首次注射后应观察1小时。

名词解释题

14-62 胚胎期造血开始于卵黄囊，然后在肝脏、脾脏、胸腺和淋巴结，最后在骨髓。分为中胚叶造血期、肝造血期、骨髓造血期3个时期。

14-63 中胚叶造血期约自胚胎第3周开始，卵黄囊壁上的中胚层间质细胞分化聚集成细胞团，称为血岛。血岛中间的细胞分化成初级原始红细胞。自第6～8周后，血岛开始退化，至第12～15周时消失。

14-64 肝造血期自胚胎第6～8周开始，胎儿4～5个月时达高峰，胎儿6个月后开始逐渐减退，约于出生时停止。

14-65 骨髓造血期是指在胚胎的第6周开始出现骨髓，至胎儿4个月开始造血，并迅速成为胎儿后期主要的造血器官，直至出生2～5周后成为唯一的造血器官。

14-66 出生后造血是胚胎造血的延续，主要是骨髓造血，生成各种血细胞；淋巴组织产生淋巴细胞；特殊情况下出现骨髓外造血。

14-67 正常情况下，骨髓外造血（简称髓外造血）极少，当发生严重感染或溶血性贫血等需要增加造血时，肝、脾、淋巴结恢复到胎儿时期的造血状态，而表现为肝、脾、淋巴结肿大，外周血中可见有核红细胞和（或）幼稚粒细胞。这是儿童造血系统的一种特殊现象。

14-68 贫血是指周围血液中单位体积血液中红细胞计数、血红蛋白或血细胞比容低于相应年龄的正常值，是儿童时期常见的一种症状或综合征。

14-69 生理性贫血是指婴儿出生后随着自主呼吸的建立，血氧含量增加，促红细胞生成素减少，骨髓造血功能暂时下降，红细胞破坏增加（生理性溶血），红细胞数和血红蛋白量逐渐降低。加之婴儿生长发育迅速、循环血量增加，至2～3月龄时，红细胞计数降至3.0×10^{12}/L，血红蛋白降至100 g/L左右，出现轻度贫血。

14-70 缺铁性贫血是指由于体内储存铁缺乏，致使血红蛋白合成减少而发生的一种小细胞低色素性贫血。

14-71 营养性巨幼细胞性贫血是指由于维生素B_{12}和（或）叶酸及维生素C缺乏所致的一种大细胞性贫血。

14-72 免疫性血小板减少症是指正常血小板被破坏的自身免疫性疾病，又称为特发性血小板减少性紫癜，是儿童最常见的出血性疾病。

14-73 血友病是一组X连锁隐性遗传性出血性疾病，临床上分为血友病A（凝血因子Ⅷ缺陷症）和血友病B（凝血因子Ⅸ缺陷症）两型，分别由血浆凝血因子Ⅷ（F8）和凝血因子Ⅸ（F9）基因突变所致。

14-74 再生障碍性贫血是由各种因素导致骨髓造血受抑制，全血细胞减少，骨髓增生低下，临床表现为贫血、出血和感染，多无造血器官反应。

14-75 G-6-PD缺乏症即葡萄糖-6-磷酸脱氢酶缺乏症，与遗传有关，常在吃蚕豆或服用某些具有氧化特性的药物后，引起血红蛋白、红细胞减少，网织红细胞增高，间接胆红素增高，G-6-PD活性减低，出现黄疸、血红蛋白尿及贫血。

14-76 地中海贫血是指由遗传因素导致的珠蛋白生成障碍的小细胞低色素性贫血。发病早，有贫血，患儿发育迟缓，肝、脾大及地中海贫血特殊面容等临床表现。

简述问答题

14-77 WHO儿童贫血诊断标准：1～4月龄，血红蛋白<90 g/L；4～6月龄，血红蛋白<100 g/L；6月龄至6岁，血红蛋白<110 g/L；6～14岁，血红蛋白<120 g/L。

14-78 国内儿童贫血诊断标准：10日龄内，血红蛋白<145 g/L；10日龄至3月龄，血红蛋白<100 g/L；3月龄至6岁，血红蛋白<110 g/L；

6～14岁,血红蛋白<120 g/L。

14-79 缺铁性贫血的发病机制:①铁缺少期。贮存减少,血清铁蛋白降低,骨髓细胞外铁减少。②红细胞生成缺铁期。贮存铁耗竭,血清铁、骨髓铁减少,血清铁蛋白降低,红细胞游离原卟啉增高,血红蛋白不降低。③缺铁性贫血期。除有上述改变外,血红蛋白降低,出现不同程度的小细胞低色素性贫血。

14-80 应用铁剂后的疗效观察:服用铁剂后12～24小时临床症状好转,烦躁减轻,食欲增加;36～48小时开始出现红系增生现象;2～3天后网织红细胞开始升高,5～7天达高峰,以后逐渐下降,2～3周后降至正常;1～2周后血红蛋白开始上升,一般3～4周后达正常。如服药3～4周仍无效,应查找原因,明确是否有剂量不足、制剂不良或导致铁不足的因素继续存在。

14-81 注射铁剂的不良反应:局部疼痛、静脉痉挛、静脉炎等,也可引起荨麻疹、发热、头痛、关节痛,甚至过敏性休克。应注意观察。

14-82 贫血患儿休息与活动时的护理要点:轻、中度贫血者,不必限制日常活动,但避免剧烈运动,活动间歇充分休息,保证足够睡眠;重度贫血者,因血红蛋白明显减少造成组织缺氧,可有心悸、气短或活动后症状明显加重,应注意休息,特别是活动后出现心悸、气短者,应吸氧、卧床休息,减少氧耗。协助患儿日常生活,根据其活动耐力下降情况制订活动类型、强度和持续时间,有计划地将各项治疗、护理操作集中进行。

14-83 免疫性血小板减少症患儿急性期的临床表现:①起病急,常有发热,发病前1～6周内有先驱的急性病毒感染和化脓感染。②以自发性皮肤、黏膜出血为主,多为针尖大小的皮内和皮下出血点,皮疹分布不均,以四肢较多,在易于碰撞的部位更多见,常伴有鼻出血或牙龈出血。胃肠道大出血少见,偶见肉眼血尿,少数有结膜下出血和视网膜出血,颅内出血少见。出血严重时可致贫血。③无淋巴结肿大,肝、脾偶见轻度大。④病程多为自限性,80%～90%患儿在1～6个月内自然痊愈,病死率约1%,主要死于颅内出血。⑤血小板计数<40×10^9/L,可见增大、变形的血小板,寿命缩短。⑥血小板相关抗体阳性率为80%以上,或抗原抗体免疫复合物阳性。

14-84 血友病A关节出血的临床分期:①急性关节出血期。出血主要发生在关节内的滑膜,初期出现关节内麻木、紧张感,进一步发展为关节肿、痛、温度升高及活动受限。若能及时治疗,症状可于6～8小时开始减轻,12～24小时缓解。②慢性滑膜炎期。反复关节出血,刺激滑膜炎症反应和增生,滑膜血管脆性增加,更易出血,导致"出血-滑膜炎症增生-出血"这一恶性循环,造成慢性滑膜炎。③慢性血友病关节病期。持续慢性滑膜炎的反复出血最终导致关节软骨不可逆性损伤,表现为关节软组织挛缩、肌肉萎缩及成角畸形,晚期表现为滑膜纤维化、关节间隙狭窄融合、关节强直畸形和功能丧失。

14-85 血友病患儿关节出血的护理措施:①卧床休息,停止活动;②局部冷敷止血,适当包扎,将肢体固定在功能位置;③抬高患肢;④按医嘱及时补充凝血因子;⑤出血量多必须做穿刺时,注意无菌操作;⑥肿胀消退后,逐步帮助恢复关节活动和功能,防止引发关节炎症,导致关节畸形及致残。

14-86 血友病患儿的出院健康教育:①增强患儿和家长的保护意识,指导家长采取预防性措施,减少及避免外伤出血,让患儿养成良好的生活习惯,提供安全的家庭环境,如实告知老师患儿的病情并限制活动;②教会家长及年长儿必要的应急护理措施,如局部止血的方法,以便在家得以尽快处理;③鼓励患儿进行规律、适度的体格锻炼和运动,增强关节周围肌肉的力量和强度,延缓出血或使出血局限化;④告知患儿及家长,禁用影响血小板功能的药物;⑤对家长进行遗传咨询,使其了解该病的遗传规律和筛查基因携带者的重要性。携带基因的孕妇应进行产前检查,控制患儿及携带者的出生,以降低人群发病率,做到优生优育。

综合应用题

14-87 (1) 医疗诊断:营养性缺铁性贫血。

(2) 患儿用药的健康指导:①指导家长掌握铁剂服用的正确剂量和疗程,血红蛋白正常后需再用2~3个月,以补充铁的贮存量,不可擅自停药;但长期服用可导致铁中毒。②口服铁剂从小剂量开始,逐渐加至足量,在两餐之间服用;用含维生素的果汁送服,或与胃蛋白酶、稀盐酸合用,有利于吸收;与牛奶、钙剂、咖啡和茶叶不宜同服,影响铁的吸收;液体铁剂会染黑牙齿,用吸管或滴管喂服;口服铁剂会引起胃肠反应如恶心、呕吐、腹泻或便秘、厌食、胃部不适及疼痛等不良反应;如解黑便,停药后会恢复,应向家长说明原因。③对口服不耐受或吸收不良者给予铁剂注射,应精确计算剂量,分次深部肌内注射,每次更换注射部位,减少局部刺激;抽药和给药必须使用不同的针头,以防铁剂渗入皮下组织,造成注射部位疼痛、皮肤着色等不良反应。观察有无不良反应,首次注射后观察1小时。④注意观察疗效,服用铁剂后12~24小时后,倦怠、乏力症状好转,食欲增加。36~48小时后骨髓出现红系增生。网织红细胞2~3天后升高,5~7天后达高峰,2~3周后降至正常。血红蛋白1~2周后逐渐上升,3~4周正常。无效者积极查找原因。

14-88 (1) 医疗诊断:免疫性血小板减少症。

护理诊断:①组织完整性受损,与血小板减少出血有关;②有出血的风险,与血小板减少有关;③有感染的风险,与使用糖皮质激素、免疫抑制剂有关。

(2) 该患儿的治疗要点:①急性期应卧床休息,出血明显者减少活动,避免外伤,忌用抑制血小板功能的药物;②严重出血者可用糖皮质激素冲击疗法;③大剂量丙种球蛋白输注;④应用抗CD20单克隆抗体;⑤应用血小板生成素受体激动剂,多用于慢性型;⑥严重出血

危及生命时输血小板,但尽量少输,因反复输注可产生抗血小板抗体,贫血时输浓缩红细胞;⑦脾切除是慢性、难治性免疫性血小板减少症的有效治疗手段;⑧应用免疫抑制剂。

(3) 该患儿的护理要点:①止血。口、鼻腔可采用1%麻黄碱或0.1%肾上腺素棉球、纱条、吸收性明胶海绵压迫止血。②预防出血。避免造成身体损伤的一切因素;剪短指甲,防止抓伤皮肤;禁用牙签剔牙或硬毛牙刷刷牙;避免对抗性体育运动;衣着宽松、柔软,床头、床栏及家具尖角用软垫包裹,避免接触锐利器械和玩具;根据病情选用高蛋白、高维生素、少渣流质、半流质或普食;尽可能避免肌内注射或深静脉穿刺,必要时延长压迫时间,防止形成深部血肿;避免使用引起血小板减少或抑制其功能的药物,如阿司匹林、保泰松、右旋糖酐、双嘧达莫、吲哚美辛等;便秘、剧烈咳嗽时会引起血压升高,诱发颅内出血,做好预防便秘及止咳的治疗。③密切观察病情变化,预防感染。

14-89 (1) 医疗诊断:营养性巨幼细胞性贫血。

护理诊断:①活动无耐力,与贫血致组织缺氧有关;②营养失调,低于机体需要量,与贫血致消化系统功能障碍有关;③生长发育迟缓,与营养不良、贫血及维生素 B_{12} 缺乏影响生长发育有关;④知识缺乏,与家长缺乏相关知识有关。

(2) 该患儿的护理要点:①合理安排休息与活动,严重贫血者适当限制活动;精神神经症状明显者,做好安全防护,防止患儿自伤。②提倡母乳喂养,乳母平衡膳食;不能母乳喂养者,首选婴儿配方奶喂养;羊乳喂养者应添加叶酸,牛乳喂养者按时添加维生素 B_{12} 及叶酸丰富的食物。③评估智力、体格、运动发育情况,落后者加强训练和干预。④加强口腔护理,防止感染。⑤密切观察病情变化,治疗初期可引起低血钾,观察有无低钾表现,及时补钾,防止并发症。⑥健康教育。向家长讲解病因、临床表现,做好喂养指导,给予富含叶酸和维生素 B_{12} 的

食物。维生素 B_{12} 在肝、肉类、家禽中含量丰富,在蛋和奶中含量较少,在植物类中几乎不含。叶酸在肝、肉类、新鲜蔬果和谷类中含量丰富。注意食物烹调不要过度。坚持治疗,观察疗效,不要擅自停药,按时复查外周血象。维生素 B_{12} 治疗 2~4 天后精神症状好转,网织红细胞于 2 周后恢复正常。服用叶酸 1~2 天后食欲好转,2~6 周后红细胞和血红蛋白恢复正常。

(黄 勤 孔梅情)

第十五章

神经肌肉系统疾病患儿的护理

❋ 选择题(15-1～15-59)

✎ A1 型单项选择题(15-1～15-24)

15-1* 下列属于周围神经系统的是
A. 12 对脑神经和交感神经
B. 31 对脊神经和躯体神经
C. 躯体神经和交感神经
D. 31 对脊神经和副交感神经
E. 交感神经和副交感神经

15-2* 以下哪组神经反射属于生理反射
A. 角膜反射、瞳孔对光反射、拥抱反射
B. 觅食反射、拥抱反射、巴宾斯基(Babinski)征
C. 结膜反射、吞咽反射、戈登(Gordon)征
D. 吸吮反射、奥本海姆(Oppenheim)征、颈肢反射
E. 吞咽反射、角膜反射、巴宾斯基征

15-3 终身存在的反射包括
A. 觅食反射、拥抱反射、吸吮反射
B. 角膜反射、结膜反射、握持反射
C. 吸吮反射、觅食反射、瞳孔对光反射
D. 吞咽反射、结膜反射、角膜反射
E. 拥抱反射、颈肢反射、握持反射

15-4* 下列对脑的叙述中不正确的是
A. 脑是中枢神经系统的核心
B. 出生时的新生儿大脑重量约 500 g,占体重的 10%～12%
C. 儿童 1 岁时完成脑发育的 50%
D. 儿童 6 岁时完成脑发育的 90%

E. 在基础代谢状态下,儿童脑耗氧量占机体总耗氧量的 50%

15-5* 以下对脊髓的叙述中不正确的是
A. 脊髓是脑部神经冲动上传下递的通道
B. 脊髓的结构发育与脊柱的发育相对不平衡
C. 脊髓的功能发育与运动发展相平行
D. 新生儿脊髓下端在第 2 腰椎下缘
E. 儿童出生时脊髓重 2～6 g,5 岁时其结构接近成人

15-6 2 月龄婴儿患化脓性脑膜炎,致病菌最多见于
A. 变形杆菌
B. 产气杆菌
C. 大肠埃希菌
D. 金黄色葡萄球菌
E. 铜绿假单胞菌

15-7* 确诊化脓性脑膜炎的重要检查是
A. 头颅 CT
B. 血常规
C. 血培养
D. 脑脊液检查
E. 临床表现

15-8* 化脓性脑膜炎患儿脑脊液的典型改变不包括
A. 压力增高
B. 外观浑浊或呈乳白色
C. 白细胞总数明显增多,$>1.0 \times 10^9/L$
D. 糖和氯化物含量显著下降,糖 <1.1 mmol/L

E. 蛋白质含量降低,定量<1.0 g/L

15-9* 关于病毒性脑膜炎的脑脊液检查,下列表述中不正确的是
   A. 压力正常或增高
   B. 白细胞总数明显增多,>1.0×10⁹/L
   C. 外观清亮
   D. 蛋白质含量大多数正常或轻度升高
   E. 糖和氯化物一般在正常范围

15-10 临床最常见的癫痫全身性发作类型是
   A. 强直-阵挛发作 B. 失神发作
   C. 肌阵挛发作   D. 失张力发作
   E. 阵挛发作

15-11* 癫痫失神发作的主要症状是
   A. 骨骼肌突然短暂收缩
   B. 肌肉张力突然短暂性丧失
   C. 嗜睡
   D. 意识丧失
   E. 全身肌肉节律性抽搐

15-12* 良性癫痫的发病年龄高峰是
   A. 4~6岁   B. 6~7岁
   C. 7~8岁   D. 8~9岁
   E. 9~10岁

15-13* 癫痫失神发作的起病年龄高峰为
   A. 4~6岁   B. 6~7岁
   C. 7~8岁   D. 8~9岁
   E. 9~10岁

15-14* 下列关于West综合征的叙述中不正确的是
   A. 多在婴儿期起病
   B. 出生后4~7个月为发病高峰
   C. 女性多于男性
   D. 分为屈曲型、伸展型及混合型3型,表现为短促的强直性
   E. 如患儿发病前无明显脑损伤,早期接受治疗后,约40%患儿的智力与运动发育可基本正常

15-15* 确诊癫痫发作和癫痫最重要的检查手段是
   A. CT   B. MRI
   C. 心电图   D. 脑电图
   E. 脑脊液检查

15-16* 下列不属于癫痫发作诱因的是
   A. 劳累   B. 饥饿
   C. 基因遗传 D. 过饱
   E. 感情冲动

15-17* 下列癫痫发作患儿安全防护措施中错误的是
   A. 移开患儿周围可能导致受伤的物品
   B. 按压患儿肢体,控制抽搐
   C. 拉紧床栏、专人守护
   D. 避免各种危险活动
   E. 避免情绪紧张、受冻或中暑、感染等

15-18 脑性瘫痪患儿最基本的表现是
   A. 运动障碍   B. 智力低下
   C. 听力障碍   D. 语言障碍
   E. 认知和心理行为异常

15-19* 吉兰-巴雷综合征患儿脑脊液检查的特殊表现是
   A. 外观清亮
   B. 细胞数量增多
   C. 蛋白-细胞分离现象
   D. 糖和氯化物含量下降
   E. 蛋白质含量增高

15-20 吉兰-巴雷综合征最突出的临床表现是
   A. 脑神经麻痹
   B. 进行性肌无力
   C. 视物不清
   D. 肌肉疼痛
   E. 肌肉萎缩

15-21 热性惊厥的发病年龄是
   A. 3月龄至3岁   B. 3月龄至5岁
   C. 6月龄至5岁   D. 6月龄至7岁
   E. 1~3岁

15-22 惊厥典型表现常见于
   A. 失神发作
   B. 失张力发作

C. 强直-阵挛发作

D. 单纯局灶性发作

E. 阵挛发作

15-23 控制惊厥发作的首选用药是

A. 10%水合氯醛　　B. 苯巴比妥

C. 丙戊酸　　　　　D. 地西泮

E. 苯妥英钠

15-24* 下列对单纯性热性惊厥的叙述中不正确的是

A. 持续时间>10分钟

B. 全身性发作为主

C. 起病年龄在6月龄至5岁

D. 惊厥持续状态少有发生

E. 1天内发作仅1次,偶有2次

A2型单项选择题(15-25～15-42)

15-25 患儿,男性,10岁。因病毒性脑膜炎入院。现患儿颅内压增高,医嘱静脉给予甘露醇降低颅内压。正确的护理操作是

A. 缓慢静脉滴注

B. 注射时药液不能漏到血管外

C. 尽量与其他药混合滴注

D. 尽量选择远端静脉

E. 药液中有结晶不影响使用

15-26 患儿,女性,20日龄。体温38.5℃,拒乳,抽搐1次,呕吐3天。前囟饱满,颈抵抗。临床诊断为化脓性脑膜炎。此时,错误的护理诊断是

A. 体温过高

B. 疼痛:头痛

C. 体液过多

D. 潜在并发症:脑疝

E. 营养失调:低于机体需要量

15-27 患儿,女性,9岁。有注意力缺陷多动症病史多年,主要采用药物及心理治疗。最近发现患儿病情时好时坏,学习成绩下降明显,体重减轻,神情淡漠。最有可能的情况是

A. 停药后反弹

B. 患儿压力太大

C. 药物的不良反应

D. 病情变化

E. 家长太宠溺患儿

15-28 患儿,男性,20月龄。临床诊断为脑性瘫痪。全身异常僵硬,做被运动时,肢体呈齿轮样强直,并伴有智力障碍。该患儿属于下列哪种类型的脑性瘫痪

A. 混合型

B. 肌张力低下型

C. 手足徐动型

D. 强直型

E. 痉挛型

15-29 患儿,男性,9月龄。发热、惊厥3天,诊断为化脓性脑膜炎。下列哪项处理不恰当

A. 保证足够的能量和体液

B. 必要时抽放脑脊液,降低颅内压

C. 急性期应用抗生素

D. 及时退热,控制惊厥发作

E. 及早选用有效抗生素治疗

15-30 患儿,男性,9月龄。诊断为化脓性脑膜炎。已入院5天。发热近2个月,呕吐呈喷射状,且抽搐1次。近1个月发现头围增大,前囟隆起明显,叩诊头颅呈破壶声,两眼向下看时似落日。应考虑诊断

A. 颅内肿瘤

B. 并发硬膜下积液

C. 并发脑脓肿

D. 并发脑室管膜炎

E. 并发脑积水

15-31 患儿,女性,7月龄。近1周易激惹,烦躁不安,呕吐2次;大便稀,2次/天。体格检查:嗜睡;前囟膨隆,有张力;心肺正常;颈项强直(+),布鲁辛斯基征(+),巴宾斯基征(+)。为明确诊断,应做下列哪项检查

A. OT 试验　　　B. 脑脊液检查
C. 脑电图　　　D. 胸部 X 线
E. 脑 CT

15-32　患儿,女性,1 岁。因高热、剧烈呕吐 2 天入院。经腰椎穿刺脑脊液检查,确诊为化脓性脑膜炎。近 1 天嗜睡,意识不清,颈项强直(+),反复抽搐。给予相应处理后,持续高热,并出现双侧瞳孔不等大,肢体张力增强。进一步紧急处理是

A. 给予呋塞米脱水
B. 应用更有效的抗生素
C. 20%甘露醇脱水
D. 给予地塞米松静脉滴注
E. 给予退热、止惊治疗

15-33　患儿,男性,9 月龄。因发热 4 天,抽搐 3 次收入院。体格检查:体温 38.9℃,心率 124 次/分;烦躁不安;前囟隆起;心音有力,双肺呼吸音清;腹软;四肢肌张力较高。为明确诊断,该患儿首先应做的检查是

A. 血气分析　　　B. 头颅 B 超
C. 胸部 X 线　　　D. 脑脊液检查
E. 超声心动图

15-34　患儿,女性,3 岁。自 18 月龄后,每遇发热 38℃以上,即出现右侧肢体强直-阵挛发作,先后已有类似发作 3 次,每次持续 5~10 分钟,发作后右侧肢体短暂乏力,约半小时后恢复正常,体格检查无异常。患儿最可能的诊断是

A. 继发性癫痫
B. 复杂性热性惊厥
C. 单纯性热性惊厥
D. 低钙惊厥
E. 脑性瘫痪

15-35　患儿,男性,6 岁。因低热 2 天伴惊厥发作 3 次入院。病前体健,既往无惊厥史。入院体格检查合作,神志清楚,无神经系统阳性体征。脑脊液压力为 250 mmH$_2$O;常规生化检查正常;脑电图示弥漫性异常慢波。入院后对症治疗,病情逐渐好转,4 周后复查脑电图,已明显改善。该患儿最可能的诊断是

A. 癫痫(全身性发作)
B. 复杂性热性惊厥
C. 病毒性脑炎
D. 结核性脑膜炎
E. 化脓性脑膜炎

15-36　患儿,男性,8 月龄。因化脓性脑膜炎入院。近 2 天,突然烦躁、哭闹,头围增大。疑有硬膜下积液,为进一步明确诊断,应选择下列哪项检查

A. 头颅 CT　　　B. 颅骨 X 线
C. 眼底检查　　　D. 硬膜下穿刺
E. 腰椎穿刺术

15-37　患儿,男性,10 月龄。因高热、呕吐 3 天,抽搐 2 次就诊。体格检查:嗜睡,前囟膨隆,颈项强直(+)。脑脊液检查:外观浑浊,细胞数 $5×10^9$/L,蛋白阳性,糖、氯化物正常。抗生素治疗 5 天后,体温恢复正常,复查脑脊液好转。3 天后,再度出现高热、呕吐、惊厥,前囟又隆起。应考虑为

A. 化脓性脑膜炎合并脑脓肿
B. 结核性脑膜炎合并硬膜下积液
C. 化脓性脑膜炎合并硬膜下积液
D. 结核性脑膜炎
E. 化脓性脑膜炎

15-38　患儿,男性,2 岁。因发热 2 天来就诊。体格检查:体温 39℃,脉搏 130 次/分;神志清楚,咽及鼓膜中度充血;其余正常。在体格检查过程中,突然发呆,双眼上翻,出现四肢强直-阵挛发作。对该患儿首先应采取的措施是

A. 保持呼吸道通畅
B. 进行腰椎穿刺术
C. 静脉注射地西泮

第十五章 神经肌肉系统疾病患儿的护理

D. 全面体格检查
E. 以上均不是

15-39 患儿,男性,10月龄。因发热、咳嗽、惊厥来院就诊。体格检查:体温39.8℃,咽充血,前囟平。此时患儿若发生惊厥,应首先做下列哪项护理工作
A. 立即送入抢救室
B. 将舌轻轻向外牵拉
C. 手心和腋下放入纱布
D. 立即松解衣领,平卧,头侧位
E. 置牙垫于上、下磨牙之间

15-40 患儿,男性,12岁。咽痛、咳嗽、发热38.6℃,5天后好转。2周后出现四肢末端麻木、无力,逐渐加重。3天后四肢完全性下运动神经元瘫痪,呼吸困难,双眼闭不严,面无表情,不能吞咽,构音障碍。首先应想到的诊断是
A. 重症肌无力
B. 吉兰-巴雷综合征
C. 病毒性脑炎
D. 脊肌萎缩
E. 结节性硬化

15-41 患儿,男性,13岁。近3年时有发作性意识丧失,四肢抽搐。就诊当天凌晨,发作后意识一直未恢复,来院后又有1次四肢抽搐发作。该患儿可能的诊断是
A. 单纯局灶性发作继全面性发作
B. 癫痫持续状态
C. 肌阵挛发作
D. 强直性发作
E. 失张力发作

15-42 患儿,女性,5岁。首次发生反复发作的意识丧失,双眼上视,四肢抽搐伴小便失禁。为明确是否癫痫,首选的检查是
A. 头颅 MRI
B. 脑电图
C. 头颅 CT
D. 脑脊液穿刺
E. 功能影像如 PET、SPECT

✏ A3 型单项选择题(15-43～15-50)

(15-43～15-46 共用题干)
患儿,男性,1岁。体温39℃。1小时前因上呼吸道感染急诊入院。治疗期间患儿突然出现双眼凝视、全身抽搐、意识丧失。

15-43* 该患儿最可能的诊断是
A. 癫痫
B. 低钙惊厥
C. 热性惊厥
D. 中毒性脑病
E. 化脓性脑病

15-44* 对该患儿首要的处理措施是
A. 寻找病因
B. 应用抗惊厥药物
C. 针刺人中、百会等穴位以控制惊厥
D. 按医嘱给予抗生素治疗
E. 向家长讲解惊厥的预防及急救措施

15-45* 下列惊厥的护理措施中正确的是
A. 立即送抢救室
B. 大声喊叫唤醒患儿
C. 吸入纯氧
D. 勿牵拉、按压患儿肢体
E. 首先给予脱水处理

15-46* 惊厥患儿出院时进行健康指导的重点是
A. 做健康体格检查
B. 完成计划免疫
C. 体格锻炼的方法
D. 讲解惊厥的预防及急救措施
E. 半年后做脑电图检查

(15-47～15-50 共用题干)
患儿,女,6月龄。因发热2天、抽搐3次就诊。入院时体温39.6℃,再次出现抽搐,并伴有喷射性呕吐。体格检查:易激惹,前囟饱满,双侧瞳孔对光反射不对称。

15-47* 最可能的诊断为
A. 癫痫发作
B. 电解质紊乱
C. 低钙惊厥
D. 化脓性脑膜炎

E. 热性惊厥

15-48 最有诊断价值的实验室检查是
A. 脑电图　　　　B. 血生化
C. 骨髓穿刺术　　D. 腰椎穿刺术
E. 血常规

15-49* 该患儿最重要的护理措施是
A. 即刻降温
B. 遵医嘱即刻给予镇静、脱水药
C. 呕吐后及时清理口腔
D. 保持皮肤清洁
E. 给予高蛋白、高维生素、易消化饮食

15-50 该患儿最可能发生的并发症是
A. 失明　　　　B. 智力障碍
C. 硬膜下积液　D. 癫痫
E. 瘫痪

✏ A4型单项选择题(15-51～15-59)

(15-51～15-53 共用题干)

患儿,男性,9岁。因注意力不集中、多动来院就诊。近半年来症状明显,时有冲动,人际关系差,学习成绩不稳定。体格检查未见明显异常,智力正常。脑电图示轻度异常。

15-51 该患儿最有可能的诊断是
A. 脑发育不全
B. 精神分裂症
C. 注意缺陷多动障碍
D. 颅内肿瘤
E. 多发性抽动症

15-52 该患儿最适合的药物是
A. 哌甲酯　　B. 丙咪嗪
C. 地西泮　　D. 可乐定
E. 泰必利

15-53 下列哪项护理措施不正确
A. 引导患儿开展适当的文体活动
B. 祛除致病因素
C. 以适当方法制止攻击行为
D. 将患儿与正常孩子隔离
E. 和家长、学校配合管理

(15-54～15-57 共用题干)

患儿,男性,10月龄。发热、呕吐1天,抽搐3次。体格检查:体温39℃,脉搏108次/分,呼吸36次/分,血压104/86 mmHg;呼吸节律不齐,双眼凝视。脑脊液检查:外观浑浊,压力高。血常规:白细胞计数升高。

15-54 该患儿可能性最大的诊断为
A. 癫痫　　　　B. 化脓性脑膜炎
C. 热性惊厥　　D. 低钙抽搐
E. 病毒性脑炎

15-55 下列对该患儿的护理措施中哪项错误
A. 头部物理降温　B. 立即侧卧吸氧
C. 注意观察瞳孔　D. 注意保暖
E. 观察生命体征

15-56 经治疗,患儿明显好转,但发现前囟又隆起、喷射状呕吐、惊厥。可能发生了下列哪种并发症
A. 脑脓肿　　　　B. 脑积水
C. 脑水肿　　　　D. 化脓性脑膜炎
E. 硬膜下积液

15-57 对该患儿宜采取下列哪项治疗措施
A. 硬膜下穿刺
B. 手术治疗
C. 应用脱水剂
D. 应用肾上腺皮质激素
E. 加大抗生素剂量

(15-58～15-59 共用题干)

患儿,男性,9岁。1个月前有过上呼吸道感染。近1周发现大腿肌肉麻木、无力,进而出现面色潮红、多汗、吞咽困难、呼吸表浅、咳嗽无力,以及呼吸道分泌物增多。入院诊断为吉兰-巴雷综合征。

15-58 该患儿下列脑脊液检查结果中,特征性的改变为
A. 糖含量降低,蛋白含量升高
B. 压力升高、外观浑浊
C. 白细胞计数明显增多,以中性粒细胞为主
D. 出现蛋白-细胞分离现象

第十五章 神经肌肉系统疾病患儿的护理

E. 检出革兰阴性杆菌

15-59 对该患儿的护理措施中,下列哪项最重要

A. 预防感染,进行保护性隔离
B. 给予高蛋白、高热量、易消化的食物
C. 防止皮肤压力性损伤的发生
D. 保持肢体功能位,防止足下垂
E. 保持呼吸道通畅,维持呼吸功能

✦ 名词解释题(15-60~15-74)

15-60 化脓性脑膜炎
15-61 病毒性脑炎
15-62 癫痫发作
15-63 癫痫
15-64 癫痫持续状态
15-65 脑性瘫痪
15-66 吉兰-巴雷综合征
15-67 West 综合征
15-68 脑膜刺激征
15-69 落日征
15-70 惊厥
15-71 惊厥持续状态
15-72 热性惊厥
15-73 强直-阵挛发作
15-74 失神发作

✦ 简述问答题(15-75~15-83)

15-75 化脓性脑膜炎患儿需做哪些护理评估?
15-76 病毒性脑炎的中枢神经系统症状有哪些?
15-77 如何对癫痫患儿及家属进行健康教育指导?
15-78 简述癫痫持续状态的处理流程。
15-79 如何对脑性瘫痪的患儿进行功能训练?
15-80 癫痫发作时的安全防护措施有哪些?

15-81 吉兰-巴雷综合征的临床表现有哪些?
15-82 简述病毒性脑炎患儿的护理措施。
15-83 如何开展脑性瘫痪患儿的家庭教育?

✦ 综合应用题(15-84~15-86)

15-84 患儿,男性,14岁。咽痛、咳嗽、发热38.6℃,5天后好转。2周后出现四肢末端麻木、无力,逐渐加重。3天后四肢完全性下运动神经元瘫痪,呼吸困难,双眼闭不严,面无表情,不能吞咽,构音障碍。

请解答:
(1)首先应想到的医疗诊断是什么?
(2)简述该病的护理要点。

15-85 患儿,男性,13岁,体重61 kg。因右面部麻木不适3天入院。患儿于3天前吹电风扇后,自感右面部麻木不适,无疼痛、瘙痒、无头痛、头晕,无恶心、呕吐,无面部皮疹,无流涎,无肢体麻木。自己未介意,2天后仍无缓解,遂告知家长,家长带其来就诊。患儿自发病以来睡眠正常,食欲可,饮食、喝水无呛咳,大小便正常。

体格检查:体温36.4℃,脉搏78次/分,呼吸18次/分,血压未测;一般状态可,体格偏胖,面色红润,神清语明;全身无浅表淋巴结肿大,皮肤、黏膜无黄疸、出血点及紫癜;头颅无畸形,双侧瞳孔等大等圆、对光反射灵敏;双眼裂对称,无增大或缩小,皱眉时右侧活动减弱,闭眼试验右侧巩膜外露;鼻腔通畅,鼻中隔无偏曲,鼻腔无异常分泌物;右下颌角前侧轻度压痛,右嘴角轻度下垂,鼻唇沟无明显变浅,鼓腮右嘴角漏气,示齿嘴角左偏,伸舌居中;脊柱四肢运动正常,四肢肌力、肌张力正常,手足未见皮疹及疱疹;生理反射存在,病理反射未引出。初步诊断:面神经炎。

请解答:
(1)该患儿哪侧面瘫?治疗原则有哪些?
(2)主要治疗及护理措施有哪些?

15-86 患儿,女性,7月龄。因反复抽搐2个月余入院。患儿2个月来反复抽搐,表现为双

上肢伸展、屈膝,成串发作。初为7~8下/次,1~2次/天,渐加重至20~30下/次,8~9次/天,无发热。患儿3月龄竖头,现不会翻身,有智能落后表现,门诊以"婴儿痉挛"收住入院。

体格检查示:体温36.9℃,脉搏120次/分,呼吸24次/分;神志清楚,精神尚可;前囟平软;双瞳孔等大等圆,对光反射存在;咽部充血,颈软;双肺呼吸音粗,心音有力、律齐;腹软,未及包块,肝、脾无肿大;四肢肌力、肌张力正常。

脑电图:特异性高幅失律。头颅MRI:未见异常。

请解答:
(1) 首选哪种药物治疗?
(2) 主要的护理措施及健康教育要点有哪些。

答案与解析

A1型单项选择题

15-1	B	15-2	A	15-3	D	15-4	B
15-5	E	15-6	C	15-7	D	15-8	E
15-9	A	15-10	A	15-11	D	15-12	E
15-13	B	15-14	C	15-15	D	15-16	C
15-17	B	15-18	A	15-19	C	15-20	B
15-21	A	15-22	C	15-23	D	15-24	A

A2型单项选择题

15-25	B	15-26	C	15-27	C	15-28	D
15-29	B	15-30	E	15-31	B	15-32	C
15-33	D	15-34	B	15-35	C	15-36	D
15-37	C	15-38	A	15-39	D	15-40	B
15-41	D	15-42	B				

A3型单项选择题

15-43	C	15-44	A	15-45	D	15-46	D
15-47	D	15-48	D	15-49	C	15-50	C

A4型单项选择题

15-51	C	15-52	A	15-53	D	15-54	B
15-55	D	15-56	E	15-57	A	15-58	D
15-59	E						

部分选择题解析

15-1 解析: 周围神经系统包括12对脑神经、31对脊神经及躯体神经等。

15-2 解析: 神经生理反射包括角膜反射、瞳孔对光反射、结膜反射及吞咽反射等。觅食反射、拥抱反射、握持反射、吸吮反射及颈肢反射等在出生时即存在,以后逐渐消失。

15-4 解析: 脑是中枢神经系统的核心,出生时的新生儿大脑重量约370 g,占体重的10%~12%。儿童1岁时完成脑发育的50%,3岁时完成脑发育的75%,6岁时完成脑发育的90%。在基础代谢状态下,儿童脑耗氧量占机体总耗氧量的50%。

15-5 解析: 脊髓是脑部神经冲动上传下递的通道。儿童出生时脊髓重2~6 g,结构已较完善,功能基本成熟;2岁时脊髓结构接近成人。脊髓的结构发育与脊柱的发育相对不平衡,新生儿脊髓下端在第2腰椎下缘,脊髓的功能发育与运动发展相平行。

15-7 解析: 脑脊液检查是化脓性脑膜炎确诊的重要检查方法。

15-8 解析: 化脓性脑膜炎患儿脑脊液典型的改变:压力增高;外观浑浊或呈乳白色;白细胞总数明显增多,达$1×10^9$/L以上,以中性粒细胞为主;糖和氯化物含量显著下降,糖<1.1 mmol/L,甚至难以测出;蛋白质含量明显增高,定量>1.0 g/L。

15-9 解析: 病毒性脑膜炎脑脊液检查:压力正

第十五章　神经肌肉系统疾病患儿的护理

常或增高,外观清亮,白细胞总数轻度增多(<$30×10^6$/L),病程早期以中性粒细胞为主,后期以淋巴细胞为主;蛋白质含量大多数正常或轻度升高,糖和氯化物含量一般在正常范围。

15-11 解析: 癫痫失神发作的主要临床表现:以意识丧失为主要症状,双眼凝视,正在进行的活动突然停止,持续数秒钟后恢复,对所发生的情况并无记忆。失神发作频繁,每天可发作数十次。

15-12 解析: 良性癫痫于2~14岁儿童多见,其中9~10岁为发病高峰。

15-13 解析: 癫痫失神发作起病年龄多在3~13岁,6~7岁为高峰。

15-14 解析: West综合征多在婴儿期起病,4~7月龄为高峰,男孩多于女孩。频繁的痉挛发作,分为屈曲型、伸展型及混合型3种。病前无明显脑损伤,早期接受治疗,约40%患儿的智力与运动发育可基本正常。

15-15 解析: 脑电图是确诊癫痫发作和癫痫最重要的检查手段。

15-16 解析: 癫痫发作的诱发因素:年龄、内分泌和睡眠等。此外,饥饿、过饱、饮酒、劳累和感情冲动等也可诱发癫痫发作。

15-17 解析: 癫痫发作安全防护:护理操作时勿强行按压肢体,以免引起骨折;癫痫发作时要保护患儿肢体,防止抽搐时碰撞,造成皮肤破损、骨折或脱臼、坠床;移动患儿周围可能导致受伤的物品;拉紧床档,专人守护;意识恢复后仍要加强保护措施,以防因身体衰弱或精神恍惚发生意外事故;平时安排好患儿日常生活,适当活动休息,避免情绪紧张、受凉或中暑、感染等;避免各种危险活动,注意安全。

15-19 解析: 吉兰-巴雷综合征80%~90%患儿在脑脊液检查中出现特殊表现:蛋白-细胞分离现象。

15-24 解析: 单纯性热性惊厥起病年龄为6月龄至5岁。全身性发作,多短暂,<10分钟,一次热程仅1次,偶有2次,惊厥持续状态少见。

15-43 解析: 热性惊厥多由上呼吸道感染引起,主要发生于6月龄至3岁儿童。多发生于急骤高热开始后12小时内,没有神经系统异常体征。

15-44 解析: 应用抗惊厥药物能快速控制惊厥。一般首选地西泮静脉注射,静脉注射有困难时可保留灌肠。另外,在药物暂时缺如时,可用针刺法解惊。

15-45 解析: 惊厥发生时勿强行牵拉或按压肢体,防止发生骨折、关节脱位。

15-46 解析: 有高热惊厥病史的患儿,再度高热会再次出现惊厥。因此,出院时应向其家长讲解惊厥的预防及急救措施。

15-47 解析: 前囟饱满、喷射性呕吐是颅内压增高的表现,所以应首先考虑化脓性脑膜炎。

15-49 解析: 呕吐后如发生误吸,有窒息的风险,所以应及时清理口腔。

名词解释题

15-60 化脓性脑膜炎是指由各种化脓性细菌感染引起的急性脑膜炎症,是儿童期,尤其是婴幼儿时期常见的中枢神经系统感染性疾病,如不及时治疗,可遗留各种神经系统后遗症。

15-61 病毒性脑膜炎是指病毒感染引起的颅内急性炎症。若病变主要累及脑实质,则称为病毒性脑炎;若病变主要累及脑膜,则称为病毒性脑膜炎。大多数患儿病程呈自限性。

15-62 癫痫发作是指由于脑部神经元发作性异常放电引起脑功能障碍的一组临床症状,表现为意识障碍、抽搐和精神行为异常等。多数癫痫发作持续时间短暂,呈自限性。

15-63 癫痫是指多种原因引起的脑部慢性疾病,是脑内神经元反复发作性异常放电导致的突发性、暂时性脑功能失常。临床出现意识、运动、感觉、精神或自主神经运动障碍。癫痫多在儿童期发病。

15-64 癫痫持续状态是指癫痫一次发作持续30分钟以上,或反复发作且间歇期意识不能完全恢复达30分钟以上。

15-65 脑性瘫痪是指由于各种原因造成的发

育期胎儿或婴儿非进行性脑损伤。临床以运动发育和姿势异常为主要特征,常伴有智力、感觉和行为异常。

15-66 吉兰-巴雷综合征是儿童最常见的急性周围神经病。主要临床特征为急性、进行性、对称性和弛缓性肢体瘫痪,伴有周围感觉障碍。病情严重者可引起呼吸肌麻痹而危及生命。

15-67 West综合征多在婴儿期起病,4～7月龄为发病高峰,男孩多于女孩。频繁的强直-阵挛发作,分为屈曲型、伸展型及混合型3种。其中以屈曲型及混合型发作为多见。屈曲型发作时婴儿呈点头、屈腿状。伸展型发作表现为角弓反张,肢体频繁颤动,在入睡不久和刚醒时加重。

15-68 脑膜刺激征为脑膜受激惹的表现,常见的脑膜刺激征有颈项强直、凯尔尼格征、布鲁辛斯基征,以颈项强直最常见。

15-69 落日征是指严重的脑积水患儿由于颅内压增高压迫眼球,形成双目下视、巩膜外露的特殊表情。

15-70 惊厥是指神经元功能紊乱引起脑细胞突然异常放电,从而导致全身或局部骨骼肌群突然发生不自主收缩,以强直性或阵挛性发作为主要表现,常伴意识丧失。

15-71 惊厥持续状态是指惊厥持续发作30分钟以上,或2次发作间歇期意识不能完全恢复。由于惊厥时间长,可引起缺氧性脑损害、脑水肿,甚至死亡。

15-72 热性惊厥的发病年龄为3月龄至5岁,是指体温在38℃以上时,突然出现惊厥,排除颅内感染和其他导致惊厥的器质性和代谢性疾病,既往没有无热惊厥病史。

15-73 强直-阵挛发作是临床最常见的癫痫发作。发作时突然意识丧失,全身骨骼肌出现剧烈的强直收缩,呼吸肌的强直收缩将肺内空气压出,发出尖叫声,呼吸暂停,发绀,常有舌咬伤、尿失禁发生。强直症状持续数秒至数十秒后出现较长时间的反复阵挛,即全身肌肉节律性抽搐,口吐白沫,持续1～5分钟逐渐停止。

发作后深睡,醒后出现头痛、嗜睡、乏力和烦躁等现象。

15-74 失神发作以意识丧失为主要症状,双眼凝视,正在进行的活动突然停止,持续数秒钟后即恢复,对所发生的情况并无记忆。失神发作频繁,每天可发作数十次。

简述问答题

15-75 化脓性脑膜炎患儿的护理评估:①患儿体温是否维持在正常范围,意识、精神状态是否恢复,惊厥发作时有无外伤、误吸等情况;②所需能量、水分及其他营养物质是否得到满足;③体重是否维持在正常范围;④患儿家长是否能正确对待疾病,焦虑心情是否得到改善,对有后遗症的患儿是否掌握康复护理的方法。

15-76 病毒性脑膜炎的中枢神经系统症状:①惊厥。多数表现为全身性发作,严重者可呈惊厥持续状态。②意识障碍。轻者反应淡漠、迟钝、嗜睡或烦躁,严重者可有昏睡、昏迷、深度昏迷,甚至去皮质状态等不同程度的意识改变。③颅内压增高。患儿头痛、呕吐、前囟饱满,严重者出现呼吸节律不规则或瞳孔不等大的脑疝症状。④运动功能障碍。根据受损部位不同,可出现偏瘫、不自主运动、面瘫和吞咽障碍等。⑤神经情绪异常。病变累及额叶底部、颞叶边缘系统,可出现躁狂、幻觉、失语,以及定向力、计算力与记忆力障碍等症状。

15-77 癫痫患儿的健康教育指导:①加强围生期保健,祛除导致癫痫发作的各种因素,如胎儿宫内窘迫等;②治疗、预防颅内感染等与癫痫发作及病因有关的原发疾病;③指导家长合理安排患儿的生活与学习,保证患儿充足的睡眠时间,避免情绪激动、受寒和感染,禁止游泳和登高等运动;④教会家长癫痫发作时的紧急护理措施;⑤解除患儿的精神负担,结合不同年龄患儿的心理状态,有针对性地进行心理疏导,给予关怀、爱护,鼓励他们与同伴交流,帮助他们建立信心,克服自卑、孤独和退缩等心理障碍。

15-78 癫痫持续状态的处理流程：①0～5分钟,适当体位,维持气道通畅,监测生命体征,吸氧,维持循环功能,开放静脉通路,抽血进行实验室检查。②5～10分钟,纠正可能的低血糖,使用抗癫痫的一线药物静脉注射（地西泮或劳拉）。③10～20分钟,如果第1剂地西泮使用5分钟后仍不能终止,重复静脉注射地西泮。如果发作终止,使用一种二线药物（苯妥英钠或丙戊醇）防止复发。④20～30分钟,静脉注射负荷量苯妥英钠或丙戊酸,监测心率和血压。⑤超过30分钟,确诊癫痫持续状态,几乎都需要气管插管,考虑咪唑西泮和（或）异丙嗪、苯巴比妥、大剂量地西泮或其他全身麻醉药物。

15-79 脑性瘫痪患儿的功能训练：①体能运动训练。针对运动障碍和异常姿势进行康复训练。②技能训练。根据患儿年龄制订各种功能训练计划,并选择适当的康复方法,帮助和训练患儿上肢和手的精细运动（如用手抓玩具、餐具和翻滚物品,穿、脱衣服）,加强患儿对衣、裤、鞋和袜的认知。选择正确抱患儿的姿势,既要使患儿舒服,又要防止肢体畸形和挛缩的发生。逐步达到与患儿年龄适当的肢体动作和独立生活能力。③语言训练。对伴有语言障碍者,应制订相应的训练方案,矫正其听力、发音和语言表达等方面的缺陷。④进食训练。选择有把手、表面较平、柄长的餐具,尽量鼓励患儿自主进食;保证正确的进食姿态,患儿脊柱伸直,头肩稍前倾,收下颌使其贴近胸部;桌椅高度要合适,使患儿双足能够着地,增加稳定性,尽量保持坐姿;用冰块冷刺激口、唇、舌,进行口唇闭合锻炼,提高下颌随意运动,减少流涎的发生;定时做舌的上下左右运动,促进闭合动作,以减少不随意运动,逐渐形成自我控制;饭前先用手在患儿面部两侧咬肌处轻轻按摩或热敷,帮助咀嚼肌松弛,便于进食,饭后清洁口腔。⑤功能训练。采用从简单到复杂、从被动到主动的肢体锻炼,以促进肌肉、关节活动,改善肌张力。同时配合针刺、理疗、按摩、推拿和必要的矫形器等,纠正异常姿势,抑制异常反射。

15-80 癫痫发作时的安全防护措施：①护理操作时勿强行按压肢体,以免引起骨折;②癫痫发作时要保护患儿肢体,防止抽搐时碰撞造成皮肤破损、骨折或脱臼、坠床;③移开患儿周围可能导致受伤的物品;④拉紧床挡,专人守护;⑤意识恢复后仍要加强保护措施,以防因身体衰弱或精神恍惚发生意外事故;⑥平时安排好患儿日常生活,适当活动与休息,避免情绪紧张、受凉或中暑、感染等。⑦避免各种危险活动,注意安全。

15-81 吉兰-巴雷综合征最主要的临床特征：急性或亚急性起病的进行性、弛缓性和两侧对称的肢体瘫痪。①运动障碍：瘫痪大多数从下肢开始,渐累及上肢和脑神经,呈上行性发展（约56%的患儿）。少数患儿（约12%）亦可呈下行性瘫痪,可表现为肢体近端和（或）远端瘫痪。32%的患儿四肢同时受累。80%的患儿在2周内瘫痪达到高峰,绝大多数进行性加重不超过4周。腱反射减弱或消失。严重者可累及呼吸肌,出现呼吸肌麻痹,呼吸困难,而危及生命（约25%患儿）。②脑神经症状：约50%的患儿伴脑神经麻痹,可为单一或几对脑神经同时受累。患儿出现呛咳、声音低哑、吞咽困难等。部分患儿可出现面神经或支配眼球运动的脑神经瘫痪。少数重症患儿全部脑神经均可受累。③呼吸肌麻痹：病情严重患儿可累及呼吸肌,出现呼吸肌麻痹,呼吸困难,甚至危及生命。

15-82 病毒性脑炎患儿的护理措施：①及时给予降温处理,保持病房安静、空气新鲜,定时通风,保持舒适体位;监测患儿的体温、热型及伴随症状,遵医嘱使用药物降温;评估患儿有无脱水症状,保证摄入足够的液体量。②注意患儿安全,需专人守护,惊厥发作时,立即置压舌板或舌垫于上、下门齿之间,取侧卧位,适当应用约束带。③保持昏迷患儿侧卧位,定时翻身及按摩皮肤,以促进血液循环,防止出现压疮;轻拍患儿背部,促使其排出痰液,避免坠积性肺炎的发生。④恢复脑功能,祛除影响患儿情绪的不良因素。创造良好的环境,针对患儿存在的幻觉、定向力错误的现象采取适当措施,提供保护性照顾。⑤恢复肢体功能,保持肢体呈功能位置,病情稳定后及早帮助患儿逐渐进行肢体的被动或主动功能锻炼,注意循序渐进,采取保护措施;在改变锻炼方式时加强指导,耐心帮助,给予鼓励。⑥及时发现、处理问题。观察瞳孔及呼吸变化,保持呼吸道通畅,必要时吸氧,如发现呼吸节律不规则、双侧瞳孔不等大、对光反射迟钝,多提示有脑疝及呼吸衰竭发生;观察意识变化,如患儿出现烦躁不安、意识障碍,应警惕是否存在脑水肿。⑦主动向患儿和家长介绍病情、用药指导及护理方法,做好患儿及家长的心理护理;向家长提供日常生活护理及保护患儿的一般知识,指导并鼓励家长坚持智力训练和瘫痪肢体的功能锻炼。

15-83 脑性瘫痪患儿的家庭教育:①教会家长照顾患儿的方法(如用药管理、身体康复及癫痫发作的处理等),针对患儿所处的年龄阶段进行有重点的训练。婴儿期主要促进正常发育,幼儿期防治各种畸形,随年龄增长可结合功能训练配备支架、夹板和特殊的装置。②帮助家长制订切实可行的康复计划(包括儿童刺激计划、残疾患儿康复计划),寻找社会支持系统,如社区机构,从而提高患儿的生活质量;把握训练时机,尽量取得患儿合作,在患儿情绪好、兴趣高时教一些新的动作并不断强化,但每次训练时间不可过长,内容不要单一。③指导促进患儿心理健康。家庭应给患儿更多的关爱与照顾,耐心指导,积极鼓励,注意挖掘其自身潜力,使患儿有成就感并不断进步。切不可歧视或过于偏爱,以免造成性格缺陷。

综合应用题

15-84 (1)医疗诊断为:吉兰-巴雷综合征。

(2)护理要点:①支持治疗。摄入足够的水、能量及电解质,保证机体内环境的稳定;吞咽困难者给予鼻饲;注意康复训练,配合针刺、理疗等,促进瘫痪肌群的肌力恢复。②保持呼吸功能。对咳嗽无力、黏稠分泌物聚积、呼吸困难者,要及时进行气管插管或切开,必要时应用人工呼吸机。③药物应用。静脉滴注大剂量免疫球蛋白[400 mg/(kg·d),连用5天],能明显缩短病程,降低呼吸肌麻痹的发生率,改善预后,一般应用24～48小时病情可停止进展。

15-85 (1)该患儿右侧周围性面瘫。治疗原则:立即采取措施改善血液循环,促使局部水肿、炎症消退,促进面神经功能的恢复。

(2)主要治疗及护理措施:①按摩疗法。用手按摩患侧面肌,每天3～4次,每次5～10分钟,可促进局部血液循环,并可减轻健侧对患侧面肌的过度牵引,是简单有效的疗法;急性期在茎乳孔附近部位给予热敷或红外线照射,有利于改善局部血液循环;保护暴露的角膜及预防结膜炎,可采用滴眼药水、涂药膏等方法。②药物治疗,急性期可用激素治疗。③针灸治疗。该病急性期可接受针灸治疗,治疗效果与病程关系密切,治疗越早效果越好。

15-86 (1)首选促肾上腺皮质激素治疗。

(2)护理措施:一般护理。尽量母乳喂养,人工喂养时不随意更改饮食种类,添加辅食由少到多,避免饮食过冷、过热,进食不宜过快、过饱,加强餐具的消毒。为患儿创造一个舒适的休息环境,保持病房安静,减少声、光刺激,保证患儿足够的睡眠,避免刺激患儿诱发发作。治疗期间安置患儿于单独房间,严格探视制度,限制过多的家属探视。防止交叉感染,进行各项操作时严格遵循无菌技术。定时开窗通风,保持病房清洁。在输注药物期间给予患儿心电监护,密切观察患儿神志变化、每天痉挛发作情况;监测血压、尿量,观察有无腹胀、呕吐、大便颜色的改变;每天测量1次体重,每周查粪便隐血,1～2周复测电解质。选择粗直静脉,避免选择表浅较细血管,每次治疗时,密切观察穿刺处有无红肿、渗漏,加强巡视,出现异常应立即拔出针头,并用50%硫酸镁湿敷,防止静脉炎的发生。促肾上腺皮质激素是目前治疗婴儿痉挛症疗效较好的药物,但不良反应较多,疗程较长,治疗期间应耐心向家长讲解疾病的发生、发展和预后,用药前告知其不良反应及各种预防、治疗措施,取得合作,顺利完成治疗。

健康宣教:指导家长合理安排患儿的生活,保证患儿充足的睡眠时间,避免情绪激动、受寒;饮食避免过冷、过热,进食不宜过快、过饱,加强餐具的消毒;保持居室通风良好、空气新鲜,限制过多亲属探视;在呼吸道感染性疾病流行期尽量少去公共场所,防止交叉感染;告知家长遵医嘱给患儿按时、按量服药的重要性,使其积极配合治疗;门诊定期随访,若有病情变化,及时就医。

(黄 勤 王双宇)

第十六章

内分泌疾病患儿的护理

选择题(16-1~16-34)

A1 型单项选择题(16-1~16-13)

16-1 以下与婴幼儿智力发育最相关的内分泌腺是
A. 甲状腺　　　　B. 下丘脑
C. 肾上腺　　　　D. 神经垂体
E. 腺垂体

16-2 先天性甲状腺功能减退症最主要的病因是
A. 甲状腺激素合成障碍
B. 母亲因素
C. 甲状腺或靶器官反应低下
D. 甲状腺不发育、发育不全或异位
E. 促甲状腺激素、促甲状腺激素释放激素缺乏

16-3 性早熟的定义是
A. 女孩在8岁前、男孩在9岁前出现第二性征
B. 女孩在7岁前、男孩在8岁前出现第二性征
C. 女孩在6岁前、男孩在7岁前出现第二性征
D. 女孩在9岁前、男孩在10岁前出现第二性征
E. 女孩在8岁前、男孩在10岁前出现第二性征

16-4 抗甲状腺药物最危险的不良反应是
A. 白细胞减少　　B. 肝功能受损
C. 胃肠道反应　　D. 药疹
E. 粒细胞缺乏

16-5 生长激素缺乏症患儿出现明显临床症状的年龄多在
A. 出生时　　　　B. 2岁以后
C. 3岁以后　　　　D. 4岁以后
E. 1岁以后

16-6 散发性甲状腺功能减退症患儿不具有以下哪种体征
A. 颈项短　　　　B. 头大
C. 四肢相对短　　D. 腹部凹陷
E. 身材矮小

16-7* 新生儿甲状腺功能减退症筛查的最佳时间是出生后
A. 1个月左右
B. 2~3天
C. 1周左右
D. 3个月左右
E. 立即查血

16-8 垂体性侏儒症的最佳治疗方法是应用
A. 左甲状腺素钠片
B. 生长激素替代治疗
C. 性激素
D. 促蛋白合成药物
E. 糖皮质激素

16-9 先天性甲状腺功能减退症患儿用适量甲状腺素治疗后,须向家长交代的最重要的事项是
A. 症状改善后不能自行停药
B. 注重膳食营养
C. 经常补充维生素

D. 加强智能训练
E. 注意监测身高

16-10 患儿发生低血糖反应,应首先采取的措施是立即
A. 呼叫
B. 送往医院
C. 掐人中穴
D. 平卧,食用糖块或饮用糖水
E. 口服白开水

16-11 肾性尿崩症与中枢性尿崩症最主要的区别是
A. 垂体加压素试验不敏感
B. 血渗透压
C. 尿渗透压<200 mmol/L,比重常在1.001~1.005
D. 禁水试验
E. 多饮、多尿

16-12 下列哪项检查对鉴别中枢性和外周性性早熟具有重要意义
A. 骨龄测定
B. B超检查
C. 黄体生成素释放激素刺激试验
D. 尿液激素测定
E. CT或MRI检查

16-13* 垂体性侏儒症使用促合成代谢药物治疗,需要定期检查的项目是
A. 尿常规   B. 血常规
C. 骨龄   D. 粪常规
E. 血T_3、T_4

A2型单项选择题(16-14~16-22)

16-14 患儿,男性,6岁。最近饮水量及食量增加,但体重下降,并且晚上多次起床排尿。该患儿最可能的诊断是
A. 糖尿病   B. 尿崩症
C. 肾小球肾炎 D. 遗尿症
E. 甲状腺功能亢进症

16-15* 患儿,男性,9岁。因多尿、多饮、多食来院就诊。经检查,空腹血糖10 mmol/L,临床诊断为糖尿病(胰岛素依赖型)。护士进行饮食指导,该患儿每天正确的能量摄入为
A. 1 180 kcal   B. 1 450 kcal
C. 1 720 kcal   D. 2 000 kcal
E. 2 260 kcal

16-16 患儿因生长发育迟缓随家长来院就诊,表现为智力低下、共济失调和聋哑,临床诊断为地方性甲状腺功能减退症。造成该病的原因是
A. 甲状腺先天发育缺陷
B. 孕母饮食中缺生长激素
C. 孕母应用抗甲状腺药物
D. 孕母饮食中缺甲状腺素
E. 孕母饮食中缺碘

16-17* 患儿,女性,10岁。因多尿、多饮、多食来院就诊,诊断为1型糖尿病。该患儿早、中、晚3餐热量分配正确的是
A. 1/6、2/6、3/6,每餐留少量食物作为餐间点心
B. 2/5、2/5、1/5,每餐留少量食物作为餐间点心
C. 1/5、2/5、2/5,每餐留少量食物作为餐间点心
D. 2/5、1/5、2/5,每餐留少量食物作为餐间点心
E. 各1/3,每餐留少量食物作为餐间点心

16-18* 患儿,男性,11岁。患1型糖尿病。自测血糖,近3个月来测血糖均正常,现在医院连续2次测得糖化血红蛋白为16%。发生这种情况,最可能的原因是
A. 糖尿病控制满意
B. 食物中脂肪量过高
C. 胰岛素剂量偏高
D. 患儿血糖控制满意
E. 血糖测试欠准确

16-19 患儿,男性,13月龄。便秘,声音低哑,少哭、少动,食欲较差,头发稀疏、发黄,

眼距较宽,眼睑水肿,皮肤粗糙,有脐疝。据以上描述,该患儿最有可能患有
A. 低钙血症
B. 先天性甲状腺功能减退症
C. 缺铁性贫血
D. 锌缺乏症
E. 生长激素缺乏症

16-20 患儿,男性,2岁。被诊断为先天性甲状腺功能减退症,应用甲状腺素片治疗后,患儿代谢开始增强,生长发育加速。这时最应注意的是
A. 补充水分
B. 休息
C. 供给大量碘
D. 适当补充各种营养
E. 加强活动

16-21* 患儿,女性,7月龄。出生后常腹胀、便秘,毛发枯黄,四肢短粗,以先天性甲状腺功能减退症收入院。心率75次/分。下列对该患儿的服药指导中正确的是
A. 坚持统一用药剂量
B. 终身服药
C. 用药1个月后观察症状有无改善
D. 疗效与用药时长和开始时间无关
E. 症状缓解后即可停药

16-22 患儿,女性,5岁,身高112 cm,体重27 kg。因乳房增大且身高增长迅速4个月就诊。否认有错服避孕药史,未见腋毛和阴毛。腕骨X线示骨龄8岁。该患儿最可能的诊断是
A. 先天性肾上腺皮质增生症
B. 先天性甲状腺功能减退症
C. 性早熟
D. 乳腺增生病
E. 生长激素缺乏症

✎ A3型单项选择题(16-23~16-27)

(16-23~16-25共用题干)

患儿,男性,9岁。近来饮水量、食量增加,并出现多尿,人渐瘦。尿糖(+++),空腹血糖15 mmol/L。初步诊断为儿童糖尿病。

16-23 此时为降低该患儿血糖,应先选用的药物是
A. 二甲双胍
B. 甲苯磺丁脲
C. 低精蛋白胰岛素
D. 精蛋白锌胰岛素
E. 胰岛素

16-24 昨夜患儿咳嗽、发热、恶心、精神萎靡,服用退热药。今晨患儿呼出肝臭味气体并昏迷。该患儿昏迷最可能的原因是
A. 高渗性非酮症糖尿病昏迷
B. 糖尿病酮症酸中毒
C. 低血糖昏迷
D. 糖尿病乳酸性酸中毒
E. 瑞氏综合征

16-25 最具诊断意义的检查项目是
A. 血糖、尿糖测定
B. 血电解质
C. 血乳酸
D. 血、尿酮体测定
E. 肝、肾功能及血氨测定

(16-26~16-27共用题干)

患儿,女性,11月龄。确诊为先天性甲状腺功能减退症,开始口服甲状腺干粉片治疗。最近患儿出现消瘦、多汗、低热、烦躁不安及腹泻。

16-26* 出现以上症状最可能的原因是
A. 护理不当
B. 原发病加重
C. 甲状腺制剂服用过量
D. 喂养不当
E. 并发其他疾病

16-27 针对患儿目前情况,最主要的护理措施是
A. 调整甲状腺干粉片剂量
B. 降温
C. 治疗腹泻

D. 补充电解质
E. 指导喂养方法

A4型单项选择题(16-28～16-34)

(16-28～16-34共用题干)

患儿,女性,8月龄。食欲较差,腹胀,便秘。体格检查:表情呆滞,眼距宽,面部黏液性水肿,鼻梁宽平,毛发稀少、枯黄,生长发育较同龄儿落后,四肢短,躯干长,腹部膨隆,有脐疝2.5 cm×2.5 cm。

16-28 该患儿最可能的诊断是
A. 缺铁性贫血
B. 生长激素缺乏症
C. 唐氏综合征
D. 锌缺乏症
E. 先天性甲状腺功能减退症

16-29* 该患儿典型的实验室检查结果是
A. 血清T_3、T_4增高,TSH降低
B. 血清T_3、T_4降低,TSH正常
C. 血清T_3、T_4正常,TSH降低
D. 血清T_3、T_4正常,TSH增高
E. 血清T_3、T_4降低,TSH增高

16-30 该患儿一般较早出现的表现为
A. 生理性黄疸时间延长
B. 食欲缺乏、吃奶缓慢
C. 嗜睡
D. 眼距增宽
E. 呼吸、心率慢

16-31 为避免神经系统损害,患儿应
A. 早发现、早治疗
B. 保持大便通畅
C. 保证营养与活动
D. 防止感染
E. 做好日常生活护理

16-32 以下对该患儿服用甲状腺制剂的健康教育中不妥的是
A. 用药剂量过大可导致甲状腺功能亢进症
B. 用药剂量随年龄增长而适当增加

C. 用药后注意观察患儿食欲、活动量
D. 出现药物不良反应应停药
E. 药物不良反应轻者有发热、多汗、神经兴奋性增加等

16-33 药物治疗后,发现该患儿低热、烦躁不安、多汗和腹泻,出现这些症状的原因是
A. 病情加重   B. 并发其他疾病
C. 药物用量过大 D. 肠道感染
E. 上呼吸道感染

16-34 该病治疗的最佳开始时间为
A. 婴儿期   B. 1～2月龄
C. 6～8月龄   D. 与年龄无关
E. 3～5月龄

名词解释题(16-35～16-42)

16-35 先天性甲状腺功能减退症
16-36 生长激素缺乏症
16-37 尿崩症
16-38 加压素试验
16-39 性早熟
16-40 GnRH刺激试验
16-41 糖尿病
16-42 葡萄糖耐量试验

简述问答题(16-43～16-47)

16-43 简述甲状腺激素的主要生理作用。
16-44 简述糖尿病患儿饮食控制的注意点。
16-45 简述婴幼儿低血糖的临床表现。
16-46 简述1型糖尿病患儿血糖和糖化血红蛋白的控制目标。
16-47 简述糖尿病的诊断标准。

综合应用题(16-48)

16-48 患儿,女性,6岁。因多饮、多食、多尿1个月余就诊。患儿最近体重未见增长,皮肤有瘙

痒感。实验室检查：空腹血糖 7.9 mmol/L，随机血糖 11.2 mmol/L。诊断为 1 型糖尿病。拟行胰岛素治疗。

请解答：

(1) 列出主要的护理诊断。

(2) 如何指导患儿及家长进行胰岛素注射治疗？

答案与解析

A1 型单项选择题

16-1 A	16-2 D	16-3 A	16-4 E
16-5 E	16-6 D	16-7 B	16-8 B
16-9 A	16-10 D	16-11 A	16-12 C
16-13 C			

A2 型单项选择题

16-14 A	16-15 C	16-16 E	16-17 C
16-18 E	16-19 B	16-20 D	16-21 B
16-22 C			

A3 型单项选择题

| 16-23 E | 16-24 B | 16-25 D | 16-26 C |
| 16-27 A | | | |

A4 型单项选择题

| 16-28 E | 16-29 E | 16-30 A | 16-31 A |
| 16-32 D | 16-33 C | 16-34 B | |

部分选择题解析

16-7 解析：新生儿出生后需进行甲状腺功能筛查，即采用出生后 2～3 天的新生儿干血滴纸片检查促甲状腺激素浓度作为初筛，结果＞20 mU/L 时，再采集血标本检测血清 T_4 和 TSH 以确诊。

16-13 解析：生长激素缺乏症（growth hormone deficiency，GHD），又称为垂体性侏儒症（pituitary dwarfism），是由于垂体前叶合成和分泌的生长激素部分或完全缺乏，或由于结构异常、受体缺陷等所导致的生长发育障碍，致使儿童身高低于同年龄、同性别、同地区正常儿童平均身高 2SD 以上或低于正常儿童生长曲线第 3 百分位数（＜P_3），是儿科临床常见的内分泌疾病之一。治疗方法主要采用生长激素替代疗法、生长激素释放激素治疗，以及性激素等激素替代疗法。若使用促合成代谢激素，应注意其不良反应，该类药物有一定的肝毒性和雄激素作用，有促使骨骺提前愈合而导致患儿身高过矮的可能。因此，须定期复查肝功能，随访骨龄情况。

16-15 解析：食物的能量摄入要适合患儿的年龄、生长发育和日常活动的需要，每天所需总能量（kcal）＝1 000＋［年龄×（70～100）］。饮食的选择应考虑患儿的年龄、体重、运动量及食量等因素。

16-17 解析：糖尿病患儿饮食成分的分配为：碳水化合物 50%、蛋白质 20%、脂肪 30%。全天能量分 3 餐供给，早、中、晚分别为 1/5、2/5、2/5，每餐留少量食物作为餐间点心。当患儿游戏增多时，可给少量加餐或适当减少胰岛素用量。食物应富含蛋白质和维生素，限制纯糖和饱和脂肪酸。每天用餐应定时、定量。饮食控制以能保持正常体重、减少血糖波动、维持血脂正常为原则。

16-18 解析：糖化血红蛋白测定可反映糖尿病患儿近 2～3 个月内血糖的总体水平，也是糖尿病患儿近期病情监测的指标。

16-21 解析：先天性甲状腺功能减退症的治疗原则：无论哪种原因引起者都需甲状腺素终身治疗，以维持正常生理功能。常用药物有甲状腺干粉片和左甲状腺素，开始剂量应根据病情轻重与年龄大小而定，并根据患儿发育状况随

第十六章 内分泌疾病患儿的护理

时调整剂量。一般在出生后 2 个月内即开始治疗者,不致遗留神经系统损害。因此,治疗开始时间越早越好。

16-26 解析:甲状腺干粉片药量过大时,可引起消瘦、多汗、低热、烦躁不安及腹泻等症状。药物发生不良反应时,轻者出现发热、多汗、神经兴奋性增高及体重减轻。

16-29 解析:先天性甲状腺功能减退症患儿的血清 T_3、T_4 降低,TSH 增高。

名词解释题

16-35 先天性甲状腺功能减退症(congenital hypothyroidism)简称先天性甲减,是由先天性或遗传因素引起的甲状腺发育障碍,激素合成障碍、分泌减少,导致患儿生长障碍、智力落后。该病又被称为呆小症或克汀病,是儿童常见的内分泌疾病。

16-36 生长激素缺乏症又称为垂体性侏儒症,是由于垂体前叶合成和分泌的生长激素部分或完全缺乏,或由于结构异常、受体缺陷等所致的生长发育障碍,致使儿童身高低于同年龄、同性别、同地区正常儿童平均身高 2SD 以上或低于正常儿童生长曲线第 3 百分位数($<P_3$)。

16-37 尿崩症(diabetes insipidus, DI)是儿童常见的一种内分泌疾病。由于缺乏抗利尿激素或肾脏对抗利尿激素不反应,从而排出大量未浓缩的、相对密度高的尿液,临床以多饮、多尿、排出低比重尿为特征。

16-38 加压素试验用于区分中枢性与肾性尿崩症。在排尿并采血测血清钠后,皮下注射垂体后叶素 5 IU(或精氨酸加压素 0.1 IU/kg)。注射后 2 小时内多次留尿,测渗透压。如尿渗透压峰值上升超过给药前的 50%,则为完全性中枢性尿崩症;在 9%~50% 者为部分性中枢性尿崩症;肾性尿崩症患儿渗透压峰值上升不超过 9%。

16-39 性早熟(precocious puberty)是指女孩在 8 岁前、男孩在 9 岁前出现第二性征,或任何性发育特征初现年龄较正常儿童平均年龄提前 2SD 以上。

16-40 GnRH 刺激试验也称黄体生成素释放激素刺激试验。静脉注射 GnRH(戈那瑞林),按 2.5 μg/kg(最大剂量≤100 μg),于注射前(基础值)和注射后 30、60、90 及 120 分钟分别采血测定血清黄体生成素和卵泡刺激素反应峰值。当黄体生成素峰值>5.0 IU/L,黄体生成素/卵泡刺激素峰值>0.6,可以认为其性腺轴功能已经启动。该试验对性腺轴功能已启动而促性腺激素基础值不升高者是重要的诊断手段,对鉴别中枢性和外周性性早熟具有重要意义。

16-41 糖尿病是由于胰岛素绝对或相对缺乏引起的糖、脂肪和蛋白质代谢紊乱,致使血糖增高、尿糖增加的一种病症。

16-42 葡萄糖耐量试验仅用于无明显临床症状、尿糖偶尔阳性而血糖正常或稍增高的患儿。通常采用口服葡萄糖法:试验当天自 0 时起禁食,在清晨按 1.75 g/kg 口服葡萄糖,最大量不超过 75 g;每克加水 2.5 ml,于 3~5 分钟服完,在口服前 0 分钟和服后 60、120、180 分钟,分别采血测定血糖和胰岛素浓度。糖尿病患儿 120 分钟血糖>11.1 mmol/L,且血清胰岛素峰值下降。

简述问答题

16-43 甲状腺激素的主要生理作用:①加速细胞内氧化过程,促进新陈代谢,提高基础代谢率;②促进蛋白质合成,增加酶活性;③提高糖的吸收和利用;④加速脂肪分解、氧化;⑤促进细胞、组织的分化和成熟;⑥促进钙、磷在骨质中的合成代谢,以及骨、软骨的生长;⑦促进中枢神经系统发育。

16-44 糖尿病患儿饮食控制注意点:①食物的能量要适合患儿的年龄、生长发育和日常活动的需要,每天所需总能量(kcal)=1 000+[年龄×(70~100)]。②饮食的选择应考虑患儿的年龄、体重、运动量及食量等因素。③糖尿病患儿饮食成分的分配为:碳水化合物 50%、蛋白质20%、脂肪30%；全天能量分3餐供给，早、中、晚分别为1/5、2/5、2/5，每餐留少量食物作为餐间点心。④当患儿游戏增多时，可给少量加餐或适当减少胰岛素用量。⑤食物应富含蛋白质和维生素，限制纯糖和饱和脂肪酸。⑥每天进食应定时、定量，饮食控制以能保持正常体重、减少血糖波动、维持血脂正常为原则。

16-45 当注射胰岛素过量或注射后食量过少可引起低血糖。低血糖的表现缺乏特异性，不易被发现。新生儿及婴幼儿常表现为反应差、嗜睡、喂养困难、呼吸困难、突发短暂肌阵挛和惊厥等。年长儿表现为心悸、出汗、烦躁不安、突发饥饿感、恶心、呕吐和脉速。严重者可出现惊厥、昏迷、休克，甚至死亡。

16-46 1型糖尿病患儿血糖和糖化血红蛋白的控制目标详见表16-1。

表16-1 1型糖尿病患儿血糖和糖化血红蛋白的控制目标

血糖目标范围		糖化血红蛋白
餐前	睡前/夜间	
5.0~7.2 mmol/L	5.0~8.3 mmol/L	7.5%

16-47 符合以下3种情况即可诊断为糖尿病：①症状，如多饮、多食、多尿、体重下降、皮肤瘙痒和视物模糊等急性代谢紊乱的表现；②随机血糖检测≥11.1 mmol/L，空腹血糖≥7.0 mmol/L；③口服葡萄糖耐量试验2小时血糖≥11.1 mmol/L。

综合应用题

16-48 （1）主要护理诊断：①营养失调，低于机体需要量，与胰岛素缺乏所致代谢紊乱有关；②知识缺乏，患儿及家长缺乏糖尿病控制的相关知识和技能；③有感染的风险，与蛋白质代谢紊乱所致抵抗力低下有关；④潜在并发症，酮症酸中毒、低血糖。

（2）注射胰岛素前监测血糖，按医嘱注射胰岛素，根据所用胰岛素类型安排用餐时间。①注射方式：近年来胰岛素注射方式有较大改进，如注射针、注射笔、胰岛素泵等。目前推荐1型糖尿病患儿采用胰岛素泵治疗，可以平稳并减少反复穿刺的痛苦。②注射部位：当采用注射针进行胰岛素皮下注射治疗时，每次注射应尽量用同一型号的注射器，以保证剂量的绝对准确；注射部位可选用股前部、腹壁、上臂外侧、臀部，按计划在4个区域轮换注射部位；在同一区域注射时，2次注射部位之间至少间隔1 cm，避免在1个月内重复使用1个注射点，以免局部皮下脂肪萎缩硬化。③注射针头选择：应根据患儿皮下脂肪的厚度选择4 mm或5 mm长度的注射针头；注射时捏起皮肤，选择合适的进针角度，避免误入肌肉层；让针头在皮下停留15秒后松开捏起的皮肤，针头1次1用，避免感染。

（陆群峰 江 艳）

第十七章

免疫性疾病患儿的护理

选择题(17-1～17-40)

A1型单项选择题(17-1～17-19)

17-1 以下哪项属于特异性免疫
A. 补体系统　　B. 屏障防御机制
C. 体液免疫　　D. 细胞吞噬系统
E. 其他免疫分子

17-2* 足月产婴儿血清补体经典途径成分活性达到成人水平的时间是出生后
A. 1～2个月
B. 3～6个月
C. 7～9个月
D. 10～15个月
E. 16～24个月

17-3 风湿热患儿恢复到正常活动一般所需的时间是
A. 轻度关节障碍者3个月
B. 无心肌炎者3个月
C. 合并心肌炎者4个月
D. 重度关节障碍者2个月
E. 重度心肌炎伴心力衰竭者6个月

17-4* 易感者接种特异性抗原获得的免疫是
A. 生物免疫　　B. 自身免疫
C. 被动免疫　　D. 主动免疫
E. 计划免疫

17-5 风湿热最严重的表现是
A. 关节炎　　B. 舞蹈病
C. 风湿性胸膜炎　　D. 皮下结节
E. 心肌炎

17-6* 免疫缺陷最常见的症状是
A. 出血倾向
B. 反复感染
C. 淋巴结肿大
D. 生长发育延迟或停滞
E. 易发生自身免疫性疾病和恶性肿瘤

17-7* 下列哪种细胞与特异性体液免疫有关
A. T淋巴细胞　　B. 肥大细胞
C. B淋巴细胞　　D. NK细胞
E. 中性粒细胞

17-8 儿童最常发生的原发性免疫缺陷病是
A. 联合免疫缺陷病
B. 补体缺陷病
C. 吞噬功能缺陷病
D. 细胞免疫缺陷病
E. 体液免疫缺陷病

17-9 以下哪项检查或治疗是初步确诊为原发性免疫缺陷病患儿的禁忌
A. 接种活疫苗　　B. MRI检查
C. X线检查　　D. 外科治疗
E. 活组织检查

17-10 新生儿易患革兰阴性杆菌感染的原因是缺乏以下哪种免疫球蛋白
A. IgG　　B. IgA
C. IgM　　D. IgD
E. IgE

17-11 儿童时期最常见的继发性免疫缺陷病的原因是
A. 免疫抑制剂　　B. 遗传性疾病
C. 营养紊乱　　D. 肿瘤和血液病
E. 感染

17-12 以下哪项是治疗严重细胞免疫缺陷病患儿的有效措施
A. 保护性隔离
B. 抗生素预防治疗
C. 免疫球蛋白替代疗法
D. 免疫重建
E. 接种相关疫苗

17-13* 以下哪项与风湿热预后密切相关
A. 是否发生舞蹈病
B. 感染灶是否持续存在
C. 首次发作时是否存在心肌炎
D. 是否存在关节畸形
E. 是否反复出现活动性风湿热

17-14 过敏性紫癜常见的首发症状并反复出现的是
A. 消化道症状　B. 关节症状
C. 皮肤紫癜　　D. 肾脏症状
E. 惊厥

17-15* 有效预防儿童风湿热复发的首选药物是
A. 阿司匹林　　B. 免疫抑制剂
C. 糖皮质激素　D. 链霉素
E. 长效青霉素

17-16 抗幼年特发性关节炎的药物是
A. 红霉素　　　B. 青霉素
C. 免疫抑制剂　D. 水杨酸制剂
E. 维生素C

17-17* 下列不符合幼年特发性关节炎临床表现的是
A. 关节症状主要是关节痛或关节炎
B. 全身症状不明显
C. 发热呈弛张热
D. 肝、脾、淋巴结肿大
E. 大、小关节均可受累

17-18 下列哪项不是川崎病皮肤、黏膜的表现
A. 手、足皮肤呈广泛性硬性水肿
B. 双眼有脓性分泌物和流泪
C. 口唇干燥、潮红
D. 手掌和脚底早期出现潮红
E. 常见杨梅舌

17-19 下列对川崎病患儿健康指导中有误的一项是
A. 无冠状动脉病变者无须随访
B. 及时向家长解释病情及预后,给予心理支持
C. 遵医嘱坚持用药
D. 有冠状动脉损害者须密切随访
E. 指导家长观察病情

✎ A2型单项选择题(17-20~17-27)

17-20* 患儿,女性,6岁。曾被诊断为风湿热,在服用阿司匹林药物治疗阶段,应重点观察的内容是
A. 体温变化　　B. 血压变化
C. 胃肠道反应　D. 有无过敏反应
E. 血电解质变化

17-21* 患儿,女性,5岁。患幼年特发性关节炎。在治疗早期,改善症状的重要药物是
A. 免疫抑制剂
B. 非甾体抗炎药
C. 抗病毒药物
D. 肾上腺糖皮质激素
E. 慢作用抗风湿药

17-22 患儿,男性,10岁。因双下肢皮疹1周就诊。双下肢可见散在暗红色斑丘疹,压之不褪色,被诊断为过敏性紫癜。对过敏性紫癜患儿及家属做健康指导,下列叙述中有误的是
A. 说明该病可反复发作或并发肾脏损害
B. 有肾脏及消化道症状应休学1年
C. 主要见于学龄期儿童
D. 病程有时迁延反复,但预后多良好
E. 出院后必须定期来院复查,及时发现肾脏并发症

17-23 患儿,女性,7岁。1个月前出现发热

及左膝关节肿痛,几天后出现双肘、腕关节肿痛,服用抗生素后疗效不佳。体格检查:体温38℃,心率140次/分;心尖部可闻及吹风样收缩期杂音。实验室检查:血抗链球菌溶血素"O" 600 IU/ml。该患儿最可能的诊断为

A. 幼年特发性关节炎
B. 结核性关节炎
C. 风湿性心肌炎
D. 化脓性关节炎
E. 风湿性全心炎

17-24 患儿,男性,8岁。临床诊断为幼年特发性关节炎(多关节型)。该疾病最典型的临床表现是

A. 肝、脾大 B. 晨僵
C. 关节肿痛 D. 低热、乏力
E. 贫血

17-25* 患儿,男性,10岁。临床诊断为幼年特发性关节炎。该疾病与风湿热的主要区别是

B. 心肌炎
B. 关节炎
C. 红细胞沉降率加快
D. 发热
E. X线片显示关节骨质损害

17-26* 患儿,男性,2岁。发热1周,无寒战,使用退热药无效。近3天来出现荨麻疹样皮疹,为斑丘疹,躯干部多见,口唇、黏膜潮红,舌乳头突起呈杨梅舌,手足肿胀。诊断为川崎病。为降低冠状动脉病变的发生率,可早期使用

A. 丙种球蛋白 B. 糖皮质激素
C. 阿司匹林   D. 环磷酰胺
E. 双嘧达莫

17-27* 患儿,女性,7岁。临床诊断为幼年特发性关节炎。该疾病缓解期最主要的护理措施是

A. 控制感染
B. 注意休息

C. 关节功能锻炼
D. 密切观察药物的不良反应
E. 心理疏导

A3型单项选择题(17-28~17-33)

(17-28~17-30共用题干)

患儿,女性,7岁。因低热4周、游走性关节肿痛3周入院。患儿半个月前患化脓性扁桃体炎。体格检查:心尖部可闻及Ⅱ级收缩期杂音,主动脉瓣区可闻及Ⅱ级舒张期杂音,心率140次/分。临床诊断为风湿热。

17-28 儿童风湿热最易侵袭的心脏瓣膜为

A. 肺动脉瓣
B. 各瓣膜均易受累
C. 二尖瓣
D. 三尖瓣
E. 主动脉瓣

17-29 该病患儿应用青霉素抗链球菌感染的用药时间应不少于

A. 1周   B. 2周
C. 3周   D. 4周
E. 5周

17-30 伴心肌炎患儿抗风湿热治疗应早期使用糖皮质激素,疗程为

A. 1~2周   B. 3~4周
C. 5~7周   D. 8~12周
E. 12~16周

(17-31~17-33共用题干)

患儿,男性,9岁。双下肢皮肤出现紫红色出血点,经相关检查,确诊为过敏性紫癜。目前该患儿臀部及双下肢均出现大量紫癜。

17-31 此时除采取皮肤保护措施以外,还应注意预防

A. 体温过高   B. 淋巴结肿大
C. 消化道出血 D. 口唇干裂
E. 心脏损害

17-32 最近该患儿自述恶心、腹痛,同时发现大便变黑。应指导患儿及家属采取措施为

A. 半流质 B. 禁食
C. 无渣饮食 D. 低蛋白饮食
E. 低盐饮食

17-33* 若该患儿消化道大量出血,应给予
A. 半流质 B. 禁食
C. 无渣饮食 D. 低蛋白饮食
E. 低盐饮食

✎ A4型单项选择题(17-34~17-40)
(17-34~17-40共用题干)

患儿,女性,9岁。因低热1个月,游走性、多发性关节肿痛2周入院。体格检查:体温40℃,脉搏122次/分;躯干及四肢可见环形红色斑疹,心尖部可闻及Ⅱ级收缩期杂音。实验室检查:红细胞沉降率30 mm/h,C反应蛋白(+),血抗链球菌溶血素"O"700 IU/ml。患儿1个月前曾患急性扁桃体炎。

17-34 该患儿最可能的诊断是
A. 幼年特发性关节炎
B. 急性肾炎
C. 风湿性心肌炎
D. 川崎病
E. 过敏性紫癜

17-35* 该疾病一般较少侵犯的脏器是
A. 肝脏 B. 关节
C. 心脏瓣膜 D. 心肌
E. 皮肤

17-36 该疾病的发生主要与下列哪种病原体密切相关
A. A组乙型溶血性链球菌
B. 金黄色葡萄球菌
C. 肺炎链球菌
D. 衣原体
E. 肺炎支原体

17-37* 关于该患儿急性期护理,下列叙述中不正确的是
A. 卧床休息
B. 适当限制盐和水
C. 禁用激素

D. 少量多餐
E. 密切关注生命体征变化

17-38* 以下对该患儿的健康指导中不妥的是
A. 改善居住条件,避免寒冷、潮湿
B. 多参加活动量大的运动,以增加抵抗力
C. 避免去公共场所,预防再次感染
D. 长时间抗风湿治疗,预防复发
E. 同服氢氧化铝可减少药物对胃的刺激

17-39 指导该患儿卧床休息至
A. 急性症状消失,心电图正常
B. 急性症状消失,C反应蛋白正常
C. 急性症状消失,白细胞计数正常
D. 急性症状消失,抗链球菌溶血素"O"正常
E. 急性症状消失,红细胞沉降率正常

17-40 为减轻关节疼痛,下列操作中不妥的是
A. 口服阿司匹林
B. 转移患儿注意力
C. 尽快活动关节,以防功能障碍
D. 可适当加用激素
E. 用热水袋热敷局部关节

❋ 名词解释题(17-41~17-48)

17-41 原发性免疫缺陷病
17-42 风湿热
17-43 过敏性紫癜
17-44 皮肤黏膜淋巴结综合征
17-45 幼年特发性关节炎
17-46 舞蹈病
17-47 特异性免疫
17-48 环形红斑

❋ 简述问答题(17-49~17-53)

17-49 简述风湿热的治疗要点。

第十七章　免疫性疾病患儿的护理

17-50　如何缓解幼年特发性关节炎严重关节疼痛？

17-51　简述过敏性紫癜患儿的皮肤护理。

17-52　如何指导川崎病患儿及家长做好黏膜护理？

17-53　如何做好风湿热患儿及家长的用药指导？

❋ 综合应用题(17-54)

17-54　患儿,男性,10岁。因双下肢皮疹1周,伴低热、乏力、腹痛1天就诊。2周前患儿有上呼吸道感染。体格检查:双下肢可见散在紫红色斑丘疹,高出皮肤,压之不褪色,两侧对称分布;脐周有轻度压痛,腹平软,无肌紧张与反跳痛。实验室检查:白细胞计数 $18.45 \times 10^9/L$,血小板计数 $414 \times 10^9/L$,淋巴细胞百分比0.20,中性粒细胞百分比0.73。

请解答:

(1) 该患儿最可能的医疗诊断是什么？哪些症状可以提示该诊断？

(2) 该患儿的护理重点是什么？

答案与解析

A1 型单项选择题

17-1 C	17-2 B	17-3 E	17-4 D
17-5 E	17-6 B	17-7 C	17-8 E
17-9 A	17-10 C	17-11 D	17-12 D
17-13 C	17-14 C	17-15 E	17-16 D
17-17 B	17-18 B	17-19 A	

A2 型单项选择题

17-20 C	17-21 B	17-22 B	17-23 C
17-24 B	17-25 E	17-26 A	17-27 C

A3 型单项选择题

17-28 C	17-29 B	17-30 D	17-31 C
17-32 B	17-33 B		

A4 型单项选择题

17-34 C	17-35 A	17-36 A	17-37 C
17-38 B	17-39 E	17-40 C	

部分选择题解析

17-2 解析: 由于母体的补体不能传输给胎儿,故新生儿补体经典途径成分活性是其母亲的50%～60%,出生后3～6个月达到成人水平。

17-4 解析: 主动免疫是指给易感者接种特异性抗原,刺激机体产生特异性抗体,从而产生免疫力。

17-6 解析: 感染是免疫缺陷最常见的症状,表现为反复、严重、持久的感染。

17-7 解析: 特异性免疫包括细胞免疫和体液免疫。特异性免疫是在非特异性免疫的基础上由免疫器官和免疫活性细胞完成的,后者主要包括T淋巴细胞和B淋巴细胞。B淋巴细胞主要参与体液免疫,T淋巴细胞主要参与细胞免疫。

17-13 解析: 风湿热的预后主要取决于是否发展为慢性风湿性心瓣膜病。初发时心脏明显受损,多次反复及并发心力衰竭者常发展为慢性风湿性心瓣膜病,预后不佳。而单纯性关节炎、舞蹈病者大多能自然痊愈。

17-15 解析: 指导患儿及家长定期到医院复查,强调预防复发的重要性。预防药物首选长效青霉素120万 U 肌内注射,每3～4周1次,至少持续5年,最好持续到25岁。有风湿性心脏病者,宜终身药物预防。对青霉素过敏者可改用红霉素类药物口服。

17-17 解析: 幼年特发性关节炎表现为长期不规则发热及关节肿痛,伴皮疹和肝、脾、淋巴结肿大,若反复发作可导致关节畸形和功能丧失。

17-20 解析: 风湿热患儿服用阿司匹林可引起胃肠道反应、肝功能损害和出血,饭后服用或同服氢氧化铝可减少对胃肠的刺激,加用维生素K可防止出血。

17-21 解析: 幼年特发性关节炎应用抗炎药物治疗,根据药物作用时间长短分为快作用类(非甾体抗炎药)、慢作用类(病情缓解)、类固醇激素类和免疫抑制剂等。

17-25 解析: 幼年特发性关节炎患儿的早期X线片可见关节附近软组织肿胀,晚期可见骨质稀疏和破坏、关节腔变窄、关节面融合、骨膜反应和关节半脱位。

17-26 解析: 大剂量丙种球蛋白静脉滴注早期应用(病程10天以内)可明显降低冠状动脉病变的发生概率。

17-27 解析: 急性期过后应尽早开始关节的康复治疗,指导家长帮助患儿做被动运动和按摩,经常变换体位。

17-33 解析: 有消化道出血时,应卧床休息、限制饮食。指导采取无渣饮食,出血量多时应考虑输血并禁食,经静脉补充营养。

17-35 解析: 风湿热的临床表现:①心肌炎,以心肌炎和心内膜炎多见;②关节炎,以游走性和多发性为特点;③舞蹈病,女孩多见,是一种风湿性神经系统疾病;④皮下结节,常见于复发病例;⑤环形红斑、结节性或多形性红斑,以环形红斑最常见。

17-37 解析: 风湿热心肌炎急性期的护理:绝对卧床休息4周,少量多餐,适当限制盐和水,以降低心脏负担;激素为非特异性抗炎药,有退热、控制关节炎和心肌炎的作用,可作为心肌炎的首选药物。

17-38 解析: 风湿热易复发,应长时间抗风湿治疗,预防复发,并同时服用氢氧化铝可减少抗风湿药对胃的刺激;改善居住条件,避免寒冷、潮湿;避免去公共场所,以防链球菌再次感染;急性期应卧床休息2周。

名词解释题

17-41 原发性免疫缺陷病(primary immunodeficiency,PID)是指因免疫细胞和免疫分子发生缺陷引起的免疫反应缺如或降低,导致机体免疫功能低下的一组临床综合征。

17-42 风湿热(rheumatic)是继发于A组乙型溶血性链球菌性咽峡炎的迟发免疫性炎症反应,具有反复发作的倾向。临床表现以心肌炎、关节炎、舞蹈病、皮下结节及环形红斑为主。

17-43 过敏性紫癜(anaphylactoid purpura),又称亨-舒综合征,是以全身小血管炎为主要病变的血管炎综合征。

17-44 皮肤黏膜淋巴结综合征(mucocutaneous lymphnode syndrome,MCLS)又称为川崎病,是一种以全身血管炎为主要病变的急性发热出疹性小儿疾病。

17-45 幼年特发性关节炎(juvenile idiopathic arthritis,JIA)是一种以慢性关节滑膜炎为特征的自身免疫性疾病,表现为长期不规则发热和关节肿痛,伴皮疹和肝、脾、淋巴结肿大,若反复发作可致关节畸形和功能丧失。

17-46 舞蹈病是一种累及锥体外系的风湿热性神经系统疾病,表现为不自主、无目的的舞蹈样动作。因面部肌肉抽搐出现皱额、闭目、耸肩、缩颈等奇异面容和语言障碍,情绪激动时加剧,入睡后消失。

17-47 特异性免疫又称为获得性免疫或适应性免疫,是机体在后天生活过程中与抗原物质接触后产生的,是一种后天获得性免疫,包括细胞免疫和体液免疫。

17-48 环形红斑是风湿热的特征性体征,红斑可呈多形性,分布于躯干及四肢。典型红斑呈边界清楚但不规则的粉红色突出皮面的皮疹,短时间内时隐时现,无瘙痒,不遗留脱屑及色素沉着。

简述问答题

17-49 风湿热的治疗要点:①一般治疗。包括卧床休息、加强营养、补充维生素等。②清除链球菌感染。大量青霉素静脉滴注,维持2~3周,青霉素过敏者改用红霉素。③抗风湿热治疗。心肌炎者早期应用糖皮质激素,总疗程

第十七章 免疫性疾病患儿的护理

8~12周;无心肌炎者应用阿司匹林,总疗程4~8周。④对症治疗。有充血性心力衰竭者加用地高辛,但剂量宜小,并加用卡托普利、呋塞米和螺内酯;有舞蹈病者可用苯巴比妥、地西泮等镇静剂,关节肿痛时给予制动。

17-50 缓解幼年特发性关节炎严重关节痛的主要措施:①急性期应卧床休息,并注意观察关节炎症状,如有无晨僵、疼痛及肿胀等;②可利用夹板、沙袋固定患肢于舒适体位,或用支被架保护患肢不受压等以减轻疼痛,也可教患儿用转移注意力、放松的方法控制疼痛或局部热湿敷止痛;③急性期过后尽早开始关节的康复治疗,若运动后关节疼痛、肿胀加重,可暂时停止运动;④对关节畸形患儿注意防止外伤。

17-51 过敏性紫癜患儿的皮肤护理:①观察皮疹的形态、颜色、数量、分布,以及是否反复出现;指导家长绘制人体图形,每天详细记录皮疹变化情况。②保持皮肤清洁,防止擦伤和抓伤,如有破溃,及时处理,防止出血和感染。③患儿衣着应尽量宽松、柔软,保持干燥、清洁。④避免接触可能的各种致敏原,同时按医嘱使用止血药、脱敏剂。⑤注意防止外伤发生。

17-52 指导川崎病患儿及家长做好黏膜护理:①首先评估患儿口腔卫生习惯及进食能力,观察口腔黏膜病损情况;②每天晨起、睡觉前、餐前及餐后漱口,以保持口腔清洁,防止继发感染与增进食欲;③口唇干裂者可涂护唇膏;④禁食辛辣、硬质食物,必要时遵医嘱给予药物涂擦口腔创面;⑤每天用0.9%氯化钠溶液洗眼1~2次,也可涂眼膏,以保持眼的清洁,预防感染。

17-53 风湿热患儿及家长的用药指导:①服药期间密切观察药物不良反应,阿司匹林可引起胃肠道反应、肝功能损害和出血,可饭后服药以减少对胃的刺激,并按医嘱加用维生素K以预防出血;②密切观察使用泼尼松后引起的不良反应,如满月脸、肥胖、消化道溃疡、肾上腺皮质功能不全、精神症状、血压增高、电解质紊乱和免疫抑制等;③发生心肌炎时,对洋地黄类药物较为敏感且容易出现中毒,用药期间应注意观察有无恶心、呕吐、心律不齐和心动过缓等不良反应。

综合应用题

17-54 (1)医疗诊断:过敏性紫癜。过敏性紫癜患儿多为急性发病,病前1~3周常有上呼吸道感染史。约半数患儿伴有低热、乏力、精神萎靡和食欲降低等全身症状。皮肤紫癜常为首发症状,多见于下肢和臀部,对称分布,起初为紫红色斑丘疹,高出皮肤,压之不褪色,此后颜色加深呈暗紫色,最终呈褐棕色而消退。约半数以上患儿可出现消化道症状,常见脐周或下腹部疼痛,伴恶心、呕吐,部分患儿有腹泻或便血。约1/3患儿出现关节肿痛等关节症状。30%~50%患儿有肾脏损害的临床表现。其他偶因颅内出血导致失语、瘫痪、昏迷和惊厥,个别患儿有鼻出血、牙龈出血和咯血等。

(2)护理重点:①皮肤护理。观察皮疹的形态、数量、分布,以及是否反复出现,指导家长绘制人体图形,每天详细记录皮疹变化情况;保持皮肤清洁,防擦伤和抓伤,如有破溃及时处理,防止出血和感染;患儿衣着应尽量宽松、柔软,保持干燥、清洁;避免接触可能的各种致敏原,同时按医嘱应用止血药、脱敏剂;注意防止外伤发生。②缓解疼痛。观察疼痛程度,卧床休息,尽量在床边守护,并做好日常生活护理;按医嘱应用肾上腺皮质激素解除痉挛性腹痛。③病情监测。观察有无便血等情况,同时注意腹部体征;有消化道出血时应限制饮食,给予无渣饮食,出血量多时考虑输血并禁食,经静脉营养;观察尿色、尿量,定时做尿常规,若有血尿和蛋白尿,提示紫癜性肾炎。④健康教育。在春秋季节宣传预防感染的重要性,避免去人群集中地,防止受凉;该病易反复发作,针对具体情况给予解释,帮助树立战胜疾病的信心;指导家长观察病情及合理饮食和皮肤护理,避免接触各种可能的过敏原及定期复查。

(陆群峰 江 艳)

第十八章

遗传代谢性疾病患儿的护理

选择题(18-1~18-29)

A1 型单项选择题(18-1~18-12)

18-1* 下列不属于多基因遗传病的是
A. 神经管缺陷　　B. 呼吸链酶缺陷
C. 唇裂　　　　　D. 2 型糖尿病
E. 高血压

18-2* 下列属于线粒体病的是
A. 白化病
B. 进行性肌营养不良
C. 肌病
D. 血友病
E. 成骨不全

18-3* 下列不属于单基因遗传病的是
A. 软骨发育不全　B. 苯丙酮尿症
C. Turner 综合征　D. 血友病
E. 白化病

18-4* 下列属于出生缺陷二级预防内容的是
A. 遗传咨询　　　B. 婚前检查
C. 及早确诊　　　D. 及时治疗
E. 孕期保健

18-5* 21-三体综合征最突出、最严重的临床表现是
A. 特殊面容　　　B. 智能落后
C. 生长发育迟缓　D. 皮纹特点
E. 伴发畸形

18-6 确诊 21-三体综合征的关键检测手段为
A. 血清学检查
B. 荧光原位杂交

C. DNA 分析
D. 染色体核型分析
E. 酶学分析

18-7 下列每 100 g 食物中苯丙氨酸含量最低的是
A. 牛奶　　　　　B. 鸡蛋
C. 胡萝卜　　　　D. 小米
E. 水果

18-8* 苯丙酮尿症的主要治疗手段是
A. 5-羟色胺治疗
B. 低苯丙氨酸饮食
C. 左旋多巴
D. 甜菜碱
E. 叶酸

18-9* 糖原贮积症在婴儿期的典型表现为
A. 低血糖　　　　B. 鼻出血
C. 皮肤发黄　　　D. 肝大
E. 骨质疏松

18-10* 下列对糖原贮积症患儿的护理措施中不正确的是
A. 高蛋白饮食　　B. 高脂饮食
C. 避免剧烈运动　D. 少量多餐
E. 避免接触感染者

18-11* 苯丙酮尿症的临床表现不包括
A. 毛发色素变浅　B. 皮肤湿疹
C. 智能发育落后　D. 鼠尿臭味
E. 骨质疏松

18-12 下列苯丙氨酸浓度正确的是
A. 正常浓度<120 mmol/L
B. 典型苯丙酮尿症>2 000 mmol/L

第十八章 遗传代谢性疾病患儿的护理

C. 中度苯丙酮尿症为 360～2 000 mmol/L

D. 轻度高苯丙氨酸血症为 100～360 mmol/L

E. 重度高苯丙氨酸血症为 1 200～2 000 mmol/L

A2 型单项选择题(18-13～18-21)

18-13 患儿,男性,5 月龄。因抽搐 1 次来诊。体格检查:表情呆滞,皮肤白皙,头发淡黄,智力低下。首先考虑下列哪种疾病
   A. 婴儿痉挛症 B. 黏多糖病Ⅰ型
   C. 苯丙酮尿症 D. 呆小症
   E. 21-三体综合征

18-14 患儿,女性,2 岁。因夜间抽搐、不会独站、不会说话就诊。体格检查:头发黄褐色,皮肤白皙,尿和汗液有鼠尿臭味,四肢张力较高。为确诊,应首选下列哪种检查
   A. 脑电图
   B. 血清苯丙氨酸测定
   C. 血清 T_3、T_4、TSH 测定
   D. 染色体核型分析
   E. 血钙、磷、镁测定

18-15 患儿,女性,2 岁。临床诊断为糖原贮积病。以下护理措施中错误的是
   A. 少量多餐
   B. 低脂、高蛋白饮食
   C. 避免剧烈运动,防止低血糖
   D. 常选食物为谷类、蔬菜、瘦肉、鱼、蛋等
   E. 多食糖果、甜点等含糖量高的食物

18-16 患儿,男性,2 岁。因生长发育落后就诊。至今不认识父母,尿及汗液有鼠尿臭味,表情呆滞,父母十分忧虑。该患儿的护理诊断是
   A. 家长知识缺乏
   B. 有感染的风险
   C. 低于机体需要量
   D. 家长焦虑

E. 肢体活动受限

18-17 患儿,男性,5 月龄。因呕吐、皮肤湿疹、尿有鼠尿臭味来院就诊。经检查,确诊为苯丙酮尿症,收治入院。经治疗,该患儿病情平稳,血苯丙氨酸浓度控制适宜,准备出院。家长询问何时能恢复正常饮食,正确的回答是
   A. 1 岁以后   B. 2～4 岁以后
   C. 4～6 岁以后 D. 6～8 岁以后
   E. 8～10 岁以后

18-18 患儿,女性,6 岁。门诊诊断为 21-三体综合征,患儿核型分析为 46,xx,t(14q21q)。最可能属于下列哪种染色体畸变所致
   A. 染色体缺失 B. 染色体易位
   C. 染色体倒位 D. 染色体重叠
   E. 染色体重复

18-19 患儿,男性,1 岁余。医生怀疑其患有 21-三体综合征,对其进行染色体检查。医生应告诉家长,患儿如下特点均支持这一诊断,除外
   A. 双侧通贯手 B. 眼距宽
   C. 表情呆滞   D. 皮肤粗糙
   E. 经常伸舌

18-20 患儿,男性,3 岁。5 月龄时,家长发现其表情呆滞、易激怒、不能抬头,并伴有点头弯腰样发作,每天 10 余次。2 岁左右出现呕吐、喂养困难。目前患儿智力明显低于同龄儿,尿有鼠尿臭味。尿三氯化铁试验出现绿色。初步诊断为苯丙酮尿症。一经确诊,应尽早开始控制饮食,以下饮食护理措施中不正确的是
   A. 给予低苯丙氨酸饮食
   B. 忌用肉、蛋、豆类等高蛋白质食物
   C. 适当控制苯丙氨酸的摄入,持续至成年
   D. 添加辅食应以淀粉类、蔬菜和水果等低蛋白质食物为主

E. 原则是既能保证生长发育和机体代谢的最低需要,又能维持血中苯丙氨酸浓度为 0.12~0.6 mmol/L

18-21 患儿,女性,3 月龄。以哭闹后青紫就诊。体格检查:表情呆板,眼距宽,双眼外侧上斜,四肢短,肌张力低,心尖部可闻及Ⅱ~Ⅲ级收缩期杂音,腹软,肝、脾不大。胸部透视心脏无扩大。入院初诊为
  A. 垂体发育异常
  B. 先天性心脏病
  C. 先天性甲状腺功能减退症
  D. 21-三体综合征
  E. 苯丙酮尿症

A3 型单项选择题(18-22~18-25)

(18-22~18-23 共用题干)

患儿,女性,3.5 岁。4 月龄时不能抬头,偶伴有点头弯腰样发作,每天至少 20 余次。2 岁开始喂养困难,现患儿智能明显落后同龄人。毛发棕黄色,皮肤嫩,尿有鼠尿臭味。尿三氯化铁试验出现绿色。

18-22 该患儿最可能的诊断是
  A. 高精氨酸血症
  B. 同型胱氨酸尿症
  C. 半乳糖血症
  D. 苯丙酮尿症
  E. 组氨酸血症

18-23 该患儿应尽早开始饮食控制,下列哪项措施不妥当
  A. 6 月龄以后辅食的增加与正常儿相仿,但要选择含苯丙氨酸低的食品
  B. 给予低苯丙氨酸饮食,预防脑损伤及智能低下发生
  C. 严格的饮食治疗主要适用于血浆苯丙氨酸浓度超过 1.20 mmol/L 者
  D. 最好采用低苯丙氨酸配方,达到限制苯丙氨酸摄入,保证正常生长发育之需
  E. 适当控制苯丙氨酸的摄入,持续至成人

(18-24~18-25 共用题干)

患儿,男性,1 岁。因智能发育落后,半年来反复惊厥发作就诊。体格检查:表情呆滞,毛发色浅。脑电图呈高峰节律紊乱,血苯丙氨酸 1.22 mmol/L(正常值 0.061~0.18 mmol/L)。静脉注射四氢生物蝶呤 75 mg,5 小时后复查血苯丙氨酸浓度为 0.18 mmol/L。

18-24 该患儿的医疗诊断为
  A. 21-三体综合征
  B. 典型苯丙酮尿症
  C. 非典型苯丙酮尿症
  D. 先天性甲状腺功能减退症
  E. 肝豆状核变性

18-25 该疾病发生的最主要机制是
  A. 四氢生物蝶呤生成不足
  B. 高苯丙酸血症
  C. 二氢生物蝶呤还原酶先天缺陷
  D. 血氨浓度下降
  E. 酪氨酸羟化酶被抑制

A4 型单项选择题(18-26~18-29)

(18-26~18-27 共用题干)

患儿,2 岁。精神、运动发育落后,有特殊面容,两眼外眦上斜,两眼内眦间距增宽,鼻梁低,通贯手,手指粗短。

18-26 该患儿可能性最大的诊断是
  A. 呆小症
  B. 苯丙酮尿症
  C. 软骨营养不良
  D. 21-三体综合征
  E. 佝偻病活动期

18-27 染色体核型分析中下列哪组是最常见的
  A. 47xx(xy),+21
  B. 46xy(xx),-14,+t(14q, 21q)
  C. 46xx(xy)/47, xy(xx)+21

D. 46xx(xy)，-21，+t(21q21q)

E. 46xx(xy)，-22，+t(21q22q)

(18-28~18-29共用题干)

患儿，男性，3岁。生长发育迟缓，体型矮小，体态肥胖，面容丰满，出生后有4~5次晨起发生惊厥。当时查血糖2.2 mmol/L，血乳酸增高。腹部隆起，肝肋下5 cm，质硬。血清丙氨酸转氨酶正常。X线片示骨质疏松及骨骼发育延迟。

18-28 其可能的诊断是
  A. 尼曼-匹克病　　B. 肝糖原贮积症
  C. 半乳糖血症　　D. 严重低血糖症
  E. 肝豆状核变性

18-29 治疗的主要措施是
  A. 多次进食，以维持正常血糖水平
  B. 避免感染
  C. 在紧张、较强运动时增加葡萄糖
  D. 可试用高血糖素锌
  E. 宜用硫酸氢钠纠正酸中毒

❀ **名词解释题(18-30~18-42)**

18-30 遗传性疾病
18-31 基因表达
18-32 基因突变
18-33 致病基因携带者
18-34 苯丙酮尿症
18-35 糖原贮积症
18-36 线粒体病
18-37 出生缺陷
18-38 基因治疗
18-39 多基因遗传病
18-40 基因组印记
18-41 染色体病
18-42 单基因遗传病

❀ **简述问答题(18-43~18-47)**

18-43 简述基因治疗的目标。
18-44 简述医学遗传咨询的主要咨询对象。
18-45 简述21-三体综合征的临床表现。
18-46 简述糖原贮积症的主要临床表现。
18-47 简述苯丙酮尿症的神经系统表现。

❀ **综合应用题(18-48~18-49)**

18-48 患儿，男性，4岁。近20天食欲缺乏、疲乏、黄疸。体格检查：肢体震颤，躯干扭转，手足徐动，眼K-F环阳性，肝、脾大。血清丙氨酸转氨酶200 U，血红细胞计数$2.5×10^{12}$/L，血红蛋白95 g/L，网织红细胞23%。

请解答：
(1) 最可能的诊断是什么？
(2) 简述该病可能发生的神经系统症状。
(3) 如何给患儿进行饮食指导？

18-49 患儿，男性，5岁。身材矮小、肥胖，多次发生晨起低血糖性惊厥。肝肋缘下5 cm，质硬，无黄疸及脾大。丙氨酸转氨酶<25 U。肝活组织检查示肝细胞内G-6-PD活性显著降低，糖原显著增高。

请解答：
(1) 该患儿的医疗诊断是什么？
(2) 简述该病不同年龄的临床表现。
(3) 如何对该患儿及家属进行饮食疗法的指导？

答案与解析

A1型单项选择题

18-1　B　18-2　C　18-3　C　18-4　C
18-5　B　18-6　D　18-7　E　18-8　B
18-9　D　18-10　B　18-11　E　18-12　A

A2 型单项选择题

18-13 C 18-14 B 18-15 E 18-16 D
18-17 E 18-18 B 18-19 D 18-20 C
18-21 D

A3 型单项选择题

18-22 D 18-23 E 18-24 C 18-25 C

A4 型单项选择题

18-26 D 18-27 A 18-28 B 18-29 A

部分选择题解析

18-1 解析： 多基因遗传病是多微效基因的累积效应与环境因素的共同作用所导致的遗传病。这类疾病总数已达 100 种以上，如高血压、2 型糖尿病、神经管缺陷、唇裂等。

18-2 解析： 有一部分 DNA 存在于人类细胞质的线粒体内，即线粒体 DNA，含 37 个基因，按母系遗传。线粒体病是指由于线粒体 DNA 或核 DNA 缺陷引起线粒体呼吸链氧化磷酸化功能障碍的一组较为独特的遗传病，目前已发现 60 余种，如脂肪酸氧化障碍、呼吸链酶缺陷、特殊类型糖尿病、脑病和肌病等。

18-3 解析： 单基因遗传病是指单个基因突变所致的遗传性疾病，其遗传规律符合孟德尔定律。常见的疾病有软骨发育不全、成骨不全、苯丙酮尿症、白化病、白血病和进行性肌营养不良等。

18-4 解析： 出生缺陷二级预防内容：减少缺陷儿出生，对高危孕妇进行必要的产前诊断，及早确诊、及时处理。

18-5 解析： 21-三体综合征的临床表现为特殊面容、智能落后、生长发育迟缓、皮纹特点及伴发畸形。智能落后是该病最突出、最严重的临床表现。

18-8 解析： 苯丙酮尿症一旦确诊，应立即治疗。开始治疗的年龄越小，效果越好。低苯丙氨酸饮食为主要的治疗手段。

18-9 解析： 糖原贮积症患儿临床表现轻重不一，大多数起病隐匿，婴儿期除肝大外，无典型表现。

18-10 解析： 糖原贮积症的护理措施为：合理饮食，防止低血糖，给予高蛋白、低脂、丰富的维生素和无机盐、总能量适宜的饮食。平时少量多餐，避免剧烈运动，避免患儿与感染者接触。

18-11 解析： 苯丙酮尿症临床表现：神经系统以智能发育落后为主；毛发由黑变黄，皮肤和虹膜色泽变浅，皮肤干燥，常有湿疹；尿和汗液有明显的鼠尿臭味。

名词解释题

18-30 遗传性疾病是指由遗传物质发生改变而引起的或由致病基因所控制的疾病，具有先天性、终身性和家族性的特征。

18-31 基因表达是指 DNA 分子贮存的遗传信息经过转录，形成 mRNA，释放入细胞质作为合成蛋白质的模板，由 tRNA 按照密码子选择相应的氨基酸，在核蛋白体上合成蛋白质。

18-32 基因突变是指 DNA 序列中的碱基改变。大多数突变可以自发性修复，一些突变导致了疾病的发生，一些突变未发现与疾病有关，而是构成了人类基因的多态性。

18-33 致病基因携带者是指具有隐性致病基因（杂合子）或平衡易位染色体，且能传递给后代的外表正常的个体。及时检出携带者，并在检出后积极进行婚育指导或产前诊断，对预防和减少遗传性疾病患儿的出生具有重要的现实意义。

18-34 苯丙酮尿症是一种常染色体隐性遗传病，是由于苯丙氨酸羟化酶基因突变导致酶活性降低，苯丙氨酸及其代谢产物在体内贮积引起的疾病。

18-35 糖原贮积症是一组由于先天性酶缺陷所造成的代谢障碍性疾病，其共同的生化特征是糖原分解或合成过程中各种酶缺乏，以致结构正常或异常的糖原贮积在肝脏、肌肉、心脏和肾脏等组织，从而出现一系列的临床症状。

18-36 线粒体病是指线粒体 DNA 缺陷所致

的遗传性疾病。

18-37 出生缺陷亦称先天异常,是指胚胎发育紊乱所致的形态、结构、功能、代谢、精神和行为等方面的异常。

18-38 基因治疗是指运用DNA重组技术设法恢复或构建患儿细胞中有缺陷的基因,使细胞恢复正常功能而达到治疗疾病或赋予机体新的抗病功能的治疗方法。

18-39 多基因遗传病是指多对微效基因的累积效应与环境因素的共同作用所致的遗传病。

18-40 基因组印记又称为遗传印记,是指基因根据来源亲代的不同而有不同的表达。

18-41 染色体病是指由于各种原因引起的染色体数目和(或)结构异常的疾病。

18-42 单基因遗传病是指由单个基因突变所致的遗传性疾病,其遗传符合孟德尔定律。

简述问答题

18-43 基因治疗的目标:①治疗体细胞中的基因缺陷,使患儿的症状消失或得到缓解;②治疗生殖细胞中的基因缺陷,使其有害基因不再在人群中散布。

18-44 医学遗传咨询的主要咨询对象:①已确诊或疑有遗传病的患儿及家长;②连续发生不明原因疾病者;③疑与遗传有关的先天畸形、原发性低智者;④易位染色体或致病基因携带者;⑤不明原因的反复流产、死胎、死产及不孕(育)夫妇;⑥性发育异常者;⑦孕早期接触放射线、化学毒物、致畸药物或病原微生物感染者;⑧有遗传病家族史并拟结婚或生育者。

18-45 21-三体综合征的临床表现:①特殊面容。患儿出生时即有明显的特殊面容,表情呆滞,眼距宽,眼裂小,双眼外眦上斜,可有内眦赘皮,鼻梁低平,耳小异形,唇厚舌大,张口伸舌,流涎多,头小而圆,前囟大且闭合延迟,颈短而宽,常呈现嗜睡状,可伴有喂养困难。②智能落后。此是该病最突出、最严重的临床表现,绝大部分患儿有不同程度的智能发育障碍,随年龄增长逐渐明显,智商通常在25~50,抽象思维能力受损最大。③生长发育迟缓。身材矮小,头围小于正常值,骨龄落后;出牙延迟,且常错位;肌张力低下,腹膨隆,可伴脐疝;四肢短,韧带松弛,关节可过度弯曲;手指粗短,小指向内弯曲;运动发育及性发育均延迟。④手足及皮纹特点。手掌出现猿线(通贯手),轴三角的atd角度增大,小指内弯;第1趾与第2趾间距增宽(称为草履足)。⑤伴发畸形。约50%患儿伴有先天性心脏病,其次是消化道畸形;部分男孩有隐睾,成年后多无生育能力;女孩多无月经,仅少数可有生育能力。⑥免疫功能低下。易患各种感染性疾病,白血病的发病率明显高于正常人群。

18-46 糖原贮积症的主要临床表现:①生长发育落后。由于糖代谢紊乱、慢性酸中毒及肝脏受损,患儿身材矮小,骨龄落后,骨质疏松,身体各部分比例正常。②腹部膨隆,肝脏增大而坚实、表面光滑无触痛,不伴黄疸或脾大。③饥饿性低血糖。患儿时有低血糖和腹泻发生,严重者可因低血糖伴发惊厥,随年龄增长,低血糖发作次数减少。④其他。肌肉松弛,四肢伸侧皮下常可见黄色瘤,患儿常有鼻出血等出血倾向、青春期延迟、视网膜黄斑周围病变等。

18-47 苯丙酮尿症的神经系统表现:以智能发育落后为主,可有表情呆滞、行为异常、多动、肌痉挛或癫痫发作,少数呈肌张力增高和腱反射亢进,80%有脑电图异常。BH_4缺乏型苯丙酮尿症患儿的神经系统症状出现较早且较重,肌张力明显减低,嗜睡或惊厥,智能明显落后。

综合应用题

18-48 (1)最可能的诊断:肝豆状核变性。

(2)患儿可出现程度不等的锥体外系症状,如腱反射亢进、病理反射等,有肌张力改变、精细动作困难、肢体震颤、面无表情、构音及书写困难等表现。

(3)饮食指导:避免食用含铜量高的食物,如肝、贝壳类、蘑菇、蚕豆、豌豆、玉米和巧克力等。

18-49 （1）医疗诊断：肝糖原贮积症。

（2）该病的临床表现随年龄而异。①新生儿期：可出现低血糖、酸中毒、呼吸窘迫、低血糖惊厥、酮尿症、肝大及腹部胀满等。②婴幼儿期：1岁以内常有脂肪泻、不能解释的间歇性发热、"娃娃"面容，在此期间肝大进展缓慢。可表现为生长缓慢、身材矮小、易感染、易疲劳、肌无力、肌肉松弛、低血糖和肝大等，运动发育迟缓，但语言功能发育正常。③学龄期：患儿通常有较好的抗感染能力，低血糖症状不明显，可出现鼻出血和皮肤发黄。④青春期：常延迟，骨质疏松，伴有高尿酸血症的患儿常在青春期并发痛风。有些患儿的血糖症状不明显，而是因为肝大就诊，经生化检查才发现该病。多数患儿智能发育正常。

（3）饮食疗法指导：可采用日间少量多餐和夜间使用鼻饲持续点滴高糖溶液的治疗方案，以维持血糖水平在 4～5 mmol/L。为避免长期鼻饲的困难，在1岁以后也可用每4～6小时口服生玉米淀粉混悬液的替代方法（幼儿每次 1.0～1.5 g/kg，儿童每次 1.5～2.0 g/kg）。饮食治疗需注意补充各种微量元素和矿物质。

（黄　勤　王双宇）

第十九章

运动系统畸形患儿的护理

选择题(19-1~19-46)

A1 型单项选择题(19-1~19-15)

19-1* 胸锁乳突肌挛缩斜颈的病因除外下列哪项
   A. 宫内胎位不正
   B. 宫内受压、牵拉
   C. 分娩时损伤、缺血
   D. 分娩时感染
   E. 遗传

19-2* 先天性斜颈的临床表现除外以下哪项
   A. 颈部肿块
   B. 斜颈
   C. 面部对称
   D. 伴有畸形
   E. 视力障碍

19-3 先天性斜颈患儿一般到2岁后,头颅及面部发育变形,呈不对称状,主要表现为
   A. 患侧眼睛上升
   B. 下颌转向患侧
   C. 双侧颜面变形,患侧丰满呈圆形
   D. 患侧口角到眼外角的距离小于健侧
   E. 两眼外眦角至口角的距离不突出

19-4 先天性斜颈常见的手术方法是
   A. 皮下肌腱松解术
   B. 胸锁乳突肌锁骨松解术
   C. 胸锁乳突肌锁骨及胸骨头肌腱切断术
   D. 胸骨头肌腱松解术
   E. 胸锁乳突肌切除术

19-5 先天性斜颈患儿出生后多久开始进行主动生活矫正更为有效

   A. 3个月以内
   B. 6个月以内
   C. 1年以内
   D. 1.5年以内
   E. 2年以内

19-6 髋关节的发育特点是
   A. 髋臼深度相对变深,韧带生长速度减慢,使髋关节活动度变大
   B. 髋臼深度相对变深,韧带生长速度加快,使髋关节活动度变小
   C. 髋臼深度相对变浅,韧带生长速度减慢,使髋关节活动度变大
   D. 髋臼深度相对变浅,韧带生长速度加快,使髋关节活动度变大
   E. 髋臼深度相对变浅,韧带生长速度加快,使髋关节活动度变小

19-7 发育性髋关节发育不良(DDH)可有家族史,患儿家族中其发病率可高达
   A. 5%~10%
   B. 10%~15%
   C. 15%~20%
   D. 20%~25%
   E. 20%~30%

19-8* DDH 包括了骨骼和软组织两方面的病理变化,以下哪项除外
   A. 股骨头脱离髋臼,向外移位
   B. 股骨头脱离髋臼,向上移位
   C. 股骨头向外上方移位,但未完全脱离髋臼
   D. 股骨头向外上方移位,但未脱离髋臼
   E. 股骨头和髋臼发育差,髋关节呈不稳定状态

19-9 DDH 常用的治疗方法不包括

A. 手法复位
B. 复位后 Pavlik 吊带固定
C. 蛙式位石膏固定
D. 人类位石膏支架固定
E. 手术复位

19-10 DDH 的辅助检查不包括
A. Ortolani 试验
B. Barlow 试验
C. Galeazzi 征或 Allis 征检查
D. 髋部 B 超检查
E. CT 检查

19-11 先天性马蹄内翻足的病因不包括
A. 遗传因素
B. 宫内受压
C. 宫内窘迫
D. 胚胎期发育停滞
E. 肌肉发育不良

19-12* 以下不属于先天性马蹄内翻足新生儿期临床表现的是
A. 足下垂   B. 前足内收
C. 前足外展   D. 前足内翻
E. 骨骼变形

19-13 可通过以下哪项辅助检查判断先天性马蹄内翻足畸形的程度
A. X 线   B. B 超
C. CT   D. MRI
E. 放射性核素

19-14 手法矫正先天性马蹄内翻足需
A. 每天 2~3 次,每次 2~5 分钟
B. 每天 3~4 次,每次 3~5 分钟
C. 每天 3~5 次,每次 3~5 分钟
D. 每天 3~5 次,每次 2~5 分钟
E. 每天 4~5 次,每次 3~5 分钟

19-15* 下列石膏护理中哪项不正确
A. 石膏固定前妥善衬垫
B. 注意石膏边缘部位皮肤的保护
C. 避免将石膏兜入尿不湿内
D. 每天至少观察石膏 1 次
E. 经常检查双足固定位置有无移动

A2 型单项选择题(19-16~19-25)

19-16 患儿,女性,6 岁。入院后行胸锁乳突肌胸骨头切断术。术后佩戴矫形器具保持矫正位至少几周
A. 4 周   B. 5 周
C. 6 周   D. 7 周
E. 8 周

19-17 患儿,女性,1 月龄。检查提示肌性斜颈。手法矫正可从出生后几周开始
A. 2 周   B. 4 周
C. 6 周   D. 8 周
E. 10 周

19-18* 患儿,男性,2 岁。因步态异常就诊,疑似 DDH。以下临床症状中不符的是
A. "鸭步"
B. 跛行步态
C. 身体向健侧晃动
D. 腹部前坠
E. 臀部后耸

19-19 患儿,男性,3 月龄。患 DDH,复位后用支具固定。应保持髋关节屈曲
A. 30°   B. 45°
C. 60°   D. 75°
E. 90°

19-20 新生儿,女性,20 日龄。患 DDH,复位后,护士行健康宣教,告知其家长,该患儿应穿着连体衣裤多久,以利于髋关节的发育
A. 3 个月   B. 4 个月
C. 5 个月   D. 6 个月
E. 7 个月

19-21 患儿,女性,6 月龄。体格检查提示 DDH。其典型体征为
A. "鸭步"
B. 摇摆式跛行
C. 屈髋畸形
D. Ortolani 试验(+)
E. Trendelenburg 试验(+)

19-22 患儿,男性,7 岁。左胫、腓骨中段骨折

3个月，X线提示胫、腓骨中段斜形骨折，断端对位60%，向前成角10°，重叠1 cm，已愈合。接下来应选下列哪种处理方法

A. 切开复位，钢板固定
B. 切开复位，髓内针固定
C. 手法复位，石膏固定
D. 手法复位，持续牵引
E. 不需要治疗

19-23 患儿，女性，6岁。外伤致肱骨髁上伸直型骨折，经手法复位，石膏外固定。3小时后出现手麻、主动活动障碍、手发凉，此时的治疗措施是

A. 立即拆除石膏，改用骨牵引治疗
B. 观察2天，根据情况采用相应的治疗措施
C. 手术探查，手术治疗
D. 应用血管扩张药
E. 臂丛麻醉

19-24* 患儿，女性，3月龄。临床诊断为先天性马蹄内翻足。其病变在

A. 跟骨 B. 足舟骨
C. 距骨 D. 楔骨
E. 骰骨

19-25 患儿，男性，3月龄。临床诊断为肌性斜颈。最主要的体征是

A. 头颈偏向一侧，面部一侧大、一侧小
B. 颈部淋巴结肿大
C. 颈部活动受限
D. 患侧触及颈部胸锁乳突肌肿块
E. X线片提示颈椎畸形

A3型单项选择题(19-26～19-35)

(19-26～19-28 共用题干)

患儿，女性，15月龄。出生后家长发现其右颈部肿块，按摩治疗后肿块变小。头颈部向右侧歪斜，下颌略向左侧，右侧胸锁乳突肌肥大紧张，颜面轻微不对称。

19-26 该患儿最可能的诊断是

A. 颈部肿块
B. 右侧肌性斜颈
C. 先天性颈椎畸形
D. 习惯性斜颈
E. 胸锁乳突肌缺如症

19-27 首选下列哪项检查
A. X线   B. B超
C. CT   D. MRI
E. 放射性核素

19-28 首选治疗是
A. 按摩   B. 主动生活矫正
C. 针灸治疗 D. 颈托固定
E. 手术治疗

(19-29～19-31 共用题干)

患儿，女性，2月龄。足月臀位产，出生体重2 350 kg。出生后长辈一直捆绑其双下肢于襁褓中。体格检查提示双侧髋关节脱位。

19-29* 其致病原因可能与以下哪项因素无关
A. 髋关节解剖学 B. 内分泌
C. 分娩体位   D. 饮食
E. 养育方法

19-30* 该患儿不可能出现的临床表现是
A. 大腿内侧皮纹加深、上移
B. 臀纹不对称
C. 会阴部增宽
D. 髋关节外旋位
E. 股动脉搏动增强

19-31 可进行下列哪种体格检查
A. 望远镜试验   B. Ortolani试验
C. Galeazzi征   D. Allis征
E. Trendelenburg试验

(19-32～19-33 共用题干)

患儿，男性，3岁。下楼时不慎滑倒，右上肢被其父亲用力牵拉后，哭闹不止，右手不能持物，肘关节屈曲，X线检查未见异常。

19-32 最可能的诊断是
A. 桡骨小头半脱位 B. 肩关节脱位
C. 桡骨骨折   D. 肘关节损伤
E. 腕关节损伤

19-33 应即刻给予的治疗措施是
A. 不须特殊处理　B. 手法复位
C. 手术切开复位　D. 患肢制动
E. 牵引固定

(19-34~19-35 共用题干)
患儿,女性,2.5岁。走路呈"鸭步"。双下肢等长,Allis征(－),Ortolani试验(＋)。骨盆X线片显示股骨头骨骺明显变小,外移呈Ⅰ度脱位,髋臼指数大。

19-34 该患儿应首选的治疗是
A. 皮牵引、复位、石膏固定
B. 骨牵引、复位、石膏固定
C. 皮牵引、复位、支具固定
D. 骨牵引、骨盆截骨术
E. 骨盆截骨术

19-35 复位后X线示双侧髋关节头臼对称,应固定多长时间为宜
A. 3个月　　　B. 6个月
C. 9个月　　　D. 1年
E. 石膏固定3个月换铝板固定3个月

A4型单项选择题(19-36~19-46)
(19-36~19-39 共用题干)
患儿,男性,7月龄。出生后1个月在社区卫生服务中心做体格检查时,被发现双侧臀纹不对称,遂至上级医院就诊。体格检查:患儿能抬头,辅助下能翻身;双下肢等长,双侧腹股沟空虚;屈、伸髋可,外展可;双侧Ortolani试验(－),Allis征(－);双侧臀纹不对称。B超检查示双侧髋关节α角55°。X线检查提示:双侧股骨头与髋臼窝对位欠佳,较外偏;骨化中心不明显,双沈通氏线欠连续;双侧髋臼角增大,右侧约28.4°,左侧约28°;双髋软组织无肿大。门诊予以Pavlik吊带对症治疗数月。

19-36 该患儿的诊断是
A. 双侧髋关节脱位
B. 双侧髋关节半脱位
C. 先天性髋臼发育不良
D. 先天性髋关节发育不良(双侧)
E. 先天性髋关节脱位(双侧)

19-37 Ortolani试验不适用于
A. 新生儿
B. 2月龄以内婴儿
C. 3月龄以内婴儿
D. 6月龄以内婴儿
E. 9月龄以内婴儿

19-38 关于Ortolani试验(＋),下列叙述中不符合的是
A. 仰卧、屈髋、屈膝90°
B. 检查者握力向下使髋关节内收时可导致脱位
C. 外展髋关节时可使其复位
D. 新生儿外展、外旋髋关节时,大腿外侧贴至床面
E. 此试验检查全髋是否容易复位

19-39 治疗新鲜髋关节脱位的措施,不应选择
A. Allis法手法复位
B. 复位后持续皮牵引,固定于伸直、外展位3~4周
C. 早期进行股四头肌收缩活动及踝部功能锻炼
D. 伤后3个月患肢不能负重,以免股骨头缺血坏死
E. 即刻手术切开复位

(19-40~19-42 共用题干)
患儿,女性,2岁。因双下肢无痛性跛行半年就诊。足月顺产,入院前半年,学步时发现其走路不稳、易跌倒,随年龄增长无改善。体格检查:体温36.8℃,脉搏106次/分,呼吸24次/分;神志清楚,反应正常;双下肢等长,髋关节外展试验阳性;步态不稳,呈"鸭步"。

19-40 该患儿最可能的诊断是
A. 髋关节挛缩症
B. 股骨骨折
C. 双侧髋关节脱位
D. 双侧髋关节发育不良
E. 双侧髋臼发育不良

19-41 可以采用什么治疗方法

A. Pavlik 吊带　　B. 牵引复位
C. 手法复位　　D. 手术复位
E. 石膏/支具固定复位

19-42 患儿治疗后的主要护理诊断是
A. 躯体活动障碍
B. 皮肤完整性受损的风险
C. 潜在并发症：便秘
D. 患儿家长缺乏 DDH 照护的相关护理知识
E. 患儿家长焦虑

(19-43~19-46 共用题干)

患儿，女性，3 月龄。因发现双下肢皮纹不对称就诊。患儿家长在给患儿洗澡时，发现左侧大腿内侧及左臀部皮纹较右侧上移。体格检查发现，患儿双下肢不等长，左下肢较右下肢短 2 cm，左侧 Allis 征(＋)。

19-43 患儿最可能的临床诊断是
A. 左侧髋关节脱位
B. 右侧髋关节脱位
C. 双侧髋关节脱位
D. 右侧髋关节发育不良
E. 左侧髋臼发育不良

19-44 还需要做什么辅助检查以明确诊断
A. X 线　　B. 髋关节 B 超
C. CT　　D. MRI
E. PET-CT

19-45 患儿可能接受的主要治疗是
A. Pavlik 吊带　　B. 牵引复位
C. 手法复位　　D. 手术复位
E. 石膏/支具固定复位

19-46 护士给患儿家长进行居家护理指导，下列叙述中哪项不正确
A. 勤换尿布，每天定时清洗会阴部
B. 外固定器具使用时，患儿应制动
C. 患儿外固定中，应保证户外活动 2 小时
D. 冬季要注意肢体保暖
E. 确保家长不可自行拆除外固定装置

❀ 名词解释题(19-47~19-54)

19-47　先天性肌性斜颈
19-48　主动生活矫正
19-49　发育性髋关节脱位
19-50　髋关节望远镜试验
19-51　髋关节脱位 Trendelenburg 试验
19-52　髋关节脱位 Barlow 试验
19-53　先天性马蹄内翻足
19-54　Ponseti 疗法

❀ 简述问答题(19-55~19-59)

19-55　简述先天性肌性斜颈的治疗要点。
19-56　简述 DDH 各年龄段的临床表现。
19-57　简述 DDH 的治疗要点。
19-58　如何做好先天性马蹄内翻足患儿的石膏皮肤护理？
19-59　如何做好先天性马蹄内翻足患儿的居家健康教育？

❀ 综合应用题(19-60~19-61)

19-60　患儿，男性，1 月龄。家长发现其头略向左偏斜，左侧颈部可触及一硬性包块，无触痛、无红肿。就医后疑似"左侧斜颈"，给予局部手法按摩治疗。治疗 11 个月后，患儿头向左偏斜症状无明显好转，左脸面发育略小，左侧胸锁乳突肌紧张，局部未触及明显包块，头颈向患侧旋转和向健侧倾斜活动受限。

请解答：
(1) 先天性肌性斜颈的临床表现有哪些？
(2) 先天性肌性斜颈的主要治疗方案有哪些？
(3) 相应的护理措施包括哪些？

19-61　患儿，男性，1 月龄。因家长发现其左足内收、内翻就诊。被动矫正困难，进一步给予 Ponseti 系列石膏纠治，已行 3 次。现左下肢 semi-ridge 长腿管型石膏固定中，末梢循环好。

请解答：
(1) 何谓 Ponseti 疗法？

(2) 目前应给予该患儿哪些护理措施及健康教育？

答案与解析

A1 型单项选择题

19-1	D	19-2	C	19-3	D	19-4	C
19-5	E	19-6	D	19-7	E	19-8	D
19-9	A	19-10	E	19-11	C	19-12	C
19-13	D	19-14	C	19-15	D		

A2 型单项选择题

19-16	C	19-17	A	19-18	C	19-19	E
19-20	D	19-21	D	19-22	C	19-23	A
19-24	C	19-25	D				

A3 型单项选择题

19-26	B	19-27	A	19-28	E	19-29	D
19-30	E	19-31	B	19-32	A	19-33	B
19-34	A	19-35	E				

A4 型单项选择题

19-36	A	19-37	E	19-38	D	19-39	E
19-40	C	19-41	D	19-42	A	19-43	A
19-44	B	19-45	A	19-46	B		

部分选择题解析

19-1 解析：胸锁乳突肌挛缩斜颈的原因可能与遗传、宫内胎位不正、受压，以及分娩时的损伤、缺血等有关。

19-2 解析：先天性斜颈的临床表现主要为头向患侧偏斜，下颌转向对侧，颈部活动有不同程度受限。一侧颈部胸锁乳突肌中、下 1/3 处有硬而无痛的梭形肿物，头与面部可产生继发性畸形。

19-8 解析：发育性髋关节发育不良（developmental dysplasia of hip，DDH）包括了骨骼和软组织两方面的病理变化，可分为 3 种类型：①髋关节脱位，股骨头明显脱离髋臼，向外、向上移位。②髋关节半脱位，股骨头和髋臼发育差，股骨头向外上方移位，但未完全脱离髋臼。③髋臼发育不良，股骨头和髋臼发育差，髋关节呈不稳定状态，早期无症状，部分患儿年长后出现相应症状。

19-12 解析：先天性马蹄内翻足患儿出生后，即可有不同程度的马蹄内翻畸形，即足下垂、前足内收、内翻。随患儿年龄的增长，站立、行走时足背外侧负重，骨骼出现变形，足外侧出现胼胝和滑囊。

19-15 解析：石膏固定前要进行妥善的衬垫，注意石膏边缘部位皮肤的保护。避免将石膏兜入尿不湿内，防止尿液浸入长腿石膏内。每天至少 3 次观察石膏边缘部位皮肤有无发红及破溃，并注意观察肢端血液循环情况。对使用矫形支具的患儿，坚持每晚用温热水泡脚并进行足部按摩，注意经常检查双足固定位置有无移动，局部皮肤有无受压及损伤。

19-18 解析：DDH 髋关节单侧脱位者，身体向患侧晃动，呈跛行步态。双侧脱位者，左右摇摆，呈明显"鸭步"；站立时，腹部前坠，臀部后耸。

19-24 解析：先天性马蹄内翻足畸形严重，踝与距下关节跖屈畸形明显，距骨跖屈，可从足背侧皮下摸到突出的距骨头。

19-29 解析：DDH 发病的直接原因是髋关节的骨性结构形态异常和关节周围软组织的发育缺陷，可能的相关因素为：解剖学因素、内分泌因素、体位与机械因素、遗传因素和其他因素（养育方法、生活习惯和环境因素等）。

19-30 解析：DDH 婴儿期的临床表现：单侧者，大腿内侧皮纹及臀纹加深上移，双侧者表现为会阴部增宽；患侧肢体缩短，髋关节活动受限，髋关节呈轻度外旋，股动脉搏动减弱。

名词解释题

19-47 先天性肌性斜颈是指由于一侧胸锁乳突肌挛缩导致的头颈部特殊姿势的先天畸形，其典型特点为头颈偏向患侧，下颌转向健侧。

19-48 主动生活矫正是指在日常生活中利用喂食方式、光线、玩具和卧位姿势等诱使患儿头颈向患侧主动旋转。

19-49 发育性髋关节脱位也称发育性髋关节发育不良，是一种常见的发育畸形，指出生前及出生后股骨头和髋臼在发育和（或）解剖关系中出现异常而导致的髋关节功能障碍。

19-50 髋关节望远镜试验：检查者左手扶患儿的患侧大粗隆，右手持患肢上下推拉，左手感到大粗隆似"打气筒"一样上下移动为阳性。

19-51 髋关节脱位 Trendelenburg 试验：患儿单腿站立，正常时对侧骨盆上升以保持平衡；脱位时因臀中肌松弛、力弱，导致对侧骨盆下沉，即为阳性。

19-52 髋关节脱位 Barlow 试验：患儿屈髋90°，屈膝使足跟触及臀部，检查者一手握住患儿的足踝与股骨大、小粗隆，另一手固定骨盆，将髋关节从中立位逐渐内收，并轻轻用力向下或拇指在小粗隆部加压，可使股骨头向后脱出，然后外展牵拉髋关节可使之复位，即为阳性。

19-53 先天性马蹄内翻足是最常见的足部先天性复杂畸形，包括前足内收和内旋，中足内翻和高弓，后足马蹄样畸形，常合并胫骨内旋。男孩多于女孩，单侧或双侧发病，双侧多见。

19-54 Ponseti 疗法已成为许多国家治疗先天性马蹄内翻足的标准方法。该方法在小儿出生后7~10天即可进行，包括手法矫正、系列管型石膏固定、经皮跟腱切断及矫形支具穿戴维持等。

简述问答题

19-55 先天性肌性斜颈的治疗要点：治疗越早，效果越好，大部分患儿可以通过非手术治疗得到矫正。①非手术疗法：包括主动生活矫正、按摩、推拿、手法矫治和固定等方法，其中出生后2年内进行主动生活矫正，即在日常生活中利用喂食方式、光线、玩具、卧位姿势等诱使患儿头颈向患侧主动旋转。②手术疗法：目的是矫正外观畸形、改善颈部的伸展和旋转功能。常用手术方式有切断或部分切除挛缩的胸锁乳突肌骨头和锁骨头。术后需要佩戴矫形器具保持矫正位至少6周，在伤口愈合后继续采用伸展治疗，以防止复发。

19-56 DDH 因患儿年龄、脱位程度，以及单、双侧病变不同，临床表现可以不同。①婴儿期：单侧者，大腿内侧皮纹及臀纹加深上移，双侧者表现为会阴部增宽；患侧肢体缩短，髋关节活动受限，髋关节呈轻度外旋位，股动脉搏动减弱。②幼儿期：患儿开始学步并独立行走，表现为步态异常；单侧脱位者，身体向患侧晃动，呈跛行步态；双侧脱位者，左右摇摆，呈明显"鸭步"。单侧者，双下肢不等长，双膝不等高，患髋外展受限；双侧者，站立时，可以发现腹部前坠、臀部后耸。

19-57 DDH 在不同年龄段治疗效果明显不同，年龄越小，治疗效果越好。6月龄以内的婴儿：双下肢外展复位成功后，用 Pavlik 吊带保持3~4个月，多数可治愈。18月龄以内的患儿：采用保守疗法，术前充分牵引后，行手法复位，用蛙式位/人类位石膏或支架固定2~4个月，再换外展位支架石膏或外展支架固定4~6个月。18月龄至8岁的儿童一般需要手术切开复位。

19-58 先天性马蹄内翻足患儿的石膏皮肤护理：石膏固定前要进行妥善的衬垫，注意石膏边缘部位皮肤的保护，避免将石膏兜入尿不湿内，防止尿液浸入长腿石膏内。注意分辨患儿有无异常哭闹，每天3次观察石膏边缘部位皮肤有无发红及破溃，并注意观察肢端血液循环情况。对使用矫形支具的患儿，坚持每晚用温热水泡脚并进行足部按摩，注意经常检查双足固定位置有无移动，局部皮肤有无受压及损伤。

19-59 先天性马蹄内翻足患儿的居家健康教育：教会家长手法矫正及皮肤护理的方法，坚持按时随访复诊。当患儿出现异常哭闹，肢端皮温、色泽异常改变时，应及时就医。指导家长在治疗流程结束、畸形矫正后,还应继续按摩和功能锻炼,并坚持随访复查。在矫正后的最初半年内每月复查1次,若无复发倾向可每3个月复查1次,坚持复查1年以上。

综合应用题

19-60 (1)先天性肌性斜颈的主要临床表现:患儿头颈向患侧偏斜,下颌转向对侧,颈部活动有不同程度受限。通常在小儿出生7～10天后,发现一侧颈部胸锁乳突肌中、下1/3处有硬而无疼痛的梭形肿物;在2～4周内逐渐增大如成人拇指末节大小,然后开始退缩;在2～6个月内肿物逐渐消失。少数患儿头部因挛缩肌肉的牵拉向患侧偏斜。头面部可继发性畸形,患儿面部长度变短,面部增宽,患侧眼外眦至口角间的距离比对侧变短。

(2)先天性肌性斜颈的主要治疗方案:①非手术治疗。包括主动生活矫正、按摩、推拿、手法矫治和固定等方法,其中出生后2年内进行主动生活矫正,能使90%的患儿得到矫正。②手术疗法。目的是矫正外观畸形、改善颈部的伸展和旋转功能。常用手术方式为切断或部分切除挛缩的胸锁乳突肌胸骨头和锁骨头,对6岁以上的患儿或挛缩严重的患儿还需切断乳突头肌腱。术后要佩戴矫形器具保持矫正位至少6周,在伤口愈合后继续采用伸展治疗,以防止复发。

(3)护理措施:①主动生活矫正。在日常生活中利用喂食方式、光线、玩具和卧位姿势等诱使患儿头颈向患侧主动旋转。②按摩和热敷。按摩时用拇指轻轻按摩患侧肿块部位,手法轻柔缓慢,每天多次反复进行;热敷可采用温度不超过45℃的热沙袋置于患处,可达到热敷和固定的作用,但应注意防止局部皮肤烫伤。③手法矫治。此为被动牵伸患侧胸锁乳突肌的保守治疗方法,可从出生后2周开始。具体方法为:固定好患儿肩背部,将患儿的头颈从患侧牵拉至健侧,直到健侧耳廓触及健侧肩部,然后将患儿下颌由健侧转向患侧,尽量对准患侧肩

部,可同时进行肿块按摩。每天重复进行15遍,每天进行4～6次,手法轻柔,切忌粗暴牵伸造成损伤。④手术护理。增加患儿舒适度,观察患儿呼吸及用餐情况。佩戴矫形器具时要保持正确的体位姿势,避免皮肤损伤。⑤心理护理。鼓励患儿消除自卑心理,积极配合治疗;鼓励患儿参加社会交往,建立自信心。⑥健康教育。向患儿家长讲解疾病相关知识,使其明白早期诊断、坚持治疗的重要性;将非手术治疗的具体方法教给患儿家长;指导家长给患儿佩戴矫形器具及居家照护的护理要点。

19-61 (1)Ponseti疗法已成为许多国家治疗先天性马蹄内翻足的标准方法。该方法在患儿出生后7～10天即可进行,包括手法矫正、系列管型石膏固定、经皮跟腱切断及矫形支具穿戴维持。

(2)目前对该患儿应做好石膏皮肤护理、生活护理,给家长做好心理护理及相关疾病的健康教育。①石膏皮肤护理:石膏固定前要进行妥善的衬垫,注意石膏边缘部位皮肤的保护。避免将石膏兜入尿不湿内,防止尿液浸入长腿石膏内;注意分辨患儿有无异常的哭闹,每天3次观察石膏边缘部位皮肤有无发红及破溃,并注意观察肢端血液循环情况;对使用矫形支具的患儿,坚持每晚用温热水泡脚并进行足部按摩,注意经常检查双足固定位置有无移动,局部皮肤有无受压及损伤。②生活护理:做好大小便护理和个人卫生,以防皮肤湿疹和压疮的发生;保证患儿摄入其年龄所需的充足营养;保证患儿得到与年龄相应的娱乐和刺激,每天室外活动不少于2小时。③心理护理:保证患儿家长获得相关疾病治疗的信息,建立其信心,消除焦虑心理,主动配合和坚持随访治疗。④指导家长在治疗流程结束、畸形矫正后,还应继续进行按摩和功能锻炼,并坚持随访复查。在矫正后的最初半年内每月复查1次,若无复发倾向可每3个月复查1次,坚持复查1年以上。

刘 芳

第二十章

感染性疾病患儿的护理

选择题(20-1～20-130)

A1型单项选择题(20-1～20-50)

20-1 下列关于感染的含义,叙述正确的是
A. 人体被病原体侵入
B. 病原体侵入人体的过程
C. 病原体对人体的寄生过程
D. 病原体通过传播媒介进入人体
E. 人体抵抗力下降而被病原体入侵

20-2* 关于传染病的概念,下列说法中正确的是
A. 由病原微生物(如病毒、细菌、立克次体、螺旋体等)感染引起的疾病均称为传染病
B. 只有造成流行的疾病才被称为传染病
C. 传染病、感染性疾病都是由病原体引起的疾病,因此是同一概念
D. 传染病与感染性疾病的主要区别是具有传染性
E. 寄生虫感染属于传染病

20-3 下列不属于传染病的是
A. 百日咳　　　B. 莱姆病
C. 黑热病　　　D. 细菌性痢疾
E. 大叶性肺炎

20-4 关于隐性感染,下列叙述中正确的是
A. 当机体抵抗力下降时可出现症状
B. 可引起严重的组织损伤
C. 隐性感染的症状比显性感染更严重
D. 不能通过免疫学检查发现
E. 病原体仅引起机体产生特异性免疫应答

20-5* 在传染病感染过程中最常见的人群是
A. 显性感染者　　B. 隐性感染者
C. 潜伏期携带者　D. 慢性携带者
E. 潜伏性感染者

20-6 下列疾病中,常以隐性感染为主要表现形式的是
A. 麻疹
B. 水痘
C. 伤寒
D. 流行性乙型脑炎
E. 细菌性痢疾

20-7 传染病流行过程的基本条件是
A. 自然因素、社会因素
B. 传染源、传染地区、季节性
C. 病原体携带者和受感染的动物
D. 暴发流行、流行、散发
E. 传染源、传播途径、易感人群

20-8 急性传染病的发生、发展和转归通常分为
A. 早期、中期、晚期
B. 初期、极期、恢复期
C. 前驱期、出疹期、恢复期
D. 潜伏期、前驱期、症状明显期、恢复期
E. 体温上升期、体温极期、体温恢复期

20-9 传染病的基本特征不包括
A. 有特异病原体
B. 有传染性

C. 有感染中毒症状
D. 有流行病学特征
E. 有感染后免疫

20-10 关于传染病的治疗,下列叙述中正确的是
A. 传染病的治疗方法包括一般治疗、特效治疗和对症治疗
B. 特效治疗是传染病最根本的有效治疗措施
C. 传染病的症状消失即可停止治疗
D. 传染病接受治疗后无症状,可以不采取隔离措施
E. 隔离、消毒不属于传染病的治疗原则

20-11 肝性脑病早期的主要临床表现是
A. 睡眠障碍
B. 脑电图有特征性异常
C. 定向力减退
D. 计算能力减退
E. 轻度性格改变,行为失常

20-12 脊髓灰质炎的主要传播途径是
A. 呼吸道   B. 消化道
C. 体液   D. 泌尿道
E. 血液

20-13 预防脊髓灰质炎的有效措施是
A. 搞好水和饮食卫生
B. 注射减毒活疫苗
C. 口服减毒活疫苗
D. 注射免疫球蛋白
E. 注射抗毒素

20-14 脊髓灰质炎患儿死亡的主要原因是
A. 外周性呼吸衰竭
B. 脑神经瘫痪
C. 循环衰竭
D. 中枢性和外周性呼吸衰竭
E. 中枢性呼吸衰竭

20-15* 人禽流感的潜伏期是
A. 2周   B. 7~10天
C. 4周以上   D. 2~4周

E. 1周以内

20-16 引起高致病性禽流感的毒株亚型是
A. H5N1、H3N2   B. H7N7、H5N2
C. H9N2、H5N1   D. H3N2、H5N1
E. H5N1、H7N7

20-17 甲型H1N1流感是
A. 消化道传染病
B. 呼吸道传染病
C. 虫媒传染病
D. 自然疫源性传染病
E. 接触性传染病

20-18 关于水痘-带状疱疹,以下哪种叙述是错误的
A. 疱疹仅限于身体一侧
B. 可用糖皮质激素治疗
C. 可有神经痛
D. 水痘结痂脱落后一般不留瘢痕
E. 可并发脑膜脑炎,病死率很高

20-19* 流行性腮腺炎的临床特点是
A. 腮腺导管开口处红肿,可见大量分泌物
B. 只有单侧腮腺肿大,很少累及对侧
C. 以耳前肿大最明显
D. 局部红、肿、热、痛明显
E. 腮腺肿大多持续4~5天

20-20 下列哪项不是流行性乙型脑炎极期的临床表现
A. 高热及全身中毒症状
B. 惊厥、呼吸衰竭
C. 意识障碍
D. 脑膜刺激征及病理反射阳性
E. 血压下降、四肢厥冷

20-21 流行性乙型脑炎的主要死亡原因是
A. 持续抽搐   B. 循环衰竭
C. 呼吸衰竭   D. 意识障碍
E. 持续高热

20-22 下列哪项不是登革热的流行病学特征
A. 患儿和隐性感染者是主要传染源
B. 病毒携带者也是主要的传染源

C. 伊蚊是传染媒介又是贮存宿主
D. 在地方性流行区，发病以儿童为主
E. 感染后对同型有牢固的免疫力

20-23 关于传染性单核细胞增多症的流行病学，下列叙述中正确的是
A. 主要经血液传播
B. 主要经口-口传播
C. 主要经飞沫传播
D. 主要经性传播
E. 主要经垂直传播

20-24 下列哪项不是巨细胞病毒感染的传播途径
A. 垂直传播　　B. 器官移植
C. 血液传播　　D. 性传播
E. 虫媒传播

20-25 狂犬病毒感染机体后，侵犯的主要是
A. 唾液腺　　　B. 血管内皮
C. 肌肉　　　　D. 中枢神经系统
E. 肝脏

20-26 关于儿童感染狂犬病的死因，下列叙述中哪项正确
A. 轻症病例预后良好
B. 多数患儿留有后遗症
C. 患儿多因呼吸循环衰竭而死亡
D. 积极抢救，大多数患儿可治愈
E. 病程迁延不愈，病死率高

20-27 人类免疫缺陷病毒（HIV）包膜中含有多种蛋白质，除gp120外，还有下列哪种蛋白
A. gp41　　　　B. P6
C. P17　　　　D. P24
E. P9

20-28 根据《传染病防治法》，传染性非典型肺炎的管理应是
A. 甲类传染病，但按乙类的方法执行
B. 乙类传染病，但按甲类的方法执行
C. 乙类传染病，但是按丙类的方法执行
D. 丙类传染病，但按乙类的方法执行

E. 甲类传染病，但按丙类的方法执行

20-29* 下列哪种病毒不能引起手足口病
A. 埃可病毒
B. 肠道病毒71型
C. 柯萨奇病毒
D. 轮状病毒
E. 小RNA病毒科病毒

20-30 立克次体与细菌的主要区别是
A. 有细胞壁和无核糖体
B. 含有DNA和RNA两种核酸
C. 以二分裂方式繁殖
D. 严格的细胞内寄生
E. 对抗生素敏感

20-31* 伤寒的典型表现不包括
A. 卡他症状　　B. 持续发热
C. 肝、脾大　　D. 相对缓脉
E. 消化道症状

20-32 引起沙门菌属食物中毒最常见的食品是
A. 肉类　　　　B. 鱼虾类
C. 奶类　　　　D. 豆制品
E. 猪肝

20-33 "冰箱病"的病原菌为
A. 大肠埃希菌　B. 艰难梭菌
C. 变形杆菌　　D. 耶尔森菌
E. 类志贺邻单胞菌

20-34 关于霍乱，下列哪项是错误的
A. 潜伏期短则数小时，最长可达5天
B. 呕吐多为喷射性
C. 多数伴有发热
D. 中度脱水，可有眼窝明显下陷
E. 脱水期病程长短主要取决于治疗是否及时和正确

20-35 鼠疫的主要传播媒介是
A. 蜱　　　　　B. 鼠蚤
C. 蚊　　　　　D. 虱
E. 恙螨

20-36 猩红热的传染源是
A. 猩红热患儿

B. 咽峡炎患儿
C. 猩红热带菌者
D. 猩红热患儿、带菌者、咽峡炎患儿
E. 以上均不是

20-37 脑膜炎双球菌致病的重要因素是
A. 外毒素　　　B. 内毒素
C. 荚膜　　　　D. 菌毛
E. 侵袭力

20-38 下列不符合结核病的叙述的是
A. 主要由鸟型结核杆菌引起
B. 主要经呼吸道传播
C. 形成结核性肉芽肿
D. 结核性肉芽肿具有诊断意义
E. 干酪样坏死具有特异性

20-39 梅毒最主要的传播方式是
A. 胎盘　　　　B. 性交
C. 输血　　　　D. 接吻
E. 密切生活接触

20-40* 下列不属于三期梅毒临床表现的是
A. 皮肤、黏膜损害
B. 近关节结节
C. 心血管梅毒
D. 神经梅毒
E. 硬下疳

20-41 疟疾发作具有周期性，其间歇期的长短取决于
A. 侵入的子孢子数量
B. 子孢子在肝细胞内发育时间
C. 裂殖体在红细胞内的发育时间
D. 机体免疫力强弱
E. 疟原虫毒力强弱

20-42 婴幼儿疟疾的特点不包括
A. 发热不规则，呈弛张热或稽留热
B. 脾大明显
C. 病死率低
D. 常伴有呕吐、腹泻
E. 贫血，血涂片可见大量疟原虫

20-43* 下列疾病中，哪种不是通过呼吸道传播

A. 流行性脑脊髓膜炎
B. 流行性腮腺炎
C. 黑热病
D. 鼠疫
E. 白喉

20-44* 获得性弓形体病最常累及的部位是
A. 脑　　　　B. 肺
C. 心　　　　D. 淋巴结
E. 眼

20-45 丝虫病的传染源主要是
A. 血中含微丝蚴的人
B. 血中含成虫的人
C. 血中含幼虫的人
D. 血中含微丝蚴的狗
E. 血中含微丝蚴的猫

20-46* 下列哪种是主要经输血传播的传染病
A. 甲型肝炎
B. 流行性乙型脑炎
C. 戊型肝炎
D. 丙型肝炎
E. 登革热

20-47* 传染病检疫期限的确定是依据该病的
A. 隔离期　　　B. 最长潜伏期
C. 传染期　　　D. 最短潜伏期
E. 平均潜伏期

20-48 关于传染病的综合预防措施，下列叙述中最准确的是
A. 管理传染源、切断传播途径、保护易感人群
B. 通过预防接种提高人群的免疫力
C. 对传染病患儿进行隔离
D. 对传染病接触者进行隔离、医学观察或预防接种
E. 关键是以"爱国卫生运动"和"除四害"为中心的卫生措施

20-49 肝肾综合征是指
A. 严重肝脏疾病引起肾脏功能紊乱
B. 严重肝脏疾病引起肾脏器质性损害

C. 肾脏疾病导致肝功能代偿性损害

D. 肾脏疾病导致肝功能失代偿性损害

E. 肝脏和肾脏同时发生器质性损害

20-50* 关于潜伏期的概念,下列叙述中哪项是错误的

A. 潜伏期长短一般与病原体感染量成反比

B. 有些传染病在潜伏期内具有传染性

C. 潜伏期是确定传染病的检疫期的重要依据

D. 传染病的隔离期是依据该病的潜伏期来确定

E. 多数传染病的潜伏期比较恒定

A2型单项选择题(20-51~20-80)

20-51* 患儿,女性,12岁。腹泻、呕吐2天。5天前旅游时曾食用海产品,2天前开始出现腹泻,水样便,10余次/天,并伴有呕吐,无发热,无腹痛。体格检查:体温36.8℃;脱水貌;心率、呼吸平稳;腹部软;四肢稍凉。血常规:白细胞计数$18×10^9/L$;大便镜检:白细胞1~3/HP。抢救该患儿最紧急的措施是

A. 给予抗生素

B. 给予止泻药

C. 给予糖皮质激素静脉滴注

D. 大量补液

E. 换血治疗

20-52* 某年冬季,农村某学校一年级学生中连续有4人因高热、头痛、呕吐入院,其中3人有皮肤瘀点、瘀斑及脑膜刺激征阳性。下列为预防该疾病所采取的措施中不正确的是

A. 隔离患儿

B. 对接触者进行医学观察

C. 补种菌苗

D. 使用特异性免疫球蛋白

E. 服药预防

20-53* 患儿,男性,7岁。发热、流涕、头痛、全身酸痛2天。自行口服感冒冲剂效果不佳而就诊,同班同学也有类似的症状。体格检查:体温39.5℃;结膜充血,咽红;双肺呼吸音粗。考虑流行性感冒。下列措施中不正确的是

A. 服用含阿司匹林成分的退热药

B. 免疫力低下的接触者进行预防用药

C. 进行呼吸道隔离

D. 注射流感疫苗以减轻症状

E. 必要时口服奥司他韦抗病毒

20-54* 患儿,男性,11岁,家住农村。某年暑假突发高热3天,抽搐、昏迷1天。体格检查:深昏迷;呼吸节律不齐;颈项强直,脑膜刺激征阳性。血常规:白细胞计数$30×10^9/L$,血小板计数$120×10^9/L$。既往预防接种史不详。该患儿最可能的诊断是

A. 流行性脑脊髓膜炎

B. 流行性乙型脑炎

C. 结核性脑膜炎

D. 流行性感冒

E. 热性惊厥

20-55 患儿,男性,4岁。被邻居家的狗咬伤了左腿。下列哪项处理是错误的

A. 立即彻底冲洗伤口、消毒

B. 捕捉家犬,隔离观察2周

C. 立即击毙家犬,焚毁或深埋

D. 给患儿注射抗狂犬病毒免疫血清

E. 给患儿注射狂犬疫苗

20-56 患儿,男性,8岁。近3个月来出现颈部、腹股沟淋巴结肿大,伴顽固性腹泻,每天数十次稀便,体重迅速下降10 kg。4年前因手术输血400 ml,术后无特殊。为明确诊断,首选进行的检查是

A. 淋巴结活检

B. 骨髓穿刺
C. 血液浓缩找恶性细胞
D. 结核菌素试验
E. 查 HIV 抗体及 CD4$^+$ 淋巴细胞计数

20-57* 某中学中午在学校食堂就餐的学生下午陆续出现恶心、呕吐、上腹疼痛、腹泻,以呕吐最显著,无明显发热。部分学生就医检查,发现血白细胞计数 $(15\sim20)\times10^9$/L,中性粒细胞百分比 $0.75\sim0.88$。应首先给予的护理措施是
A. 立即给予抗生素
B. 立即给予止泻药
C. 给予洗胃
D. 留取大便培养
E. 立即给予心电监护,Ⅰ级护理

20-58* 患儿,女性,9岁。1天前出现发热,体温 38.6℃,伴咽痛不适,第2天体温升高达 39℃,颈部、前胸、后背出现弥漫性充血性皮疹,并迅速蔓延至腹部及四肢,皮疹压之褪色,疹间无正常皮肤。体格检查:咽部充血明显,双侧扁桃体肿大。该患儿最可能的诊断是
A. 风疹   B. 麻疹
C. 药疹   D. 猩红热
E. 急性扁桃体炎

20-59 患儿,男性,6岁。2天前有不洁饮食史,现出现发热,体温 38.6℃,腹痛,伴有里急后重,大便每天十余次,可见黏液及脓血。下列处理中不正确的是
A. 给予喹诺酮类药物
B. 留取大便培养
C. 退热处理
D. 无须隔离处理
E. 指导手卫生

20-60* 某幼儿园大一班陆续发现4名儿童感染手足口病。下列做法中,不正确的是

A. 进行班级隔离,不参加园内的集体活动
B. 彻底消毒共用毛巾及玩具
C. 班级所有接触者无论是否发病,立即进行手足口病疫苗接种
D. 指导儿童做好洗手
E. 加强晨间检查,发现有发热、手足皮疹、口腔疱疹者禁止入园

20-61 患儿,女性,10月龄。3天前出现高热 39℃,结膜充血,畏光,眼部分泌物多;颜面、颈部、躯干可见较多红色皮疹,压之褪色,疹间皮肤颜色正常;同时伴有咳嗽,喂奶时呛咳明显。1周前接触过麻疹患儿。X线胸片提示支气管肺炎。目前诊断为麻疹。下列措施中,不正确的是
A. 给予物理降温
B. 积极给予退热药
C. 遵医嘱给予抗病毒药
D. 积极预防并发症
E. 给予鼻饲喂养

20-62 患儿,女性,9岁。突发高热,伴寒战、头痛、全身肌肉酸痛1天。4天前,班级里有同学患"甲型N1H1流感"。经门诊检查,该患儿确诊为甲型 H1N1 流感。下列措施中正确的是
A. 给予接触隔离
B. 给予奥司他韦口服
C. 发热时应用尼美舒利退热
D. 输注丙种球蛋白
D. 隔离2周以上

20-63* 患儿,男性,10岁。突发高热,全身无皮疹,单侧腮腺肿大,伴有张口困难,腮腺导管开口发红、无流脓,诉剧烈头痛。体格检查:单侧腮腺肿胀。下列处理措施中错误的是
A. 给予退热处理
B. 少吃酸性食物,以免加重疼痛
C. 立刻留取血、尿标本送检

D. 立即行腰椎穿刺术,明确有无并发症

E. 监测生命体征

20-64* 患儿,女性,5岁。主诉全身骨骼、肌肉、关节酸痛,眼眶疼痛。体格检查:体温40℃;颜面潮红,全身散在斑丘疹;眼结膜充血;浅表淋巴结肿大。1周前该患儿随父母刚从东南亚地区旅游归来,有蚊虫叮咬史。下列预检护士的做法中正确的是

A. 遵医嘱给予解热镇痛药口服

B. 将患儿引导至候诊大厅,等待就诊

C. 让患儿平躺,给予监护

D. 指导家长进行关节按摩,缓解患儿疼痛

E. 引导患儿去传染科就诊并做好防蚊、灭蚊工作

20-65 患儿,女性,7岁。夜间出现发热,体温38℃,自觉背部皮肤瘙痒,家长查看发现其背部有2个颜色澄清透亮的小水疱。诊断考虑水痘。下列处理措施中不正确的是

A. 口服伐昔洛韦片剂5~7天

B. 呼吸道隔离

C. 居家隔离至出疹后10天

D. 皮肤瘙痒处给予止痒洗剂外用

E. 做好皮肤护理,使用干净的毛巾轻擦皮肤,防止水疱破裂引起感染

20-66* 患儿,男性,12岁。发热、疲乏、恶心、食欲缺乏5天,尿黄、巩膜黄染2天。体格检查:体温37℃;巩膜中度黄染;肝肋下1.5 cm,质软。实验室检查:白细胞计数$4.8×10^9$/L,丙氨酸转氨酶880 IU/L,天冬氨酸转氨酶1 100 IU/L。半年前体检发现乙型肝炎病毒表面抗原阳性,当时肝功能检查结果正常。该患儿可能的诊断是

A. 慢性乙型肝炎

B. 急性乙型肝炎

C. 甲型肝炎

D. 急性黄疸型甲型肝炎

E. 甲、乙型肝炎病毒混合感染

20-67* 患儿,男性,6月龄。间断发热3周,体温38~39℃,伴有多汗,用药后热退,3~5天后再次发热。当地医院就诊无明显好转。家中务农,患儿父亲养牛。体格检查:皮肤、巩膜无黄染;心、肺听诊未见异常;腹软,肝肋缘下2 cm。该患儿最可能的诊断是

A. 伤寒

B. 结核

C. 风湿或类风湿疾病

D. 肿瘤

E. 布鲁氏菌病

20-68 患儿,男性,10岁。持续发热半月余,腹泻,脓血便,肝、脾大,血中嗜酸性粒细胞明显升高,近期有血吸虫疫水接触史。应考虑该患儿的临床诊断是

A. 急性血吸虫病

B. 慢性血吸虫病

C. 晚期血吸虫病

D. 肠阿米巴病

E. 细菌性痢疾

20-69 患儿,6岁。家中饲养鸽子。5天前出现发热、干咳、胸痛,此次入院前曾有一次抽搐发作,既往无癫痫病史。体格检查:呼吸音粗糙,双下肺可闻及散在的湿啰音。胸部CT检查见片状或节段性融合。最可能的诊断是

A. 肺结核

B. 肺部细菌感染

C. 病毒性肺炎

D. 侵袭性肺曲霉病

E. 败血症

20-70* 患儿,女性,14岁。午后发热3周,咳嗽,咳少量白黏痰。体格检查:肩胛下区可闻及少量湿啰音。红细胞沉降率42 mmol/L,血白细胞计数

$10×10^9$/L,中性粒细胞百分比 0.75。X 线胸片示斑片状浸润阴影。诊断考虑浸润型肺结核。如不及时治疗,最易出现

A. 亚急性血行播散
B. 空洞形成
C. 结核性胸膜炎
D. 慢性纤维空洞
E. 病变硬结钙化

20-71 患儿,女性,3 岁。突起发热 2 天,体温 40℃,伴寒战、频繁喷射性呕吐。体格检查:全身皮肤散在瘀点、瘀斑、嗜睡;脑膜刺激征阳性。按流行性脑脊髓膜炎收治入院。根据上述临床表现,该患儿属于流行性脑脊髓膜炎的哪型

A. 普通型
B. 暴发休克型
C. 暴发脑膜脑炎型
D. 暴发混合型
E. 慢性败血症型

20-72 患儿,男性,14 岁。持续畏寒、发热 8 天,神志不清半天。体格检查:体温 40.5℃,血压 48/36 mmHg;右侧腹股沟压可触及数个蚕豆大小的淋巴结,质中、有压痛;右足可见 5 cm×6 cm 大小肿块,局部红、肿、热、痛,无波动感。血常规:白细胞计数 $25.0×10^9$/L,中性粒细胞百分比 0.90,淋巴细胞百分比 0.08。发病前 1 周右足有刺伤史。该病例最可能的致病原是

A. 革兰阴性杆菌
B. 革兰阳性球菌
C. 寄生虫
D. 病毒
E. 真菌

20-73 患儿,女性,3 岁。因发热、头痛 3 天、昏迷、抽搐 1 天入院。体格检查:体温 40.5℃,呼吸 45 次/分;深昏迷,双侧瞳孔缩小;呼吸不规则,有时呈双吸气或抽泣样;频繁抽搐,肌张力增强,膝反射亢进;病理反射阳性,脑膜刺激征阳性。血常规:白细胞计数 $18×10^9$/L,中性粒细胞百分比 0.8,淋巴细胞百分比 0.2。在抢救过程中,下列哪项操作是错误的

A. 20%甘露醇快速静脉滴注
B. 肛温控制在 38℃左右
C. 应用糖皮质激素
D. 静脉注射洛贝林
E. 抗病毒治疗

20-74 患儿,女性,5 岁。因发热、黏液脓血便 3 天入院。体格检查:体温 39℃,脉搏 150 次/分。大便镜检:白细胞 10～15/HP,红细胞 8～10/HP;大便培养结果:宋内志贺菌(+)。血常规:C 反应蛋白>160 mg/L。应首先给予该患儿的治疗措施是

A. 扩充血容量
B. 补充电解质
C. 给予广谱抗生素
D. 维持血压稳定
E. 卧床休息

20-75 患儿,男性,3 月龄。1 周前出现低热,伴咳嗽,肛温 38℃。近几天来咳嗽逐渐加重,白天轻,夜间重,并出现明显的阵发性痉挛性咳嗽。表现为连续不断咳嗽十几声,并在咳嗽终止时发出深长的鸡鸣样吸气性吼声,咳嗽剧烈时,出现喘憋。下列该患儿治疗及护理措施中不恰当的是

A. 早期应用抗生素
B. 隔离住院
C. 喂养时应警惕呛咳发生
D. 加强营养和休息
E. 自行给予止咳药口服

20-76 患儿,男性,4 岁。晨起出现发热,家长自行给予退热药口服,午睡时患儿有肢体抖动现象。傍晚,患儿体温再次

升高至 39℃,前往医院就诊。体格检查:手心、臀部、脚底可见少量疱疹,口腔可见疱疹。考虑手足口病,收入隔离病房。下列护理措施中不恰当的是

A. 监测心率、呼吸、血压、血氧饱和度
B. 观察患儿精神情况
C. 注意观察患儿有无肢体抖动、抽搐发生
D. 大量快速补液以维持体液平衡
E. 给予抗病毒喷剂外喷,保持皮肤清洁

20-77 患儿,男性,7月龄。2天前出现发热,体温 38.5~39.7℃,伴有咳嗽、打喷嚏、流泪、眼结膜充血,自耳后、颜面开始出现玫瑰色斑丘疹,口腔内可见白点。考虑麻疹可能。下列措施中正确的是

A. 采取呼吸道隔离措施,密切接触人员注意洗手
B. 立即给予退热药,警惕惊厥发生
C. 行腰椎穿刺检查,明确有无并发脑炎
D. 立即接种麻疹疫苗
E. 遵医嘱予抗生素治疗

20-78 患儿,女性,9岁。1天前发热,体温38℃左右;躯干、面部出现红色小水疱,疱液清亮,有明显痒感。皮疹呈逐渐增多趋势,部分结痂。2周前接触过患带状疱疹的爷爷。既往按时进行疫苗接种。考虑该患儿的诊断是

A. 麻疹   B. 水痘
C. 手足口病   D. 猩红热
E. 腮腺炎

20-79 患儿,男性,11岁。晨起出现发热、流涕。最近几天同班同学中有2人因甲型H1N1流感住院。下列健康处方中不正确的是

A. 前往指定医院接受鼻拭子采样,明确是否感染甲型H1N1流感

B. 尽量居家隔离,外出需佩戴口罩
C. 自行口服感冒药
D. 每天监测体温情况,与学校老师保持联系,及时向老师报告情况
E. 教室开窗通风

20-80 患儿,女性,7岁。突发高热,全身皮肤潮红;可见密集的粟粒样丘疹,压之褪色,伴有瘙痒;结膜充血;杨梅舌。传染病门诊初步诊断为猩红热。下列对该患儿的治疗措施中不正确的是

A. 高热时给予布洛芬口服退热
B. 口服抗生素5天后停药4天,门诊复查咽拭子细菌培养
C. 若体温控制在正常范围,可以继续上学,无须隔离
D. 皮肤瘙痒可给予炉甘石洗剂外涂,避开皮肤破损处,日常保持皮肤清洁
E. 咽痛明显时,给予清淡、营养丰富的饮食,避免辛辣、刺激性食物

A3 型单项选择题(20-81~20-113)

(20-81~20-83 共用题干)

患儿,男性,13岁。近2天来腹泻,大便呈稀水样,每天15~20次,量多,病程中呕吐4次,无明显腹痛,无明显里急后重。体格检查:体温37.9℃,血压88/62mmHg,脉搏102次/分,呼吸20次/分;表情呆滞,中度脱水貌;肠鸣音亢进,无腹部压痛。血常规:白细胞计数9.8×10^9/L,中性粒细胞百分比0.55。大便镜检:白细胞2~4/HP。发病前曾生食食物。

20-81* 该患儿可能的诊断是
A. 细菌性食物中毒
B. 急性细菌性痢疾
C. 阿米巴痢疾
D. 霍乱
E. 病毒性肠炎

20-82 为了明确诊断,首先应做的处理是
A. 留取大便培养标本送检

B. 给予抗生素

C. 隔离患儿

D. 止泻

E. 对患儿接触过的物品进行消毒

20-83* 下列哪项不是该病的预防措施

A. 预防性服用抗生素

B. 建立肠道门诊

C. 做好手卫生

D. 加强饮水消毒和食品管理

E. 疫苗接种

(20-84~20-87共用题干)

患儿,男性,14岁。乏力、腹胀2个月,腹痛5天,便秘2天。体格检查:体温38.6℃;神志清楚;皮肤、巩膜轻度黄染;右胸前有一蜘蛛痣,肝掌(+),肝、脾未触及,移动性浊音(+)。实验室检查:丙氨酸转氨酶1 047 IU/L。3年前因病住院注射过丙种球蛋白。

20-84* 该患儿最可能的临床诊断是

A. 药物性肝炎

B. 自身免疫性肝炎

C. 丙型肝炎肝硬化

D. 血吸虫病

E. 慢性乙型肝炎

20-85 对明确诊断意义较大的检查是

A. 自身免疫性肝炎抗体检查

B. 粪便检查血吸虫卵

C. 血吸虫抗体检查

D. 肝脏细胞穿刺活检

E. 腹部B超

20-86* 下列哪项处理不恰当

A. 输注护肝药

B. 腹腔穿刺

C. 使用干扰素抗病毒治疗

D. 口服乳果糖,保持大便通畅

E. 输注白蛋白

20-87 该病例最可能出现的并发症是

A. 原发性肝癌

B. 脾栓塞

C. 自发性腹膜炎

D. 门静脉血栓形成

E. 结核性腹膜炎

(20-88~20-90共用题干)

患儿,女性,12岁。发热、头痛、流涕,全身酸痛2天,咳痰、呼吸困难1天,来院就诊。体格检查:体温39.8℃;呼吸急促,口唇发绀,咽部充血;颈静脉无怒张;左肺湿啰音;肝不大。家长均有感冒症状。

20-88 医疗诊断考虑

A. 肺炎

B. 流行性感冒合并肺炎

C. 支原体肺炎

D. 流行性感冒合并右心衰竭

E. 钩端螺旋体病

20-89 下列哪项检查可确诊感染病原体

A. 血常规   B. 痰培养

C. 胸部X线   D. 血培养

E. 尿培养

20-90* 应紧急采取的治疗护理措施是

A. 抗生素

B. 退热

C. 心电监护

D. 测SaO_2、吸氧

E. 口服奥司他韦

(20-91~20-93共用题干)

患儿,男性,6岁。3天前出现发热、咳嗽、流涕,伴有胸闷、胸痛及气喘症状,高热。

20-91 患儿就诊后,需要检测的特殊病原体是

A. 普通流感病毒

B. SARS病毒

C. 甲型H1N1流感病毒

D. 人H7N9禽流感病毒

E. 支原体

20-92 该患儿咽拭子检测结果为甲型H1N1流感病毒核酸阳性,下列处理措施中不恰当的是

A. 住院隔离治疗

B. 奥司他韦抗病毒治疗

C. 如果考虑存在细菌感染,应给予抗生素
D. 口服含阿司匹林退热剂
E. 采取呼吸道隔离

20-93* 接触患儿的健康人群应采取下列哪项措施
A. 无须进行任何处理
B. 密切观察
C. 注射疫苗
D. 应用静脉注射免疫球蛋白
E. 必须口服奥司他韦

(20-94~20-96 共用题干)

患儿,女性,11月龄。未按时接种疫苗。因发热4天,皮疹2天,咳嗽加重伴呼吸困难1天入院。体格检查:体温39℃,脉搏140次/分,呼吸28次/分;烦躁不安;耳后、颈部、颜面、躯干可见红色斑丘疹,疹间皮肤正常;吸气性呼吸困难,三四征(+),双肺少许湿啰音。血常规:白细胞计数正常。

20-94 该患儿可能罹患的疾病是
A. 肺炎　　　B. 风疹
C. 麻疹　　　D. 猩红热
E. 幼儿急疹

20-95 为明确诊断需进行的检查是
A. 血培养
B. 咽拭子
C. 血清学检查
D. 血液检查(进行病毒分离)
E. 咽拭子(进行病毒分离)

20-96 下列治疗措施中最恰当的是
A. 应用抗生素及激素
B. 马上进行气管切开
C. 大剂量丙种球蛋白静脉注射
D. 给予祛痰止咳药
E. 雾化吸入

(20-97~20-98 共用题干)

患儿,男性,13岁。因发热、头痛、颌下包块2天入院。体格检查:右侧颌下可触及2 cm×3 cm包块,轻压痛,与周围组织无粘连,质地中等。血常规:白细胞计数$3.3×10^9$/L,中性粒细胞百分比0.64,淋巴细胞百分比0.35。患儿3天前随母亲一起前往儿童医院探望住院患儿,近2天进食不佳。考虑为腮腺炎。

20-97* 下列哪项检查是最为必要的
A. 血常规
B. 血、尿淀粉酶测定
C. 留取2份血清标本查腮腺炎病毒抗体
D. 腰椎穿刺
E. 测血清IgM抗体

20-98* 作为初步治疗措施,下列哪项是错误的
A. 卧床休息
B. 物理降温
C. 多饮水
D. 鼓励患儿多饮橙汁补充营养
E. 补液支持治疗

(20-99~20-100 共用题干)

患儿,男性,6岁。因发热、头痛4天,病情加重1天,呕吐2次入院。体格检查:体温40.2℃;颈项强直,布鲁辛斯基征(+)、凯尔尼格征(+)。脑脊液检查:无色澄清,细胞计数$250×10^6$/L,糖含量正常,氯化物含量正常。血常规:白细胞计数$16×10^9$/L,中性粒细胞百分比0.88。同村有5名孩子先后因相同情况住院治疗。

20-99 该患儿最可能的医疗诊断是
A. 中毒性菌痢
B. 流行性乙型脑炎
C. 流行性脑脊髓膜炎
D. 脑型疟疾
E. 化脓性脑膜炎

20-100 为明确诊断,首选的检查项目是
A. 头颅CT或MRI
B. 大便常规及培养
C. 外周血找疟原虫
D. 脑脊液特异性IgM抗体检测
E. 脑脊液普通细菌培养

(20-101~20-102 共用题干)

某地区近年来每逢夏季就有传染病流行,

多发于儿童及青少年,表现为发热、头痛、呕吐,3~4天后出现意识障碍,严重者有频繁抽搐及呼吸异常。多数患儿于2周左右痊愈,5%~20%重症患儿留有不同程度后遗症,如失语、自主运动神经功能损伤等,病死率为3%~10%。

20-101 应考虑该地区流行的传染病是下列哪种
　　A. 流行性脑脊髓膜炎
　　B. 流行性乙型脑炎
　　C. 疟疾
　　D. 登革热
　　E. 鼠疫

20-102 为预防该病的流行,应以下列哪项措施为主
　　A. 控制和管理好患儿
　　B. 做好防蚊和灭蚊工作
　　C. 控制和管理好病猪
　　D. 防蚊、灭蚊和预防接种
　　E. 注射丙种球蛋白

(20-103~20-105 共用题干)
　　患儿,女性,10岁。因出现发热、头痛,继而嗜睡3天入院。体格检查:体温39.8℃,呼吸25次/分,血压92/56 mmHg;浅昏迷;颈抵抗(+);双侧瞳孔缩小;膝反射亢进,巴宾斯基征(+),四肢肌张力高。血常规:白细胞计数18×10⁹/L,中性粒细胞百分比0.80;尿蛋白(+)。临床表现提示为严重感染性疾病。

20-103 该患儿最可能的诊断是
　　A. 中毒性菌痢
　　B. 脑型疟疾
　　C. 流行性乙型脑炎
　　D. 钩端螺旋体病
　　E. 流行性脑脊髓膜炎

20-104 根据最可能的诊断,应采取下列哪种隔离措施
　　A. 呼吸道隔离
　　B. 消化道隔离
　　C. 血液-体液隔离
　　D. 接触隔离

　　E. 昆虫隔离

20-105 根据患儿的病情,最佳治疗措施是
　　A. 大量补液+退热+甘露醇脱水
　　B. 补液+退热+利尿
　　C. 大量抗生素+甘露醇脱水
　　D. 补液+保护脑细胞+甘露醇脱水
　　E. 抗生素+退热

(20-106~20-108 共用题干)
　　患儿,女性,9岁。暑假里与在农村的爷爷奶奶同住。3天前出现发热,兴奋不安,皮肤瘙痒,喝水出现呛咳。现意识障碍,以昏迷待查收入院。3周前曾被村里的野狗咬伤,当时出血不多,未做特殊处理。

20-106 该患儿可能的诊断是
　　A. 病毒性脑炎
　　B. 脊髓灰质炎
　　C. 狂犬病
　　D. 流行性脑脊髓膜炎
　　E. 结核性脑膜炎

20-107 应采取的隔离措施是
　　A. 消化道隔离
　　B. 接触隔离
　　C. 呼吸道隔离
　　D. 血液-体液隔离
　　E. 昆虫隔离

20-108* 下列护理措施中不正确的是
　　A. 护理集中操作,减少对患儿的刺激
　　B. 将患儿安置于通风的单人病房
　　C. 减少光线刺激
　　D. 减少声音刺激
　　E. 做好患儿分泌物、排泄物的消毒和处理

(20-109~20-111 共用题干)
　　患儿,男性,3岁。就读于某幼儿园。周末时突然出现发热,体温37.5~38.9℃,拒食,家人发现其口腔内有疱疹溃疡,手、足、臀部也有皮疹。体格检查:神志清楚,精神反应好,生长发育良好;口腔内可见数个疱疹,双手心、足底、肘部、膝部以及臀部均可见红色丘疹;神经系统

无异常。

20-109 根据病史,该患儿可能的诊断是
A. 疱疹性咽峡炎 B. 手足口病
C. 水痘   D. 猩红热
E. 麻疹

20-110 引起该病的病原体是
A. 疱疹病毒   B. 支原体
C. 衣原体   D. 肠道病毒
E. 轮状病毒

20-111 预防该病的措施不包括下列哪项
A. 养成良好的洗手习惯
B. 使用含乙醇成分的消毒液消毒物品
C. 个人的餐具、洁具应专用
D. 经常开窗通风
E. 流行季节少去人多的公众场所

(20-112~20-113 共用题干)

患儿,男性,12岁。不规则低热2个月余,伴夜间盗汗、乏力、食欲减退。近1个月来有咳嗽、咳白黏痰,偶带少许血丝。X线胸片提示右上肺斑片状浸润阴影;白细胞计数正常。考虑肺结核,行结核菌素试验。

20-112 肺结核的主要传播途径是
A. 消化道传播   B. 飞沫传播
C. 血液传染   D. 接触传播
E. 垂直传播

20-113* 肺结核初期治疗方案中的治疗时间为
A. 强化期2个月、巩固期4个月
B. 强化期4个月、巩固期2个月
C. 强化期6个月、巩固期12个月
D. 总疗程1年半
E. 总疗程2年

✎ A4型单项选择题(20-114~20-130)

(20-114~20-115 共用题干)

患儿,男性,11岁。因发热、全身酸痛伴咳嗽5天,全身肌肉疼痛2天入院。发热前曾有腹痛、腹泻3天,未及时就诊。体格检查:体温

39.5℃,脉搏128次/分,呼吸22次/分;全身浅表淋巴结未及肿大,眼睑水肿,结膜充血;双肺呼吸音粗;心律齐、心音弱;全身肌肉压痛、触痛明显。考虑寄生虫感染,给予口服阿苯达唑治疗。

20-114* 该患儿目前最重要的处理措施是
A. 药物降温
B. 加强监护,防治心力衰竭
C. 尽快做肌肉活检明确诊断
D. 严格按照药物剂量服药
E. 脱水治疗

20-115* 患儿服用阿苯达唑2天后,热峰下降,第3天体温再次升高达39℃,应采取下列哪种措施
A. 停用阿苯达唑
B. 立即加用抗生素
C. 给予镇静剂
D. 加用糖皮质激素
E. 给予物理降温

(20-116~20-119 共用题干)

患儿,男性,5岁。突然发热,体温39.6℃,伴有畏寒、头痛,病程中突发性呕吐多次,门诊治疗效果不佳收入院。体格检查:神志不清,谵妄;全身皮肤散在出血点、瘀斑;脑膜刺激征(+)。

20-116 该患儿最可能的诊断是
A. 寄生虫性脑病
B. 新型隐球菌脑膜炎
C. 流行性乙型脑炎
D. 流行性脑脊髓膜炎
E. 结核性脑膜炎

20-117 为明确诊断,首选的检查是
A. 脑脊液查乙型脑炎病毒 IgM 抗体
B. 查血吸虫抗原、抗体
C. 脑脊液常规和培养
D. 脑脊液查结核杆菌抗体
E. 墨汁染色查新型隐球菌

20-118 脑脊液常规检查结果:压力220 mmH₂O,细胞计数 $1.08×10^6$/L,多核细胞百

分比 0.9，单核细胞百分比 0.09，蛋白含量 4.7 g/L，氯化物含量 110 mmol/L，糖含量 0.5 mmol/L。其最佳的病原治疗措施是
A. 以青霉素为主的抗菌治疗
B. 以异烟肼为主的抗结核治疗
C. 以阿昔洛韦为主的抗病毒治疗
D. 以吡喹酮为主的抗寄生虫治疗
E. 以两性霉素 B 为主的抗真菌治疗。

20-119 对该患儿除病原治疗外，最重要的对症治疗措施是
A. 物理降温措施
B. 20%甘露醇快速静脉推注
C. 镇静、止痉
D. 应用血管活性药物
E. 应用强心苷类药

(20-120～20-122 共用题干)

患儿，女性，14 岁。因发热 2 天，皮疹 1 天就诊。2 天前发热，体温最高达 39.2℃，伴咽部不适，未治疗。发热 1 天后出现皮疹，皮疹自颈部及耳后开始，逐渐蔓延至全身。体格检查：体温 39℃，脉搏 110 次/分；面部无皮疹，可见"口周苍白圈"，颈部、躯干、四肢可见弥漫性红色皮疹；咽部充血，双侧扁桃体Ⅰ度肿大，未见脓性分泌物；心、肺无明显异常。实验室检查：白细胞计数 $15.5×10^9$/L，中性粒细胞百分比 0.89，血红蛋白 135 g/L；尿常规阴性。无传染病接触史。

20-120* 该患儿的诊断主要考虑
A. 麻疹　　　B. 风疹
C. 猩红热　　D. 药疹
E. 伤寒

20-121* 为明确诊断，可做下列哪项检查
A. 血培养
B. 胸部 X 线
C. 咽部分泌物培养
D. 查血麻疹、风疹抗体
E. 查血抗链球菌溶血素"O"

20-122* 需要给该患儿应用青霉素治疗。但是青霉素皮试结果阳性。目前可以选择下列哪种抗生素
A. 头孢菌素类　　B. 喹诺酮类
C. 四环素　　　　D. 氯霉素
E. 庆大霉素

(20-123～20-124 共用题干)

患儿，男性，10 岁。间断发热 2 个月，伴有畏寒、多汗，有游走性大关节疼痛。家中养羊。体格检查：体温 38℃；皮肤、巩膜无黄染；心、肺无异常；腹软，肝肋下 3 cm，脾大。

20-123* 该患儿最可能的诊断是
A. 结核病
B. 伤寒
C. 类风湿性关节炎
D. 布鲁氏菌病
E. 败血症

20-124* 患儿入院后医生发现其腰椎压痛，CT 检查提示椎体炎，做确诊试验为阳性。治疗方法是
A. 手术　　　　B. 牵引
C. 激素　　　　D. 镇痛药
E. 联合抗菌，适当延长疗程，必要时行外科手术治疗

(20-125～20-127 共用题干)

患儿，男性，6 岁，父亲做家禽养殖。某日开始发热，体温 39℃，伴全身肌肉酸痛、乏力，3 天后出现咳嗽、咳脓痰，伴右侧胸痛，深吸气时加重，并出现静息时呼吸困难。患儿发病前 2 天有死禽接触史，其呼吸道分泌物检测到禽流感病毒 H1 抗原。

20-125 诊断首先考虑为
A. 流行性感冒
B. 传染性非典型肺炎
C. 细菌性肺炎
D. 人禽流感
E. 衣原体感染

20-126 下列处理措施中哪项不恰当
A. 立即隔离，就近住院治疗
B. 对接触者进行抗病毒治疗

第二十章 感染性疾病患儿的护理

C. 调查病禽的来源,进行疫情监控

D. 咳出脓痰,可应用抗生素

E. 调查与该患儿有密切接触的人员,对出现上呼吸道症状者进行医学观察

20-127 若患儿在治疗过程中出现呼吸困难加重,SaO_2 进行性下降,应立即采取的措施是

A. 加大抗病毒药物的剂量

B. 胸部 X 线检查排除胸腔积液

C. 给予呼吸兴奋剂

D. 加大氧流量

E. 气管插管,呼吸机辅助呼吸

(20-128～20-130 共用题干)

患儿,男性,10岁。因皮疹3天来诊。患儿3天前无明显诱因出现发热,2天后躯干皮肤出现皮疹,伴瘙痒。体格检查:躯干部可见红色丘疹、疱疹及疱疹破溃。发病前有手足口病接触史,其外婆10天前患带状疱疹。

20-128 该患儿最可能的诊断为

A. 手足口病 B. 风疹

C. 水痘   D. 过敏性皮炎

E. 斑疹伤寒

20-129 该患儿需要的处理为

A. 隔离休息,对症治疗

B. 立即给予抗生素治疗

C. 给予利巴韦林治疗

D. 给予抗过敏药治疗

E. 给予激素治疗

20-130 该患儿病程中出现头痛、频繁呕吐,迅速进入昏迷,应考虑

A. 手足口病并发脑炎

B. 低血容量性休克

C. 水痘脑炎

D. 手足口病并发脑膜脑炎

E. 流行性脑膜炎

名词解释题(20-131～20-150)

20-131 肝性脑病

20-132 急性呼吸窘迫综合征

20-133 AIDS

20-134 SARS

20-135 手足口病

20-136 立克次体

20-137 玫瑰疹

20-138 神经型食物中毒

20-139 霍乱

20-140 慢性痢疾

20-141 百日咳

20-142 口周苍白圈

20-143 流行性脑脊髓膜炎

20-144 败血症

20-145 脓毒血症

20-146 血流感染

20-147 赫氏反应

20-148 回归热

20-149 疟疾

20-150 感染性休克

简述问答题(20-151～20-168)

20-151 简述传染病流行的基本条件。

20-152 简述传染病的基本特征。

20-153 简述传染病的预防。

20-154 简述重型肝炎的临床表现。

20-155 简述脊髓灰质炎的预防措施和注意事项。

20-156 简述目前对流行性感冒的治疗措施。

20-157 简述高致病性禽流感重症患儿的主要治疗措施。

20-158 简述甲型 H1N1 流感的临床表现。

20-159 简述典型麻疹的临床特征。

20-160 简述麻疹的主要并发症。

20-161 简述典型水痘皮疹的特点。

20-162 简述流行性乙型脑炎的临床分期。

20-163 简述狂犬病的治疗原则。

20-164 简述传染性非典型肺炎的临床表现。

20-165 简述手足口病的传播途径。
20-166 简述手足口病的临床表现。
20-167 简述百日咳的临床表现。
20-168 简述肺结核的治疗原则。

综合应用题(20-169~20-173)

20-169 患儿,男性,7岁。发热、咽痛、咳嗽、流涕4天,有痰伴胸闷、呼吸困难1天来院就诊。当地甲型 1H1N1 流感流行。体格检查:体温 38.9℃;口唇明显发绀;呼吸急促,右肺呼吸音弱,双肺有湿啰音。血常规:白细胞计数 15.2×10^9/L,中性粒细胞百分比 0.56,淋巴细胞百分比 0.30。动脉血气分析:PaO_2 40 mmHg,$PaCO_2$ 50 mmHg,pH 7.31。肺部 CT 检查:右肺下叶实变。咽拭子检测:甲型 H1N1 流感核酸阳性。
请解答:
(1)该患儿目前的诊断是什么?
(2)诊断依据有哪些?应采取什么措施治疗?

20-170 患儿,女性,7岁。1周前突起发热,体温 39.5℃,伴有畏寒、头痛、肌肉痛、腹痛,每天排 4~5 次水样便,1 天前出现皮疹来院就诊。体格检查:颜面潮红,结膜充血;浅表淋巴结肿大;皮疹分布于躯干及四肢,双下肢较多,针尖大小,压之不褪色。血常规:白细胞计数 2.2×10^9/L,中性粒细胞减少,血小板计数 33×10^9/L。肝功能轻度异常;尿素氮 6.9 mmol/L。患儿 10 天前曾随父母前往海南、广州等地旅游。
请解答:
(1)该患儿的诊断是什么?诊断依据有哪些?
(2)针对该疾病最主要的预防措施是什么?

20-171 患儿,男性,10 岁。主诉"发热 4 天,胸痛 1 天"。体格检查:生命体征无异常;心肺正常。血常规:白细胞计数 10.1×10^9/L,中性粒细胞百分比 0.86%,淋巴细胞百分比 0.23%,血红蛋白 163 g/L,血小板计数 130×10^9/L。X 线胸片无异常。心电图提示心律不齐。以"发热待查"留院进一步检查。4 小时后患儿出现烦躁不安,不许护士接近,对靠近物体吐口水,检查心、肺均无异常。追问病史,患儿 1 个月前曾在当地被狗咬伤左小腿,当时未注射狂犬疫苗。后患儿烦躁不安加剧,极度口渴但不敢饮水,口中流涎,给予对症处理,经临床抢救无效死亡。
请解答:
(1)该患儿的诊断是什么?诊断依据有哪些?
(2)该病如何预防?

20-172 患儿,男性,9 岁。暑假期间住农村爷爷家。因急性发热、头痛 1 天入院。既往体健,幼时未按时接种疫苗。体格检查:体温 38.6℃;意识模糊;手臂、小腿可见蚊虫叮咬肿块;全身淋巴结无肿大;心、肺无明显异常;脑膜刺激征(+)。入院后发生抽搐 1 次,入院 9 小时体温维持在 38.2~39.5℃,降温效果不明显。
请解答
(1)该患儿首先考虑什么诊断?诊断依据是什么?
(2)未明确诊断前的护理重点是什么?

20-173 患儿,男性,6 岁。因发热 12 小时、抽搐 2 次入院。患儿于 12 小时前出现畏寒、发热,体温 40℃,口服退热药无效。无咳嗽、咳痰,无咽痛、流涕,无腹痛、腹泻。5 小时前突然抽搐,两眼上翻,口吐白沫,四肢抽动,持续 2 分钟。在送院途中再次抽搐 1 次,呕吐 2 次,为胃内容物,呈喷射状。既往体健,家族及个人史无特殊。按时预防接种。病前 1 天有食未洗生黄瓜史,附近无类似疾病。体格检查:体温 40℃,脉搏 156 次/分,血压 75/40 mmHg;神志不清,呼之不应,发育良好,面色苍白,口唇发绀,四肢末梢冰冷;双侧瞳孔等大等圆,对光反射迟钝;颈软;呼吸急促,心、肺及腹部未见异常;双侧膝反射稍增强,巴宾斯基征(一)。血常规:白细胞计数 30×10^9/L,中性粒细胞百分比 0.9。

请解答：
(1) 该患儿最可能的诊断是什么？
(2) 诊断依据是什么？
(3) 护理措施有哪些？

答案与解析

A1 型单项选择题

20-1 C	20-2 D	20-3 E	20-4 E
20-5 B	20-6 D	20-7 E	20-8 D
20-9 C	20-10 A	20-11 E	20-12 B
20-13 C	20-14 D	20-15 E	20-16 A
20-17 B	20-18 B	20-19 E	20-20 D
20-21 C	20-22 E	20-23 C	20-24 D
20-25 D	20-26 C	20-27 A	20-28 E
20-29 D	20-30 A	20-31 E	20-32 C
20-33 D	20-34 C	20-35 B	20-36 D
20-37 B	20-38 A	20-39 D	20-40 E
20-41 C	20-42 C	20-43 C	20-44 D
20-45 A	20-46 D	20-47 B	20-48 A
20-49 A	20-50 D		

A2 型单项选择题

20-51 D	20-52 D	20-53 A	20-54 B
20-55 C	20-56 E	20-57 D	20-58 D
20-59 D	20-60 C	20-61 B	20-62 B
20-63 D	20-64 E	20-65 D	20-66 D
20-67 E	20-68 A	20-69 D	20-70 B
20-71 A	20-72 B	20-73 E	20-74 C
20-75 E	20-76 D	20-77 A	20-78 B
20-79 C	20-80 C		

A3 型单项选择题

20-81 D	20-82 A	20-83 A	20-84 C
20-85 A	20-86 C	20-87 C	20-88 B
20-89 B	20-90 D	20-91 C	20-92 D
20-93 B	20-94 D	20-95 D	20-96 A
20-97 C	20-98 D	20-99 D	20-100 D
20-101 D	20-102 D	20-103 D	20-104 E
20-105 A	20-106 C	20-107 B	20-108 B
20-109 B	20-110 D	20-111 B	20-112 B
20-113 A			

A4 型单项选择题

20-114 B	20-115 D	20-116 D	20-117 C
20-118 A	20-119 B	20-120 C	20-121 C
20-122 D	20-123 D	20-124 E	20-125 D
20-126 B	20-127 E	20-128 C	20-129 A
20-130 C			

部分选择题解析

20-2 解析： 由病原微生物(如病毒、衣原体、支原体、立克次体、螺旋体、细菌及真菌)和寄生虫(如原虫、蠕虫、医学昆虫)引起的疾病称感染性疾病。

20-5 解析： 一般来说，隐性感染最常见，病原携带状态次之，显性感染所占比例最低。

20-15 解析： 人禽流感的潜伏期一般是1周内，多见于2~4天。

20-19 解析： 流行性腮腺炎病毒多侵犯双侧腮腺，即使从单侧起病，也会发展至对侧。腺体肿大多以耳垂为中心，持续4~5天。流行性腮腺炎为腺体的非化脓性炎症，虽有肿痛，但无明显发热和皮肤发红，亦无大量分泌物。

20-29 解析： 引起手足口病的主要为小RNA病毒科，肠道病毒属的柯萨奇病毒A组16、4、5、7、9、10型和B组2、5、13型；埃可病毒和肠道病毒71型，尤其以肠道病毒71型和柯萨奇病毒A组16型最为常见。

20-31 解析： 伤寒的临床表现特征：持续发热、相对缓脉、表情淡漠、腹痛腹泻、玫瑰皮疹、肝和脾大及白细胞减少等。

20-40 解析： 一期梅毒主要表现为硬下疳。

20-43 解析：黑热病是通过"白蛉"传播的。

20-44 解析：获得性弓形体病因虫体侵袭部位和机体反应性不同而呈现不同的临床表现。轻者多为隐性感染，主要表现为淋巴结肿大。

20-46 解析：甲型肝炎和戊型肝炎经消化道传播。流行性乙型脑炎和登革热通过虫媒传播。丙型肝炎主要由输血途径传播。

20-47 解析：潜伏期可作为传染病检疫与留验接触者的重要依据。

20-50 解析：传染病的隔离期是依据患者排出病原体的时间长短来确定的，与潜伏期的长短无关。

20-51 解析：根据流行病学资料（旅游史，进食海产品）、临床表现（突然起病，无腹痛、水样便、呕吐、脱水等）、实验室检查（血常规异常，大便镜检白细胞轻度异常），该患儿最可能的临床诊断是霍乱。治疗原则是及时补液，辅助抗菌及对症治疗。因此，补液扩容是最紧急的措施。

20-52 解析：根据临床症状：高热、头痛、呕吐；体征：皮肤瘀点、瘀斑及脑膜刺激征阳性；流行病学资料：发病季节为冬春季、农村、小学生，未接种疫苗可能，考虑流行性脑脊髓膜炎流行。预防措施主要是早期发现患儿并就地隔离治疗，对接触者进行医学观察，疫苗预防和药物（磺胺嘧啶）预防，无须使用特异性免疫球蛋白。

20-53 解析：患儿需要避免服用含阿司匹林成分的药物退热，以免发生瑞氏综合征。

20-54 解析：夏季为流行性乙型脑炎流行季节，患儿疫苗接种史不详，突发高热、意识障碍，生活地区为农村、蚊虫滋生，符合流行性乙型脑炎的流行病学特点，故应首先考虑流行性乙型脑炎。

20-57 解析：同一单元内，同时出现多人发热、腹痛、腹泻、排稀水样便，且均在学校食堂就餐，考虑细菌性食物中毒，应立即留取标本后积极进行对症处理。

20-58 解析：发热1天出疹，为弥漫性充血性皮疹，压之褪色，疹间无正常皮肤，由躯干向四肢蔓延，咽部充血肿大，应首先考虑猩红热

可能。

20-60 解析：机构一旦发现传染病暴发，应立即进行隔离，彻底消毒公共用物，加强晨间入园体检，加强卫生宣教。5岁以上儿童，一般不再进行手足口病疫苗接种。

20-63 解析：控制颅内压，缓解头晕、头痛，不能立即行腰椎穿刺检查，以免引起脑疝。

20-64 解析：该患儿突发高热，伴有"三痛"表现，全身皮疹，淋巴结肿大，1周前有东南亚地区旅游史，考虑登革热可能。应立即引导患儿前往传染科就诊以明确诊断，隔离患儿，同时做好防蚊、灭蚊工作。

20-66 解析：诊断依据：①青少年患儿；②起病急，病程短；③有发热、疲乏及消化道症状；④肝功能异常；⑤肝脏轻度增大。患儿既往发现乙型肝炎病毒表面抗原阳性，可以排除B、E；既往无甲肝感染，可排除A、C，故此题答案为D。

20-67 解析：长时间间断发热，伴多汗、关节疼痛及肝大，有牛、羊接触史，应考虑布鲁氏菌病。

20-70 解析：浸润型肺结核多位于肺尖附近，细菌一般不波及局部淋巴结，也较少引起血行播散，但肺内局部组织炎症反应剧烈，容易引发干酪样坏死和空洞形成。

20-81 解析：根据流行病学资料（生食食物）、临床表现（突然起病、水样便、呕吐、低热、脱水、腹部无明显压痛）、实验室检查（血白细胞计数在正常上限、大便镜检白细胞少许），应考虑的诊断是霍乱。

20-83 解析：霍乱的预防措施：加强水源和食物的管理，接种疫苗，建立肠道门诊，做好手卫生工作。

20-84 解析：患儿有注射血制品史，有感染乙型或丙型肝炎病毒的可能。患儿有慢性肝病体征、蜘蛛痣、肝掌、移动性浊音阳性等，考虑肝硬化。自身免疫性肝炎较病毒性肝炎少见，多见于女性，有输血史者应先排除肝炎病毒感染后，再考虑自身免疫性肝炎。肝血吸虫病也可引起肝功能异常，但多有生食海鲜史，同时可伴有慢

性胆囊炎的临床表现。因此,最可能的诊断是丙型肝炎肝硬化。

20-86 解析: 丙型肝炎病毒感染可用干扰素抗病毒治疗,但该患儿有腹水,为肝硬化失代偿期,是干扰素治疗的禁忌证。

20-90 解析: 该患儿呼吸困难、发绀,紧急治疗措施是进行血气分析检查,给予吸氧。

20-93 解析: 接触者需要密切观察是否发病。免疫力低下儿童需要口服奥司他韦预防感染,静脉注射免疫球蛋白无效。

20-97 解析: 该患儿为青少年,起病急,病程短。有颌下淋巴结肿大、头痛表现,且之前有探病,不能排除感染因素,因此考虑腮腺炎。在病程早期,可能检测不到 IgM 抗体,因此,需要留取发病早期和恢复期双份血清用于检测。

20-98 解析: 很多传染病早期表现不典型,此时对病情的观察和早期对症处理就较为重要了。流行性腮腺炎以抗病毒治疗为主。但由于炎症期腮腺导管堵塞,食用酸性食物会加重疼痛,故不鼓励患儿食用酸性食物。

20-108 解析: 狂犬病患儿护理上注意集中操作,让患儿保持安静、卧床休息,防止一切风、光线、声音对患儿的刺激。患儿的分泌物、排泄物及其他污染物均须严格消毒。

20-113 解析: 对肺结核感染初期患儿的治疗多采用 2 个月强化治疗和随后 4 个月的巩固治疗。主要用药包括异烟肼、利福平、吡嗪酰胺和乙胺丁醇,一般联合用药。

20-114 解析: 患儿高热,脉搏 128 次/分,心律齐,心音弱,考虑并发心肌炎,已经给予阿苯达唑治疗。该患儿目前最重要的处理是加强监护,防治心力衰竭。

20-115 解析: 患儿服用阿苯达唑 2 天体温高峰下降,第 3 天体温再次升高达 39℃,考虑发生了类赫氏反应,应加用糖皮质激素。

20-120 解析: 患儿出现典型猩红热的临床表现:发热 1 天出现皮疹,伴咽峡炎,可见"口周苍白圈",皮疹呈弥漫性分布。虽无接触史,但仍应考虑猩红热诊断。

20-121 解析: 患儿白细胞计数及中性粒细胞百分比均增加,咽部分泌物培养出溶血性链球菌阳性可确诊。

20-122 解析: 链球菌为革兰染色阳性球菌,应选择针对阳性球菌有效的抗生素。

20-123 解析: 发热病程较长,伴有多汗、关节疼痛及肝、脾大,有牛、羊接触史,最应优先考虑布鲁氏菌病。

20-124 解析: 该患儿有脊柱炎表现,应予足疗程联合抗菌治疗。必要时行外科手术。

名词解释题

20-131 肝性脑病(hepatic encephalopathy)是指由肝功能严重损害引起的中枢神经系统功能障碍,出现意识障碍、扑翼样震颤、昏睡或昏迷等临床表现。

20-132 急性呼吸窘迫综合征(acute respiratory distress syndrome, ARDS)是由肺间质水肿导致的严重低氧血症,主要表现为进行性呼吸困难、发绀、$PaO_2 < 60$ mmHg。常见于休克期和少尿期。

20-133 AIDS 即获得性免疫缺陷综合征,是由人类免疫缺陷病毒(HIV)感染引起的,主要经性接触、血液及母婴传播的慢性传染病。HIV 主要侵犯、破坏 $CD4^+$ T 细胞,导致机体免疫和(或)功能受损,最终并发严重的机会性感染和肿瘤。

20-134 SARS 即严重急性呼吸综合征(severe acute respiratory sydrome, SARS),又称为传染性非典型肺炎,是由 SARS 冠状病毒(SARS-Cov)引起的急性呼吸系统传染病,主要通过短距离飞沫、接触患儿呼吸道分泌物及密切接触传播。临床上以发热、头痛、肌肉酸痛、乏力、干咳及痰少为特征,严重者出现气促或呼吸窘迫。我国新《传染病防治法》将其列为乙类传染病,但其预防、控制措施采取甲类传染病的方法执行。

20-135 手足口病(hand、foot and mouth

disease，HFMD)是由一组肠道病毒引起的急性传染病,其中以柯萨奇病毒 A 组 16 型(CV-A16)和肠道病毒 71 型(EV-71)感染最常见。多发生于 10 岁以下的儿童,以手、足、口腔等部位皮肤、黏膜的皮疹、疱疹、溃疡为典型表现,少数患儿可出现肺水肿、无菌性脑脊髓炎、脑膜炎和脑炎。

20-136 立克次体是指介于细菌和病毒之间,而接近于细菌的一类原核生物,其特点:①光镜下可见,呈革兰染色阴性的球杆状或杆状;②在细胞内生长和繁殖;③有些立克次体细胞壁上的多糖类抗原与变形杆菌 OX19、OXk、OX2 有共同抗原;④大多数立克次体对外界抵抗力弱;⑤对广谱抗生素敏感。

20-137 大约一半以上的伤寒患儿在病程 7~14 天时皮肤上可出现淡红色小斑、丘疹,称为玫瑰疹(rose spots)。直径 2~4 mm,压之褪色,多在 10 个以下,主要分布在胸、腹及肩背部,四肢罕见。一般在 2~4 天内变暗淡、消失。可分批出现,也可变成压之不褪色的小出血点。

20-138 神经型食物中毒(clostridium botulinum food poisoning)指因食用含有肉毒杆菌外毒素的食物引起的中毒性疾病。临床上以神经系统症状如眼肌及咽肌瘫痪为主要表现。

20-139 霍乱是霍乱弧菌引起的烈性肠道传染病,发病急、传播快、临床表现轻。

20-140 细菌性痢疾反复发作或迁延不愈达 2 个月以上称为慢性痢疾。

20-141 百日咳(pertussis)是由百日咳杆菌引起的急性呼吸道传染病,临床特点为阵发性、痉挛性咳嗽,以及咳嗽终止时出现深长的鸡鸣样吸气性吼声。该病病程较长,未经治疗,咳嗽症状可持续 2~3 个月,故名百日咳。

20-142 猩红热患儿颜面部位仅有充血而无皮疹,口、鼻周围充血不明显,相比之下显得发白,称为口周苍白圈。

20-143 流行性脑脊髓膜炎简称流脑,是由脑膜炎球菌引起的急性化脓性脑膜炎,其主要临床表现为突发高热、剧烈头痛、频繁呕吐、皮肤和黏膜瘀点、瘀斑及脑膜刺激征,严重者可有败血症和脑实质损害,常可危及生命。

20-144 败血症(septicemia)是指病原菌侵入血液循环生长繁殖并释放大量毒素和代谢产物,引起严重毒血症的全身性感染综合征。

20-145 脓毒血症(sepsis)是指在败血症病程中细菌栓子随血流出现迁徙性炎症病灶,并有全身多处脓肿形成。

20-146 血流感染(bloodstream infections, BSI)是导致败血症的重要过程,可以继发于身体特定部位的感染灶,当未发现明确感染灶时也可认为是原发感染。分为社区获得性血流感染与医院内血流感染。由血管内导管置入引起的导管相关性血流感染是主要的医院内血流感染。

20-147 赫氏反应是一种青霉素治疗后症状加重的反应,多在使用首剂青霉素后 0.5~4 小时发生,是因为大量钩端螺旋体被青霉素杀灭后释放毒素所致。表现为患儿突然出现寒战、高热、头痛、全身痛,心率和呼吸加快,原有症状加重;部分患儿出现体温骤降、四肢厥冷,可诱发肺弥漫性出血。一般持续 0.5~1 小时。

20-148 回归热是由回归热螺旋体引起的急性虫媒传染病。临床特点是阵发性高热伴全身疼痛,肝、脾大,重症者有黄疸和出血倾向。短期热退,呈无热,间歇数天后反复发热。因发热期与间歇期交替反复出现,故称回归热。

20-149 疟疾是由疟原虫感染所致的寄生虫病。在人体内,疟原虫经血液循环侵入肝细胞发育繁殖,再侵入红细胞繁殖,导致红细胞成批破裂,释放大量裂殖子和代谢产物而发病。临床以反复发作的间歇性寒战、高热,随之大汗后缓解为特点。

20-150 感染性休克是由各种病原体及其毒素引起的全身微循环障碍、血流动力学异常、组织灌注不足和细胞缺血、缺氧、代谢紊乱及重要脏器或多个脏器功能障碍的综合征。

简述问答题

20-151 传染病流行的基本条件:感染源、传播途径及易感人群。

传染源指体内有病原体生存、繁殖并能将病原体排出体外的人和动物,包括患儿、病原携带者、隐性感染者、受感染的动物。

病原体离开传染源后,到达另一个易感者的途径称为传播途径,同一种传染病可以有1种以上的传播途径,而且在各个具体病例中的传播途径也可以不同。常见传播途径有空气传播、水和食物传播、接触传播、血液和体液传播、虫媒传播、土壤传播及医源性感染。

对某一传染病缺乏特异性免疫力的人称为易感者。易感者在某一特定人群中的比例决定该人群的易感性。易感者的比例在人群中达到一定水平,如果又有传染源和合适的传播途径时,则传染病的流行很容易发生。

20-152 传染病的基本特征:①有病原体,每一种传染病都是由特异性的病原体引起的,包括微生物与寄生虫;②有传染性,传染病能通过某种途径传染给他人,这是传染病与其他感染性疾病的主要区别;③有流行病学特征,包括流行性、季节性、地方性、外来性;④有感染后免疫。

20-153 传染病的预防主要针对传染病流行过程中的3个基本环节来采取综合性措施。①管理传染源:严格执行传染病报告制度(参考最新修订的《传染病防治法》),对有传染性的患儿进行隔离和治疗,对接触者进行检疫或预防,对病原携带者进行治疗、隔离或教育,对感染动物进行处理。②切断传播途径:如养成良好的个人卫生习惯、改善环境卫生、消灭传播媒介,以及采取消毒措施等。③保护易感人群:增强体质以提高机体非特异性免疫力,预防接种以提高人群的特异性免疫力。

20-154 重型肝炎的临床表现:①黄疸迅速加深,血清胆红素>171 μmol/L。②肝脏进行性缩小,有肝臭。③出血倾向,凝血酶原的活动度<40%。④腹水、中毒性鼓肠。⑤精神神经系统症状(肝性脑病),如定时、定向障碍,计算能力下降,精神异常,烦躁不安及嗜睡等。早期肝性脑病可出现扑翼样震颤。⑥肝肾综合征,出现少尿,甚至无尿,血尿素氮升高等。

20-155 脊髓灰质炎的预防措施和注意事项:①该病流行期间,应少去人群众多的场所,避免过度疲劳和受凉,推迟各种预防接种和不急需的手术等,以免促使顿挫型变成瘫痪型。②主动免疫是预防该病的主要而有效的措施。减毒活疫苗口服,使用方便,一般首次免疫从2月龄开始,2、3、4月龄各服1次,4岁时再加强免疫1次。不可用于免疫功能缺陷或免疫抑制剂治疗者。服用疫苗2周后,体内可产生特异性抗体,1~2个月可达有效水平,3剂服用完成后产生的免疫力可维持5年,加强免疫1次可维持终身。灭活疫苗较为安全,可用于免疫功能缺陷及接受免疫抑制剂治疗者,但价格昂贵,免疫维持时间短,需重复注射。未服过疫苗的幼儿、孕妇、医务人员、免疫力低下者,扁桃体摘除等局部手术后或先天性免疫缺陷的儿童若与患儿密切接触后,应及早肌内注射丙种球蛋白进行被动免疫。推荐剂量0.3~0.5 ml/kg,每月1次,连用2次,免疫效果可维持2个月。

20-156 流行性感冒的对症治疗包括解热、镇痛和支持治疗,还需有效控制继发细菌性肺炎,抗流感病毒药物主要是奥司他韦。

20-157 高致病性禽流感重症患儿的主要治疗措施:①隔离;②对症治疗和抗病毒治疗;③加强营养支持;④加强血氧监测和呼吸支持;⑤防治继发细菌感染;⑥防治其他并发症。

20-158 甲型H1N1流感的临床表现:潜伏期一般为3~7天,起病急,突起高热、寒战、头痛、肌肉酸痛和全身不适,部分病例出现呕吐和(或)腹泻、倦怠、球结膜充血等。轻症患儿仅有轻微的上呼吸道感染症状。少数患儿病情进展迅速,出现呼吸衰竭,多脏器功能不全或衰竭。

20-159 典型麻疹的临床特征:发热、流涕、咳嗽、结膜充血、麻疹黏膜斑,发热3~4天出现皮肤斑丘疹。典型的出疹顺序:耳后→颜面→颈部→躯干→四肢→手心、足心。疹间皮肤正常,压之褪色。恢复期皮疹按出疹顺序消退,伴有脱屑。

20-160　麻疹的主要并发症：支气管肺炎、喉炎、心肌炎、脑炎及亚急性硬化性全脑炎等。

20-161　典型水痘皮疹的特点：分批出现的斑疹、丘疹、疱疹和痂疹，俗称"四世同堂"。皮疹发展迅速，呈向心性分布。

20-162　流行性乙型脑炎的临床分期：初期、极期、恢复期。初期：起病急，体温达到39～40℃，伴恶心、呕吐和头痛，部分患者有颈项轻度强直，病程1～3天。极期：体温继续升高，可达40℃以上，症状加重，意识障碍明显，由嗜睡、昏睡直至昏迷。重者可出现全身抽搐、脑实质病变、颅内高压等而出现中枢性呼吸衰竭。恢复期：体温逐渐下降，神经系统症状逐渐好转，重症患者的反应迟钝、痴呆、瘫痪等症状经过积极治疗大多可以在半年内回复。

20-163　狂犬病的治疗原则：狂犬病发病后以对症支持治疗为主。单室隔离患儿，防止唾液污染，尽量保持患儿安静，减少光、风、声等刺激。对症治疗包括加强监护、镇静、解除痉挛、给氧等，必要时给予气管切开，纠正酸中毒，补液，维持水、电解质平衡，纠正心律失常，稳定血压，出现脑水肿时给予脱水剂等。

20-164　传染性非典型肺炎的临床表现：潜伏期多为3～5天，典型患儿起病急，以发热为首发症状，热程1～2周，伴有头痛、肌肉酸痛、全身乏力。部分患儿有腹泻，病情于10～14天达到高峰，可出现频繁呕吐、气促和呼吸困难。易继发呼吸道感染。重型患儿病情重、进展快，易出现急性呼吸窘迫综合征。

20-165　手足口病主要经粪-口途径传播，其次是经呼吸道飞沫传播。该病传染性强，患儿和病毒携带者的大便、呼吸道分泌物及患儿的黏膜疱疹液中含有大量病毒，接触污染的手、日常用具、衣物及医疗器具等均可感染。其中，污染的手是传播中的关键媒介。

20-166　手足口病的临床表现：急性起病，伴或不伴发热，以手、足、臀部皮肤斑丘疹、疱疹，口、唇、舌、两颊黏膜疹、溃疡伴疼痛为主要特征。皮疹无疼痛、瘙痒，消退后不留瘢痕。病程中可出现喷嚏、咳嗽、流涕等上呼吸道感染症状，也可出现食欲下降、恶心、呕吐、腹痛等胃肠道症状。少数病例病情进展迅速，在发病1～5天出现脑膜炎、脑炎（以脑干脑炎最为凶险）、脑脊髓炎、肺水肿及循环障碍等。极少数病例病情危重，可致死亡。

20-167　百日咳的临床表现可分3期。①卡他期：从起病至阵发性痉咳出现，此期可有低热、咳嗽、喷嚏、流泪和乏力等类似上呼吸道感染的症状，持续7～10天。咳嗽开始为单声干咳，3～4天后热退，但咳嗽加剧，尤以夜晚为甚。②痉咳期：2～6周或更长。此期已不发热，但有特征性的阵发性、痉挛性咳嗽，阵咳发作时连续10余声至20～30声短促的咳嗽，继而出现深长的吸气。③恢复期：阵发性咳嗽次数减少至消失，持续2～3周后咳嗽好转痊愈。

20-168　肺结核的治疗原则：早期、规律、全程、联合和适量。早期：发现肺结核，要及早的进行治疗，越早治疗预后越好。规律：要每天定时服用药物，不得随意停药、减量。全程：要坚持服用满至少半年以上，肺结核才能得到彻底治愈。联合：要联合几种抗结核药物进行治疗，防止结核耐药的发生。适量：结核的药物不能加量，也不能减量，一定要在医生的指导下规范服用。

综合应用题

20-169　(1) 该患儿目前的诊断：甲型H1N1流感肺炎，Ⅱ型呼吸衰竭。

(2) 诊断依据：①该患儿在甲型H1N1流感流行期间，在疫区有流感样症状（呼吸困难，肺部湿啰音）。②肺部CT检查显示右肺下叶实变；血气分析提示Ⅱ型呼吸衰竭改变；咽拭子检测甲型H1N1流感核酸阳性。

治疗措施：主要是早发现、早隔离、早期抗病毒治疗和对症治疗。具体的措施：①呼吸道隔离；②对症治疗，如卧床休息、退热、吸氧；③奥司他韦口服，每天2次，连服5天；④抗生素抗感染;⑤祛痰。

20-170 (1)该患儿的诊断是:登革热。诊断依据:①2周内前往海南、广州等地,发病季节为登革热流行季节。②高热1周;头痛、肌肉痛;全身皮疹,皮疹压之不褪色,以下肢为主;颜面潮红;结合膜充血。③白细胞和血小板计数均下降。

(2)针对该疾病最主要的预防措施是防蚊、灭蚊。

20-171 (1)该患儿的诊断:狂犬病。诊断依据:①发病前1个月曾被狗咬伤,未接种狂犬疫苗;②有典型的恐水、烦躁不安、流涎、吐口水等症状,病情进展迅速,发病后迅速死亡。

(2)预防方法:①管理传染源。对犬类做好预防接种,对不明原因突然病死的犬类要进行动物检疫。②咬伤后的处理。流动水大量冲洗伤口,尤其是刚发生咬伤时,用20%肥皂水反复冲洗咬伤部位至少30分钟。③消毒伤口。使用碘溶液消毒,并用75%乙醇脱碘。④伤口处不包扎,防止病毒传入神经纤维。⑤进行疫苗接种。应第一时间前往相关部门进行疫苗接种。

20-172 (1)该患儿的诊断首先考虑流行性乙型脑炎。诊断依据:流行季节、未规范接种疫苗、有蚊虫叮咬史、急性发热后出现意识障碍。

(2)未明确诊断前的护理重点:①意识评估,注意观察意识障碍加深程度;②监测体温,使用冰帽、控温毯维持体温;③心电监护,密切观察心率、呼吸等生命体征变化;④准备好抢救用物,一旦病情发生变化,立即投入抢救。

20-173 (1)该患儿最可能的诊断:急性中毒型细菌性痢疾(混合型)。

(2)诊断依据:①患儿为夏秋季节发病,发病前有不洁饮食史;②起病急骤,突然高热,数小时内即出现反复抽搐、喷射状呕吐、意识障碍、瞳孔对光反射迟钝等中枢神经系统症状,同时有呼吸急促、脉搏快、面色苍白、口唇发绀及肢端冰冷等周围循环衰竭的表现;③血白细胞及中性粒细胞均明显升高。为进一步诊断,应立即做肛拭子或0.9%氯化钠溶液灌肠取便,若肉眼可见黏液,镜检有白细胞或脓细胞及红细胞即可诊断。确诊则应送大便进行细菌培养,可培养出痢疾杆菌。

(3)护理措施:①及时留取各类血、尿、粪便培养标本送检;②保持气道通畅,监测生命体征,及时给予补液,维持水、电解质平衡;③遵医嘱正确使用抗生素;④做好生活护理;⑤对于意识障碍患儿,应给予留置胃管、鼻饲喂养,保证每天营养的摄入;⑥积极降温,防止热性惊厥再次发生;⑦准备好一切抢救物品、仪器设备,一旦患儿发生循环衰竭、呼吸衰竭,立即进行配合抢救工作。

(黄 勤 王佳丽)

第二十一章

危重症患儿的护理

❋ 选择题(21-1~21-86)

✎ A1 型单项选择题(21-1~21-39)

21-1 下列哪项与儿童热性惊厥的临床特点不符
　　A. 惊厥多发生于6月龄至5岁儿童,复发年龄不超过7岁
　　B. 惊厥呈全身性,但不留后遗症
　　C. 先发热后惊厥,多于发热24小时内体温骤升
　　D. 发作后脑电图异常
　　E. 多伴有呼吸道、消化道感染,而无中枢神经系统感染

21-2* 引起儿童惊厥的感染性疾病不包括
　　A. 脑膜炎
　　B. 中毒性脑病
　　C. 缺氧缺血性脑病
　　D. 脑脓肿
　　E. 破伤风

21-3 婴幼儿时期惊厥最常见的原因是
　　A. 高热　　　　B. 癫痫
　　C. 中毒性脑病　D. 脑炎和脑膜炎
　　E. 低血糖和水、电解质紊乱

21-4* 儿童惊厥时应重点观察
　　A. 体位变化
　　B. 呼吸、瞳孔变化
　　C. 发绀的程度
　　D. 呕吐情况
　　E. 肌肉张力改变

21-5 对儿童热性惊厥的正确处理是

　　A. 立即肌内注射地西泮,每次0.3~0.5 mg/kg
　　B. 立即静脉注射地西泮,每次0.3~0.5 mg/kg
　　C. 立即肌内注射苯巴比妥,每次5~10 mg/kg
　　D. 立即肌内注射苯巴比妥,每次15~20 mg/kg
　　E. 立即肌内注射苯妥英钠,每次15~20 mg/kg

21-6 以下不属于脓毒性休克诊断指标的是
　　A. 临床上有明确的感染
　　B. 有系统性炎症反应综合征的存在
　　C. 收缩压<90 mmHg或较原基础值下降幅度>40 mmHg,至少1小时
　　D. 心率>100次/分
　　E. 有组织灌注不良的表现

21-7 脓毒性休克的最常见病原体是
　　A. 革兰阳性菌　　B. 革兰阴性菌
　　C. 病毒　　　　　D. 钩端螺旋体
　　E. 真菌

21-8 下列关于脓毒性休克的说法,正确的是
　　A. 合并循环功能障碍,动脉血乳酸<2 mmol/L
　　B. 脓毒性休克时,组织对氧的摄取及利用能力基本正常
　　C. 后期血流动力学多表现为心输出量正常或增高,外周血管阻力降低
　　D. 脓毒性休克的基本病理生理改变是组织灌注不足引起的全身性缺氧

E. 脓毒性休克的治疗以抗感染和使用缩血管药为主,应限制液体输注

21-9* 儿童脓毒性休克(代偿期)的临床表现不包括
A. 烦躁不安或精神萎靡
B. 皮肤湿冷,有大理石花纹
C. 血压下降
D. 外周动脉搏动细弱
E. 液体复苏后每小时尿量<0.5 ml/kg

21-10 儿童脓毒性休克暖休克的特征不包括
A. 是高排低阻型休克
B. 四肢温暖
C. 血压降低
D. 毛细血管再充盈时间延长
E. 心率快,脉搏有力

21-11 对使用甘露醇降颅内压的患儿的护理措施不包括下列哪项
A. 气温低时,要先加温,使结晶溶解
B. 静脉注射时,要注意不能溢出血管,以免引起组织坏死
C. 作用可维持3~8小时,必要时可重复使用
D. 速度过快可引起头痛、视物模糊
E. 应缓慢静脉滴注,以免加重心脏负担

21-12 形成脑疝的根本原因是
A. 剧烈头痛,频繁呕吐
B. 过量、过快输液
C. 腰椎穿刺放脑脊液
D. 高压灌肠
E. 颅内各分腔压力不均衡

21-13 治疗脑水肿,下列药物哪种效果较好
A. 50%葡萄糖溶液　B. 30%尿素
C. 25%山梨醇　　　D. 20%甘露醇
E. 浓缩血清白蛋白

21-14* 小脑幕裂孔疝与枕骨大孔疝的根本区别是
A. 频繁呕吐
B. 剧烈头痛

C. 意识障碍发生较早
D. 呼吸骤停发生较早
E. 血压、脉搏、呼吸改变

21-15 脑疝的主要临床表现为
A. 面色苍白
B. 肢端冷
C. 视神经乳头水肿
D. 昏迷
E. 双侧瞳孔不等大,对光反射迟钝

21-16 急性颅内压增高患儿的卧位是
A. 有脑疝前驱症状时,头肩抬高10°~20°,有利于颅内血液回流
B. 无脑疝前驱症状时,头肩抬高10°~20°,有利于颅内血液回流
C. 有脑疝前驱症状时,以平卧为宜
D. 无脑疝前驱症状时,平卧且头侧向一侧为宜
E. 以上均不是

21-17 儿童急性颅内压增高常见的病因不包括
A. 感染　　　　B. 贫血
C. 脑缺氧　　　D. 颅内出血
E. 颅内肿瘤

21-18* 关于颅内压增高患儿的一般处理,下面哪项是错误的
A. 抬高床头
B. 保持呼吸道通畅
C. 高位灌肠以疏通大便
D. 吸氧
E. 观察生命体征变化

21-19 急性呼吸衰竭为儿童常见的急症之一,下列对急性呼吸衰竭患儿的护理措施中不妥的是
A. 密切观察病情变化
B. 遵医嘱给予氧气吸入
C. 让患儿取半卧位或坐卧位
D. 不断吸痰以保持呼吸道通畅
E. 立即将患儿送入监护室

21-20 关于儿童急性呼吸衰竭的发病原因,下列描述中正确的是

A. 不同年龄的儿童,急性呼吸衰竭的病因亦不同
B. 婴幼儿多由呼吸窘迫、感染和先天性畸形引起
C. 新生儿多由肺部感染引起
D. 神经肌肉疾病所致呼吸衰竭多见于成人
E. 儿童急性呼吸衰竭常见于中枢性疾病

21-21 儿童急性呼吸衰竭缺氧明显时,面罩给氧浓度一般为
A. 15%～20% B. 20%～25%
C. 25%～30% D. 30%～35%
E. 40%～60%

21-22 儿童急性呼吸衰竭时最重要的护理措施是
A. 保持呼吸道通畅
B. 立即高浓度持续吸氧
C. 立即人工辅助呼吸
D. 立即静脉输液补充能量
E. 密切观察病情变化

21-23 中枢性呼吸衰竭患儿呼吸困难的表现是
A. 吸气性呼吸困难为主
B. 呼气性呼吸困难为主
C. 呼吸节律不齐、深浅不均,出现潮式呼吸
D. 呼吸浅而无力
E. 早期呼吸频率常增快,晚期呼吸减慢、无力

21-24 对急性呼吸衰竭患儿用氧时,湿化瓶中应加入的液体是
A. 室温蒸馏水
B. 60℃左右的蒸馏水
C. 30%的乙醇
D. 75%的乙醇
E. 0.9%氯化钠溶液

21-25 儿童心源性心力衰竭的常见原因是
A. 先天性心血管疾病

B. 心肌炎
C. 风湿性心脏病
D. 心包炎
E. 心律失常

21-26 儿童肺源性心力衰竭的常见原因是
A. 肺炎 B. 克山病
C. 维生素 B_1 缺乏 D. 重度贫血
E. 以上均不是

21-27 心力衰竭患儿的床头一般应抬高
A. 10°～15° B. 15°～30°
C. 30°～40° D. 40°～45°
E. 以上均不是

21-28 有明显左心衰竭时,患儿宜采用的体位是
A. 平卧位 B. 侧卧位
C. 俯卧位 D. 端坐或半坐位
E. 以上均不是

21-29 儿童充血性心力衰竭发病率最高的年龄段是
A. 1月龄内 B. 1～2岁
C. 2～3岁 D. 3～5岁
E. 1岁以内

21-30 下列哪种疾病伴有右心室压力负荷过重
A. 肺动脉瓣狭窄 B. 高血压
C. 心肌炎 D. 主动脉瓣狭窄
E. 心肌梗死

21-31 下列哪种疾病伴有左心室容量负荷过重
A. 房间隔缺损
B. 肺动脉瓣关闭不全
C. 三尖瓣关闭不全
D. 完全性肺静脉异位引流
E. 动脉导管未闭

21-32 儿童肾衰竭最常见的原因是
A. 心源性休克 B. 败血症
C. 各种肾性疾病 D. 泌尿道梗阻
E. 先天性尿路畸形

21-33 儿童少尿型肾衰竭的临床表现有
A. 电解质紊乱 B. 代谢性酸中毒

C. 氮质血症　　D. 感染
E. 以上均是

21-34 儿童急性肾衰竭最常见的并发症是
A. 呼吸衰竭　　B. 脱水
C. 营养不良　　D. 感染
E. 贫血

21-35 儿童急性肾衰竭常有电解质紊乱,其中最常见的类型是
A. 高钾血症　　B. 低钠血症
C. 高钙血症　　D. 高钠血症
E. 低氯血症

21-36 急性肾衰竭少尿期患儿死亡的主要原因是
A. 感染
B. 水潴留致心力衰竭
C. 氮质血症
D. 代谢性酸中毒
E. 免疫力低下

21-37 引起儿童心搏骤停最常见的原因是
A. 外伤及意外
B. 中枢神经系统病变
C. 电解质紊乱
D. 中毒
E. 呼吸功能衰竭或呼吸停止

21-38 儿童心跳呼吸骤停的临床表现中不包括以下哪项
A. 颈动脉搏动消失
B. 瞳孔缩小
C. 血压测不出
D. 心跳、呼吸停止
E. 神志丧失、昏迷、抽搐

21-39 儿童心搏、呼吸骤停抢救时,胸外心脏按压的深度为其胸廓前后径的
A. 1/2　　B. 1/3
C. 2/3　　D. 1/4
E. 1/5

A2型单项选择题(21-40～21-57)

21-40* 患儿,男性,3岁。因惊厥反复发作入院。为防止该患儿惊厥时外伤,以下处理中哪项错误
A. 将纱布放入患儿口中,防止咬伤
B. 移开床上所有的硬物
C. 视情况使用约束带约束患儿肢体
D. 拉好床旁护栏
E. 压舌板裹纱布,置于上、下磨牙之间

21-41 患儿,女性,5岁。在非医疗场所突然惊厥发作。以下就地抢救措施中哪项是错误的
A. 立即抱起患儿紧急送往医院
B. 针刺或指压人中穴
C. 松解衣服领口
D. 患儿平卧,头偏向一侧
E. 保持安静,不能摇晃

21-42 患儿,女性,1.5岁。半天来发热、流涕、咳嗽,半小时前突然抽搐1次,持续约5分钟,为全身性抽搐。1岁时发热发作过1次,情况与本次类似。来院急诊。体格检查:体温39℃;神志清楚,一般情况好;咽红;呼吸音稍粗;神经系统无异常。该患儿抽搐的原因最可能是
A. 化脓性脑膜炎
B. 癫痫
C. 维生素D缺乏性手足搐搦症
D. 高热惊厥
E. 中毒性脑病

21-43 患儿,男性,7岁。突然发生惊厥,全身肌肉强直性痉挛,眼球上翻,口吐白沫,牙关紧闭,呼吸不规则,发绀,大小便失禁,发作持续30分钟以上。最有可能的诊断是
A. 高热惊厥　　B. 癫痫小发作
C. 惊厥持续状态　D. 中毒性脑病
E. 维生素D缺乏性手足搐搦症

21-44 患儿,男性,10月龄。因高热惊厥入院。经治疗痊愈,准备出院。对其家

长健康指导的重点是
A. 合理的喂养方法
B. 规律的体格锻炼
C. 惊厥的预防及急救措施
D. 预防接种的时间
E. 儿童体格检查的时间

21-45 患儿,男性,2岁。因化脓性脑膜炎入院。出现意识不清,呼吸不规则,双侧瞳孔不等大,对光反射迟钝。该患儿可能出现的并发症是
A. 脑疝   B. 脑水肿
C. 脑积水   D. 低血压
E. 脑室管膜炎

21-46 患儿,男性,8月龄。因发热3天、呕吐3次来院就诊。前囟紧张。脑脊液:外观浑浊,细胞计数 $1\,000\times10^6$/L,蛋白质含量增高,糖含量降低。入院后频繁抽搐,病情观察的重点是
A. 体温脉搏   B. 心率、血压
C. 呼吸、瞳孔   D. 肌张力
E. 前囟张力

21-47* 患儿,男性,10月龄。因外伤颅内出血,引起急性颅内压增高。下列对该患儿的护理措施中不正确的是
A. 保持安静   B. 观察生命体征
C. 头部使用冰袋 D. 头部抬高30°
E. 可使用头部静脉输液

21-48 患儿,女性,3岁。因发热3天、昏迷2天就诊。体格检查:体温38.3℃;有颈抵抗;呼吸快慢不均,有双吸气,双肺未闻及湿啰音;心率140次/分;病理反射阳性。血气分析:PaO_2 45 mmHg, $PaCO_2$ 55 mmHg。该患儿的诊断为
A. 重型肺炎
B. 脑膜炎
C. 心力衰竭
D. 中枢性呼吸衰竭
E. 喉炎

21-49 患儿,女性,5岁。因高热3天入院。体格检查:体温39℃;烦躁不安;呼吸节律紊乱,三凹征(+),双肺闻及固定的湿啰音;四肢皮肤发绀明显。血气分析:PaO_2 45 mmHg, $PaCO_2$ 55 mmHg。下列护理措施中不妥的是
A. 立即使用抗生素
B. 立即机械通气
C. 保持呼吸道通畅
D. 高能量饮食
E. 监测生命体征

21-50* 患儿,男性,2岁。因肺炎合并心力衰竭住院治疗。入院后给予毛花苷C等药物治疗,用药后第4天,患儿出现恶心、呕吐、烦躁,心率80次/分。首先考虑的诊断是
A. 心力衰竭加重
B. 低血钾反应
C. 合并消化不良
D. 药物使用后的胃肠道反应
E. 洋地黄中毒

21-51* 患儿,女性,1岁。以房间隔缺损收治入院。入院后第2天,患儿心率168次/分,呼吸60次/分,第一心音低钝,出现舒张期奔马律,四肢末梢发凉。临床诊断为急性心力衰竭。以下护理措施中不正确的是
A. 适当限制液体出入量
B. 洋地黄类药物不可与钙剂同用
C. 患儿应平卧,头偏向一侧
D. 用洋地黄类药物过程中,每次用药前应测脉搏、心率
E. 用强心利尿剂后应注意有无低血钾的表现

21-52 患儿,女性,8月龄。因重型肺炎住院治疗。今晨突然出现烦躁不安,呼吸急促,口唇发绀,心率增快,肝大。对该患儿不妥的护理措施是

A. 使用利尿剂
B. 给予镇静剂及强心剂
C. 应用抗生素及激素
D. 头罩吸氧
E. 立即采取去枕仰卧位

21-53 患儿,女性,6月龄。人工喂养,平素多汗、易激惹。因咳嗽、发热4天就诊。体格检查:体温38～39℃,呼吸70次/分,心率184次/分;有枕秃,按压枕骨有压乒乓球样感;三凹征明显,双肺散在中、细湿啰音;肝肋下3.5 cm。临床诊断为
A. 支气管肺炎
B. 支气管肺炎、心力衰竭
C. 支气管肺炎、佝偻病初期
D. 支气管肺炎、心力衰竭、佝偻病激期
E. 支气管肺炎、中毒性脑病、佝偻病激期

21-54 患儿,女性,6月龄。因肺炎合并心力衰竭入院,给予毛花苷C治疗。患儿脉率为多少才能用药
A. >60次/分
B. >70次/分
C. >80次/分
D. >90次/分
E. >120次/分

21-55 患儿,男性,5岁。3周前患扁桃体炎,近来出现水肿、少尿及尿液呈洗肉水样,以急性肾小球肾炎收治入院。今晨患儿出现精神萎靡、嗜睡、呼吸深长、面色发灰、口唇樱桃红色。考虑患儿出现了
A. 氮质血症   B. 代谢性酸中毒
C. 水、电解质紊乱 D. 继发感染
E. 高血压脑病

21-56* 患儿,男性,7岁。2周前曾患脓疱疹,4天前出现全身水肿、精神萎靡、食欲下降、恶心、呕吐、尿少,以及尿液呈洗肉水样。临床以急性肾衰竭收治入院。经过积极治疗后,患儿尿量明显增加,超过250 ml/(m² · d)。此期患儿护理最重要的是
A. 纠正水、电解质紊乱
B. 防止营养失调
C. 预防及控制感染
D. 皮肤护理
E. 防止脱水

21-57 患儿,男性,6岁。因急性肾衰竭收治入院。经过积极治疗1个月后,患儿进入疾病的恢复期。以下对该期的叙述错误的是
A. 肾小球滤过功能恢复较快
B. 肾小管功能恢复较慢
C. 肾浓缩功能恢复较快
D. 肾浓缩功能需数月才能逐渐恢复正常
E. 患儿多有营养不良和免疫功能下降

✎ A3型单项选择题(21-58～21-71)

(21-58～21-60共用题干)
患儿,男性,15月龄,体重10 kg。因发热、呕吐、解水样便3天入院。入院前3天无明显诱因下出现发热,伴频繁呕吐,非喷射性;解黄色水样便,5～6次/天,量多,无黏液、脓血。体格检查:体温38.5℃,脉搏170次/分,呼吸48次/分,血压140/80 mmHg(非安静状态下);反应差,呻吟,烦躁;面色苍黄,眼窝凹陷,口唇黏膜苍白、干燥,哭时无泪,皮肤弹性差,咽充血;呼吸困难,三凹征(＋),双肺呼吸音粗;四肢皮肤无花斑,四肢末端暖。

21-58* 患儿的初步诊断不包括
A. 急性腹泻病
B. 低血容量性休克(失代偿期)
C. 重度脱水
D. 低血容量性休克(代偿期)
E. 呼吸系统感染

21-59 目前最主要的护理诊断是

  A. 体温过高
  B. 组织灌注量改变
  C. 气体交换受损
  D. 营养失调
  E. 分离性焦虑

21-60 以下治疗措施中错误的是
  A. 确保气道通畅，给予氧气吸入
  B. 首选等渗晶体液静脉输注
  C. 血培养确定病原体
  D. 无须禁食，普通饮食
  E. 尽早使用抗生素治疗

(21-61～21-62 共用题干)

  患儿，男性，2 岁。因咳嗽、气促 2 天就诊。体格检查：神志清楚，鼻翼扇动，三四征（＋）；口周发绀；双肺可闻及密集细湿啰音；心率 156 次/分，律齐，心音有力，未闻及杂音；腹平软，肝、脾不大，病理反射未见异常。血气分析：pH 7.38, $PaCO_2$ 70 mmHg, PaO_2 40 mmHg。

21-61 目前最主要的护理诊断是
  A. 气体交换受损 B. 营养失调
  C. 分离性焦虑 D. 有感染的风险
  E. 活动无耐力

21-62 下列护理措施中不妥的是
  A. 加温湿化气道
  B. 体位引流
  C. 吸痰
  D. 给予高热量饮食
  E. 鼓励下床活动

(21-63～21-65 共用题干)

  患儿，女性，2 岁。患先天性心脏病，因呼吸困难急诊入院。体格检查：心率 160 次/分，呼吸 60 次/分；心音低钝；肝肋下 2.5 cm；四肢末梢发凉。

21-63 该患儿最有可能的诊断是
  A. 重型肺炎 B. 心力衰竭
  C. 呼吸衰竭 D. 心功能异常
  E. 急性心肌炎

21-64 应用洋地黄类药物治疗时，应强调给患儿多准备

  A. 富含钠的食物
  B. 富含钾的食物
  C. 富含钙的食物
  D. 富含铁的食物
  E. 富含镁的食物

21-65 患儿加用利尿剂时，下列护理措施中错误的是
  A. 首选呋塞米
  B. 采取静脉注射给药
  C. 低盐或无盐饮食
  D. 多喝水，避免脱水
  E. 每天定时测体重

(21-66～21-68 共用题干)

  患儿，女性，7 岁。2 周前患急性扁桃体炎，已愈。近来因急性肾小球肾炎收治入院。今晨患儿出现严重少尿、恶心、呕吐、呼吸深快及口唇樱桃红色。体格检查：心率 120 次/分，呼吸 30 次/分，血压 150/100 mmHg。

21-66 考虑该患儿最有可能并发了
  A. 急性肾衰竭 B. 心力衰竭
  C. 呼吸衰竭 D. 高血压脑病
  E. 氮质血症

21-67* 对该患儿的治疗要点不包括
  A. 病因治疗
  B. 控制水、钠摄入量
  C. 营养治疗
  D. 维持电解质及酸碱平衡
  E. 洋地黄类药物的应用

21-68* 此期患儿不会出现的症状是
  A. 水潴留 B. 电解质紊乱
  C. 代谢性酸中毒 D. 脱水
  E. 氮质血症

(21-69～21-71 共用题干)

  患儿，女性，2 岁。3 天前因重型肺炎收治入院。今晨患儿突然出现昏迷、面色发绀。体格检查见呼吸停止，颈动脉搏动消失，瞳孔对光反射消失。

21-69 考虑该患儿最有可能发生了
  A. 急性呼吸衰竭

B. 心搏、呼吸骤停
C. 低血糖
D. 电解质紊乱
E. 急性心力衰竭

21-70 对该患儿的基础生命支持最好应在多少时间内完成
A. 2分钟内 B. 3分钟内
C. 4分钟内 D. 5分钟内
E. 6分钟内

21-71 该患儿在自主循环未恢复前,推荐的吸氧浓度是
A. 100% B. 90%
C. 85%   D. 80%
E. 70%

A4型单项选择题(21-72~21-86)

(21-72~21-78共用题干)

患儿,男性,5岁。因高热3天入院。体格检查:体温39℃;烦躁不安;呼吸节律紊乱,三凹征(+);双肺闻及固定的湿啰音;四肢皮肤发绀明显。血气分析:PaO_2 45 mmHg,$PaCO_2$ 55 mmHg。

21-72 对该患儿的初步诊断是
A. 呼吸道感染
B. 重型肺炎伴呼吸衰竭
C. 缺氧发作
D. 哮喘发作
E. 急性心力衰竭

21-73 造成该患儿呼吸衰竭的主要原因是
A. 遗传因素   B. 感染因素
C. 重型肺炎   D. 低氧血症
E. 高碳酸血症

21-74 目前对该患儿的治疗不包括
A. 紧急输血
B. 合适的氧疗
C. 纠正水、电解质紊乱
D. 选择敏感抗生素
E. 高蛋白营养摄入

21-75* 对该患儿吸痰时错误的操作是
A. 如一次没吸出,可同时反复多次,直至吸净
B. 一次吸痰时间不超过15秒
C. 吸痰前30~60秒给予100%氧气吸入
D. 吸痰时一般应先吸口腔,再吸鼻腔
E. 评估痰液性状

21-76* 下列对该患儿的营养管理不恰当的是
A. 应鼓励患儿进食
B. 该患儿应暂时禁食,不禁饮
C. 给予患儿高热量饮食
D. 给予患儿高蛋白饮食
E. 如患儿无法进食应管饲或肠外营养支持

21-77 下列对该患儿进行的氧疗护理中正确的是
A. 鼻导管用氧氧流量为3~5 L/min,氧浓度40%~60%
B. 面罩法用氧氧流量为1~2 L/min,氧浓度40%~60%
C. 头罩法用氧氧流量为4~6 L/min,氧浓度40%~50%
D. 一般首选机械通气法给氧
E. 头罩法用氧氧流量为3~5 L/min,氧浓度40%~50%

21-78 为治疗及预防患儿感染,下列做法中不妥的是
A. 做好患儿的手卫生
B. 注意经常洗澡
C. 注意口腔的清洁护理
D. 注意观察体温
E. 病房注意关闭门窗,防止患儿吹风感冒

(21-79~21-86共用题干)

患儿,男性,6月龄。因发热、咳嗽及气促2天入院。入院诊断为支气管肺炎。今晨突然出现烦躁不安、喘憋加重、发绀。体格检查:心率190次/分;双肺满布细湿啰音,心音低钝;肝肋下3.0 cm。

21-79 该患儿可能发生的并发症是

A. 急性呼吸衰竭　　B. 心肌炎
C. 肺脓肿　　　　　D. 急性心力衰竭
E. 心肌炎

21-80 下列对该患儿的治疗措施中不恰当的是
A. 立即气管插管
B. 合理应用洋地黄类药物
C. 合理应用利尿剂
D. 剧烈哭闹者可予以镇静剂
E. 积极治疗肺炎

21-81 按医嘱应用洋地黄类药物治疗后,下列与其作用不符合的是
A. 减慢心率
B. 增强心肌收缩力
C. 心输出血量增加
D. 水肿缓解
E. 肾血流量减少

21-82 用药过程中,患儿出现心律失常及恶心、呕吐等胃肠道反应。患儿有可能发生了
A. 心力衰竭加重　B. 胃肠炎
C. 呼吸性酸中毒　D. 代谢性酸中毒
E. 洋地黄中毒

21-83 在用洋地黄的过程中,应避免同服的制剂是
A. 钾剂　　　　　B. 钙剂
C. 镁剂　　　　　D. 铁剂
E. 锌剂

21-84 当该患儿心率低于每分钟多少次时应停用洋地黄
A. 80次　　　　　B. 120次
C. 90次　　　　　D. 60次
E. 70次

21-85 下列对该患儿家长的饮食指导中,错误的是
A. 给予高热量饮食
B. 给予易消化饮食
C. 奶嘴孔宜小,防呛咳
D. 每餐不宜过饱

E. 吸吮困难者可采用滴管或鼻饲

21-86 该患儿应用利尿剂过程中应做到的用药护理是
A. 一般利尿剂在夜间使用效果好
B. 用药期间注意补钙,防止低钙血症
C. 患儿出现四肢软弱无力,心音低钝,可能出现了低钙血症
D. 定时监测患儿体重,记录尿量,观察水肿变化
E. 利尿剂首选氢氯噻嗪

名词解释题(21-87~21-94)

21-87 脓毒性休克
21-88 库欣三联征
21-89 颅内压增高"三主征"
21-90 急性呼吸衰竭
21-91 Ⅰ型呼吸衰竭
21-92 Ⅱ型呼吸衰竭
21-93 急性肾衰竭
21-94 心肺脑复苏

简述问答题(21-95~21-105)

21-95 简述高热惊厥的急救原则(详细说明药物的用法)。
21-96 根据血流动力学特点,简述儿童脓毒性休克的分型及临床表现。
21-97 简述急性颅内压增高患儿的临床表现。
21-98 简述急性呼吸衰竭患儿的气道护理措施。
21-99 简述左、右心衰竭的临床表现。
21-100 简述儿童急性心力衰竭的临床诊断指征。
21-101 洋地黄类药物治疗心力衰竭的有效指征有哪些?
21-102 急性心力衰竭时恢复心输出量的护理措施有哪些?
21-103 简述少尿型肾衰竭的临床分期及

表现。

21-104 儿童心搏、呼吸骤停的临床表现有哪些?

21-105 简述儿童心搏、呼吸骤停基础生命支持的步骤及方法。

综合应用题(21-106~21-109)

21-106 患儿,男性,11月龄,体重10 kg。因发热、腹泻2天,呕吐1天,无尿3小时入院。

体格检查:体温38.7℃,呼吸50次/分,脉搏180次/分,烦躁不安;皮肤弹性可;前囟平,颈软;双肺无啰音,心音响,腹胀,肠鸣音弱,肝肋下3 cm,质软,脾未及;四肢冷,毛细血管再充盈时间(CRT)>4秒。末梢血管搏动弱;神经系统无异常。

实验室检查:白细胞计数 $17×10^9$/L,血红蛋白89 g/L,血小板计数 $78×10^9$/L,中性粒细胞百分比0.75,C反应蛋白120 mg/L。

请解答:
(1) 该患儿的初步医疗诊断及诊断依据。
(2) 护理要点有哪些?

21-107 患儿,女性,3月龄。因发热、咳嗽4天,加剧伴气急1天入院。患儿4天前开始出现发热,同时咳嗽,呈阵发性,体温39~40℃。今晨出现气促,可见鼻翼扇动、三凹征、口唇轻度发绀及面色苍灰,尿量可。

体格检查:体温39.0℃,脉搏150次/分,呼吸80次/分;气管略偏向右侧,右肺可闻及细湿啰音,左肺触觉语颤消失,呼吸音减弱,叩诊鼓音;腹平软,肝肋下3.5 cm,质软,脾未及;颈软;凯尔尼格征(-),布鲁辛斯基征(-),巴宾斯基征(+)。

实验室检查:白细胞计数 $22.5×10^9$/L,中性粒细胞百分比0.85,淋巴细胞百分比0.15;PaO_2 48 mmHg,$PaCO_2$ 52 mmHg,pH 7.29;血清钠133 mmol/L,血清钾3.9 mmol/L。

请解答:
(1) 该患儿的主要诊断是什么?

(2) 叙述该患儿的治疗方案。
(3) 列出主要的护理诊断和措施。

21-108 患儿,女性,9月龄。因发热、咳嗽3天,伴气促1天入院。患儿3天前发热,体温持续在39~40℃,咳嗽剧烈、无痰,无抽搐。去医院就诊,用氨苄西林、头孢拉定静脉滴注2天,无效。今起咳嗽加重并出现气急、哭闹不安,时有口唇发绀,咳嗽后呕吐,大便无特殊,尿量偏少。既往常有感冒史。患儿为第1胎第1产,足月顺产,人工喂养,3个月会抬头,6个月会坐,现不能扶站。

体格检查:体温38.9℃,心率162次/分,呼吸20次/分;体重6.5 kg,身长70 cm,头围45 cm,前囟1 cm×2 cm,平,乳牙未出;面色青灰,唇发绀,精神萎靡,点头呼吸,鼻翼扇动,三凹征明显;心律齐,心音低钝,胸骨左缘第3~4肋间闻及Ⅲ级全收缩期喷射性杂音,向左背、腋下传导;双肺呼吸音对称,背部闻及中、小湿啰音;腹平软,腹壁皮下脂肪厚度0.8 cm,肝右肋下3 cm、质软、边缘钝,脾未及;颈软;布鲁辛斯基征(-),巴宾斯基征(-)。

实验室及其他检查:血红蛋白112 g/L,白细胞计数 $8.2×10^9$/L,中性粒细胞百分比0.70,淋巴细胞百分比0.28;心电图示左、右心室肥厚。

请解答:
(1) 该患儿的全面诊断及诊断依据是什么?
(2) 该患儿还需进一步检查的项目有哪些?
(3) 该患儿的治疗原则是什么?

21-109 患儿,男性,5岁。2周前患上呼吸道感染,已治愈。3天前无明显诱因出现眼睑水肿,尿量明显减少,尿液呈洗肉水样。起病以来精神欠佳,食欲下降,活动减少,体重增加,大便无明显改变。临床以急性肾小球肾炎收治入院。今晨患儿突然出现呼吸深长,口唇樱桃红色,躁动,谵妄。

体格检查:体温38.0℃,脉搏100次/分,呼吸30次/分,血压150/90 mmHg;呼吸深长伴烂苹果味;心律不齐;双肺未闻及啰音;腹软,肝、脾肋下未触及;下肢明显水肿(呈非凹陷性)。

实验室及其他检查:尿蛋白(＋),镜下见大量红细胞,白细胞 3～5/HP,尿中泡沫增多;红细胞和血红蛋白轻度下降;血肌酐 285 μmol/L,血清钠 130 mmol/L,血清钾 6.5 mmol/L。

请解答:
(1) 该患儿的诊断及诊断依据是什么?
(2) 列出该患儿的治疗要点。
(3) 列出主要的护理措施。

答案与解析

A1 型单项选择题

21-1 D	21-2 C	21-3 A	21-4 B
21-5 B	21-6 D	21-7 B	21-8 D
21-9 C	21-10 D	21-11 E	21-12 E
21-13 D	21-14 E	21-15 E	21-16 C
21-17 B	21-18 C	21-19 D	21-20 A
21-21 E	21-22 A	21-23 C	21-24 B
21-25 A	21-26 A	21-27 C	21-28 D
21-29 E	21-30 D	21-31 E	21-32 C
21-33 E	21-34 D	21-35 A	21-36 B
21-37 E	21-38 C	21-39 B	

A2 型单项选择题

21-40 A	21-41 A	21-42 D	21-43 C
21-44 C	21-45 A	21-46 C	21-47 E
21-48 D	21-49 B	21-50 E	21-51 C
21-52 E	21-53 D	21-54 D	21-55 B
21-56 C	21-57 C		

A3 型单项选择题

21-58 B	21-59 B	21-60 D	21-61 A
21-62 A	21-63 B	21-64 B	21-65 D
21-66 A	21-67 E	21-68 B	21-69 B
21-70 C	21-71 A		

A4 型单项选择题

21-72 B	21-73 C	21-74 A	21-75 A
21-76 B	21-77 C	21-78 A	21-79 D
21-80 A	21-81 D	21-82 E	21-83 B
21-84 C	21-85 C	21-86 D	

部分选择题解析

21-2 解析:缺氧缺血性脑病属于非感染性因素,是各种原因引起的脑部病变,而其他原因都属于感染性因素。

21-4 解析:惊厥发作在严重情况下会引起患儿窒息,导致患儿死亡,所以观察的重点应是患儿的生命体征、呼吸及瞳孔的变化。

21-9 解析:血压正常为脓毒性休克代偿期,而血压下降则进入脓毒性休克的失代偿期。

21-14 解析:双侧瞳孔不等大是早期诊断小脑幕切迹疝的一项可靠依据。枕骨大孔疝的生命体征变化出现较早,瞳孔改变和意识障碍出现较晚,常因中枢性呼吸衰竭而呼吸骤停。

21-18 解析:颅内压增高的患儿应保持大便通畅,但不宜高位灌肠,因高位灌肠可引起颅内压突然升高,诱发脑疝。

21-40 解析:不可将物品塞入口中,以免患儿误吸或引起窒息,可将牙垫放入上、下磨牙之间,防止患儿咬伤舌头。

21-47 解析:颅内压升高患儿静脉输液应首选四肢静脉,避免颅内血容量增多,进一步增加颅内压。

21-50 解析:毛花苷 C 属于洋地黄类药物,有增强心肌收缩力、减慢心率、增加心输出量和改善心脏功能的作用。洋地黄类药物的有效剂量和中毒剂量非常接近,易发生洋地黄中毒,主要表现为心律失常和恶心、呕吐等胃肠道反应。

21-51 解析:该患儿是由于房间隔缺损导致右心室容量负荷过重,引起心力衰竭。护理该患儿应抬高床头,减少回心血量,缓解右心室负荷,从而减轻心力衰竭症状。

21-56 解析：该患儿处于急性肾衰竭的少尿期,此期最常见的并发症是感染。约70%的患儿合并感染,以呼吸道和泌尿道感染最常见,约1/3患儿死于感染。因此,此期患儿的护理要点是着重预防患儿发生感染。

21-58 解析：该患儿在非安静状态下的血压是140/80 mmHg,无明显血压下降的临床表现。因此,该患儿应是处于休克的代偿期,当血压明显下降,则进入休克的失代偿期。

21-67 解析：该患儿诊断为急性肾衰竭,主要治疗要点是祛除病因,控制水、钠入量,维持水、电解质平衡,以及营养治疗。而洋地黄类药物是正性肌力药物,为治疗急性心力衰竭所用,因此是错误的。

21-68 解析：该患儿目前处于少尿期,应控制水、钠入量,不会发生脱水。在进入多尿期后,大量液体排出,应注意防治脱水。

21-75 解析：该患儿有呼吸衰竭症状,吸痰可以保持患儿呼吸道通畅,但频繁吸痰会对患儿呼吸道有刺激,且会加重缺氧症状,导致低氧血症的发生。

21-76 解析：应给予该患儿高热量、高蛋白、易消化和富含维生素的饮食,以加强营养支持。因此不能禁食。

名词解释题

21-87 脓毒性休克是指脓毒症诱导的组织低灌注和心血管功能障碍,主要为分布异常性休克,患儿常同时伴低血容量性休克。儿童脓毒性休克早期可表现为血压正常,休克晚期呈难治性低血压。

21-88 意识障碍、瞳孔扩大、血压升高伴缓脉称为库欣三联征,为颅内高压危象,常为脑疝的先兆。

21-89 颅内压增高的主要症状有头痛、呕吐、视神经乳头水肿,以上3种是颅内压增高的典型表现,称之为颅内压增高"三主征"。

21-90 急性呼吸衰竭是指各种原因导致呼吸功能异常、通气或换气功能严重障碍,出现缺氧或二氧化碳潴留而引起一系列生理功能和代谢紊乱的临床综合征。氧分压<60 mmHg,二氧化碳分压>50 mmHg,可诊断为呼吸衰竭。

21-91 Ⅰ型呼吸衰竭又称低氧血症型呼吸衰竭,因肺通气及血流灌注不匹配而发生,常伴有不同程度的肺内分流。特点为低氧血症,氧分压小于60 mmHg,二氧化碳分压正常或降低。

21-92 Ⅱ型呼吸衰竭又称通气功能障碍,因通气不足无法满足生理需要导致。特点为高碳酸血症和低氧血症同时存在,氧分压<60 mmHg,二氧化碳分压>50 mmHg。

21-93 急性肾衰竭是指由多种原因引起的肾功能短期内急剧下降或丧失的临床综合征。体内代谢产物堆积,出现氮质血症,水、电解质紊乱和代谢性酸中毒等症状。新生儿期以围生期缺氧、败血症、严重溶血或出血引起者较常见;婴儿期以严重腹泻、脱水、重型感染及先天性畸形引起者多见;年长儿则多由肾炎、休克所致。

21-94 心肺脑复苏是指在心搏呼吸骤停的情况下所采取的一系列急救措施,旨在使心脏和肺恢复正常功能,使生命得以维持。随着对保护脑功能和脑复苏重要性认识的深化,更宜将复苏全过程称为心肺脑复苏。

简述问答题

21-95 高热惊厥的急救原则：①给予氧气吸入,改善组织缺氧。鼻导管吸氧法0.5~1.5 L/min,面罩法2~3 L/min。②立即建立静脉通路,遵医嘱用药。首选地西泮每次0.3~0.5 mg/kg,缓慢静脉注射,可用0.9%氯化钠溶液、葡萄糖注射液等稀释,外观虽混浊但不影响疗效。最大剂量不超过10 mg,速度不超过2 mg/min,用药后1~2分钟生效,半小时后可重复用药1次。对静脉注射有困难者,可按每次0.5 mg/kg保留灌肠,通常在4~10分钟生效。还可用10%的水合氯醛溶液保留灌肠,每次0.5 ml/kg,每次最大剂量不超过10 ml。地西泮起效快但作用时间短。苯巴比妥钠负荷剂量为 10 mg/kg,静脉注射,维持剂量为每天 3~5 mg/kg。③发作时间较长者用糖皮质激素,如地塞米松注射液 0.25 mg/kg,20%甘露醇注射液 1.25~5 ml/kg 加压静脉点滴,预防脑水肿。

21-96 根据血流动力学特点,儿童脓毒性休克分为暖休克和冷休克。①暖休克:为高排低阻型休克,可有意识改变、尿量减少或代谢性酸中毒等表现,但四肢温暖、脉搏有力、毛细血管再充盈时间(CRT)正常、心率快,以及血压降低。②冷休克:为低排高阻型或低排低阻型休克,除意识改变、尿量减少外,表现为四肢凉、皮肤苍白或花斑纹、外周脉搏快而细弱、CRT 延长。休克代偿期血压可正常,失代偿期血压降低。

21-97 急性颅内压增高患儿的临床表现:①头痛。脑膜、脑血管、脑神经受到牵拉及炎性变化刺激可出现头痛,以前额和双颞侧为主,咳嗽、用力排便或头部位置改变时头痛加剧。婴儿多表现为烦躁不安、尖叫、拍打头部。婴儿因前囟未闭及颅缝裂开可部分缓解颅内高压,故其头痛不如成人严重。②喷射性呕吐。颅内高压刺激第 4 脑室底部及延髓呕吐中枢可引起喷射性呕吐。③眼部表现。眼部改变多提示中脑受压,可出现眼球突出、球结膜充血和水肿、落日眼、瞳孔改变,以及视神经乳头水肿等。④意识障碍。颅内高压引起大脑皮质广泛损害及脑干上行网状结构损伤,早期出现表情淡漠、反应迟钝、嗜睡或躁动。如不能及时控制脑水肿,则可出现昏迷。⑤头部体征。婴儿可见前囟饱满及张力增高、颅缝裂开、头围增大等。⑥生命体征改变。可出现高热、血压升高、脉压增大、呼吸节律不齐、呼吸暂停和潮式呼吸等。⑦其他症状和体征。惊厥和肌张力增高;若中脑受压,可出现去皮质强直;脑缺氧或炎症刺激大脑皮质可导致抽搐,甚至痫样发作;脑疝是颅内压增高最严重后果之一,可有小脑幕切迹疝或枕骨大孔疝。

21-98 急性呼吸衰竭患儿的气道护理应注意:①湿化气道。采用加温湿化器湿化呼吸道,必要时行雾化吸入治疗。②胸部物理治疗。包括体位引流、翻身、拍背和吸痰等,可减少呼吸道阻力和呼吸做功。对于气管插管者,应根据吸痰指征适时吸痰,吸痰前 1 分钟充分给氧,以避免低氧血症的发生。吸痰时按序吸出口、鼻、咽部及气管内的分泌物。儿童吸引负压<40 kPa,新生儿<13.3 kPa,吸引时间<15 秒,以防损伤气管黏膜。注意观察咳嗽、咳痰性状及呼吸音等。

21-99 左心衰竭临床表现:主要由于肺淤血和肺循环静脉压升高所致。突出表现为呼吸困难,不能平卧、咳嗽、咯血、心率增快,两肺底可闻及湿啰音,严重者可出现急性肺水肿。

右心衰竭临床表现:主要是体循环淤血和静脉压增高的结果。症状多不明显且缺乏特异性,如食欲下降、上腹部胀痛、肝颈静脉反流征阳性、心率增快、呼吸困难和发绀等。

21-100 儿童急性心力衰竭的临床诊断指征:①安静时心率增快,婴儿>160 次/分,幼儿>140 次/分,不能用发热或缺氧解释;②呼吸困难、发绀突然加重,安静时呼吸增快,婴儿>60 次/分,幼儿>40 次/分;③肝脏短期内增大,肝在肋下 3 cm 以上,或者在密切观察下,短时间较前增大 1.5 cm 以上;④突然烦躁不安、面色苍白或发灰,不能用原发病解释;⑤心音明显低钝或出现奔马律,尿量减少,下肢水肿。

21-101 洋地黄类药物治疗心力衰竭的有效指征:①患儿安静,精神、食欲好转;②心率、呼吸减慢,脉压增大;③肝脏缩小、边缘锐利;④尿量增多,水肿消退或体重减轻。

21-102 急性心力衰竭时恢复心输出量的护理措施:①减轻心脏负荷。让患儿卧床休息,床头抬高 30°~45°。有明显左心衰竭时,置患儿于半卧位或坐位,双腿下垂,减少回心血量。②避免心脏负荷加重。尽量将患儿安排在单人房间,减少刺激,避免患儿烦躁、哭闹,必要时按医嘱应用镇静药物。输液时速度宜慢,防止增加心脏负荷。尽量避免患儿用力,应帮助患儿翻身,将常用的物品或患儿喜欢的玩具放在身边伸手可得的位置,避免患儿用力而加重心脏负荷。③密切观察患儿的呼吸、脉搏、血压、精神状态、肢体温度及尿量等,并做好记录,不断评估心输出量状况,供医生参考。④按医嘱应用强心苷、血管扩张剂及利尿药物,并观察患儿用药后的反应,如心率、心律、血压及尿量等的改变,及时评估用药效果。

21-103 少尿型肾衰竭一般分为以下3期:①少尿期。少尿或无尿,一般持续10天左右。持续2周以上或病程中少尿与无尿间歇出现,则预后不良。少尿期的主要问题有水和钠潴留、电解质紊乱、代谢性酸中毒、氮质血症和感染。②多尿期。尿量>250 ml/(m^2·d)表示进入多尿期。一般持续1~2周,部分患儿可长达1~2个月。多尿期因大量水和电解质随尿排出,可导致低钾血症、低钠血症及脱水。此期患儿抵抗力低,易并发感染,是患儿死亡的主要原因。③恢复期。肾小管上皮细胞再生、修复,肾功能逐渐恢复,血尿素氮及肌酐逐渐恢复正常。肾小球滤过功能恢复较快,而肾小管功能恢复较慢。肾浓缩功能需数月才逐渐恢复正常,少数患儿留有不同程度的肾功能损害或转为慢性。

21-104 儿童心搏、呼吸骤停的临床表现:①突然昏迷。一般心脏停搏8~12秒后出现,可有一过性抽搐。②瞳孔扩大。心脏停搏30~40秒后瞳孔开始扩大,对光反射消失。③大动脉搏动消失。心搏呼吸骤停后颈动脉、股动脉搏动消失。④心音消失。心脏停搏时心音消失。⑤呼吸停止。心脏停搏30~40秒后呼吸停止,面色灰暗或发绀。⑥心电图可见等电位线、电机械分离或心室颤动等。

21-105 儿童心搏、呼吸骤停基础生命支持的步骤与方法:①迅速评估和启动急救医疗服务系统。迅速评估现场是否安全,确认心搏骤停后立即启动急救医疗服务系统。②实施心肺复苏术(cardiopulmonary resuscitation,CPR)。新生儿心搏骤停多为呼吸因素所致,其CPR程序为A-B-C。婴儿和儿童的CPR程序为C-A-B。胸外心脏按压时,儿童采用单手或双手按压胸骨下半部,而婴儿可采用双指法或双手环抱拇指法,按压深度至少为胸廓前后径的1/3。开放气道时,先清除口、咽、鼻分泌物及异物,然后打开气道(多采用仰头抬颏法)。人工呼吸时,婴儿采用口对口鼻,儿童采用口对口。条件允许时采用辅助呼吸的方法,如球囊-面罩通气。③除颤。在复苏过程中出现心室颤动、室性心动过速和室上性心动过速时,可用电击除颤复律。1~8岁儿童使用儿科剂量衰减型自动体外除颤器,婴儿首选手动型除颤仪或不带儿科剂量衰减器的自动体外除颤器。除颤后应立即恢复CPR,2分钟后重新评估心律。

综合应用题

21-106 (1)该患儿初步医疗诊断:重型腹泻伴脓毒性休克。诊断依据:①症状,有发热、腹泻伴呕吐,3小时无尿;②体征,呼吸50次/分,心率180次/分,肝肋下3 cm,四肢冷;③实验室检查:CRT>4秒;白细胞升高,中性粒细胞和C反应蛋白升高,血红蛋白、血小板降低。

(2)护理要点:①循环管理。给予休克卧位,建立双静脉通路。根据患儿心肺功能及血压等情况调整输液速度。遵医嘱应用血管活性药物,注意观察及更换输液部位,防止局部组织坏死。液体复苏期间严密监测患儿对容量的反应性,观察有无容量负荷过度。准确记录液体出入量,尿量既可反映肾微循环情况,又可反映重要脏器血流灌注状况。②护理管理。给予高流量氧气吸入,必要时行无创正压通气或气管插管机械通气。保持呼吸道通畅,及时清除气道分泌物。③体温管理。监测体温,遵医嘱给予抗生素,观察用药效果,做好口腔护理和皮肤护理。④监测病情。观察意识、生命体征、皮肤颜色、肢端温度、毛细血管充盈和弥散性血管内凝血(DIC)等情况;监测呼吸状况、SaO_2及动脉血气等。

21-107 (1)该患儿的主要诊断:急性重型肺炎伴左侧气胸,Ⅱ型呼吸衰竭,代谢性酸中毒,低钠血症。

(2) 治疗方案:①呼吸衰竭的治疗。积极纠正缺氧,选择适宜的氧疗方法,监测动脉血气。②抗感染治疗。积极治疗原发病,解除支气管痉挛及水肿。③对症支持治疗。左侧胸腔引流,纠正酸中毒,营养支持,保持气道通畅。

(3) 主要的护理诊断和措施如下。①气体交换受损:与肺通气功能障碍有关。该患儿应给予头罩吸氧,调节氧流量4~6 L/min,氧浓度为40%~50%;必要时给予机械通气,注意观察患儿的呼吸频率和节律、心率、心律、血压、SaO_2、意识、皮肤颜色及末梢循环等。②清理呼吸道无效:与呼吸道分泌物黏稠、无力咳嗽有关。采用加温湿化器湿化呼吸道,必要时给予雾化吸入治疗;视情况给予患儿体位引流、翻身、拍背和吸痰等,可减少呼吸道阻力和呼吸做功。③体温过高:与肺部感染有关。监测体温,遵医嘱给予抗生素;观察用药效果,必要时给予物理降温;做好口腔护理和皮肤护理。④营养失调:低于机体需要量。评估患儿营养状况,给予高热量、高蛋白、易消化和富含维生素饮食;无法正常进食患儿可管饲或肠外营养支持。⑤潜在并发症:继发感染、多器官功能衰竭等。观察生命体征、皮肤颜色、肢端温度、毛细血管充盈和DIC等情况;监测呼吸状况、SaO_2及动脉血气等;加强手卫生、皮肤护理,做好病房通风及消毒,观察体温及感染征象。

21-108 (1) 全面诊断:急性支气管肺炎伴先天性心脏病(室间隔缺损),充血性心力衰竭。诊断依据如下。①急性支气管肺炎诊断依据:9月龄婴儿发热、咳嗽3天伴气促1天;双肺呼吸音对称,背部闻及中、小湿啰音;白细胞计数$8.2×10^9/L$,中性粒细胞百分比0.70,淋巴细胞百分比0.28。②先天性心脏病(室间隔缺损)及充血性心力衰竭诊断依据:患儿既往常有感冒史;体温38.9℃,心率162次/分,呼吸20次/分;面色青灰,唇发绀,精神萎靡,点头呼吸,鼻翼扇动,三凹征明显;心律齐,心音低钝,胸骨左缘3~4肋间闻及Ⅲ级全收缩期喷射性杂音,向左背腋下传导;腹平软,腹壁皮下脂肪厚度0.8 cm,肝肋下3 cm、质软、边缘钝;心电图示左、右心室肥厚。

(2) 进一步检查的项目:①胸部X线,有助于确定心脏大小及肺部情况。②超声心动图,对于病因诊断及治疗前后心功能评估有重要意义。③实验室检查,包括电解质,肝、肾功能,甲状腺激素水平及血常规检查,有助于评估心力衰竭常见并发症及原发病。

(3) 治疗原则:①病因治疗,是肺炎的一般治疗,消除心力衰竭的病因及诱因。②对症治疗,保持患儿安静,烦躁、哭闹者可给予镇静剂;呼吸困难者给予氧气吸入;维持水、电解质及酸碱平衡;限制入量至生理需要量的80%,以限制水摄入为主。③药物治疗,正性肌力药仅用于紧急情况下改善心输出量,包括洋地黄类药物和β受体激动剂。当使用洋地黄类药物不能完全控制心力衰竭或伴显著水肿时,宜加用利尿剂。

21-109 (1) 该患儿的诊断:急性肾小球肾炎伴急性肾衰竭。诊断依据:呼吸深长伴烂苹果味,口唇樱桃红色、躁动、谵妄,心律不齐,下肢明显水肿(呈非凹陷性),少尿,尿中泡沫增多;血肌酐285 μmol/L,血清钠130 mmol/L,血清钾6.5 mmol/L。

(2) 治疗要点:①少尿期。祛除病因和治疗原发病,纠正水、电解质和酸碱平衡失调,控制氮质血症,供给充足营养,必要时可进行血液透析。②多尿期。注意监测尿量和血压,积极防治水、电解质紊乱及酸碱失衡。当血肌酐接近正常时,应增加饮食中蛋白质的摄入量。③恢复期。注意休息,加强营养,防治感染。

(3) 主要护理措施:①维持体液平衡。少尿期应限制水、钠、钾的摄入;记录24小时出入量,每天监测体重,重点监测水、电解质紊乱。②营养支持。给予高糖、低蛋白、高维生素饮食;透析治疗时因丢失大量蛋白质,无须限制蛋白入量。③预防感染。实行保护性隔离,做好病房清洁和空气净化;指导患儿加强个人清洁卫生,做好皮肤护理及口腔护理。④心理护理。患儿可因病情、疼痛等出现烦躁不安、恐惧、焦虑等情绪,应为患儿提供舒适的护理和心理支持;患儿父母因患儿病情及治疗承受极大的压力,应帮助其有效应对,做好沟通和信息支持。

(杨玉亭)

第二十二章

常见肿瘤患儿的护理

❋ 选择题(22-1~22-33)

✏ A1型单项选择题(22-1~22-17)

22-1 白血病联合化疗的目的是
  A. 防止感染
  B. 防止出血
  C. 防止高尿酸血症
  D. 纠正贫血
  E. 杀灭白血病细胞,缓解症状

22-2 白血病的临床表现不包括
  A. 肝、脾、淋巴结肿大
  B. 发热
  C. 骨关节疼痛
  D. 水肿
  E. 贫血

22-3* 白血病患儿化疗缓解后,下列指导措施中合理的是
  A. 正常参加学校学习
  B. 出院后卧床休息
  C. 继续住院治疗
  D. 坚持定期化疗
  E. 避免体育锻炼

22-4 霍奇金淋巴瘤最早的表现是
  A. 恶心、食欲下降
  B. 低热
  C. 腹痛
  D. 持续性干咳、胸闷
  E. 慢性、进行性、无痛性浅表淋巴结肿大

22-5 非霍奇金淋巴瘤预后良好的类型是
  A. 未分化小细胞型
  B. 淋巴母细胞型
  C. 大细胞型
  D. T细胞型
  E. 局灶性病变

22-6* 下列关于白血病化疗药物毒性作用的护理措施,不妥的是
  A. 应监测血象,观察有无出血和贫血
  B. 应保护患儿形象,多关心患儿
  C. 恶心、呕吐严重者,可停止服用药物
  D. 有溃疡疼痛者用餐前可给予局麻药
  E. 应用环磷酰胺者应保证液体量的摄入

22-7 霍奇金淋巴瘤的病理分型不包括
  A. 淋巴母细胞型
  B. 淋巴细胞占优型
  C. 结节硬化型
  D. 混合细胞型
  E. 淋巴细胞减少型

22-8 神经母细胞瘤的首发症状是
  A. 发热
  B. 血压增高
  C. 腹泻
  D. 食欲缺乏、乏力
  E. 易激惹

22-9* Ⅱ期霍奇金淋巴瘤的治疗以什么方法为主
  A. 放疗   B. 手术
  C. 骨髓移植   D. 化疗
  E. 放疗+化疗

22-10 霍奇金淋巴瘤发病多见于
A. 新生儿 B. 婴儿
C. 成人 D. 5岁以下儿童
E. 青少年和青年

22-11 可诱发急性白血病的药物不包括
A. 氯霉素 B. 保泰松
C. 细胞毒性药物 D. 苯及其衍生物
E. 青霉素

22-12* 白血病患儿应用化疗药物治疗时,下列操作中不正确的是
A. 注射前确认静脉通畅
B. 输液中发现渗漏立即停止,并局部处理
C. 用药前询问过敏史及用药史
D. 鞘内注射术后应平卧半小时
E. 护士要注意自我保护及环境保护

22-13 非霍奇金淋巴瘤的一般早期表现是
A. 发热、盗汗
B. 无痛性淋巴结肿大
C. 腹痛
D. 头痛
E. 上腔静脉压迫症

22-14 儿童恶性实体肿瘤中最常见的是
A. 神经母细胞瘤
B. 白血病
C. 肾母细胞瘤
D. 脑肿瘤
E. 淋巴瘤

22-15* 肾母细胞瘤最常见的症状是
A. 血尿 B. 腹胀、腹痛
C. 高血压 D. 腹部肿块
E. 红细胞增多

22-16 非霍奇金淋巴瘤的确诊依据是
A. 血常规 B. X线
C. CT D. 核磁共振
E. 淋巴结活检和骨髓穿刺

22-17 神经母细胞瘤最常见的转移部位为
A. 骨髓 B. 骨骼
C. 肝 D. 皮肤

E. 淋巴结

✎ A2型单项选择题(22-18～22-23)

22-18 患儿,男性,5岁。贫血伴全身出血点,浅表淋巴结不肿大,胸骨有压痛,肝脏轻度增大。外周血白细胞计数 $36 \times 10^9/L$,可见幼稚细胞;血红蛋白 $40\,g/L$;血小板计数 $50 \times 10^9/L$。该患儿最有可能的诊断是
A. 败血症
B. 再生障碍性贫血
C. 过敏性紫癜
D. 急性白血病
E. 恶性淋巴瘤

22-19 患儿,男性,10岁。发热,贫血,出血,肝、脾大,全血细胞减少,骨髓原始细胞占90%,过氧化物酶染色(peroxidase satin, POX)阴性,非特异性酯酶阴性。初步诊断为
A. 急性淋巴细胞白血病
B. 急性非淋巴细胞白血病
C. 淋巴瘤
D. 慢性淋巴细胞白血病
E. 急性粒细胞白血病

22-20* 患儿,男性,2岁。因发热、面色进行性苍白1周入院。体格检查:浅表淋巴结肿大;双下肢有瘀点、瘀斑;胸骨有压痛。初步诊断为急性白血病。该患儿确诊的重要检查是
A. 血常规 B. 骨髓穿刺
C. 溶菌酶 D. 胸部X线
E. 组织化学染色

22-21* 患儿,女性,5岁。诊断为急性淋巴细胞白血病。下列治疗措施中,关系着患儿治疗是否成功,能否获得长期生存的关键是
A. 诱导缓解治疗
B. 防治髓外白血病
C. 巩固治疗
D. 集落刺激因子治疗

E. 防治感染

22-22 患儿,男性,8岁。全身瘙痒,腋下见慢性、进行性、无痛性淋巴结肿大。初步诊断为霍奇金淋巴瘤。该患儿确诊的重要检查是
　　A. 淋巴结活检　　B. 血常规
　　C. 骨髓穿刺　　　D. CT或MRI
　　E. 肝、肾功能

22-23 患儿,男性,6岁。因发热,体重减轻,颈、胸部肿块入院。经淋巴结活检确诊为非霍奇金淋巴瘤。该患儿化疗期间采用鞘内注射化疗药物。以下鞘内注射的护理措施中错误的是
　　A. 注射药量不宜过多
　　B. 注射速度宜慢
　　C. 药物浓度不宜过大
　　D. 术后应平卧4~6小时
　　E. 注射速度不宜过慢

✎ A3型单项选择题(22-24~22-26)
(22-24~22-26共用题干)
　　患儿,男性,6岁。患儿持续性干咳、胸闷、恶心、食欲下降、疲乏和消瘦,以霍奇金淋巴瘤收治入院。体格检查见锁骨上淋巴结肿大,病变累及膈肌同侧2组淋巴结区,淋巴结外器官未受累。

22-24 该患儿还需做什么检查确诊
　　A. 血常规　　　　B. X线
　　C. 骨髓穿刺　　　D. 淋巴结活检
　　E. 免疫功能

22-25* 该患儿处于霍奇金淋巴瘤的哪期
　　A. Ⅰ期　　　　　B. Ⅱ期
　　C. Ⅲ期　　　　　D. Ⅳ期
　　E. Ⅴ期

22-26 该期患儿的治疗要点是
　　A. 造血干细胞移植
　　B. 放疗为主
　　C. 化疗为主
　　D. 手术切除

E. 化疗为主,对瘤块加用放疗

✎ A4型单项选择题(22-27~22-33)
(22-27~22-33共用题干)
　　患儿,男性,2岁。因上腹部肿块入院。体格检查:消瘦;腹部膨隆,右肋缘下一巨大肿物,表面光滑、质中、无压痛、活动性差。家长诉患儿近2周食欲明显下降,时有呕吐。

22-27 该患儿最可能的诊断是
　　A. 急性淋巴细胞白血病
　　B. 急性非淋巴细胞白血病
　　C. 霍奇金淋巴瘤
　　D. 非霍奇金淋巴瘤
　　E. 肾母细胞瘤

22-28 该患儿发病的主要原因是
　　A. 遗传因素
　　B. 感染因素
　　C. 泌尿生殖系统畸形
　　D. 电离辐射
　　E. 应用细胞毒性药物

22-29 该肿瘤组织分型不包括
　　A. 胚芽型　　　　B. 上皮型
　　C. 间叶型　　　　D. 结节硬化型
　　E. 混合型

22-30* 该肿瘤最常见的转移部位是
　　A. 骨转移　　　　B. 肺转移
　　C. 肝转移　　　　D. 肾转移
　　E. 脑转移

22-31 为了确定该原发瘤的侵犯范围及与周围组织、器官的关系,该患儿应做下列哪种检查
　　A. 腹部B超
　　B. 静脉造影
　　C. CT或MRI
　　D. 骨髓穿刺
　　E. X线

22-32* 下列对该患儿治疗预后的叙述中正确的是
　　A. 已发生间变者预后良好
　　B. 约50%的患儿5~25年后继发白

第二十二章 常见肿瘤患儿的护理

血病或软组织肉瘤

C. 治疗后 2 年不复发,即被考虑为治愈

D. 治愈率达到 40%～60%

E. 5 年生存率达 60%

22-33 对该患儿及其家属的保健指导,下列哪项不妥

A. 手术前尽量减少触摸肿块,以防肿瘤细胞扩散

B. 术后注意监测血压和感染症状

C. 患儿应少量多餐,保证营养的供给,增强抵抗力

D. 患儿应绝对卧床休息,防止疾病恶化

E. 鼓励患儿及家长树立战胜疾病的信心

❀ 名词解释题(22-34～22-41)

22-34 白血病

22-35 中枢神经系统白血病

22-36 绿色瘤

22-37 淋巴瘤

22-38 霍奇金淋巴瘤

22-39 非霍奇金淋巴瘤

22-40 肾母细胞瘤

22-41 神经母细胞瘤

❀ 简述问答题(22-42～22-46)

22-42 简述急性白血病的临床表现。

22-43 简述霍奇金淋巴瘤的临床分期。

22-44 肿瘤患儿应如何防治感染?

22-45 根据瘤组织成分,肾母细胞瘤可以分为哪些类型?

22-46 简述神经母细胞瘤的临床分期。

❀ 综合应用题(22-47)

22-47 患儿,女性,3 岁。因无诱因间歇性发热 1 个月,进行性面色苍白 1 周就诊。来院行骨髓穿刺术,以急性淋巴细胞白血病收治入院。近日出现反复发热。

体格检查:体温 39.6℃;舌尖表面出现白色溃疡点,牙龈红肿、有轻微出血,咽部见轻度充血。

实验室及其他检查:血小板计数 $31 \times 10^9/L$,血红蛋白 55 g/L,白细胞计数 $0.75 \times 10^9/L$,中性粒细胞绝对数 $0.15 \times 10^9/L$,C 反应蛋白 24 mg/L。

请解答:

(1) 列出主要的护理诊断及相关因素。

(2) 针对 2 个主要护理问题并提出相应的护理措施。

答案与解析

A1 型单项选择题

22-1	E	22-2	D	22-3	D	22-4	E
22-5	E	22-6	C	22-7	A	22-8	A
22-9	A	22-10	E	22-11	E	22-12	D
22-13	A	22-14	C	22-15	B	22-16	E
22-17	A

A2 型单项选择题

22-18 D 22-19 A 22-20 B 22-21 B

22-22 A 22-23 E

A3 型单项选择题

22-24 D 22-25 B 22-26 B

A4 型单项选择题

22-27 E 22-28 A 22-29 D 22-30 B

22-31 C 22-32 C 22-33 D

部分选择题解析

22-3 解析： 教会患儿及家长预防感染和观察感染及出血征象，理解定期化疗的重要性。化疗期间可酌情参加学校学习，鼓励患儿参与体格锻炼，增强抗病能力。定期随访，监测治疗方案的执行情况。重视患儿的心理状况并给予正确引导。

22-6 解析： 严重恶心、呕吐者用药半小时前给予止吐药，不能随意停药，以免影响治疗效果。

22-9 解析： 8岁以下尽量少用放疗，因放疗可影响骨骼及软组织发育，甚至影响生长。Ⅰ期或Ⅱ期以放疗为主；Ⅲ期以化疗为主，加用放疗；Ⅳ期以化疗为主，并对巨大瘤块加用放疗。

22-12 解析： 鞘内注射化疗药物时，浓度不宜过大，药量不宜过多，缓慢推入，术后应平卧4~6小时。

22-15 解析： 肾母细胞瘤主要表现为上腹部或腰部肿块、腹胀。少数患儿可有贫血、排尿异常。偶见有血尿者常有高血压。晚期患儿可出现面色苍白、消瘦、精神萎靡，甚至出现转移症状，如咯血、头痛。

22-20 解析： 骨髓穿刺检查是确诊和判定疗效的重要根据。典型的骨髓象为白血病原始和幼稚细胞极度增生，幼红细胞及巨核细胞减少，少数患儿表现为骨髓增生低下。

22-21 解析： 中枢神经系统白血病和睾丸白血病均会导致骨髓复发、治疗失败。因此，髓外白血病的有效防治是白血病患儿，特别是急性淋巴细胞白血病患儿获得长期生存的关键措施之一。

22-25 解析： 霍奇金淋巴瘤Ⅰ期仅限于单个淋巴结区或单个淋巴结外器官；Ⅱ期累及膈肌同侧2组或2组以上淋巴结区；Ⅲ期累及膈肌两侧淋巴结，可能伴有脾受累；Ⅳ期累及淋巴结外的1个或多个器官或组织，伴或不伴相关的淋巴结肿大。

22-30 解析： 肿瘤主要经血行转移，其中最常见的转移部位是肺，其次是肝。脑和骨转移较少，其他部位转移罕见。转移后患儿咳嗽、咯血、气促和腹痛等表现不明显。

22-32 解析： 未发生间变者预后良好，约占90%。治疗后2年不复发，即被考虑为治愈，治愈率达到80%~90%。大约15%的患儿在治愈5~25年后，继发软组织肉瘤、骨肿瘤或白血病。

名词解释题

22-34 白血病是指造血组织中某一血细胞系统过度增生，进入血流，并浸润到各组织和器官，进而引起一系列临床表现的恶性血液病。白血病是儿童最常见的恶性肿瘤。

22-35 中枢神经系统白血病是指白血病细胞侵犯脑实质和（或）脑膜时，出现头痛、呕吐、嗜睡、视神经乳头水肿、惊厥，甚至昏迷、脑膜刺激征等表现。

22-36 白血病细胞浸润眼眶、颅骨、胸骨、肋骨、肝、肾和肌肉等组织出现肿块，因肿块颜色淡绿，呈圆形隆起似瘤，故称为绿色瘤。

22-37 淋巴瘤是一组原发于淋巴结或其他淋巴组织的恶性肿瘤。临床表现为进行性、无痛性淋巴结肿大，常伴肝、脾大，晚期可有发热、贫血、出血和恶病质表现，是儿童常见的恶性肿瘤。

22-38 霍奇金淋巴瘤主要原发于淋巴结，特点是淋巴结进行性肿大。典型的病理特征是R-S细胞存在于不同类型反应性炎细胞的特征背景中，并伴有不同程度的纤维化。

22-39 非霍奇金淋巴瘤是免疫系统的恶性实体瘤，细胞来源是恶性、未分化的淋巴细胞，发病率位于急性白血病和脑肿瘤之后，居儿童恶性肿瘤的第3位。

22-40 肾母细胞瘤又称威尔姆肿瘤或肾胚胎瘤，是原发于肾脏的胚胎性恶性混合瘤，是婴儿最常见的恶性实体瘤之一。

22-41 神经母细胞瘤是起源于胚胎交感神经系统神经嵴细胞的恶性肿瘤，可原发于肾上腺髓质或交感神经链的任何部位。60%~70%发生于腹膜后，15%~25%发生于后纵隔，其余发生在盆腔和颈部。

简述问答题

22-42 急性白血病的临床表现：①发热。有高热或低热，较高发热常说明有继发感染。发生感染的最主要原因是成熟粒细胞缺乏。②出血。最主要的原因是白血病细胞浸润骨髓，巨核细胞受抑制，使血小板的生成减少。③贫血。主要原因是骨髓造血干细胞受抑制。④器官和组织浸润的表现。如骨骼和关节疼痛；肝、脾及淋巴结肿大；中枢神经系统白血病轻者有头痛、头晕，重者表现为头痛、呕吐、颈强直，甚至抽搐、昏迷，但不发热，脑脊液压力增高；皮肤受损表现为蓝灰色斑丘疹或皮肤粒细胞肉瘤，局部皮肤隆起呈紫蓝色皮肤结节；牙龈可增生、肿胀；眼部常见白血病细胞浸润眼眶骨膜，可引起眼球突出、复视或失明；睾丸受浸润表现为无痛性肿大，多为单侧。

22-43 霍奇金淋巴瘤的临床分期：①Ⅰ期，病变范围仅限于单个淋巴结区或单个淋巴结外器官。②Ⅱ期，病变累及膈肌同侧2组或2组以上淋巴结区，或局部淋巴结外器官和膈肌同侧1组以上淋巴结区。③Ⅲ期，累及膈肌两侧淋巴结，可能伴有脾受累，或淋巴结外器官、部位受累。④Ⅳ期，累及淋巴结外的1个或多个器官或组织，伴或不伴相关的淋巴结肿大。

22-44 肿瘤患儿防治感染的措施：①保护性隔离。与其他病种患儿分室居住，防止交叉感染。房间每天消毒，限制探视者人数和次数，接触患儿前洗手。②注意患儿个人卫生。教会正确洗手方法，保持口腔清洁，勤换衣裤，每天沐浴，减少皮肤感染；保持大便通畅，预防肛周脓肿；有黏膜真菌感染者，可用氟康唑或依曲康唑涂擦患处。③严格执行无菌技术操作，遵守操作规程。④避免预防接种。免疫功能低下者，避免用麻疹、风疹、水痘等减毒活疫苗和脊髓灰质炎糖丸预防接种，以防发病。⑤观察感染早期征象。监测生命体征，发现感染先兆，应遵医嘱应用抗生素。监测血常规结果，中性粒细胞

很低者，遵医嘱皮下注射集落刺激因子，使中性粒细胞合成增加，增强抵抗力。

22-45 根据瘤组织成分，肾母细胞瘤分为：①胚芽型，以小圆形蓝色深染细胞成分为主；②间叶型，以高分化的间叶组织为主；③上皮型，以肾小管上皮细胞为主；④混合型，以上述3种成分混合组成。

22-46 神经母细胞瘤的临床分期：①Ⅰ期，肿瘤局限于原发器官；②Ⅱ期，肿瘤超出原发器官，但未超过中线，同侧淋巴结可能受累；③Ⅲ期，肿瘤超过中线，双侧淋巴结可能受累；④Ⅳ期，肿瘤播散到远处淋巴结、骨髓、肝脏或其他器官（除Ⅳs期所定义的器官之外）；⑤Ⅳs期，1岁以内患儿，原发灶为Ⅰ、Ⅱ期，但有局限于肝、皮肤、骨髓的转移灶。

综合应用题

22-47 （1）护理诊断：①口腔黏膜改变，与化疗有关；②出血，与血小板减少有关；③感染，与白细胞减少、免疫力低有关；④体温过高，与感染有关。

（2）主要护理问题及措施：①口腔黏膜改变。多饮水，指导进食高热量、高蛋白、高维生素、温凉及无刺激的食物，以减轻口腔溃疡的疼痛。养成良好的个人卫生习惯，每天进行口腔护理，用小苏打和0.9%氯化钠溶液清洁口腔，保持口腔碱性环境，并遵医嘱应用制霉菌素。②出血。监测血小板、出血和凝血指标，有活动性出血点等出血倾向时及时告知医生；限制患儿活动，避免碰撞跌倒导致出血，当血小板计数 $<20\times10^9/L$ 时，应绝对卧床休息；医护人员进行各项操作时，应注意动作轻柔，避免触碰出血点；遵医嘱予以止血药治疗，对患儿及家长进行健康教育，让患儿及家长学会自我保护，预防出血和快速止血。③心理护理。关心、体贴患儿及家长，耐心、细心地为其讲解出血相关的注意事项，安抚家长焦虑的心情，使其主动配合医护人员。

（杨玉芹）

主要参考文献

[1] 中华人民共和国国家卫生健康委员会,国家中医药管理局.儿童社区获得性肺炎诊疗规范(2019年版)[S/OL].北京:中华人民共和国国家卫生健康委员会,2019.http://www.nhc.gov.cn/yzygj/s7653/201902/bfa758ad6add48a599bc74b588a6e89a.shtml.

[2] 杨锡强,易著文.儿科学学习指导与习题集[M].北京:人民卫生出版社,2005.

[3] 肖建武,李明合.儿科护理[M].北京:中国科学技术出版社,2014.

[4] 张玉兰,王玉香.儿科护理学[M].北京:人民卫生出版社,2018.

[5] 张玉兰,卢敏芳.儿科护理[M].北京:人民卫生出版社,2016.

[6] 张琳琪,王天有.实用儿科护理学[M].北京:人民卫生出版社,2018.

[7] 陈颖,张静芬.新编儿科护理学考题解[M].上海:复旦大学出版社,2013.

[8] 胡亚美,江载芬.诸福棠实用儿科学[M].8版.北京:人民卫生出版社,2015.

[9] 胡国庆.儿科护理[M].重庆:重庆大学出版社,2016.

[10] 祝益民.儿科危重症监护与护理[M].3版.北京:人民卫生出版社,2017.

[11] 龚清宇,聂丹,朱玲凤,等.儿童腺病毒肺炎的临床特点及护理[J].全科护理,2016,14(28):2950-2951.

[12] 崔焱,仰曙芬.儿科护理学[M].6版.北京:人民卫生出版社,2017.

图书在版编目(CIP)数据

新编儿科护理学考题解析/陆群峰,黄勤主编. —上海:复旦大学出版社,2021.5(2024.1重印)
(护理专业教辅系列丛书)
ISBN 978-7-309-15106-0

Ⅰ.①新… Ⅱ.①陆… ②黄… Ⅲ.①儿科学-护理学-高等职业教育-题解
Ⅳ.①R473.72-44

中国版本图书馆 CIP 数据核字(2020)第 100456 号

新编儿科护理学考题解析
陆群峰　黄　勤　主编
责任编辑/肖　芬

复旦大学出版社有限公司出版发行
上海市国权路 579 号　邮编:200433
网址:fupnet@fudanpress.com　http://www.fudanpress.com
门市零售:86-21-65102580　　团体订购:86-21-65104505
出版部电话:86-21-65642845
上海崇明裕安印刷厂

开本 787 毫米×1092 毫米　1/16　印张 22.5　字数 562 千字
2024 年 1 月第 1 版第 2 次印刷

ISBN 978-7-309-15106-0/R·1822
定价:72.00 元

如有印装质量问题,请向复旦大学出版社有限公司出版部调换。
版权所有　　侵权必究